肝の画像診断

画像の成り立ちと病理・病態

第2版

編著

松井 修 ［金沢大学・名誉教授］

角谷眞澄 ［信州大学・名誉教授］
小坂一斗 ［金沢大学大学院医薬保健学総合研究科放射線科学・講師］
小林 聡 ［金沢大学大学院医薬保健学総合研究科量子医療技術学・教授］
上田和彦 ［がん研究会有明病院画像診断部肝胆膵領域担当部長］
蒲田敏文 ［金沢大学大学院医薬保健学総合研究科放射線科学・教授］

医学書院

[編著者略歴]
松井　修（まつい　おさむ）

1972年 3月	金沢大学医学部医学科卒業
1972年 7月	金沢大学医学部附属病院助手（放射線科）
1976年 7月	金沢大学医学部附属病院講師（放射線科）
1982年 1月	文部省在外研究員として外国留学
	1月～8月　アメリカ合衆国シンシナティ大学放射線科
	9月～10月　スウェーデン王国ルンド大学放射線科
1983年 4月	金沢大学医学部附属病院助教授（放射線部）
1986年12月	金沢大学医学部助教授（放射線医学講座）
1999年 8月	金沢大学医学部教授（放射線医学講座主任）
2001年 4月	金沢大学大学院医学系研究科に改組
	（循環医科学専攻血管病態制御学講座経血管診療学分野教授）
2004年 4月	金沢大学医学部附属病院副病院長併任（2010年3月まで）
2010年 4月	金沢大学大学院医学系研究科長併任（2012年3月まで）
2013年 4月	金沢大学大学院医薬保健学総合研究科先進画像医学研究教育講座（寄付講座）特任教授（2016年3月まで）
2013年 4月～現在，金沢大学名誉教授	

肝の画像診断―画像の成り立ちと病理・病態
発　　行　1995年 8月 1日　第1版第1刷
　　　　　1999年11月 1日　第1版第2刷
　　　　　2019年 4月 1日　第2版第1刷ⓒ
　　　　　2021年 2月15日　第2版第2刷
編　　著　松井　修・角谷眞澄・小坂一斗・小林　聡・
　　　　　上田和彦・蒲田敏文
発行者　　株式会社　医学書院
　　　　　代表取締役　金原　俊
　　　　　〒113-8719　東京都文京区本郷 1-28-23
　　　　　電話　03-3817-5600（社内案内）
印刷・製本　横山印刷

本書の複製権・翻訳権・上映権・譲渡権・貸与権・公衆送信権（送信可能化権を含む）は株式会社医学書院が保有します．

ISBN978-4-260-03204-9

本書を無断で複製する行為（複写，スキャン，デジタルデータ化など）は，「私的使用のための複製」など著作権法上の限られた例外を除き禁じられています．大学，病院，診療所，企業などにおいて，業務上使用する目的（診療，研究活動を含む）で上記の行為を行うことは，その使用範囲が内部的であっても，私的使用には該当せず，違法です．また私的使用に該当する場合であっても，代行業者等の第三者に依頼して上記の行為を行うことは違法となります．

JCOPY〈出版者著作権管理機構　委託出版物〉
本書の無断複製は著作権法上での例外を除き禁じられています．複製される場合は，そのつど事前に，出版者著作権管理機構（電話 03-5244-5088，FAX 03-5244-5089，info@jcopy.or.jp）の許諾を得てください．

執筆者一覧 (所属・肩書は2019年4月現在)

■ 編著

松井　修	金沢大学・名誉教授
角谷眞澄	信州大学・名誉教授
小坂一斗	金沢大学大学院医薬保健学総合研究科放射線科学・講師
小林　聡	金沢大学大学院医薬保健学総合研究科量子医療技術学・教授
上田和彦	がん研究会有明病院画像診断部肝胆膵領域担当部長
蒲田敏文	金沢大学大学院医薬保健学総合研究科放射線科学・教授

■ 共同執筆

香田　渉	金沢大学大学院医薬保健学総合研究科放射線科学・准教授
南　哲弥	金沢医科大学放射線医学・臨床教授
北尾　梓	金沢大学大学院医薬保健学総合研究科放射線科学・講師
米田憲秀	金沢大学大学院医薬保健学総合研究科放射線科学・助教
井上　大	金沢大学大学院医薬保健学総合研究科放射線科学・助教
吉田耕太郎	金沢大学大学院医薬保健学総合研究科放射線科学・助教
藤永康成	信州大学医学部画像医学・准教授
池野　宏	福井県立病院放射線科医長

謝辞(敬称略)

本書の刊行,研究の遂行にあたり多くの方々のご協力を賜りました.記して感謝の意を表します.

■ 共同研究者・施設

金沢大学大学院医薬保健学総合研究科放射線科学　油野裕之,扇　尚弘,奥田実穂,五十嵐紗耶,折戸信暁,戸島史仁,奥村健一朗,高松繁行

金沢大学大学院医薬保健学総合研究科人体病理学　中沼安二,原田憲一,佐々木素子,佐藤保則,全　陽(現,King's College Hospital)

金沢大学大学院先進予防医学研究科システム生物学　金子周一,山下竜也,荒井邦明,山下太郎

金沢大学大学院医薬保健学総合研究科肝胆膵・移植外科学　太田哲生,高村博之

厚生連高岡病院放射線科　北川清秀,川森康博,野畠浩司

福井県立病院放射線科　吉川　淳,松原崇史

富山県立中央病院放射線診断科　出町　洋,阿保　斉,望月健太郎

福井県済生会病院放射線科　宮山士朗,山城正司

高岡市民病院放射線科　寺山　昇

黒部市民病院放射線科　荒井和徳(現,富山労災病院放射線科),米田憲二

石川県立中央病院放射線診断科　小林　健,南(林)麻紀子,片桐亜矢子

国立病院機構金沢医療センター放射線科　上村良一(現,石川県予防医学協会健康管理センター),小林昭彦(現,金沢春日ケアセンター),川井恵一,服部由紀

ニューハート・ワタナベ国際病院放射線科　眞田順一郎

公立能登総合病院放射線科　中村功一

浅ノ川総合病院放射線科　西田宏人,遠藤珠生

富山市立富山市民病院放射線科　達　宏樹,尾﨑公美

市立砺波総合病院放射線科　龍　泰治

新村病院　新村理絵子

信州大学医学部画像医学　黒住昌弘,松下　剛,塚原嘉典

名古屋市立大学大学院医学研究科放射線医学　永井圭一

■ 本書の出版・研究を支援していただいた方々

厚生連滑川病院放射線科　鹿熊一人

市立敦賀病院放射線科　木船孝一

富山赤十字病院放射線科　荒川文敬,日野祐資

加賀市医療センター放射線科　瀧　圭一

城北病院放射線科　牧田伸三

福井赤十字病院放射線科　左合　直,松井　謙

石川県済生会金沢病院放射線科　吉江雄一

大阪赤十字病院消化器内科　喜多竜一

手稲渓仁会病院放射線診断科　児玉芳尚

PSP株式会社(金沢大学大学院先進画像医学研究教育講座開設)　八木裕子

第 2 版 序

　私が大学を卒業し放射線科医としてスタートした1972年は，英国で初めてCTの臨床応用がなされた年で，医療の一大革命といえる近代的な画像診断の幕開けの年であった．当時は知る由もなかったが，革命の第一世代としてその後の大きな渦に巻き込まれた．急速に臨床に導入される新しい画像診断技術・画像を前にして，それらがどのような病理・病態を反映しているのかを知ることは当然ながら喫緊の課題であった．病理とCTやMRI所見との対比，また当時私が専門としていた血管造影診断，特に肝細胞癌に対する血管造影診断での知見をCTやMRI診断に応用することなどでいくつかの新しい肝の画像診断の知見を得ることができ，それらをまとめて医学書院から1995年に本書の第1版を上梓した．第1版では創生期の四半世紀で得られた知見を，画像所見と病理・病態の対比を中心に，画像診断法の手技や画像解剖も含めて，当時の可能な範囲で記述した．しかしながら，その後の画像診断のさらなる進歩は大きく，改訂の勧めを多くの方々から受けながら，診療，研究や教育に忙殺され，機会を逸したままさらに四半世紀が経過した．2013年に金沢大学を退官したが，その後寄付講座で研究と教育を継続する機会に恵まれ，私にとっての長年の懸案であった改訂にようやくこぎつけることができた．この間の新しい知見や技術的進歩は大きく，全面的な改訂となり，新規の出版ともいえる．

　今回の改訂では，"肝の画像診断"に"画像の成り立ちと病理・病態"という副題を加えた．思い起こせば，私たちのグループの画像診断における興味や研究のバックボーンはいつもこの点にあったように思う．CTやMRI診断に携わるようになった早い段階で，画像所見が異なるにも関わらず病理診断の病名が同一であることを多く経験し，一方で，病名に関わらず病理所見が類似する場合は画像も類似することに気づいた．すなわち，"画像は病理・病態を反映し，また，同一疾患でも病理・病態は多彩である"という概念で，今思えば至極当然のことであるが，当時は新鮮な驚きであった．その後は，様々な画像所見を構成する病理・病態を解明することが，画像診断の精度の向上と治療への応用に最も重要であるとの強い意志のもとに，多くの同僚とともに取り組んできた．本書は，こうした我々のグループの研究と，多くの他の研究者の約半世紀の"肝画像の成り立ちと病理・病態"の集大成を目指したものである．

　内容が膨大となり，第1版で記載された基本的な画像解剖や診断手技については割愛せざるを得なかったが，"画像の成り立ち"を集中的に記載できたことでより本書の特徴と目的を鮮明にすることができたと思う．画像診断は単なる絵合わせであってはならない．画像所見から直接病名診断を行うのではなく，様々な画

像所見の背景となる病理・病態を可能な限り解析し，それらに基づいて各種疾患とそのバリエーションの鑑別診断を行い，その後病理・病態に応じた治療を行うというプロセスが重要であると思う．画像診断を専門とする方々のみならず，肝疾患の診療に携わる方々に広くこうした概念が普及することを願って本書を上梓した．しかしながら，当然ではあるが，まだまだ未解明な点も多い．特に，今後の遺伝子解析に基づく個別化医療には，画像所見と分子・遺伝子学的背景の研究（radiogenomics）が必須である．研究は緒についたばかりであり，本書ではその一端を記述したが，今後のさらなる四半世紀で大きな進歩が予想される．将来，radiogenomicsを盛り込んだ本書の第3版が後進の若い同僚によって上梓されることを願っている．

　本書の出版には多くの方々・施設からの絶大な支援を受けた．特に，金沢大学形態機能病理学（中沼安二名誉教授，原田憲一教授），金沢大学消化器内科（金子周一教授），金沢大学肝胆膵・移植外科（太田哲生教授）の諸先生には長年のご指導・ご支援に心からの感謝を捧げます．また，診療を支えていただいた金沢大学放射線部の診療放射線技師・看護師の方々，多くの同僚が実地の第一線医療を学んだ金沢大学放射線科の関連病院・施設の諸先生にも感謝します．本書の出版は，忍耐強く指導いただいた医学書院　林　裕，田邊祐子氏なくしてはあり得ませんでした．心から感謝します．

　本書における多くの知見は，数多くの患者さんの辛い体験のもとに成り立っています．医師としての心痛む思い出が本書を上梓する大きな原動力となっています．本書が今後の診療に役立つことを心から願っています．

2019年1月

松井　修

初版 序

　金沢大学放射線医学教室に入局し臨床医としてスタートをきってから24年目になる．振り返れば，この間はハイテクノロジーの急速な進歩による激動と変革の時代であった．画像診断はその恩恵をもっとも受けた領域のひとつで，次々と登場する新しい診断法や診断機器に我々専門家すら驚愕の念を禁じ得なかった．しかしながら同時に新しい診断法が示してくれる新しい世界に魅了された．この診断法の進歩は，すでに末期癌の状態で発見される患者さんの診療が中心であった我々に大きな希望を与えてくれた．癌の早期発見とその病態の解明にむけて，我々は画像診断の立場から夢中で取り組んだ．

　私たちのグループは特に肝をはじめとする消化器癌に取り組んだが，画像診断により早期診断や病理病態の解明が進み，そのことが他の領域の進歩を促し，それがまた画像診断にフィードバックされるという相乗効果を生んだ．また，画像診断法の治療応用（IVR）も同時に大きな進歩をとげ，この領域も我々のグループの主要な分野となった．これらの進歩は治療成績の著しい向上をもたらし，特に，肝細胞癌の治療成績においては15年程前には皆無に近かった5年生存率が，現在では我々の施設では50％前後となっている．医学の歴史上でもこれほど急激に予後の改善された悪性腫瘍はなく，これはわが国の多くの優れた研究者の努力の賜であるといっても過言ではない．この大きな改革の流れに我々もごく一部ではあるが参画できたことに大きな喜びを感じている．本書はこの過程で我々が1例ごとに学んできた事柄の集大成である．

　本書は実に膨大な方々の御好意と御協力を基盤として成り立っている．血管造影の手ほどきを受け，自由に診療，研究に携わる機会を与えていただいた高島力教授にまず感謝の意を表します．また，若輩の我々を講座制の枠を取り払って暖かく受け入れていただいた金沢大学第一内科前教授服部　信先生，小林健一教授，ならびに消化器グループの方々に心から感謝します．また，金沢大学第二外科前講師泉　良平先生を初めとする肝グループの方々，福井県済生会病院外科三浦将司，三井　毅先生，富山県立病院外科辻　正彦先生には公私にわたり暖かく我々のグループを育てていただき，また多くの患者さんをともに診療し学ぶ機会を与えていただきました．病理診断でいつも多大な御援助を受けている金沢大学第二病理中沼安二教授，病院病理部野々村昭孝助教授にも感謝いたします．さらに厚生連高岡病院，黒部市民病院，富山市民病院，砺波総合病院，金沢大学癌研究所附属病院，石川県立中央病院の先生方の御援助にも感謝致します．本書の提案をされ自由な執筆をお許しいただいた医学書院阪本　稔氏，資料の整理，校正に御尽力いただいた出島はゆみ氏に感謝します．

本書がすこしでも病める方々のお役にたつことを祈りつつ，本書を，診療から学ばせていただいた多くの患者さん，診療の多くの部分を支えてくれた放射線技師や看護婦の皆さん，同僚医師に捧げます．

1995年5月25日

松井　修

目次

総論

I 巨視的病理像と画像　　松井　修・小坂一斗・小林　聡・香田　渉・南　哲弥　2

A 肝臓の形態および肝内脈管の異常と画像・病理　　2
1. 先天的肝形態異常・変異　　2
2. 先天性肝内脈管異常・変異　　3
3. 後天的肝形態異常　　3
図 I-1〜18　　5

B 腫瘤性病変の巨視的病理像と画像　　13
1. 嚢胞性病変　　13
2. 充実性病変　　14
3. 微小嚢胞性成分の集簇　　16
4. 腫瘤性病変の発生部位の特徴　　16
図 I-19〜47　　17

II 微視的病理像と画像　　松井　修・角谷眞澄　36

A 磁気共鳴診断（MRI）所見が示唆する微視的病理・病態　　36
1. MRI の撮像法と特徴　　36
2. 単純 MRI の信号強度と病理・病態　　38
3. 造影 MRI　　40
図 II-1〜14　　41

B 組織構成成分・微細構造と画像　　47
1. 石灰化　　47
2. 脂肪　　47
3. 線維成分　　48
4. 鉄沈着　　49
5. 銅沈着　　49
6. 血腫　　49
7. 粘液　　49
8. 壊死　　49
図 II-15〜35　　50

III 肝および肝腫瘤性病変の血流と画像・病理　　63
松井　修・上田和彦・小林　聡・北尾　梓・小坂一斗・香田　渉・南　哲弥・蒲田敏文・角谷眞澄

A 肝内微細血管解剖と微小循環　　63

1. 正常肝 ... 63
  2. 硬変肝 ... 65
  3. 肝動脈と門脈血流の関連 ... 65
  図Ⅲ-1〜8 ... 66

B 肝内血行障害あるいは変異と画像・病理 ... 70

  1. 動脈血行障害 ... 70
  2. 門脈血行障害 ... 71
  3. 肝静脈血行障害 ... 75
  4. 肝類洞あるいは微小血管障害 ... 75
  5. 肝内血行障害と肝細胞性結節性病変 ... 76
  図Ⅲ-9〜36 ... 77

C 肝腫瘤性病変の血行動態と画像・病理 ... 90

  1. 肝細胞癌の多段階発癌に伴う血行動態の変化 ... 90
  2. その他の肝腫瘤性病変の血行動態 ... 92
  3. 肝腫瘤性病変および周辺肝の血行動態と画像のまとめ ... 95
  図Ⅲ-37〜60 ... 96

Ⅳ 胆管閉塞と画像　　松井　修・小坂一斗・井上　大・蒲田敏文　114

  図Ⅳ-1 ... 114

Ⅴ 門脈域（グリソン鞘）の異常と画像　　松井　修・小林　聡・南　哲弥　115

  図Ⅴ-1〜6 ... 116

Ⅵ 肝機能画像と病理・分子病理学的背景　　松井　修・北尾　梓・角谷眞澄　119

A 網内系機能と画像 ... 119

B 肝細胞・胆道機能と画像 ... 120

  1. Gd-EOB-DTPA造影MRIによる肝細胞癌の診断 ... 120
  図Ⅵ-1〜12 ... 125

C その他の機能イメージング ... 132

  1. tissue elastography ... 132
  2. perfusion CT/MRI ... 132
  3. dual energy CT ... 132
  4. MRI spectroscopy（MRS） ... 132
  5. positron emission tomography（PET） ... 132
  6. texture analysis ... 133

Ⅶ 分子・遺伝子と肝画像　　松井　修・北尾　梓・米田憲秀・小坂一斗　134

  図Ⅶ-1 ... 135

各論

VIII びまん性肝疾患　138
松井 修・小林 聡・小坂一斗・米田憲秀・北尾 梓・井上 大・藤永康成・池野 宏・香田 渉・蒲田敏文

A ウイルス性肝炎および類似の肝炎　138
- 急性肝炎　138
- 劇症肝炎　139
- 慢性肝炎　140
- 自己免疫性肝炎　140

B 肝硬変　140

C 脂肪肝　144

D アルコール性肝疾患　145

E 非アルコール性脂肪性肝疾患　145
- ●肝線維化の画像診断　146

F 胆汁うっ滞・胆管系疾患　146
- 原発性胆汁性胆管炎　146
- 続発性胆汁性肝硬変　147
- ▶胆管炎
  - 化膿性胆管炎　148
  - 肝内結石症　148
- ▶胆管炎 ▶硬化性胆管炎
  - 原発性硬化性胆管炎　149
  - IgG4 関連硬化性胆管炎　152
  - 二次性硬化性胆管炎　152
- ▶胆管炎 ▶ductal plate malformation
  - ■ductal plate malformation　153
  - 多囊胞肝　153
  - Caroli 病・Caroli 症候群　153
  - 先天性肝線維症　154
  - 胆管過誤腫症　154
  - 先天性胆道拡張症(総胆管囊腫)　155
  - 胆道閉鎖症　155
  - 肝内胆管消失症候群　156

G 脈管系疾患・循環障害　158
- ■びまん性肝動脈血行異常　158
- ▶びまん性門脈血行異常
  - 肝内門脈血栓症　159
  - 肝外門脈血栓症　159
  - 特発性(非硬変性)門脈圧亢進症　160
  - 結節性再生性過形成　160
  - 先天性門脈大循環短絡(門脈欠損を含む)　161

▸ びまん性門脈血行異常		静脈管開存	162
▸ びまん性肝静脈血行異常		■ びまん性肝静脈血行異常	162
		心血管性うっ血性肝障害	162
▸ びまん性肝静脈血行異常		■ Budd-Chiari 症候群	162
▸ Budd-Chiari 症候群		肝内肝静脈血栓症	163
		肝静脈・下大静脈膜様閉塞	164
		二次性 Budd-Chiari 症候群	165
▸ びまん性肝静脈血行異常		sinusoidal obstruction syndrome（SOS）	165
▸ その他		遺伝性出血性毛細血管拡張症	169
		低酸素肝炎	169
		HELLP 症候群	170

H 代謝異常・遺伝性疾患　171

▸ 金属代謝異常		鉄過剰症（ヘモクロマトーシス，ヘモジデローシス）	171
		Wilson 病	172
		アミロイドーシス	173
		ポルフィリン症	174
		糖原病	175
		その他の代謝異常・遺伝性疾患	176

I びまん性肉芽腫性肝疾患　177

		サルコイドーシス	177
		その他のびまん性肉芽腫症	178

J 薬剤性肝障害・中毒性肝障害　179

IX 限局性・腫瘤性肝病変　181

A 画像上の偽病変・偽腫瘍　松井　修・小林　聡・南　哲弥・香田　渉・蒲田敏文　181

		偽病変，偽腫瘍	181
▸ 偽腫瘍		脂肪肝内非脂肪化領域	181
		限局性脂肪肝	183
		過形成性変化	183
		局所性鉄沈着	185

B 非腫瘍性肝腫瘤　松井　修・小坂一斗・北尾　梓・米田憲秀・吉田耕太郎・井上　大・蒲田敏文　185

		単純性肝囊胞	185
		線毛性前腸性肝囊胞	185
▸ 胆管性囊胞性病変		胆汁性囊胞，胆汁漏	186
		肝内結石症	188
		胆管周囲囊胞	188
		多囊胞性胆管過誤腫	189
		ductal plate malformation 関連囊胞性病変	189

▶ 血管性腫瘤	門脈-肝静脈短絡	189
	門脈瘤	190
	肝動脈瘤	191
▶ 炎症性肝腫瘤	■ 炎症性肝腫瘤	191
	化膿性肝膿瘍	191
	アメーバ性肝膿瘍	193
	感染性肝肉芽腫(慢性肝膿瘍,肉芽性肝膿瘍)	193
	真菌性肝膿瘍	194
▶ 炎症性肝腫瘤 ▶ 寄生虫性疾患	エキノコッカス(包虫)症	196
	日本住血吸虫症	196
	肝蛭症	197
	肝吸虫症	198
	内臓幼虫移行症	198
	回虫症	199
▶ 炎症性肝腫瘤	炎症性偽腫瘍	199
▶ 血腫	急性期血腫	200
	陳旧性肝内血腫	201
▶ 肝梗塞・壊死	Zahn 梗塞	201
	肝壊死(壊死性肝梗塞)	201
	虚血性偽小葉壊死	202
	壊死結節	202
	好酸球性肝壊死	203
▶ 肝細胞性腫瘍類似病変	限局性結節性過形成	203
	FNH 様結節	205
	結節性再生性過形成様結節(NRH 様結節)	205
▶ その他	放射線肝障害(放射線肝炎)	206
	肝紫斑病	207
	偽リンパ腫	210
	髄外造血	212
	confluent hepatic fibrosis	212

C 原発性肝腫瘍　　松井　修・小坂一斗・上田和彦・北尾　梓・米田憲秀・藤永康成・小林　聡・井上　大・吉田耕太郎・池野　宏・香田　渉・南　哲弥・蒲田敏文・角谷眞澄　213

▶ 上皮性腫瘍　▶ 肝細胞性腫瘍	肝細胞腺腫	213
	SAA 陽性腫瘍	218
▶ 上皮性腫瘍　▶ 肝細胞性腫瘍　▶ 肝細胞癌	■ 肝細胞癌(肝癌)	220
	多段階発癌	221
	早期肝癌	227
	高分化型肝癌	227
	中分化型肝癌,低分化型肝癌	227
	病理学的亜型を伴う肝癌	230
	●肝癌の分子病理学的・遺伝子学的分類と画像	240
▶ 上皮性腫瘍　▶ 肝細胞性腫瘍	成人型小児肝癌	242
	肝芽腫	242

▸ 上皮性腫瘍	▸ 肝細胞性腫瘍	fibrolamellar hepatocellular carcinoma	242
▸ 上皮性腫瘍	▸ 胆管細胞性腫瘍	肝内胆管腺腫	244
		胆管癌前癌病変	245
		粘液性嚢胞性腫瘍	246
		肝内胆管癌（胆管細胞癌）	249
		細胆管細胞癌（細胆管癌）	253
▸ 上皮性腫瘍		肝細胞癌・胆管細胞癌の混合型腫瘍（混合型肝癌）	254
▸ 非上皮性腫瘍	▸ 良性腫瘍	海綿状血管腫	256
		血管筋脂肪腫	258
		小児肝血管内皮腫	260
		間葉性過誤腫	262
		その他の非上皮性良性腫瘍	264
▸ 非上皮性腫瘍	▸ 悪性腫瘍	血管肉腫	266
		類上皮性血管内皮腫	266
		未分化肉腫	267
		その他の非上皮性悪性腫瘍	268
▸ 上皮性と間葉系の混合型悪性腫瘍		癌肉腫	268
		肝芽腫，上皮系と間葉系の混合型	268
▸ その他		神経内分泌腫瘍	271
		副腎遺残腫瘍	272
		悪性リンパ腫	272

D　転移性肝腫瘍　　松井　修・米田憲秀・小坂一斗・蒲田敏文　276

癌肝転移	276
非上皮性悪性腫瘍の肝転移	282

文献	283
索引	297

略語一覧

略語	フルスペル	日本語
ADC	apparent diffusion coefficient	見かけの拡散係数
AIH	autoimmune hepatitis	自己免疫性肝炎
AML	angiomyolipoma	血管筋脂肪腫
AP shunt	arterio-portal shunt	動脈門脈短絡
BCS	Budd-Chiari syndrome	Budd-Chiari 症候群
BilIN	biliary intraepithelial neoplasia	胆管上皮層内腫瘍
CCC	cholangiocellular carcinoma	胆管細胞癌（胆管癌）
CHF	congenital hepatic fibrosis	先天性肝線維症
CK19	cytokeratin 19	
CoCC	cholangiolocellular carcinoma	細胆管細胞癌（細胆管癌）
CTAP	CT during arterial portography	経動脈性門脈造影下 CT
CTHA	CT during hepatic arteriography	肝動脈造影下 CT
DN	dysplastic nodule	異型結節
DPM	ductal plate malformation	
DWI	diffusion weighted image	拡散強調像
EHO	extrahepatic portal vein obstruction	肝外門脈閉塞症
EpCAM	epithelial cell adhesion molecule	
EPI	echo planar imaging	エコープラナー
FDG	fluorodeoxyglucose	
FNH	focal nodular hyperplasia	限局性結節性過形成
FSE	fast spin echo	高速スピンエコー
GIST	gastrointestinal stromal tumor	消化管間質腫瘍
GRE	gradient echo	グラディエントエコー
HCA	hepatocellular adenoma	肝細胞腺腫
HCC	hepatocellular carcinoma	肝細胞癌（肝癌）
HHT	hereditary hemorrhagic telangiectasia	遺伝性出血性毛細血管拡張症
HNF	hepatocyte nuclear factor	
ICC	intrahepatic cholangiocarcinoma	肝内胆管癌（胆管細胞癌）
IPH	idiopathic portal hypertension	特発性門脈圧亢進症
IPNB	intraductal papillary neoplasm of bile duct	胆管内乳頭状腫瘍
LGDN	low-grade dysplastic nodule	軽度異型結節
LRN	large regenerative nodule	大再生結節
MCN	mucinous cystic neoplasm	粘液性囊胞性腫瘍
MIP	maximum intensity projection	
MPR	multiplanar reconstruction	
MRCP	magnetic resonance cholangiopancreatography	
MRS	MRI spectroscopy	
NAFLD	nonalcoholic fatty liver disease	非アルコール性脂肪性肝疾患
NASH	nonalcoholic steatohepatitis	非アルコール性脂肪性肝炎
NBNC 肝炎	non-B non-C 肝炎	
NET	neuroendocrine tumor	神経内分泌腫瘍
NRH	nodular regenerative hyperplasia	結節性再生性過形成

（つづく）

略語一覧(つづき)

略語	フルスペル	日本語
OATP	organic anion transporting polypeptide	
PAI	periportal abnormal intensity	門脈周囲高信号
PBC	primary biliary cholangitis	原発性胆汁性胆管炎
PBP	peribiliary vascular plexus	胆管周囲血管叢
PCLD	polycystic liver diseases	多嚢胞肝
PDWI	proton density weighted image	プロトン密度強調像
PET	positron emission tomography	
PS shunt	portosystemic shunt	門脈大循環短絡
PSC	primary sclerosing cholangitis	原発性硬化性胆管炎
PVT	portal vein thrombosis	肝内門脈血栓症
RFA	radiofrequency ablation	ラジオ波焼灼療法
RN	regenerative nodule	再生結節
SAA	serum amyloid A	
SBC	secondary biliary cirrhosis	続発性胆汁性肝硬変
SOS	sinusoidal obstruction syndrome	
SPIO	superparamagnetic iron oxide particles	超常磁性酸化鉄粒子
TACE	transcatheter arterial chemoembolization	肝動脈化学塞栓療法

金沢大学附属病院における主な画像診断法の撮像手技（2018年末）

ダイナミックCT

- 造影剤量や注入速度

  注入量は体重法を採用．600 mgI/kgとなる量を注入．例）50 kgの患者の場合，300 mgI/mL造影剤を100 mL．

  注入レートは注入量を30秒で入れるように設定．例）90 mL使用する場合は，3.0 mL/s．

- 撮像時相

  動脈優位相：bolus tracking法を使用．方法）腹腔動脈レベルの下大動脈にROIを設定する．CT値200 HUを超えてから17秒後に撮影開始．

  門脈優位相：動脈優位相の撮影終了から28秒後．

  平衡相　　：門優位脈相の撮影終了から73秒後．

- 撮像条件

  管電圧・電流120 kV，300〜350 mA，回転時間0.5秒，検出器コリメーション0.6〜0.625 mm，ピッチ0.516〜1.0，スライス厚2.5〜3.0 mm．

ダイナミックMRI（Gd-EOB-DTPA造影MRI，gadoxetic acid-enhanced MRI）

- 使用機器

  3.0 Tesla MR system

- 造影剤量や注入速度

  テストインジェクション：注入速度1.0 mL/s，Gd-EOB-DTPA（プリモビスト®）0.5 mL，後押し生食8 mL．

  ダイナミック撮像：注入速度1.0 mL/s，EOB（プリモビスト®）0.1 mL/kg+1.0 mL，後押し生食20〜30 mL．

- 撮像時相

  動脈優位相：テストインジェクション法により適宜．

  門脈優位相：動脈優位相の撮像20秒後より撮影開始．

  移行相　　：門脈優位相の撮影60秒後より撮影開始．

  肝細胞相　：造影剤注入20分後．

- 撮像条件

  fat-suppressed 3D spoiled gradient-echo T1-weighted sequence（liver acquisition with volume acceleration-extended volume；general encoding matrix；TR/TE, 3.2〜4.0/1.6；flip angle, 6〜15°；FOV, 42×42 cm；matrix, 192×320；slice thickness, 4.2 mm）．

  ダイナミックスタディ後にchemical-shift imaging（gradient-echo；TR, 170〜270；TE, 1.1, 2.4, and 5.8；flip angle, 50〜80°；FOV, 35×35 cm；matrix, 512×512；slice thickness, 4.0〜4.2 mm），T2-weighted imaging（fat-suppressed fast spin-echo；TR/TE, 2,000〜15,000/80〜90；flip angle, 90°；FOV, 40×40 cm；matrix, 320×224；slice thickness, 4.0 mm）and DWI（TR/TE, 7,500〜12,000/64〜73；flip angle, 90°；FOV, 40×40 cm；matrix, 128×160；slice thickness, 6.0 mm；b value, 800 s/mm^2）を撮像．

  その後，20分後に肝細胞相を撮像．

動注 CT（動脈造影下 CT）（angiography-assisted CT）

- **経動脈性門脈造影下 CT（CT during arterial portography：CTAP）**

  上腸間膜動脈に挿入されたカテーテルから，5 μg of prostaglandin E1 を注入後，50〜70 mL の造影剤（320〜350 mgI/mL）を 1.8 mL/s の速度で注入．

  注入開始 25 秒後から全肝を頭側からスキャンする．

  造影剤注入総量は肝や体格で調整する．

  呼吸停止下にスライス厚 5〜7 mm，検出器コリメーション 5〜7 mm で撮像．

- **肝動脈造影下 CT（CT during hepatic arteriography：CTHA）**

  総肝動脈あるいは固有肝動脈に挿入されたカテーテルから造影剤（320〜350 mgI/mL）を 1.0〜1.8 mL/s の速度で注入．

  注入開始 7 秒後から全肝スキャンを施行し，スキャン終了 5 秒後まで造影剤の注入を継続する．この撮像を早期相（第 1 相）と呼称する．

  造影剤注入終了後 30 秒から再度全肝を撮像，後期相（第 2 相）と呼称する．

  呼吸停止下でスライス厚 3〜5 mm，検出器コリメーション 3〜5 mm で撮像．

- **single-level dynamic CTHA**

  総肝動脈あるいは固有肝動脈に挿入されたカテーテルから造影剤（320〜350 mgI/mL）10〜18 mL を 1.0〜1.8 mL/s で注入，造影剤注入直前に関心領域の撮像を開始し，同一レベルで 40 秒間撮像する．

  1 秒ごとの画像を作成，関心病変の血行動態を観察する．

総論

- **I** 巨視的病理像と画像
- **II** 微視的病理像と画像
- **III** 肝および肝腫瘍性病変の血流と画像・病理
- **IV** 胆管閉塞と画像
- **V** 門脈域(グリソン鞘)の異常と画像
- **VI** 肝機能画像と病理・分子病理学的背景
- **VII** 分子・遺伝子と肝画像

I 巨視的病理像と画像

　画像所見は背景の病理・病態を表現する．一方，同一疾患でも多くの病理学的・病態的バリエーションや遺伝子・分子病理学的亜型が存在する．したがって，まず，画像所見から病理・病態を読み取ることが必要である．その後，臨床所見も加えて鑑別診断を行う．このためには，病理・病態と画像所見の関連を理解することがまず重要である．

　肝疾患の画像診断に重要な巨視的病理像としては，肝臓の形態的変化，肝内脈管変異・異常や腫瘤性病変の形態的特徴などが挙げられる．

A 肝臓の形態および肝内脈管の異常と画像・病理 ［図 I-1～18 ⇨ 5～12 頁］

1. 先天的肝形態異常・変異

　肝臓は，様々な病態でそれぞれに特徴を有する形状変化を示す．しかしながら，正常肝の形態にはバリエーションがあり，病的な変形との鑑別は必ずしも容易ではない．後述するような，肝内脈管位置異常や atrophy-hypertrophy complex などから病的な変形の判断を行うとよい．

　肝の部分的な解剖学的変異としては，左葉欠損（あるいは低形成）やリーデル葉などが知られている．リーデル葉は，肝右葉が舌状に尾側に突出した状態で，肝の先端が臍部・骨盤腔内にまで及ぶものである．独立した脈管系がみられるものではなく，"葉"という呼称は好ましくない．葉欠損と後天的な原因による肝変形との区別は必ずしも容易ではない．

　正常肝と分離した肝組織は，副肝（accessory liver lobe；ある程度の大きさをもち，茎により肝と連続しているもの），肝に付着している小さな副肝（10～30 g 程度），異所性肝（ectopic liver；肝外に存在し肝とは連続性をもたず，多くは胆嚢や腹腔内の靱帯に付着しているもの），顕微鏡的なサイズの異所性肝（しばしば胆嚢壁にみられる）の 4 型に分類される．副肝は，茎により主肝と連続しているものと，肝靱帯（間膜）を通じて主肝に連続しているものがある．肝動脈，門脈，胆管，肝静脈のすべてが含まれ肝としての機能が維持されている．

　appendix fibrosa hepatis は，解剖学的には高頻度にみられ，左三角靱帯の内臓側に付着する萎縮した肝組織で，左葉外側区最外縁から左側に突出し横隔膜後外側に付着する膜様あるいは索状構造である（図 I-1）．内部にはしばしば門脈域・肝細胞がみられる．肝硬変で外側区が長く伸展する一因の可能性があり，また，肝癌の発生母地や胃術後などでの胆汁漏の原因となることがある．腹

膜で囲まれた有茎性の副肝は軸捻転をきたし，急性腹症として発症することがある．

異所性肝組織の診断には，肝細胞性MRI造影剤であるGd-EOB-DTPAの取り込みの証明が有用である．

2. 先天性肝内脈管異常・変異

肝内脈管の破格については本書では記述しないが，病的意義を有し，画像診断上重要な肝内の先天性脈管異常・変異について述べる．

a. 肝内門脈系の先天性異常・変異

肝円索が胆嚢床の右側にみられる右肝円索では，右肝内門脈が通常例の内側区に相当する部分まで栄養するので，外科的切除に際して重要である（図 I-2）．

後天的な肝・門脈疾患が存在しないにも関わらず，肝内門脈が画像上同定困難な場合がある．先天性門脈欠損（congenital absence of portal vein：CAPV）と呼称されることが多いが（図 I-3），組織学的には"低形成"である場合が多い．肝外門脈大循環短絡とともにみられる．肝外門脈大循環短絡は，門脈が直接下大静脈心臓側に流入するものと（図 I-3），上腸間膜静脈が腸間膜・後腹膜の静脈を介して下大静脈に流入するもの（図 I-4）がある．後者では門脈の低形成がみられることが多い（図 I-4）．先天性と考えられる肝外門脈大循環短絡はAbernethy malformationとも呼ばれる．

肝内門脈大循環短絡は，太い1本の肝内門脈と下大静脈の間を短絡するもの（肝静脈流入部の直下への流入が多い），1本あるいは複数の血管による門脈の末梢枝と肝静脈の枝の短絡が1つの肝区域内に限局するもの，短絡路に門脈瘤を伴うもの，複数の血管による門脈の末梢枝と肝静脈の枝の短絡が肝の両葉に存在するものなどがある（図 I-5）．

静脈管開存（persistent patent ductus venosus）は，胎生期に臍静脈から門脈左枝を経て下大静脈に至る静脈管が，出生後に自然閉鎖せずに開存したもので，肝内門脈大循環短絡の一種である（図 I-6）．静脈管開存を認める場合は，肝内門脈の低形成を伴う場合が多い．

これらの病態では，肝動脈血流が主たる流入血となり，いわゆる肝の動脈化がみられる．限局性結節性過形成（focal nodular hyperplasia：FNH），結節性再生性過形成（nodular regenerative hyperplasia：NRH），肝細胞腺腫（hepatocellular adenoma：HCA）や肝細胞癌（肝癌，hepatocellular carcinoma：HCC）などの合併が知られている．動脈化された肝では，ダイナミックCT/MRI動脈優位相での濃染が相対的に軽度に描出されるので，多血性腫瘍の診断に注意が必要である（図 I-3b）．

b. 肝静脈・肝部下大静脈の先天性異常・変異

肝静脈の破格や先天的異常が疾患としての意義を有することはほとんどない．Budd-Chiari（バッド-キアリ）症候群の原因の1つである肝部下大静脈や肝静脈根部の膜様閉塞は，現在は後天的疾患と考えられている．

肝部下大静脈欠損・奇静脈連結では，腎静脈下大静脈は腎静脈からの血流を受けたあと横隔膜脚の背側の奇静脈に連続し，奇静脈は通常の位置で上大静脈に流入する（図 I-7）．下大静脈は胎生期に3対の主静脈（後主静脈，下主静脈，上主静脈）の癒合，退行によって形成されるが，胎生期に下主静脈と卵黄静脈との連結がなされず，肝部下大静脈が欠損すると考えられている．その頻度は約0.6％とされている．拡張した奇静脈が縦隔腫瘍や横隔膜脚後部のリンパ節腫大と誤認される場合があるが，肝疾患としての意義に乏しい．

3. 後天的肝形態異常

肝の形態異常は種々のびまん性肝疾患，肝腫瘍，血流障害，胆道疾患，沈着症，細胞浸潤（悪性腫瘍や炎症性細胞など）などでみられる．

びまん性肝腫大は表 I-1のような多くの病態で観察される．急性肝炎，うっ血肝，腫瘍，脂肪

表 I-1　びまん性肝腫大

炎症	急性・慢性肝炎 アルコール性肝障害 微小・びまん性膿瘍 びまん性肉芽腫(サルコイドーシスなど)
うっ血肝	右心不全，心不全 肺動脈高血圧症 Budd-Chiari 症候群
腫瘍 (びまん性浸潤)	悪性リンパ腫 びまん性肝細胞癌 肝細胞・類洞置換性腫瘍：白血病，肝転移(乳癌など)，肝細胞癌，など
沈着症	脂肪肝 アミロイドーシス ヘモクロマトーシス 糖原病 Gaucher 病 Niemann-Pick 病
血液疾患	真性多血症 骨髄線維症
その他	転移性肝癌など

表 I-2　びまん性肝萎縮

- 劇症肝炎
- 広範肝壊死
- 高度肝硬変
- 高度門脈大循環短絡
- 先天性門脈欠損
- その他，加齢，長期臥床など

表 I-3　変形がみられる主な肝疾患(atrophy-hypertrophy complex)

非区域性	馬鈴薯肝 自己免疫性肝炎 confluent fibrosis
区域性	慢性肝炎・肝硬変 慢性期区域性門脈血行障害(血栓，腫瘍，炎症などによる) Budd-Chiari 症候群・部分肝静脈閉塞 区域性胆管障害(肝内結石，腫瘍による閉塞，胆管炎，術後など) confluent fibrosis 先天性胆道閉鎖
中心性肥大	慢性肝炎・肝硬変 特発性門脈圧亢進症(IPH) 慢性うっ血肝 びまん性胆管障害 epithelioid hemangioendothelioma 先天性肝線維症

肝・アミロイドーシスなどの沈着症，血液・骨髄性細胞浸潤などが主なものである．

　肝全体の萎縮は**表 I-2**のような病態で観察される．

　肝の変形は一般的には萎縮と代償性腫大が組み合わさって形成される(atrophy-hypertrophy complex)．**表 I-3**にこうした変形がみられる肝疾患を示す．肝炎や肝血行障害(梗塞)による肝細胞の脱落・再生・線維化と，障害が相対的に軽度な肝の代償性腫大が，atrophy-hypertrophy complex の原因と考えられる．それぞれの病因でそれなりの共通性がみられ診断的価値が高い．

　区域性変形あるいは中心性肥大(central hypertrophy)は，門脈や肝静脈の血行障害や胆汁うっ滞との関連が強い．これらの機序については後述する．典型的な区域性萎縮は，門脈や肝静脈あるいは胆管の肝内分枝閉塞でみられる(**図 I-8a, 9, 10b**)．一方，典型的な中心性肥大は，特発性門脈圧亢進症(idiopathic portal hypertension：IPH)(**図 I-11a**)，心原性の慢性うっ血性肝硬変(**図 I-12**)，原発性胆汁性胆管炎(primary biliary cholangitis：PBC．従来の原発性胆汁性肝硬変，英語の略称は同じ)(**図 I-13**)や，先天性肝線維症(**図 I-14**)など，広範で均一な門脈血行・肝静脈血行障害や胆管障害でみられる．

　肝硬変による肝変形は病因によって形態に差異がある．たとえばウイルス性(大結節性肝硬変)では右葉や中肝静脈領域が萎縮するのに対し，他部位は相対的に肥大を示し，区域性の atrophy-hypertrophy complex を示す一方で，中心性肥大もみられる(**図 I-15**)．

　一方，肝炎や肉芽腫症などによる非区域性の不均一な強い肝実質障害では，非区域性の地図状あるいは網目状の atrophy-hypertrophy complex をきたす．劇症肝炎，自己免疫性肝炎，薬剤性肝炎，肉芽腫症(サルコイドーシスなど)などによる高度の肝障害後に観察されることが多い．顕著な場合はいわゆる馬鈴薯肝の形状を示す．馬鈴薯肝は大きな過形成(再生)域と帯状・網目状の線維化域が混在するもので，広範囲の炎症・壊死やその他の肝細胞障害が肝内に不均一に惹起された場合

にみられると考えられる（図I-16）．乳癌などの肝転移に対する化学療法後にも類似の肝変形をきたすことがある（pseudocirrhosis）（図I-17）．類洞置換性腫瘍の瘢痕化や薬剤性の肝障害などが機序として推察される．

区域性の血行障害・胆管障害による高度の atrophy-hypertrophy complex と馬鈴薯肝は一見類似することがあるが，非区域性の馬鈴薯肝と正確に区別することが，背景病変の診断に重要である（図I-18）．

慢性肝疾患で肝細胞の脱落や再生がみられる場合は，まず肝縁の鈍化が観察される．肝硬変，特に大結節性肝硬変では再生結節が肝表の凹凸として観察され診断価値が高い（図I-15）．

図 I-1〜18

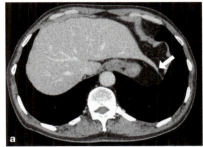
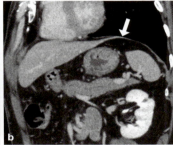

図 I-1　appendix fibrosa hepatis と考えられる例
a．造影 CT．肝左葉外側に線状に伸びる肝実質が認められる（矢印）．
b．造影 CT．multiplanar reconstruction（MPR）斜冠状断像．三角靱帯に沿って左横隔膜に連続する（矢印）．

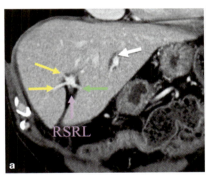
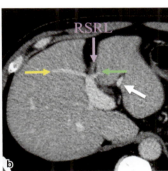

図 I-2　右肝円索
a．造影 CT 冠状断像．通常肝円索が合流する門脈左枝（白矢印）が左側にみられるが，これには肝円索は合流せず，右側にみられる門脈前区域枝に肝円索（RSRL, 紫矢印）が合流している．ここで前区域枝が内側（緑矢印）と外側（黄矢印）に枝を分岐している．
b．造影 CT（軸断像）．門脈左枝は白矢印である．前区域門脈枝は内側と外側枝に分かれ，末梢に肝円索が合流している（右肝円索）．
（衣袋健司先生のご厚意による）

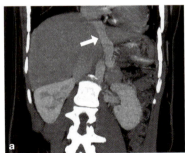
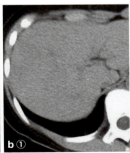
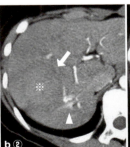
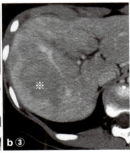

図 I-3　先天性肝外門脈大循環短絡（門脈欠損）（10 歳代，男児）
a．ダイナミック CT 門脈優位相 MPR 斜冠状断像．門脈主幹が下大静脈右房入口部に合流している（矢印）．
b．ダイナミック CT．造影前 CT（①）で肝内の門脈域が不明瞭である．動脈優位相（②）で肝動脈は拡張し，肝内門脈は同定できない．肝静脈の早期描出がみられる（矢頭）．肝腫瘤は FNH と診断されているが，周辺肝と類似した濃染を示している（※）．腫瘤は平衡相（③）で周辺肝より低吸収を示し，いわゆる "wash out" と類似する（※）．肝の動脈化で FNH の所見（動脈優位相での高吸収と平衡相での等吸収）は修飾されている．

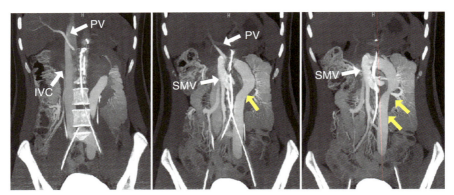

図 I-4 先天性肝外門脈大循環短絡（門脈低形成）（10歳代，女児）
経動脈性門脈造影下 CT（CTAP）maximum intensity projection（MIP）像（冠状断）．上腸間膜静脈（SMV）血流の大半は下腸間膜静脈から内腸骨静脈を介する門脈大循環短絡（PS shunt）（黄矢印）を介して下大静脈（IVC）に流入する．細い門脈（PV）が肝に流入する．

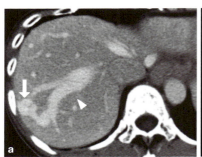
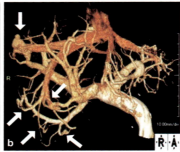

図 I-5 肝内門脈肝静脈短絡
a．ダイナミック CT 門脈優位相．前上区域門脈枝（P8）と右肝静脈間に門脈肝静脈短絡を認める（矢印）．右肝静脈は拡張している（矢頭）．
b．CTAP 三次元再構成像．P8，P5，P6，P7 と右肝静脈間に多発性門脈肝静脈短絡を認める（矢印）．

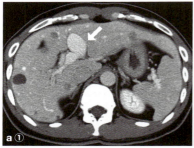
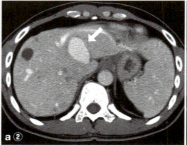
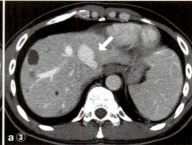

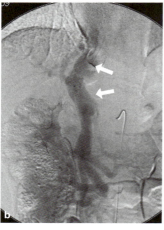

図 I-6 静脈管開存（30歳代，男性）
a．ダイナミック CT 門脈優位相．拡張した左門脈枝が左肝門部から静脈管裂を通り下大静脈の心臓入口部に流入する（矢印）．肝は中心性肥大を示す．
b．上腸間膜動脈造影門脈相．門脈本幹と左門脈枝の拡張がみられ，左門脈枝は拡張した遺残静脈管を通じて直接下大静脈心臓入口部に短絡する（矢印）．

A　肝臓の形態および肝内脈管の異常と画像・病理

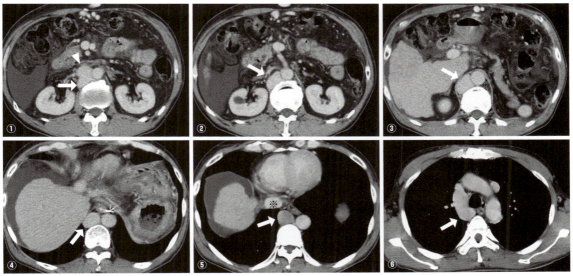

図 I-7　奇静脈連結・肝部下大静脈欠損（50歳代，男性）
ダイナミック CT 平衡相（尾側から①〜⑥）．下大静脈（矢頭）は腎静脈合流部の頭側で拡張した奇静脈（矢印）に合流し，腹部大動脈とともに横隔膜脚の背側を上行し上大静脈に合流する．通常みられる肝部下大静脈はみられない．肝静脈（※）は合流し直接右房に注ぐ．

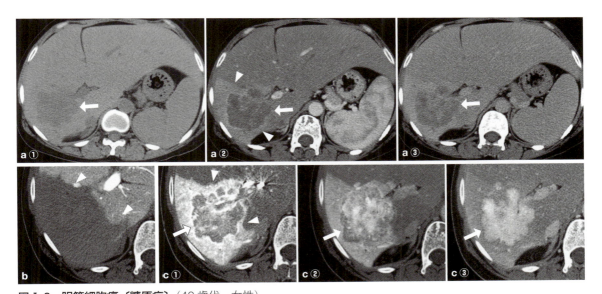

図 I-8　胆管細胞癌〔糖原病〕（40歳代，女性）
a．ダイナミック CT．右葉肝門部に腫瘍がみられ（矢印），右葉は高度に萎縮し左葉は腫大している．造影前 CT（①）では腫瘍は辺縁が八頭状で低吸収を示す（矢印）．肝実質はやや低吸収であるが，右葉は相対的に高吸収である（脂肪肝内の sparing が考えられる）．動脈優位相（②）で腫瘍辺縁部に薄い帯状の濃染がみられ，内部に淡い濃染がみられるが（矢印），右葉の区域性濃染（矢頭）のために，より乏血性にみえる．平衡相（③）では内部に淡い遅延性濃染の広がりがみられる（矢印）．
b．CTAP．腫瘍による右門脈枝根部閉塞で右葉全体の門脈血流欠損がみられる（矢頭）．
c．肝動脈造影下 CT（CTHA）．早期相（①）で萎縮した右葉全体は強く濃染し（矢頭），腫瘍辺縁部に薄い帯状の強い濃染がみられ，内部には軽度の濃染がみられる（矢印）．後期相（②）で内部に広範に遅延性濃染が出現し，15分後 CT（③）でさらに広範に濃染が持続している（矢印）．後期相（②）で腫瘍辺縁部の濃染は低吸収化している．辺縁部に細胞成分が多いことが考えられる．
（つづく）

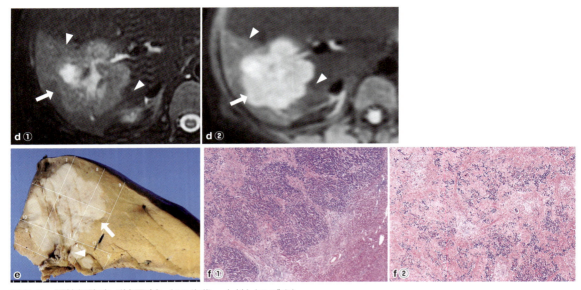

図 I-8　胆管細胞癌〔糖原病〕(40歳代,女性)(つづき)
d. MRI. 脂肪抑制T2強調像(①)では腫瘤はやや高信号で,内部に不整形のより強い高信号域を認める(矢印). 拡散強調像(②)では腫瘤全体が強い高信号を示す(矢印). 右葉はT2強調像と拡散強調像で軽度の高信号を示し,Zahn梗塞を反映するものと考えられる(矢頭).
e. 切除標本肉眼像. 腫瘍は八頭状(矢印)で右門脈枝に浸潤し,門脈閉塞が認められた(矢頭). 右葉全体には強い萎縮が認められる.
f. 切除標本組織像. 腫瘍辺縁部には腫瘍細胞が密にみられ(①),内部には豊富な線維性間質内に腫瘍細胞が粗に分布していた(②). 低分化胆管細胞癌と診断された. (HE染色,×10)

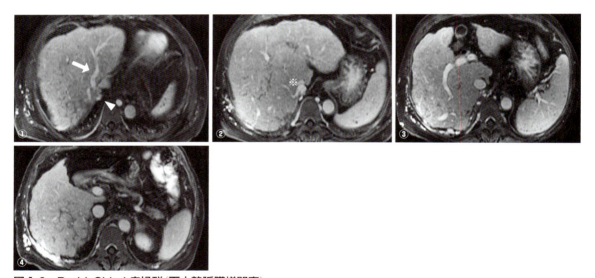

図 I-9　Budd-Chiari症候群(下大静脈膜様閉塞)
ダイナミックMRI門脈優位相(頭側から①~④). 肝静脈の下大静脈合流部で下大静脈は閉塞している(① 矢頭). 左肝静脈は下大静脈周囲の側副路を介して順行性に還流しているが(矢印),中肝静脈と右肝静脈は閉塞し肝内から肝表に通じる側副血行路がみられる. 尾状葉からの肝静脈枝は直接下大静脈に還流している(※). 右葉は高度の萎縮を示し,内部に網目状の線維化が観察され,一方,左葉と尾状葉の相対的な腫大がみられる.

A 肝臓の形態および肝内脈管の異常と画像・病理

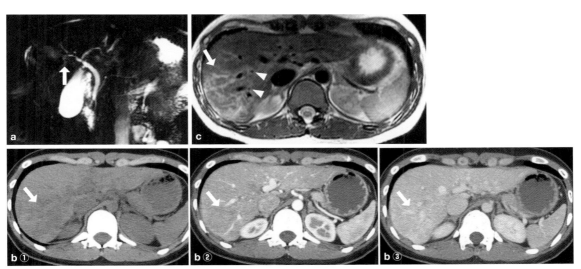

図 I-10 原発性硬化性胆管炎(PSC)(20 歳代, 女性)
a. magnetic resonance cholangiopancreatography (MRCP). 肝内胆管に広範に不整狭窄と軽度拡張の混在がみられる(beaded appearance). 右葉後区域胆管の高度の狭窄がみられ, 描出が不良である(矢印).
b. ダイナミック CT. 右葉後区域の萎縮がみられ(矢印), 他の区域は相対的に腫大している. 後区域には造影前 CT(①)で地図状の低吸収域がみられ, 同部は動脈優位相(②)で淡く濃染し, 平衡相(③)で遅延性濃染がみられる. Zahn 梗塞を反映すると考えられる.
c. MRI T2 強調像. 後区域に地図状の高信号域を認める(矢印). 門脈周囲高信号もみられる(矢頭).

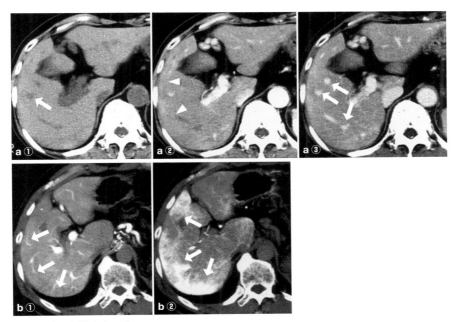

図 I-11 特発性門脈圧亢進症(IPH)
a. ダイナミック CT. 比較的太い肝内門脈・肝静脈の肝表への近接がみられ(矢印), 肝門部周辺は相対的に腫大を示す. 典型的な中心性肥大の所見である. 動脈優位相(②)で肝表部に帯状の淡い濃染が観察される(矢頭). ①:造影前, ③:平衡相.
b. 動注 CT. CTAP(①). 肝被膜下に軽度の門脈血流低下がみられ, 一方, CTHA 早期相(②)では同部は濃染する(矢印). 肝末梢部の肝細胞の脱落と線維化(慢性期 Zahn 梗塞)を反映するものと考えられる.

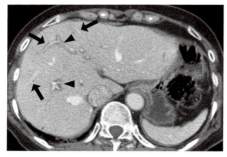

図 I-12　慢性うっ血性肝障害の急性増悪(60歳代，女性)
ダイナミックCT門脈優位相．比較的近位の太い肝内門脈・肝静脈が肝表に近接してみられ(矢印)，肝末梢部萎縮の所見である．一方，肝門部周辺肝実質は全体に腫大している．典型的な中心性肥大の所見である．門脈周囲に低吸収域(periportal collar)がみられ(矢頭)，急性うっ血性心不全による門脈域浮腫とリンパ管拡張が考えられる．下大静脈，肝静脈は拡張している．

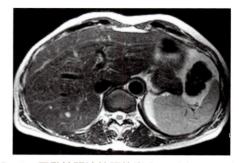

図 I-13　原発性胆汁性胆管炎(PBC)(stage 1)(60歳代，女性)
MRI T2強調像．比較的太い肝内門脈・肝静脈の肝表への近接と肝門側の腫大がみられる．中心性肥大の所見である．肝内門脈周囲の高信号，脾腫もみられる．

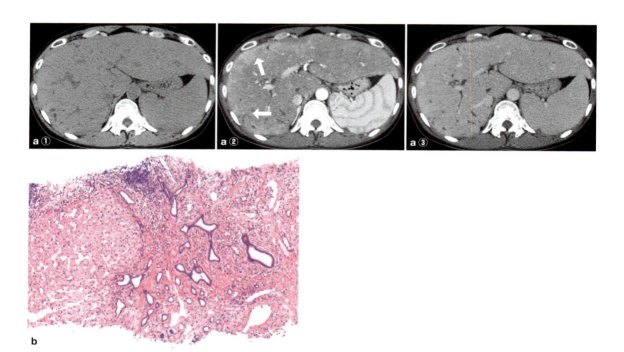

図 I-14　先天性肝線維症(40歳代，女性)
a．ダイナミックCT．比較的太い近位レベルの肝内門脈・肝静脈の肝表への近接と肝門部の腫大がみられ，典型的な中心性肥大の所見である．動脈優位相(②)で肝辺縁部の淡い濃染がみられる(矢印)．肝内胆管の不規則な拡張が右葉中心に認められる．①：造影前，③：平衡相．
b．生検組織像．肝実質は線維性間質で分断されているが再生結節の形成は明らかではない．線維性間質内には拡張した胆管が多数みられ，辺縁では細胆管増生や胆管内の胆汁栓が認められる．先天性肝線維症の所見である．(HE染色，ルーペ像)

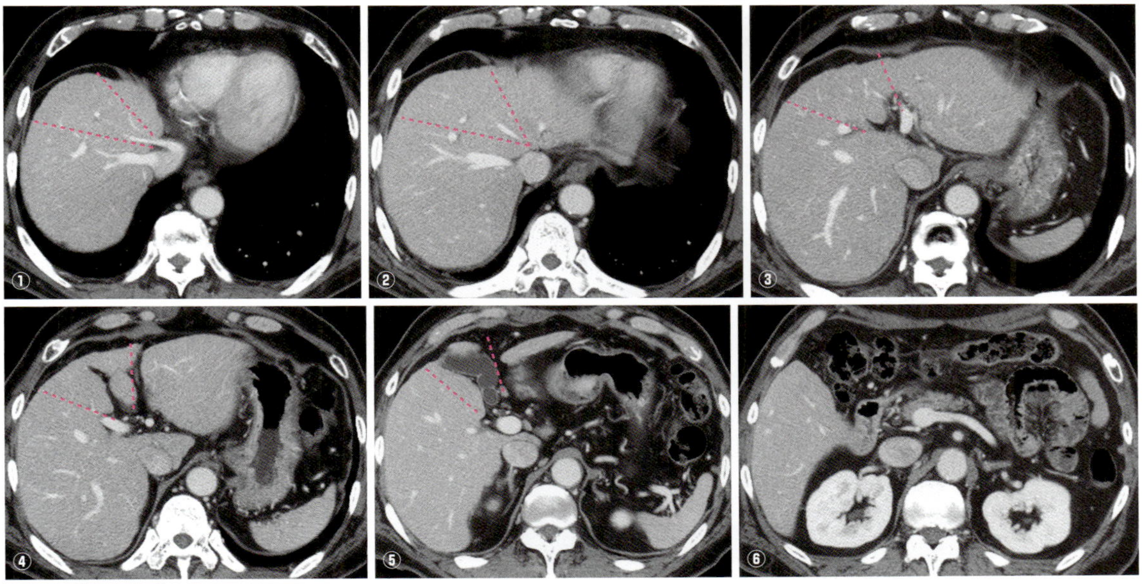

A 肝臓の形態および肝内脈管の異常と画像・病理

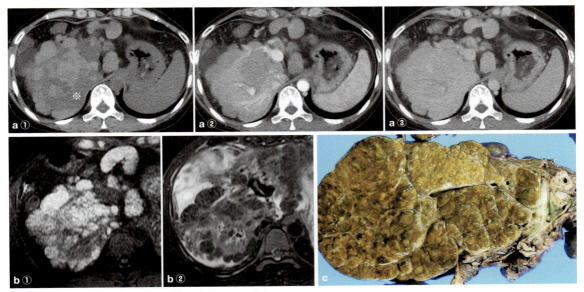

図 I-15 肝硬変〔C 型肝炎〕（60 歳代，男性）
ダイナミック CT 門脈優位相（頭側から ①〜⑥）．中肝静脈還流肝区域（点線に囲まれた部分，主として内側区域と右葉前区域腹側）の萎縮が高度で，外側区，右葉後区域や尾状葉は相対的に肥大している．肝縁鈍化，肝表の凹凸がみられる．肝門側は中心性肥大の形態も示している．

図 I-16 自己免疫性肝炎（慢性期）（40 歳代，女性）
a．ダイナミック CT．肝は全体が不整な変形を示し，結節性変化が多発している．造影前 CT（①）で結節性変化の周辺に地図状の低吸収域がみられ（※），同部は動脈優位相（②）で軽度の濃染を示し，平衡相（③）で等吸収となる．過形成（再生）性結節と線維増生組織の混在が考えられる．地図状の線維化部分は confluent fibrosis とも呼称される．
b．MRI．脂肪抑制 T1 強調像（①）で結節性部分は相対的高信号を示し，脂肪抑制 T2 強調像（②）では明瞭な低信号を示す．線維化部分は反対の信号を示す．
c．3 年後の肝移植時の摘出肝．過形成性結節の多発とそれらを分画する線維帯がみられる．馬鈴薯肝の所見である．

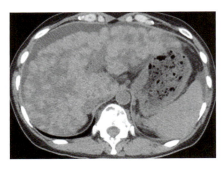

図 I-17　乳癌肝転移に対する化学療法後の肝変形（40歳代，女性）
単純CT. 肝の変形，肝表の凹凸，肝実質の地図状低吸収域が広範囲に観察される．腹水や脾腫などの門脈圧亢進症の所見もみられる．偽肝硬変（pseudocirrhosis）と呼ばれる変化である．

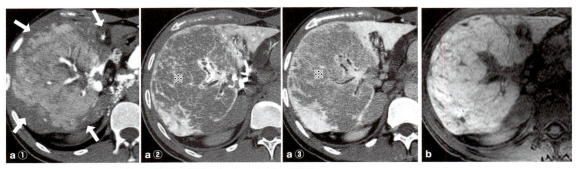

図 I-18　先天性胆道閉鎖症（葛西手術後）（1歳7か月，男児）
a．動注CT．CTAP（①）で右葉末梢部と左葉の門脈血流欠損を認める（矢印）．肝門部から肝内門脈の分岐様式は正常解剖とは異なり解析が困難である．CTHA早期相（②），後期相（③）ともに門脈血流欠損域は強く濃染し，一方，門脈血流を有する肝は腫瘤状で，早期相で相対的低吸収域として描出され，後期相まで低吸収が持続する（※）．濃染部分は障害肝で，腫瘤状部分は閉塞を免れた胆管領域の代償性肥大が考えられる．基本的には区域性肝萎縮である．
b．Gd-EOB-DTPA造影MRI肝細胞相．肝全体が高信号を示すが，腫瘤様部分の信号強度は相対的に末梢部に比べ高い．

B 腫瘍性病変の巨視的病理像と画像 [図I-19〜47 ⇨ 17〜35頁]

肝の腫瘍性病変の肉眼形態は，囊胞性病変と充実性病変に大別できる．

1. 囊胞性病変

内部に広範に漿液，粘液，壊死物質，出血，膿瘍などの血液の灌流のない物質を有する腫瘤と定義される．肉眼病理像で囊胞性病変と認識できない場合でも，造影CTやMRIで全相にわたって造影されない領域が大半を占める場合は囊胞性病変として診断を進める．囊胞性病変は多岐にわたり，囊胞，囊胞性腫瘍，膿瘍，壊死，血腫，胆管性囊胞，動脈瘤（血栓化），寄生虫性囊胞や壊死性腫瘍などが含まれる（表I-4）．内部構成成分や壁の性状から本体を診断する必要がある．

上皮で覆われた囊胞性病変は胆道系疾患が大半である．非腫瘍性に加えて，腫瘍性の粘液性囊胞性腫瘍（mucinous cystic neoplasm：MCN）や胆管内乳頭状腫瘍（intraductal papillary neoplasm of bile duct：IPNB）などが含まれる．内面が平滑で薄壁であり，画像では液体貯留腔として描出される．内部が漿液であれば，USでは無エコーで後方エコーの増強が明瞭に認められ（図I-19a），CTでは水の吸収値に近い濃度を示し（図I-19b, 20a），MRIのT1強調像では周辺肝に比し低信号に，T2強調像ではきわめて強い高信号に描出される（図I-19c, 20b）．また，MRCPで明瞭に描出される（図I-19d, 20c）．内部に粘液，高い蛋白成分や出血などを伴う場合は，内部エコーが認められたり（図I-21a），CT値が上昇したり（図I-21b, 22a），信号強度が変化することがある（図I-21c, 22b）．胆汁性囊胞（biloma）も画像上は内面の平滑な液体貯留腔として描出されるので，画

表I-4 囊胞性病変の診断（CTやMRIで内部の大半が造影されない場合）

均一な薄壁あるいは壁同定困難	• 単房性 単純性囊胞，線毛性前腸性囊胞，粘液性囊胞性腫瘍（MCN），胆管内乳頭状腫瘍（IPNB, cystic type），胆汁囊胞，単包虫症 • 多房性（あるいは画像上の多房性） MCN，IPNB（cystic type），胆管周囲囊胞，胆管過誤腫，間葉系過誤腫，血腫，膿瘍 • 多囊胞性 IPNB，MCN，胆管過誤腫，multicystic biliary hamartoma，単純囊胞集簇，胆管周囲囊胞，Caroli病 • 近位門脈域周囲に存在 胆管周囲囊胞，IPNB，Caroli病 • 胆管拡張を伴う 胆管周囲囊胞，IPNB，Caroli病 • 中心部に門脈枝（**central dot sign**） Caroli病 • 微小でびまん性 胆管過誤腫症（biliary hamartomatosis；小さいために単房性にみえる場合が多い．より微小なものは充実性腫瘤像を示す），微小肝膿瘍（日和見感染）
均一な薄壁と限局性壁在腫瘤	• 単房性，多房性，多囊胞性 MCN，IPNB（cystic type），転移性肝癌（きわめて稀，大腸癌など），単純囊胞内器質化血栓 • 近位門脈域周囲に存在 IPNB（cystic type）
辺縁不均一で壁構造不明	胆汁囊胞，急性期血腫，局所性肝細胞壊死，梗塞（液化壊死）
厚い壁構造	• 単房性，多房性 膿瘍（急性，慢性），壊死性腫瘍，腫瘍内液体貯留（出血，粘液貯留など），血腫，壊死結節
充実性部分と混在	壊死性腫瘍，膿瘍，寄生虫（多包虫症など）
単純CTで内部高吸収	血腫，囊胞性病変内血腫，線毛性前腸性囊胞，MCN，IPNBなど

像診断上はこの範疇に含まれるが，形状は様々である（図I-23）．

　Caroli病（図I-24），IPNB（図I-20）や胆汁性囊胞（図I-23）などでは，一般に胆管との交通がみられる．MRCPや直接胆道造影での巨視的な交通の診断に加えて，Gd-EOB-DTPA造影MRI肝細胞相における造影の有無もこの診断に有用である（図I-23b）．ただし，粘液が充満する場合などでは，胆道造影で造影されないことがある．胆道系に分類されない上皮で覆われた囊胞性病変としては，線毛性前腸性囊胞（ciliated foregut cyst）がある．S4腹側に好発し，内部に蛋白やカルシウムを多く含むため，USで内部エコー，単純CTで軽度の高吸収，T1強調像で高信号を示すことがある．

　薄壁で平滑な囊胞性病変は内壁に上皮を有するものが多く，図I-25のように分類できる．各疾患による重複はみられるが，こうした形態は鑑別診断に有用である．これらの中で，Caroli病における囊胞内の門脈域（central dot sign）（図I-24），MCNにおける囊胞内囊胞（cyst in cyst）（図I-26）やIPNB，MCNなどにおける壁在腫瘍（図I-20）は診断的意義が大きい．出血性囊胞では，慢性期に器質化血栓が壁在腫瘍に類似することがあり，注意が必要である（図I-21d）．微小な（顕微鏡的な）囊胞が蜂巣状に集簇する場合は，USでは多重反射による高エコーやコメット状エコーを示し，単純CTでは部分容積効果のために，水分より高い吸収値を示す．胆管周囲囊胞（peribiliary cyst）（図I-27），胆管過誤腫（biliary hamartoma）（図I-28）やmulticystic biliary hamartomaではこうした微小囊胞の集簇と巨視的な囊胞が混在する．胆管過誤腫は肝内にびまん性にみられることがあり（胆管過誤腫症；biliary hamartomatosis），転移性肝癌や多発性微小膿瘍・肉芽腫症などとの鑑別が困難なことがあるが（図I-28b），T2強調像で水と類似の所見を示し（図I-28c），またMRCPで明瞭に描出されることで鑑別が可能である．

　壁が厚く内面の不整な囊胞性病変としては，肝膿瘍（図I-29），壊死性腫瘍（図I-30），血腫などが高頻度にみられる．USや単純CT/MRIでは内部の画像所見は病態や時期によって様々である．全体の形状や内部の性状，壁の各種画像所見から鑑別する（図I-29, 30）．

　細菌性肝膿瘍は単房から多房性を示し，時期によって様々な形状の囊胞状構造を示す．ダイナミックCT/MRIでは，壁の3層構造や，胆管炎や門脈・肝静脈血栓の合併によると考えられる楔状濃染がみられるのが特徴である（図I-29）．

　血管性腫瘍もUSや単純CT/MRIでは囊胞状に描出されるが，造影画像やドップラーUSで診断が可能である．

2．充実性病変

　造影画像で内部に広範に造影を認めることで診断される．

　充実性腫瘍における診断価値の高い巨視的病理像としては，被膜，内部の線維性隔壁によって分隔されたモザイク構造，中心瘢痕（central scar），腫瘍部の肝表の陥凹（悪性腫瘍の場合は癌臍と呼ばれる），巨視的な門脈・肝静脈・胆管内発育や腫瘍内部の門脈域・肝静脈の貫通などが挙げられる．表I-5に画像診断で描出され診断価値の高い肉眼病理学的特徴と疾患を示す．

　肝細胞癌にみられる被膜の成因としては，腫瘍の圧排性発育による肝細胞の脱落と線維化が考えられる．肝硬変に合併する場合は，すでに周辺に線維増生が存在するために，比較的小さな場合でも周辺に線維性被膜様変化がみられることが多く，この場合は偽被膜（pseudocapsule）と呼称されることが多い（その定義は明確ではない）（図I-31）．炎症性腫瘍における被膜形成には，炎症性の線維化機序も加わることが考えられる．

　モザイク構造は肝細胞癌にほぼ特異的な所見で，細胞異型や構造異型の異なる癌種が1つの腫瘍内にモザイク状に混在し，それぞれが線維性隔壁で分画されるものである（図I-31）．線維性隔壁内には門脈域（あるいはその遺残）が残存し，後述する腫瘍からの門脈を介するドレナージ経路と

して機能することがある．モザイク構造は，多段階発癌過程で，境界病変内に異なる遺伝子学的背景を有する肝細胞癌が発生し形成されることが考えられる．腫瘍からの周辺肝へのドレナージ血流を介して生じる娘結節が成長し，主腫瘍と合体してモザイク構造を形成する機序の存在も考えられる．画像診断上，腫瘍内部の不均一性が"モザイク様"に描出される場合があり，線維性隔壁で分画された真のモザイク構造と区別する必要がある．

中心瘢痕についての明確な病理学的あるいは画像的定義はない．一般には腫瘍の内部の瘢痕状の線維組織で，肉眼あるいは画像でとらえられるものが中心瘢痕と呼称されている．腫瘍の中心ではなく偏在する場合も多い．FNH では中心瘢痕内に栄養動脈や流出静脈がみられる（vascular scar）（図 I-32）．vascular scar は fibrolamellar hepatocellular carcinoma などでもみられる．線維増生の強い腫瘍は，中心部では腫瘍細胞の脱落・壊死傾向が増強し，中心部の線維組織による中心瘢痕を示すことがある．胆管細胞癌（胆管癌）（cholangiocellular carcinoma：CCC），硬化型肝細胞癌，混合型肝癌や転移性肝癌などの線維増生の強い腫瘍でしばしば観察されるが（図 I-33），海綿状血管腫などの良性腫瘍や炎症性腫瘤でも観察される（図 I-34c, d, f）．腫瘍内部の壊死や炎症性変化後の修復過程としての線維増生も，中心瘢痕が形成される機序と考えられる．中心瘢痕の画像所見は線維組織内の血管の多寡や壊死・硝子化の程度で異なる．

腫瘍部の肝表の陥凹は，胆管細胞癌などの内部に線維性間質の多い腫瘍に高頻度にみられる所見である（図 I-35）．線維成分による周辺組織の引き込みと，局所の微小門脈あるいは肝静脈浸潤（閉塞）による肝の梗塞が原因として考えられる．類似の肝表の陥凹所見は慢性炎症性腫瘤（肉芽腫など）や血管腫の変性・線維化などでもみられ，またいわゆる confluent fibrosis（肝の限局的な高度の線維化）などでもみられる（図 I-16）．

腫瘍の門脈や肝静脈内発育も診断と治療に重要

表 I-5 充実性病変の肉眼病理学的特徴

被膜	肝細胞癌（高～中分化型），慢性膿瘍，陳旧性血腫，非上皮性腫瘍，など
内部モザイク構造	肝細胞癌
中心瘢痕	限局性結節性過形成（FNH），肝細胞癌，肝細胞腺腫（HCA），fibrolamellar HCC，転移性肝癌，など
肝表に接し陥凹を伴う（悪性腫瘍の場合は癌臍と呼ばれる）	胆管細胞癌，転移性肝癌，硬化型肝細胞癌，混合型肝癌，epithelioid hemangioendothelioma，硬化型血管腫，confluent fibrosis，陳旧性肉芽腫，など
門脈・肝静脈内発育	肝細胞癌，混合型肝癌，細胆管癌，髄様癌肝転移，非上皮性腫瘍，など
胆管内発育	胆管癌，肝細胞癌，大腸癌転移，など
内部脈管（門脈域・肝静脈）貫通・残存	早期肝癌，高分化型肝癌，細胆管癌，胆管細胞癌，転移性肝癌，悪性リンパ腫，肝癌類洞置換性発育，転移性肝癌類洞置換性発育（乳癌など），偽病変/偽腫瘍（AP shunt，限局性脂肪肝，など），梗塞やその他の実質性腫瘤（好酸球性肝炎，peliosis hepatis，など）

な肉眼所見である．肝細胞癌で高頻度に観察されるが，細胞成分が主体の髄様癌でみられる所見であり（図 I-36），他の癌腫でも観察される．線維成分の多い硬性癌は周辺からの浸潤が主体で血管内に巨視的な鋳型状発育を示す腫瘍塞栓がみられることはほとんどない．胆管内発育は，頻度は低いが，血管内腫瘍塞栓と同様の傾向がある．胆管内発育型胆管癌でみられるが（図 I-37），肝細胞癌でもみられる（図 I-38）．稀に転移性肝癌（特に大腸癌）などで胆管内発育がみられる．

充実性腫瘍の内部に脈管（門脈域・肝静脈）が貫通・残存することがある（表 I-5）．早期肝癌や高分化型肝癌では組織学的には一般的に観察される．その他には，置換型の発育を示す腫瘍（既存の門脈域を残したまま肝細胞を置換するように発育・進展する）でもみられる（図 I-39）．胆管細胞癌や腺癌肝転移などの線維成分の多い硬性癌では，周辺の門脈域を腫瘍内に巻き込むように発育することがある（図 I-40）．細胞成分が多く圧排性に発育する髄様癌にはこの所見は一般に認められない．比較的大きな門脈域から発生し，それを

取り囲むように発育する機序も考えられる．胆管細胞癌や悪性リンパ腫のリンパ系腫瘍などでこうした機序も推察される（図I-41）．これらの腫瘍では，内部の脈管の存在は必ずしも腫瘍への血流の存在を示すものではなく（図I-39b），多くは経動脈性門脈造影下CT（CT during arterial portography：CTAP）では門脈血流欠損を示す．逆に，一部の肝細胞癌や細胆管癌（cholangiolocellular carcinoma, bile ductular carcinoma）では内部に残存する門脈が腫瘍からの流出系として機能していることがある（後述）．一方，腫瘍内に門脈枝が存在し，かつCTAPで門脈血流を有する肝腫瘍はほとんどが肝細胞性腫瘍〔早期肝癌や一部の高分化型肝癌，NRHあるいは大再生結節（large regenerative nodule：LRN）〕であるが，血管性腫瘍でも稀に観察される（後述）．

3．微小囊胞性成分の集簇

前述のように，内部に液体を有する小囊胞性構造の集簇する病変は，USで高エコーに描出され，CTやMRIでは，内部の微細隔壁は部分容積効果のため描出されず，水分に近い吸収値や信号強度を呈する共通点がある．海綿状血管腫（図I-34），著明な偽腺管の増生やpeliotic changeを伴う肝細胞癌（図I-42），胆管細胞癌粘液型（mucinous carcinoma）あるいは粘液性大腸癌肝転移（図I-43）や，前述の胆管過誤腫（図I-28），peliosis hepatis，胆管周囲囊胞（図I-27）などが類似した所見を示す．海綿状血管腫やpeliosis hepatisなどの血管腔の集簇するものでは，ダイナミックCTで血液（造影剤）の溜り（pooling）として描出され，すべての相で大動脈と類似の吸収値を示す．動脈優位相で周辺の血洞から内部の血洞に造影剤が広がり（filling in），長期に滞留する（持続性濃染；prolonged enhancement）という特徴像を示す（図I-34b）．ただし，海綿状血管腫で血洞間に比較的厚い線維組織が介在する場合（sclerosed cavernous hemangioma）や，peliosis hepatisで肝細胞索の割合が血洞に比べて大きい場合はこうした特徴を示さないことがある．

4．腫瘍性病変の発生部位の特徴

発生部位に特徴のある腫瘍性病変がある．類上皮血管内皮腫（epithelioid hemangioendothelioma）は肝末梢部被膜下に発生し経門脈性散布・発育し，被膜下で癒合・進展する特徴がある．このために，末梢門脈血行障害を合併し，しばしば肝は中心性肥大を示す（図I-44）．MCNは肝左葉下面にみられることが多い（図I-22, 26）．IPNBと胆管周囲囊胞は左肝門部の胆管レベルに好発する（図I-20, 27）．adrenal rest tumorは右副腎に接した肝に一般的にみられる．ciliated foregut cystはS4の肝腹側面に多くみられる．third inflowによる偽腫瘍・偽病変は後述するようにS4背側，胆囊床，S4の前面などにみられる．

腹膜や腹膜腔病変が肝に陥入し，肝病変との鑑別が困難になる場合がある．悪性腫瘍の腹膜播種（特に卵巣癌）（図I-45），腹腔内遊離体（peritoneal loose body, peritoneal mouse）（図I-46），横隔膜腫瘍や横隔膜下膿瘍などでみられる．前二者は肝鎌帯の付着部に定着することが多く，診断の一助となる．

周辺臓器の腫瘍が同様に肝に陥入して肝腫瘍様に描出されることがある．栄養動脈や病変からの流出静脈の同定や，各臓器や脈管の圧排所見から鑑別する（図I-47）．

B 腫瘤性病変の巨視的病理像と画像　17

図 I-19〜47

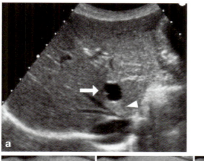
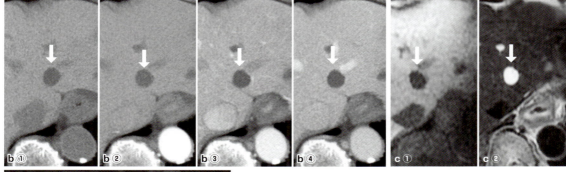
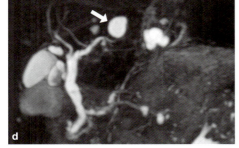

図 I-19　単純性肝囊胞
a．US．腫瘤内部は無エコー，内面平滑で壁構造が同定できない（矢印）．エコーの透過性が強く後方エコーの増強が認められる（矢頭）．
b．ダイナミック CT（①：造影前，②：動脈優位相，③：門脈優位相，④：平衡相）．腫瘤内部は水の吸収値に近い低吸収域を示し，全相にわたってまったく造影されない．内面は平滑で壁構造は同定できない（矢印）．
c．MRI．脂肪抑制 T1 強調像（①）で水に類似した低信号，脂肪抑制 T2 強調像（②）で水に類似した強い高信号を示す（矢印）．
d．MRCP．明瞭な高信号腫瘤として描出される（矢印）．

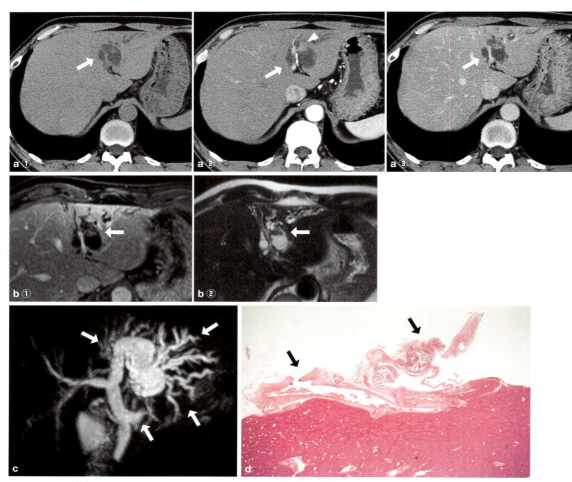

図 I-20　胆管内乳頭状腫瘍（IPNB）（粘液産生型）（50 歳代，女性）
a. ダイナミック CT（①：造影前，②：動脈優位相，③：平衡相）．左門脈枝を取り囲むように内面平滑で壁構造が同定できない囊胞性病変がみられ（矢印），腹側に動脈優位相で明瞭に濃染される微小な乳頭状腫瘍が認められる（壁在腫瘍，矢頭）．末梢胆管の拡張がみられる．
b. MRI．造影 T1 強調像（①）で囊胞と乳頭状壁在腫瘍が鮮明に描出されている（矢印）．T2 強調像（②）で強い均一な高信号内に壁在腫瘍が相対的低信号域として認められる（矢印）．末梢肝内胆管拡張が認められる．
c. MRCP．左胆管は末梢まで全体に拡張し，囊胞性腫瘤は胆管の一部の囊胞状拡張であることがわかる（矢印）．
d. 切除標本組織像．左肝門部胆管の一部の囊胞状拡張と乳頭状腫瘍が確認された（矢印）．（HE 染色，ルーペ像）

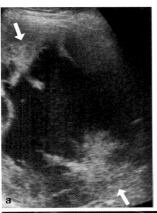
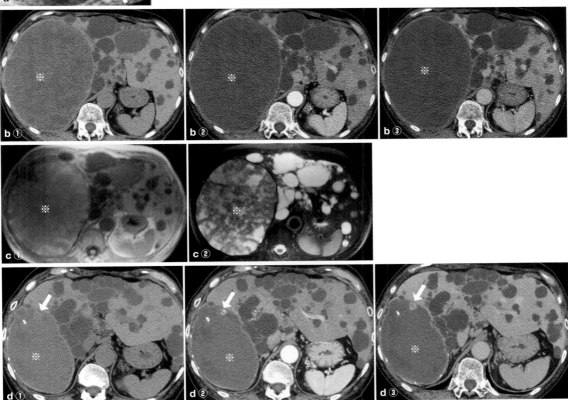

図 I-21　出血性単純性嚢胞〔多嚢胞肝〕（60 歳代，女性）
a．US．無エコーな内部に不整形のエコーの混在を認める（矢印）．
b．ダイナミック CT．造影前 CT（①）で右葉の大きな嚢胞（※）は他の嚢胞に比べ高吸収であるが，動脈優位相（②）と平衡相（③）では，他の嚢胞と同様にまったく造影されない（※）．
c．MRI．T1 強調像（①）では他の嚢胞に比べ高信号で，脂肪抑制 T2 強調像では不均一な高信号を示す（※）．
d．10 年後のダイナミック CT．嚢胞は縮小している（※）．造影前 CT（①）で一部に石灰化がみられ，腹側壁に小腫瘤状の軟部影がみられる（矢印）．同部は動脈優位相（②）と平衡相（③）で濃染を示す（矢印）．経過で腫瘍性病変は否定的で，器質化血腫への血管新生が考えられた．

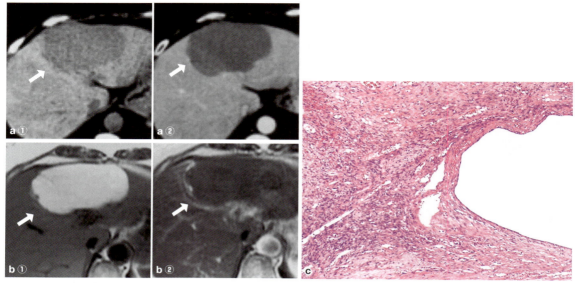

図 I-22　粘液性嚢胞性腫瘍（MCN）（60 歳代，女性）
a．ダイナミック CT．造影前 CT（①）で腫瘤の濃度は大動脈より高い（矢印），門脈優位相（②）でまったく造影を認めず（矢印），嚢胞性病変と診断できる．内面は平滑で壁構造は同定できない．
b．MRI．T1 強調像（①）で著明な高信号，T2 強調像（②）で低信号を示す（矢印）．
c．切除標本組織像．嚢胞は異型の乏しい単層円柱上皮に裏打ちされており，プロゲステロンレセプター陽性の卵巣様間質を認め，MCN（腺腫）と病理診断された．（HE 染色，×10）

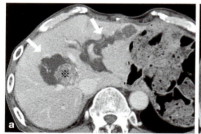
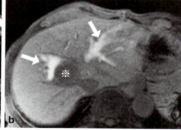

図 I-23　胆管壊死と胆汁性嚢胞（胃癌肝転移に対する動注化学療法後）（70 歳代，男性）
a．造影 CT．右葉前区域に腫瘤状の，門脈域に沿って帯状の低吸収域を認める（矢印）．内面は平滑で壁構造は同定されない．
b．Gd-EOB-DTPA 造影 MRI 肝細胞相（70 分後）．腫瘤は明瞭に造影され胆汁性嚢胞と診断できる．※は転移性肝癌．

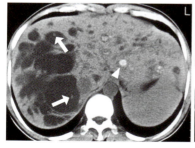
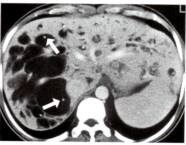

図 I-24　Caroli 病
ダイナミック CT．造影前 CT（左）と門脈優位相（右）で肝内胆管拡張が特に右葉で顕著にみられ，嚢胞状拡張もみられる．内部に微小点状構造を認め，良好に造影される（矢印）．胆管板の形成異常で，胆管構造内に門脈枝が取り込まれたものであり，central dot sign と呼ばれる．左葉には胆管内結石がみられる（矢頭）．

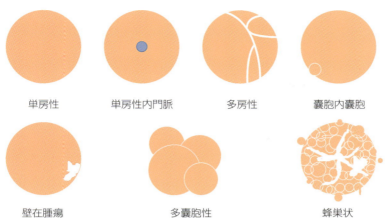

図 I-25　内壁に上皮を有する囊胞性病変の形態（模式図）
単房性（unilocular）：単純囊胞，多発肝囊胞，粘液性囊胞性腫瘍（MCN），胆管内乳頭状腫瘍（IPNB），線毛性前腸性囊胞，胆汁囊胞，Caroli 病，胆管拡張など
単房性内門脈：Caroli 病など
多房性（multilocular）：MCN，IPNB，出血性単純囊胞など
囊胞内囊胞（cyst in cyst）：MCN
壁在腫瘍（mural nodule）：MCN，IPNB，出血性囊胞壁血腫の器質化（血管新生）など
多囊胞性（multicystic）：IPNB，MCN，multicystic biliary hamartoma，多発肝囊胞，胆管周囲囊胞，Caroli 病など
蜂巣状（honeycomb）：胆管周囲囊胞，胆管過誤腫，multicystic biliary hamartoma など

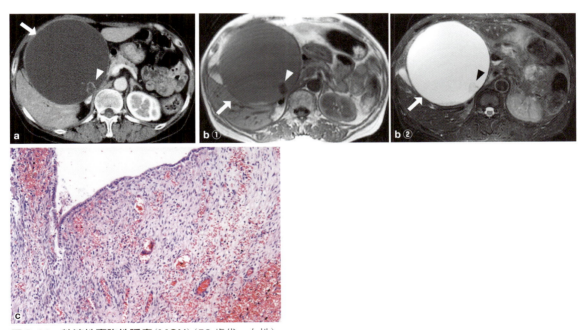

図 I-26　粘液性囊胞性腫瘍（MCN）（50 歳代，女性）
a．ダイナミック CT 門脈優位相．薄壁で内面の平滑な囊胞（矢印）内に小囊胞壁の濃染を認める（矢頭）．cyst in cyst（囊胞内囊胞）の所見である．
b．MRI．T1 強調像（①）で囊胞は低信号を示すが（矢印），内部の小囊胞はより強い低信号を示す（矢頭）．脂肪抑制 T2 強調像（②）では囊胞は強い高信号を示すが（矢印），内部の小囊胞はやや弱い高信号を示す（矢頭）．粘液の性状で信号強度は異なることがわかる．
c．切除標本組織像．囊胞は異型の乏しい単層円柱上皮に裏打ちされており（腺腫），紡錘形細胞が密に配列した間質を認め，卵巣様間質と診断された（免疫染色でプロゲステロンレセプター，エストロゲンレセプターともに陽性が証明されている）．囊胞内囊胞も確認されている．（HE 染色，×100）

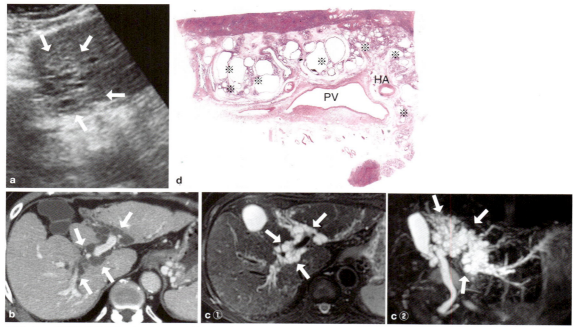

図I-27 胆管周囲嚢胞〔アルコール性肝硬変〕
a．US．外側区近位の門脈域に管状・微小嚢胞状構造に加えてその周辺の高エコーを認める（矢印）．
b．ダイナミックCT門脈優位相．肝門部門脈周囲に微小嚢胞の集簇を認める（矢印）．左肝門部により顕著である．
c．MRI．脂肪抑制T2強調像（①）とMRCP（②）で肝門部の門脈域に微小嚢胞の集簇が明瞭に観察される（矢印）．左肝内胆管末梢の拡張もみられるが，胆管周囲嚢胞による胆管の圧排狭窄によるものである．
d．剖検標本組織像（別症例）．門脈（PV）と肝動脈（HA）周囲に無数のミクロレベルから数cmの多数の微小嚢胞（※）の集簇を認める．胆管周囲嚢胞の所見である．（HE染色，ルーペ像）

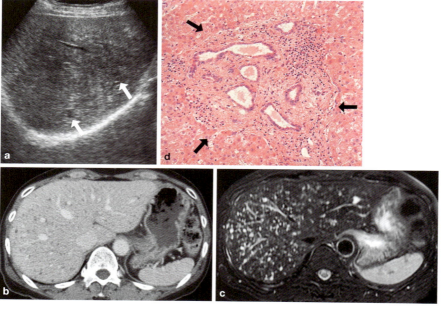

図I-28 胆管過誤腫症
（60歳代，女性）
a．US．肝内エコーは不均一でコメット状エコー（後方の薄い帯状の高エコー）を伴う微小結節が多発している．微小嚢胞（矢印）が混在している．
b．ダイナミックCT平衡相．微小な低吸収結節が多発しているが，内部に淡い濃染がみられ（部分容積効果のため）嚢胞性病変とは診断できない．
c．MRI脂肪抑制T2強調像．微小腫瘤は明瞭な高信号を示し，水の成分を含む嚢胞性病変と診断できる．
d．切除標本組織像（別症例）．組織学的にグリソン鞘内に多数の胆管上皮に裏打ちされた微小嚢胞性病変を認める（矢印）．胆管との交通はない．胆管過誤腫の所見である．（HE染色，×40）

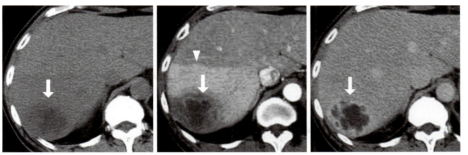

図 I-29　細菌性肝膿瘍（60歳代，男性）
ダイナミック CT．造影前 CT（左）では辺縁の不鮮明な不均一な淡い低吸収域として描出され，充実性腫瘍との区別は困難である（矢印）．動脈優位相（中）で腫瘍内部の大半は造影されず嚢胞性腫瘍である（矢印）．内面は不整で，周辺に帯状の造影がみられ，その外周は低吸収である（3層構造）．膿瘍，炎症性組織，浮腫の3層構造が考えられる．本例ではさらに周辺肝区域の区域性濃染がみられる（矢頭）．胆管炎や炎症による門脈血栓形成が考えられる．平衡相（右）では多房性の内面の不整な膿瘍腔と壁の濃染が認められる（矢印）．

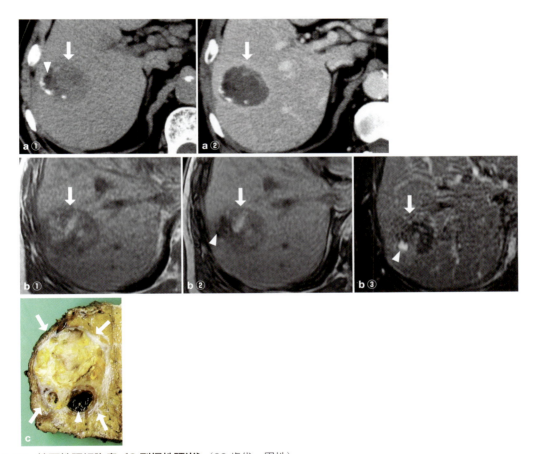

図 I-30　壊死性肝細胞癌〔C 型慢性肝炎〕（60歳代，男性）
a．ダイナミック CT．造影前 CT（①）で右辺縁に石灰化を伴う淡い低吸収腫瘤を認める（矢印）．内部右側に一部強い低吸収域を認める（矢頭）．平衡相（②）では内面の不整な壁濃染が認められるが，内部の濃染を認めない（矢印）．線維性被膜に囲まれた嚢胞性病変が考えられる．
b．MRI．T1強調像 in phase（①）で周辺に薄い低信号域が認められ，内部の大半は高信号を示す（矢印）．脂肪抑制 T2 強調像（③）で低信号を示し，切除標本では広範な凝固壊死部に相当した（矢印）．opposed phase（②）では，単純 CT で低吸収を示した右外側部分の信号強度が低下し（矢頭），脂肪の存在が考えられる．T2 強調像（③）での部分的著明高信号域（矢頭）は出血部に一致すると考えられた．
c．切除標本肉眼像．腫瘤周囲に線維性被膜，内部には線維性中隔が認められた（矢印）．内部には広範な凝固壊死がみられたが，一部に中分化型肝細胞癌の残存が認められた．部分的な出血（矢頭）がみられた．脂肪成分も確認された．

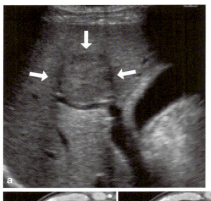
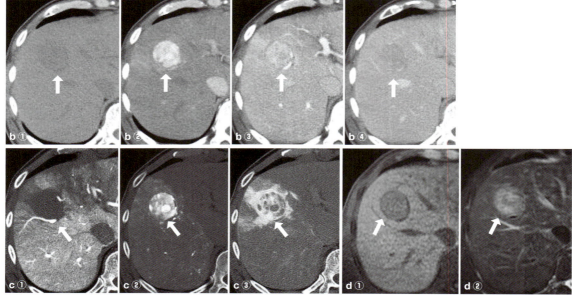
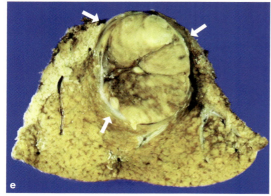

図 I-31　肝細胞癌（単純結節型）（60歳代，男性）

a． US．周辺に被膜による低エコー帯を伴う円形の腫瘤を認める．被膜により，腫瘤の両外側接線方向に低エコーな外側陰影がみられる．低エコー帯で分画された内部にエコーレベルの異なる領域がモザイク状に認められる（矢印）．腫瘤後方のエコーは増強している．

b． ダイナミックCT．造影前CT（①）で腫瘤は軽度の低吸収域を示し，周辺により低吸収帯を認める（矢印）．動脈優位相（②）で腫瘤は全体に強い濃染を示すが，内部には濃染の程度が様々に異なる部分がモザイク状に認められる（矢印）．濃染の辺縁は先鋭である．門脈優位相（③）では濃染の消退とともに，周辺に楔状の淡い濃染がみられる（矢印）．腫瘍からのドレナージ血流である．平衡相（④）では腫瘤は周辺肝より低吸収化しいわゆる"wash out"を示す（矢印）．周辺に軽度の濃染帯がみられる．線維性被膜の遅延性濃染である．

c． 動注CT．CTAP（①）で腫瘤は門脈血流欠損を示す（矢印）．腫瘤はCTHA早期相（②）の濃染に比べて大きく描出され，末梢部に楔状の門脈血流低下域を伴うが，これらは腫瘍からのドレナージ血流による変化である．CTHA早期相では辺縁の鮮明な濃染を示し，内部に低吸収な中隔に分画されたモザイク状の濃染が明瞭である（矢印）．CTHA後期相（③）で腫瘍からの周囲肝へのドレナージ血流がコロナ状・楔状濃染として認められる（矢印）．また被膜と内部の中隔構造の遅延性濃染が明瞭で，線維組織の遅延性濃染とこれらの内部の微小門脈枝の造影によるものと考えられる．

d． MRI．脂肪抑制T1強調像（①）で被膜は低信号帯を示す（矢印）．脂肪抑制T2強調像（②）では内部に信号強度の異なる部分がモザイク状にみられ，周辺被膜も高信号に描出されている（矢印）．

e． 切除標本肉眼像．ほぼ正円形の辺縁の明瞭な腫瘤で，単純結節型の形態を示す．周囲の線維性被膜と内部の線維性中隔に分画されたモザイク状の構造がみられる（矢印）．

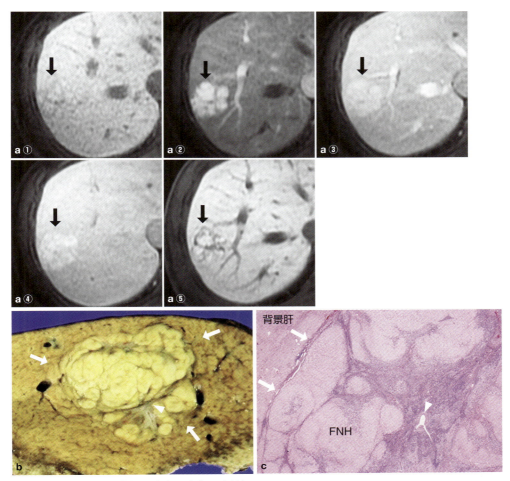

図 I-32 限局性結節性過形成(FNH)(40歳代,女性)
a. ダイナミック MRI(Gd-EOB-D-PA).造影前 T1 強調像(①)で腫瘤は周辺肝と等信号を示し,内部に低信号帯が認められる(矢印).動脈優位相(②)で内部に分画状の線状低信号帯が明瞭にみられ,これらは門脈優位相(③)から移行相(④)で濃染する.線維性瘢痕(中心瘢痕)の所見である(矢印).肝細胞相(⑤)では腫瘤全体が周辺肝より高信号を示し,内部の瘢痕は明瞭な低信号域として描出されている(矢印).
b. 切除標本肉眼像.腫瘤は網目状の線維性瘢痕で分画され(矢印),大きな瘢痕部からは車輻状に瘢痕が分布するのが観察される(矢頭).
c. 切除標本組織像.FNH(矢印)には,脈管(矢頭)を含む線維瘢痕の網目状の分布とそれらに囲まれた過形成性結節がみられる.(HE 染色,×10)

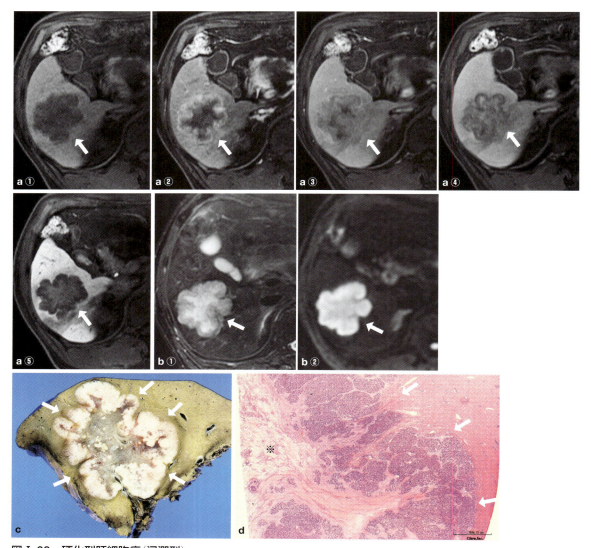

図 I-33　硬化型肝細胞癌（浸潤型）
a. Gd-EOB-DTPA 造影 MRI．造影前 T1 強調像（①）で腫瘤は低信号を示し，動脈優位相（②）で辺縁部が濃染し，中心部に星芒状の低信号域を認める（矢印）．門脈優位相（③）から移行相（④）にかけて内部の濃染が増強する（矢印）．内部の線維組織における遅延性濃染である．肝細胞相（⑤）では腫瘤は明瞭な低信号を示すが，内部に遅延性濃染の持続による造影が持続している（矢印）．末梢の肝に門脈浸潤による区域性の淡い低信号がみられる．腫瘍の不規則な発育形態はすべての相で良好に描出されているが，肝細胞相で最も明確である．
b. MRI．脂肪抑制 T2 強調像（①）で腫瘤は高信号を示し，内部はより高信号である．拡散強調像（②：b＝800 s/mm²）では高信号を示すが，内部は相対的に信号強度が低い．
c. 切除標本肉眼像．腫瘤は周囲に浸潤性に発育し境界が不規則である（矢印）．内部には壊死性の線維化がみられる．
d. 切除標本組織像．辺縁部には索状，胞巣状の増殖を示す中・低分化型肝癌細胞と線維性間質がみられ，周囲に浸潤性に発育し被膜はみられない（矢印）．中心部は壊死性・浮腫状線維性組織で占められ腫瘍細胞はまばらである（※）．（HE 染色，ルーペ像）

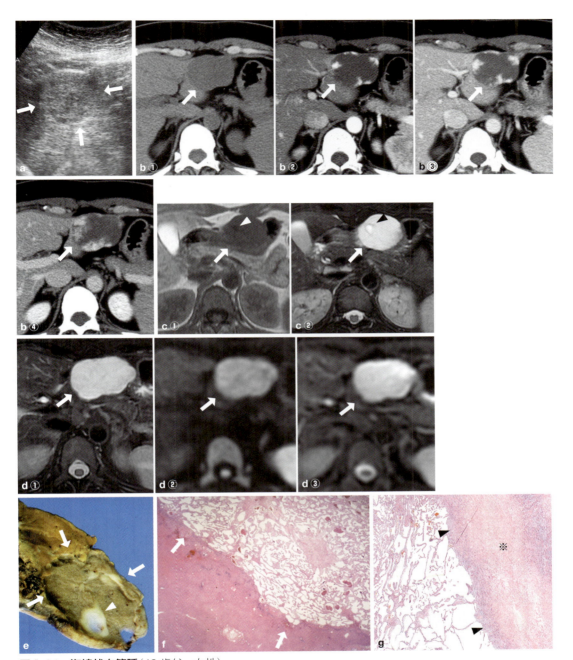

図 I-34　海綿状血管腫（40 歳代，女性）

a. US（上腹部正中矢状断像）．腫瘤に高エコーを示す（矢印）．
b. ダイナミック CT．造影前 CT（①）で腫瘤は大動脈に類似した低吸収を示す（矢印）．動脈優位相（②）で辺縁部に強い濃染がみられ，門脈優位相（③）から平衡相（④）にかけて腫瘤内部に濃染が広がり持続する（持続性濃染）（矢印）．濃染の程度は各相で大動脈と類似し，"組織の染まり"ではなく，血管腔における"血液（造影剤）の溜り"を表現している．
c. MRI．T1 強調像（①）で明瞭な低信号，脂肪抑制 T2 強調像（②）で著明な高信号を示し，水分貯留に類似した所見である（矢印）．腫瘤全体は均一な信号強度を示すが，内部に T1 でより低信号，T2 でより高信号部分が認められる（矢頭）．この部分は T2 ではより低信号帯で囲まれている（矢頭）．
d. MRI（c よりやや頭側の軸断面）．腫瘤は脂肪抑制 T2 強調像（①）で高信号，heavy T2 強調像（②：EPI b=0 s/mm²）でも高信号を示し，拡散強調像（③：b=800 s/mm²）でも高信号である（矢印）．
e. 切除標本肉眼像．腫瘤はスポンジ様構造を示し（矢印），内部に白色の変性部分（矢頭）を認める．
f. 腫瘤辺縁部組織像．腫瘤は薄い線維性隔壁で分離された微小な血管腔で構成され，海綿状あるいは蜂巣状構造を示す（矢印）．周辺肝類洞や門脈と血管腔は薄い線維体で分離されている．（HE 染色，×10）
g. 変性部組織像．内部に浮腫性の壊死部がみられ（※），周辺は器質化した線維帯で囲まれている（矢頭）．（HE 染色，×40）

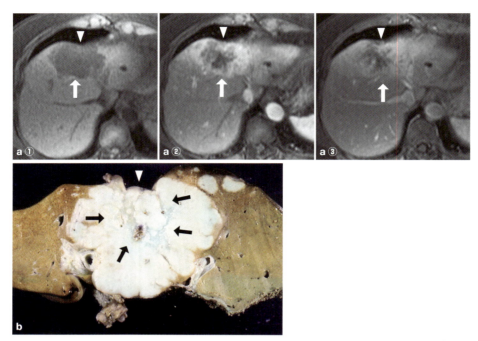

図 I-35 胆管細胞癌
a. ダイナミック MRI（Gd-DTPA）．造影前 T1 強調像（①）で辺縁の不整な低信号結節を認める（矢印）．動脈優位相（②）で辺縁が濃染し，平衡相（③）で内部の遅延性濃染が明瞭である．腫瘤の肝表側は陥凹している（矢頭）．"癌臍" と呼ばれる所見である．
b. 切除標本肉眼像．中心部に収縮機転を伴う線維成分がみられ（矢印），腫瘍の肝表部分は陥凹している（矢頭）．

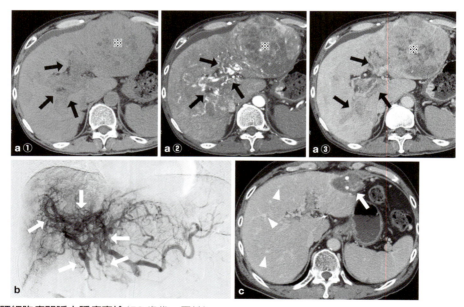

図 I-36 肝細胞癌門脈内腫瘍塞栓（50 歳代，男性）
a. ダイナミック CT．左葉に大きな肝細胞癌を認める（※）．造影前 CT（①）で左右肝門部門脈の拡大がみられ，左葉の主腫瘍に近い濃度である（矢印）．動脈優位相（②）で拡張した肝動脈枝と門脈腫瘍塞栓内の異常血管がみられる（矢印）．門脈優位相（③）で門脈内は主腫瘍と同濃度の充実性腫瘍で充満している（矢印）．
b. 腹腔動脈造影．肝門部肝動脈から門脈に沿った多数不整脈管の早期描出がみられる（矢印）．肝細胞癌腫瘍塞栓内に新生した腫瘍血管と肝動脈の短絡の所見で，"thread and streaks sign" と呼称されてきた．
c. 1 年後のダイナミック CT 平衡相．本例は動注化学療法で緩解状態となった．主腫瘍は縮小し造影がみられず，内部に石灰化が散在している（矢印）．肝門部門脈は胆管周囲血管叢を介する側副血行路で再建されているが，肝内の比較的太い脈管の肝表への近接（矢頭）と中心性肥大が認められる．

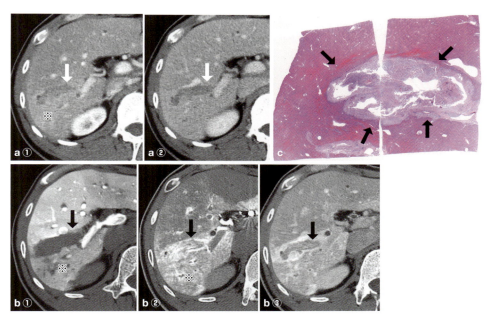

図 I-37　胆管癌胆管内発育〔原発性硬化性胆管炎（PSC）〕（40 歳代，男性）
a．ダイナミック CT．動脈優位相（①）で肝内門脈域に沿った淡い濃染を示す管状の充実性腫瘤（矢印）と末梢区域の胆管の拡張がみられ，同部に淡い区域性濃染を認める（※）．門脈優位相（②）で管腔を埋める充実性腫瘍の所見を認める（矢印）．
b．動注 CT．CTAP（①）で腫瘍部は強い低吸収域を示し（矢印），胆管拡張区域は門脈枝に異常はないものの門脈血流低下を示す（※）．CTHA 早期相（②）では腫瘍は強く濃染され（矢印），胆管拡張区域は区域性濃染を示す（※）．CTHA 後期相（③）で胆管内の鋳型状腫瘍が明らかである（矢印）．
c．切除標本組織像．拡張した胆管内に鋳型状の腫瘍が認められる（矢印）．胆管内に乳頭状発育を示す高分化型胆管細胞癌と診断された．胆管外発育も認められた．（HE 染色，ルーペ像）

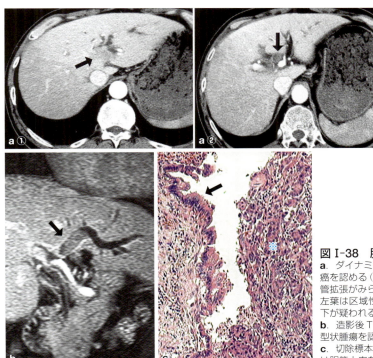

図 I-38　肝細胞癌胆管内発育
a．ダイナミック CT 門脈優位相．左肝門部頭側に小肝細胞癌を認める（①：矢印）．より尾側の軸断面（②）で左肝内胆管拡張がみられ，左肝管内に充実性腫瘍がみられる（矢印）．左葉は区域性濃染を示し，肝内胆管拡張による門脈血行低下が疑われる．
b．造影後 T1 強調像冠状断．左肝内胆管拡張と左肝管内鋳型状腫瘍を認める（矢印）．
c．切除標本組織像．胆管内に腫瘍塞栓を認める（※）．矢印は胆管上皮を示す．（HE 染色，×10）

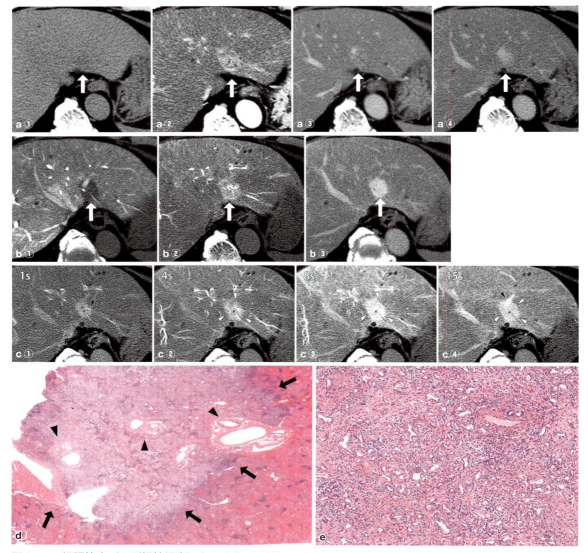

図 I-39　細胆管癌〔C 型慢性肝炎〕（70 歳代，男性）

a．ダイナミック CT．造影前 CT（①）で淡い低吸収を示す（矢印）．動脈優位相（②）で腫瘍全体が濃染し，内部に低吸収を示す胆管を含む門脈域が認められ，また，周辺に薄いリング状の濃染が認められる（矢印）．濃染は門脈優位相（③）から平衡相（④）まで持続する（矢印）．

b．動注 CT．CTAP（①）で腫瘍全体は低吸収（門脈血流欠損）を示すが，内部に門脈枝の貫通が認められる（矢印）．CTHA 早期相（②）で全体の濃染と内部に肝動脈枝の貫通を認める（矢印）．CTHA 後期相（③）で腫瘍全体に濃染が持続するが，病理所見からは線維成分による遅延性濃染と考えられる（矢印）．

c．single-level dynamic CTHA（肝内動脈への造影剤到達後の秒数を s で表示）．1 秒（①）では事前の血管造影による遅延性濃染の残存が認められる（＊）．4 秒（②）で腫瘍全体の濃染と，一部楔状部分を伴う薄いリング状濃染（コロナ濃染）が腫瘍周辺に認められる（矢頭）．8 秒（③）でこれらはより強く観察される（矢頭）．腫瘍濃染はさらに後期まで強く持続する（矢頭）．1 秒（①）の矢印は内部を貫通する肝動脈枝を，15 秒（④）の矢印は肝静脈枝を示す．

d．切除標本組織像．腫瘍（矢印）内部に門脈域が多数残存する（矢頭）．辺縁部で癌細胞は周囲肝細胞を置換するような発育を示している．（HE 染色，ルーペ像）

e．切除標本組織像．反応性の偽胆管増生に類似した癌細胞と豊富な線維性間質がみられ，細胆管癌と診断された．（HE 染色，×100）

（つづく）

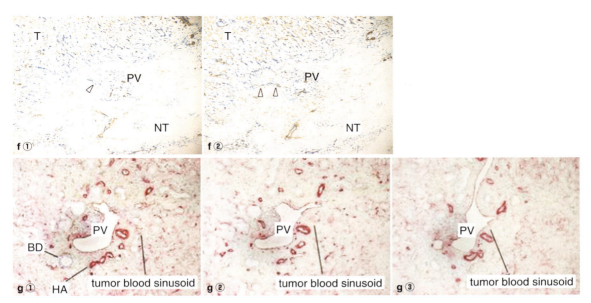

図 I-39 （つづき）
f．腫瘍辺縁部連続切片組織像．腫瘍内血洞(intratumoral blood sinusoid)(T，青色)が腫瘍周辺の門脈(PV)細枝に連続する．NT：非腫瘍肝．〔CD34とαsmooth muscle actin(SMA)の二重染色，×40〕
g．腫瘍内門脈域周辺連続切片組織像．腫瘍内血洞が腫瘍内門脈(PV)に連続する．BD：胆管，HA：肝動脈．（CD34とαSMAの二重染色，×100）
〔Kozaka K, et al. Dynamic CT findings of cholangiolocellular carcinoma：correlation with angiography-assisted CT and histopathology. Abdom Radiol(NY) 42：861-869, 2017 より引用改変〕

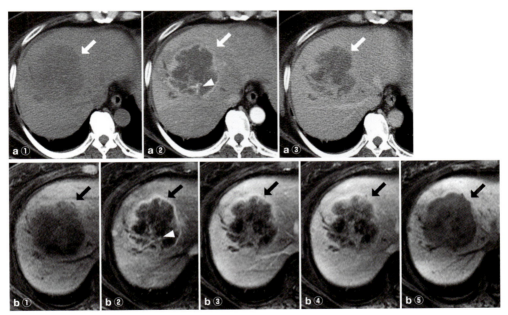

図 I-40 胆管細胞癌(60歳代，女性)
a．ダイナミックCT．造影前CT(①)で腫瘍は低吸収を示す(矢印)．動脈優位相(②)で腫瘍辺縁部は濃染を示し，内部に淡い濃染がみられる(矢印)．また，腫瘍内で分岐する肝動脈枝がみられる(矢頭)．平衡相(③)で辺縁部の濃染は消退し，内部には淡い濃染域が拡大している(矢印)．
b．ダイナミックMRI(Gd-EOB-DTPA)．造影前T1強調像(①)で腫瘍は低信号を示す(矢印)．動脈優位相(②)で腫瘍辺縁部は強く濃染するが，内部の濃染は部分的で軽微である(矢印)．腫瘍内部の門脈域も濃染している(矢頭)．門脈優位相(③)から移行相(④)にかけて内部の濃染域は拡大している(矢印)．肝細胞相(⑤)で腫瘍は低吸収を示すが，信号強度は比較的高く，線維成分の遅延性濃染の持続が考えられる．
（つづく）

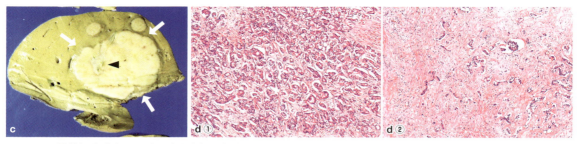

図 I-40　胆管細胞癌（60 歳代，女性）（つづき）
c. 切除標本肉眼像．腫瘍（矢印）の内部に門脈域が認められる（矢頭）．
d. 切除標本組織像．腫瘍辺縁部には腫瘍細胞が密にみられ（①），中心部では線維組織が豊富にみられた（②）．中分化型胆管細胞癌と診断された．（HE 染色，×10）

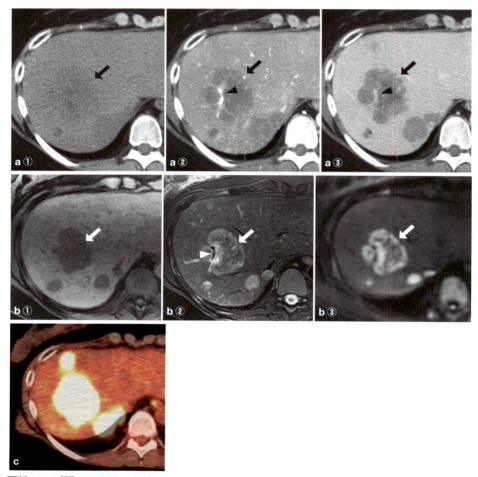

図 I-41　悪性リンパ腫（30 歳代，女性）
a. ダイナミック CT．造影前 CT（①）で淡い低吸収腫瘤の散在を認め，動脈優位相（②）で淡く濃染されるが低吸収を示し，平衡相（③）では辺縁の明瞭な低吸収結節として認められる（矢印は最大腫瘤）．最大の腫瘤内部に動脈・門脈の貫通を認める（矢頭）．門脈域の圧排や偏位は明らかではない．
b. MRI．T1 強調像（①）で均一な低信号，脂肪抑制 T2 強調像（②）で高信号，拡散強調像（③：b＝800 s/mm²）（右）で高信号を示す（矢印は最大腫瘤）．腫瘤内に門脈による flow void がみられる（矢頭）．
c. ¹⁸F-FDG PET-CT で多発腫瘤に強い集積が認められる（SUVmax 28.3）．生検で diffuse large B cell lymphoma と診断された．

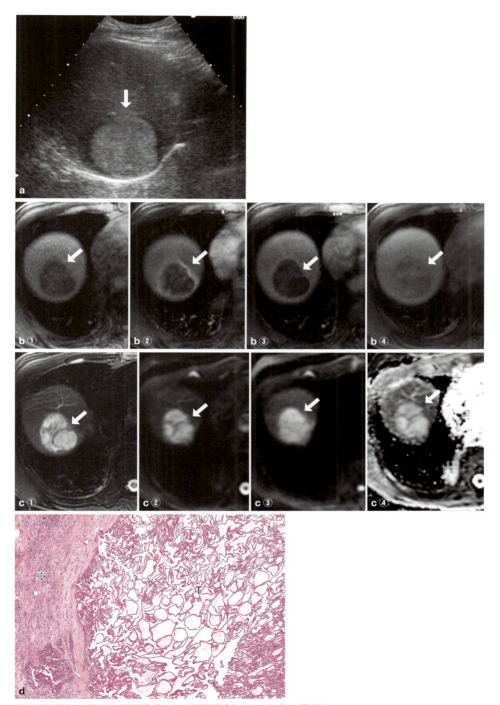

図 I-42　偽腺管構造の著明な肝細胞癌〔C 型肝硬変〕（70 歳代，男性）
a．US．腫瘤は明瞭な高エコーを示す（矢印）．
b．ダイナミック MRI（Gd-EOB-DTPA）．造影前 T1 強調像（①）で低信号を示す（矢印）．動脈優位相（②）で辺縁が強く濃染し，内部は淡く濃染する（矢印）．移行相（③）でも内部は淡い濃染を示す（矢印）．肝細胞相（④）では内部は濃染し周辺とほぼ等信号である（矢印）．Gd-EOB-DTPA の明らかな取り込みがみられる．
c．MRI．脂肪抑制 T2 強調像（①）で全体が明瞭な高信号を示す．モザイク構造も明瞭である（矢印）．heavy T2 強調像（②：EPI b＝0 s/mm^2）でも高信号を示し，拡散強調像（③：b＝800 s/mm^2）では相対的により高信号に描出される（矢印）．ADC map 像（④）では明瞭な高信号を示し（矢印），腫瘍性病変であると同時に自由水に富んだ腫瘍であることが示唆される．
d．切除標本組織像．被膜（※）と大小の偽腺管構造が広範囲みられる（T）．中分化型肝細胞癌と診断された．（HE 染色，×40）

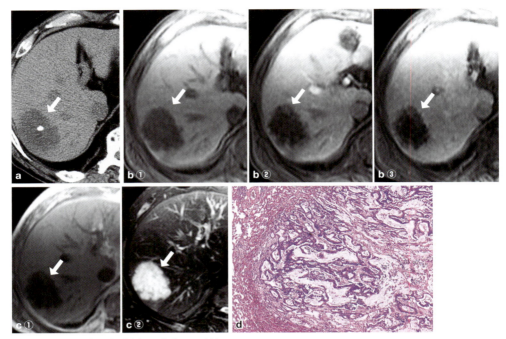

図 I-43　粘液癌（大腸癌肝転移）（70歳代，男性）
a. 単純CT．明瞭な低吸収結節を認める．内部に石灰化がみられる（矢印）．
b. ダイナミックMRI（Gd-DTPA）．腫瘤は造影前T1強調像（①）で明瞭な低信号を示し，動脈優位相（②）で辺縁に濃染がみられ，平衡相（③）で内部の濃染域が拡大している（矢印）．海綿状血管腫に類似するが，濃染は肝内脈管に比べ軽度である．腫瘍組織の"染まり"であり，"溜り"ではない点が異なる．
c. MRI．T1強調像（①）で明瞭な低信号，脂肪抑制T2強調像（②）で強い高信号を示す（矢印）．
d. 切除標本組織像．大腸癌肝転移で粘液癌を認める．網目状の癌細胞索と豊富な粘液が認められる．（HE染色，×40）

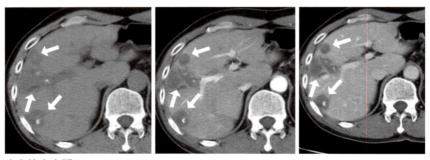

図 I-44　類上皮血管内皮腫
ダイナミックCT．造影前CT（左）で肝表直下に低吸収結節の集簇がみられ，一部には門脈域に沿ってみられる（矢印）．動脈優位相（中），平衡相（右）で濃染は軽微である（矢印）．腫瘤内部に石灰化が散在している．末梢門脈を閉塞性に発育する腫瘍であり，背景肝は中心性肥大を示す特徴がある．

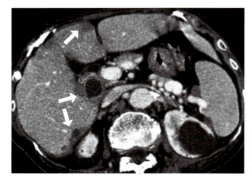

図 I-45　卵巣癌腹膜播種
ダイナミックCT門脈優位相．Morrison窩，鎌状靱帯部，Winslow孔部に嚢胞性変化を伴う充実性腫瘤を認める（矢印）．卵巣癌の腹膜播種であるが肝腫瘤と類似する．

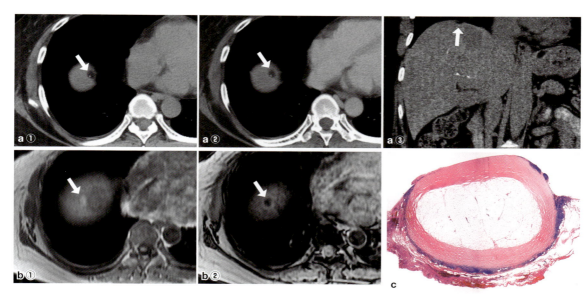

図 I-46 腹腔内遊離体(偽脂肪腫)(60歳代,女性)
a. CT. 単純CT(①)でS8ドーム下に低吸収腫瘤を認める. 内部にはCT値がマイナスになる部分があり脂肪の存在が考えられ, また点状石灰化も認める(矢印). 造影CT(②)では明らかな造影は認めない. 単純CT冠状断像(③)で腫瘤はやや扁平で肝外(肝表)の病変が疑われる(矢印). 右冠状靱帯付着部近辺の位置である.
b. MRI. 腫瘤はT1強調像 in phase(①)で淡い高信号を呈しており, opposed phase(②)で信号低下を認める(矢印). 脂肪の存在が特異的に診断できる.
c. 切除標本組織像(別症例). 線維性被膜で覆われた脂肪組織が観察される. (HE染色, ルーペ像)

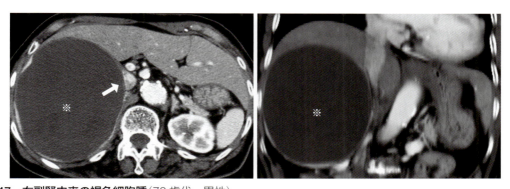

図 I-47 右副腎由来の褐色細胞腫(70歳代,男性)
ダイナミックCT. 門脈優位相軸断層像(左)と冠状断再構成像(右)で肝右葉背側から尾側に大きな囊胞性腫瘤を認める(※). 肝内腫瘤との区別は困難であるが, 軸断層像で肝内から肝外への移行部の下大静脈が背側から腹側に圧排され偏位している(矢印). 肝由来の腫瘤では考えにくい偏位パターンである. 高度の囊胞変性を伴う褐色細胞腫であった.

II 微視的病理像と画像

A 磁気共鳴診断(MRI)所見が示唆する微視的病理・病態
[図II-1〜14 ⇨ 41〜46頁]

　MRIは分子の磁場環境を表現する．種々の撮像法による病変の信号強度の病理学的背景は十分に明らかにされていない．しかしながら，信号強度と微視的病理像にいくつかの関連が指摘されており，また脂肪やある種の金属の存在の特異的な診断が可能である．さらに，細胞外液性造影剤の濃度分解能はCTを凌駕し，網内系造影剤や肝胆道系造影剤は他の診断法では得られない重要な情報を描出する．

　肝の画像診断におけるMRIの重要性はきわめて大きく，今後より一層中心的な役割を担うものと考えられる．

1. MRIの撮像法と特徴(表II-1)

　MRIは組織コントラストに優れ病変の検出は比較的容易であるが，撮像法が単一でないことから，画像上の濃淡(信号強度)から病理・病態を評価するには，検査法の特徴を念頭に置く必要がある．

a. パルス系列

　MR信号源となる水や脂肪酸の水素原子核(プロトン)は磁気モーメントを有し，強度と位相の要素がある．励起RFパルスによって位相が揃った体内のプロトンの集団は時間とともに位相が分散し，信号強度が減弱していく．このため，MR信号を収集するには，励起RFパルスに続いて，位相分散を再収束させるために，反転磁場傾斜を付加するか，再収束パルスを印加する必要がある．

(1) グラディエントエコー法

　傾斜磁場を反転して位相分散を再収束する方法が，グラディエントエコー(gradient echo：GRE)法である．GRE法ではMR信号の測定時間(echo time：TE)を短くできるので，呼吸停止可

表II-1　MRIの撮像法と特徴

- MRIの信号源は水と脂肪酸の水素原子核である
- 単純MRIのパルス系列として，SE法とGRE法が利用される
- 撮像法として，T1強調像，T2強調像，T2*強調像，拡散強調像，MRエラストグラフィなどが利用され，画像の信号強度には緩和時間(T1，T2，T2*)や拡散係数，ずり弾性率などがそれぞれ反映される
- T1強調像とT2*強調像にはGRE法が利用される
- T2強調像には呼吸同期下に撮像する高速SE法が利用される
- 化学シフトを利用して，脂肪抑制画像や位相コントラスト画像を撮像できる
- 脂肪抑制法はGRE法によるT1強調像にも，SE法によるT2強調像にも併用される
- 位相コントラスト画像(同位相像と逆位相像)は，GRE法によるT1強調像で撮像することが多い

能な短時間に2Dのみならず3D画像のデータを収集できる．一方，スピンエコー（spin echo：SE）法とは異なり，GRE法では，静磁場の不均一性，組織の磁化率の違いや化学シフトによる位相分散を補正できない．T1強調像やT2*（T2スター）強調像の撮像に利用される（図Ⅱ-1）．傾斜磁場の反転をさらに高速化させた撮像法が，エコープラナー（echo planar imaging：EPI）法で，拡散強調像に利用される．

(2) スピンエコー法

再収束RFパルスを利用するのが，SE法である．複数の再収束パルスを連続的に追加し撮像時間の短縮を図る手法が，高速スピンエコー（fast spin echo：FSE）法や超高速スピンエコー法である．主にT2強調像の撮像に利用される（図Ⅱ-2）．

b．撮像法

MRIの内因性パラメータには，プロトン密度，縦緩和時間（T1），横緩和時間（T2），T2*，拡散係数，組織硬度，流速などがある．どのパラメータを強調するかで，MRIの信号強度やコントラストが大きく異なってくる．

(1) プロトン密度強調像

MRIの信号源は水と脂肪を構成する水素原子核（プロトン）である．その密度が信号に反映された画像がプロトン密度強調像（proton density weighted image：PDWI）である．PDWIでは，密度に応じて信号強度が決まるが，軟部組織間のコントラストは低く，肝病変の検出や性状診断に利用されることは稀である．

(2) T1強調像

肝を対象としたMRIでは，呼吸停止下で撮像可能なGRE法による撮像が主流である．水と脂肪の水素原子核の共鳴周波数には若干のずれがあり，これを化学シフトと呼ぶ．GRE法では化学シフトによる位相分散を補正できないため，水と脂肪の位相が同位相の時間にTEを設定することで水と脂肪の足し算の画像（同位相；in phase）を撮像できる（図Ⅱ-1）．一方，水と脂肪の位相が正反対となる時間にTEを設定することで両者の引き算の画像（逆位相；opposed phase）も撮像できる（図Ⅱ-1）．また，共鳴周波数の違いを利用して脂肪の信号を抑制し，水の信号だけによるMR画像（脂肪抑制画像）を撮像できる（図Ⅱ-1）．

(3) T2強調像

FSE法で呼吸同期下に5分前後で撮像したT2強調像では，肝と充実性病変とのコントラストが良好なことが多い（図Ⅱ-2）．T2強調像ではT2の長い組織は高信号に，逆に短い組織は低信号に描出される．1秒以内に撮像する超高速SE法によるT2強調像では，著明な高信号に描出される囊胞性病変に対しては高い検出能を示すが，肝細胞癌をはじめとする充実性病変は十分なコントラストが得られず診断能は低い（図Ⅱ-2）．

(4) T2*強調像

個々のプロトンの位相は分子運動による局所の揺動磁場に加え，外部磁場の不均一や化学シフトなどの影響を受けて分散する．その時定数がT2*である．分散が早いほど，T2*は短い．また，局所のT2*はT2よりも短くなる．

T2*強調像では，T2*が長いほど高信号に，短いほど相対的に低信号に描出される．鉄沈着で引き起こされる局所磁場の不均一に鋭敏で，出血やヘモジデリン沈着を評価するのに利用される（図Ⅱ-3）．

(5) 拡散強調像（diffusion weighted image：DWI）

DWIは組織内の水分子の移動距離を画像化する．水分子はnm範囲内で分子運動をしながら，μmのスケールでブラウン運動し拡散する．拡散は局所の温度，水分量，粘稠度，微小構造などの影響を受ける．これらの複合的因子による拡散制限の程度を画像化したものが拡散強調像で，EPI法が一般に利用される．強調度は勾配磁場の付加の程度で決まるb値（b-value）で表され，b値が8〜50 s/mm^{2}程度と小さい（low b）ときはT2強調像に近いコントラストになる（図Ⅱ-4, 5）．1,000 s/mm^{2}程度の大きなb値（high b）のときは拡散能が信号強度に反映され，液体のように拡散係数の大きい領域は低信号に描出される（図Ⅱ-4）．

一方，悪性腫瘍などの拡散が制限された領域は相対的に高信号域として描出される（図Ⅱ-5）．

生体組織では純粋な分子の拡散以外に微小血管内の動きなどの影響による信号強度として描出されるため，観察された拡散係数は見かけの拡散係数（apparent diffusion coefficient：ADC）として扱う．ADCは複数のb値画像から計算でvoxelごとに算出される．ADC値を画像化したものをADC mapと呼び，T2強調像による影響を軽減した信号強度が描出される．ADC mapでは，拡散の自由度が高い領域ほど高信号に描出される（図Ⅱ-4，5）．intravoxel incoherent motion（IVIM）はvoxel内の水分子の拡散（真の拡散係数）と毛細血管内の流れ（灌流を拡散とみなした拡散係数D*）を区別して評価可能な概念で，血流の影響をより少なくするDWIの手法であり，肝領域への応用が進んでいる．

病的組織では，正常組織に比べ一般に水分子の動きは制限されるために，より高信号に描出される（図Ⅱ-5）．低いb値画像（$b<150\ s/mm^2$）は病変の検出に優れ（より高信号に描出される），高いb値画像（$b>500\ s/mm^2$）は質的診断に優れる（病変により信号強度の低下に差異がある）（図Ⅱ-4，5）．DWIは通常の肝MRIに一般的に組み入れられ，病変の検出と鑑別診断，さらには肝腫瘍の悪性度診断や治療効果判定に大きな役割を果たしている．特に肝細胞癌では，早期の高分化型肝癌では拡散制限の程度が周辺肝に類似し，拡散強調像で明らかな高信号として描出されない（図Ⅱ-6）．一方，転移性肝癌や胆管細胞癌（図Ⅰ-8 → 7頁），中～低分化型肝細胞癌（図Ⅰ-42 → 33頁，Ⅱ-5）などの悪性度の高い腫瘍は明瞭な高信号を示し，これらの検出や悪性度推定に有用である．ADCのカットオフ値を$1.4-1.6×10^{-3}\ mm^2/s$に設定すると悪性腫瘍と良性充実性肝腫瘤（FNHや肝細胞腺腫など）との鑑別における高い特異度があるとする報告がある．IVIMは肝腫瘍性病変の鑑別や肝癌の悪性度推定における有用性が報告されている．

（6）MRエラストグラフィ

肝のずり弾性率（剛性率．単位：Pa）を測定する方法である．加振装置による体外振動で肝に弾性波を生じさせ，その振動位相をプロトンの回転位相に変換させる位相コントラスト法の一種である（図Ⅱ-7）．MRエラストグラフィによる肝ずり弾性率の測定の再現性は高く，肝線維化診断に応用される．肝線維化が進行すると発癌率が増加することが知られており，MRエラストグラフィによる弾性率の測定を肝発癌リスクの評価に利用する試みもなされている．

2. 単純MRIの信号強度と病理・病態（表Ⅱ-2）

T1強調像やT2強調像の信号強度を決定する緩和時間には，高分子水和効果や常磁性効果などの緩和機構が大きく影響する．

a. 高分子水和効果

肝実質は肝細胞索と類洞からなるが，結合水の割合が多く緩和時間が短くなる．その結果，肝はT1強調像では軽度高信号，T2強調像では軽度低信号を呈する．

（1）充実性病変

肝内に発生する充実性病変は一般に自由水の増

表Ⅱ-2　MRIの信号強度による鑑別

- 高分子水和効果や常磁性効果などの緩和機構がMRIの信号強度に反映される
- 単純MRIでの信号強度の組み合わせから，構造異型，分化度，脂肪沈着，出血などの組織性状の類推がある程度可能である
- **T1強調像で低信号，T2強調像で高信号**：非特異的（腫瘍，炎症，浮腫など多くの病態）
- **T2強調像で著明な高信号**：肝細胞癌（peliotic change），海綿状血管腫，嚢胞
- **T1強調像で高信号**：脂肪沈着，出血（亜急性期），メラニン（メラノーマ），脈管（flow related enhancement），細胞密度の増加（異型結節，過形成結節）
- **T2強調像で低信号**：細胞密度の増加（異型結節，過形成結節），ヘモジデリン沈着（ヘモジデローシス，再生結節，異型結節），出血（急性期，慢性期），凝固壊死，線維組織
- **T1強調像およびT2強調像で無信号**：石灰化，脈管（flow void）

加を伴うため，T1強調像では低信号，T2強調像では高信号を示すことが多い（図I-8, I-31→24頁，I-33→26頁，I-42→33頁，I-43→34頁，II-5）．しかしながら，異型結節や高分化型肝癌に含まれる自由水は背景肝より少ないため，T1強調像で軽度高信号，T2強調像で軽度低～等信号に描出されることが多い（図II-6）．これに対して，中～低分化型肝癌はT2強調像では高信号を呈するため，T2強調像の信号強度から組織学的悪性度の類推が可能である（図II-5, 6）．肝細胞癌のpeliotic changeや偽腺管構造が顕著な領域（図I-42），粘液癌（図I-43）などは，T1強調像で明らかな低信号，T2強調像では著明な高信号を示し，海綿状血管腫との鑑別が必要になる（図I-34→27頁）．

(2) 囊胞性病変

液体の信号源は自由水で，T1もT2も他の組織に比して明らかに長いため，漿液性の囊胞性病変は一般にT1強調像では低信号に，一方T2強調像では著明な高信号に描出される（図I-19→17頁）．

液体内の蛋白，脂質などの高分子化合物の存在は水和効果により束縛水（結合水，水和水，構造水）の割合を増加させ内容液の粘稠度が高くなる結果，T1, T2はともに短縮する（図I-22→20頁）．しかし，粘稠度の低い段階ではT1強調像で高信号に描出されることは稀である．

b. 常磁性効果

不対電子をもつ遷移金属イオンは常磁性を有し，自由水の緩和時間を著明に短縮する．

(1) 出血

血腫内のヘモグロビンの代謝過程で不対電子が出現し，周囲に存在する自由水の緩和時間を短縮させる．MRIでは血腫はその時期によって様々に描出される．超急性期（デオキシヘモグロビン）ではT1強調像で等信号に，T2強調像で低信号に，亜急性期（メトヘモグロビン）ではT1で高信号，T2で低もしくは高信号に描出される（図I-30→23頁, II-3, 8）．慢性化（ヘモジデリン）するとT1・T2強調像ともに低信号に描出される．血腫が大きい場合はこれらの所見が混在し，外層ほど進行が早い．

出血を伴った囊胞では，溶血した状態ではT1強調像で著明な高信号，T2強調像でも高信号に描出される（図I-21→19頁）．

(2) 金属沈着

a) 鉄沈着

ヘモジデリンは水に不溶性であるために，水のプロトンとは直接作用がなく，T1の短縮を引き起こさない．しかし，沈着した局所に磁場の不均一を生じ，水プロトンのT2を選択的に短縮させる効果がある．その結果，T2・T2*強調像では筋肉よりも低い信号強度を示す（図II-3, 9b）．鉄沈着の程度が高度な場合T2の短縮が著明となり，SE法で得られたT1強調像やプロトン密度強調像でも信号強度の低下が著しく，肝は筋肉よりも低信号に描出される．GRE法は磁場の不均一を補正できないが，このことが鉄沈着の検出にはかえって有利にはたらき，軽度の沈着も低信号域として鋭敏に検出可能である．GRE法は短時間に施行できる利点もあり肝内鉄沈着の評価に有用な方法である．また，opposed phaseよりもin phaseで信号がより低下する（図II-9c）．フェリチン（Fe^{3+}）や亜急性期血腫内のデオキシヘモグロビン（Fe^{2+}）なども同様の所見を示す．

後述する肝網内系造影剤であるフェライト粒子はKupffer（クッパー）細胞に貪食されT2・T2*強調像で肝実質の信号が低下する．

MRIによる肝鉄沈着の定量化が可能となっている．

b) 銅沈着

肝細胞や肝細胞癌では，細胞内に銅の沈着を認めることがある．肝細胞癌では腫瘍内銅含量とT1強調像での高信号が相関すると報告されている．腫瘍内では銅が金属結合蛋白metallothioneinに結合して存在すると考えられ，この場合は，銅は1価で存在することになり常磁性物質とはならず，銅の信号強度への影響はないことになる．しかし，LEC ratによる別の実験で，Fen-

ton 反応で $Cu^+ + H_2O_2 \rightarrow Cu^{2+} + \cdot OH + OH^-$ などの2価の銅が出現することが証明されている．この反応がヒトの肝細胞癌内でも生じるのであれば，銅に加えフリーラジカルも信号強度に関連している可能性がある．

(3) 脂肪沈着

前述のように，T1強調像のin phaseとopposed phaseと脂肪抑制像での信号強度を比較することで，脂肪沈着の有無や多寡を類推できる．水のT1は長く，脂肪のT1は短い．in phaseでもopposed phaseでも，T1の長い水は低信号に，短い脂肪組織は高信号に，それぞれ描出される．しかし，水と脂肪が混在する病変では，opposed phase像で信号が低下する（図Ⅰ-46→35頁，Ⅱ-1，10）．1.5 TのMRIではTE約4.2 msの周期で脂肪と水のプロトンの位相が同期し（in phase），2.1 msと6.3 msでopposed phaseとなり，水と脂肪内のプロトンからの信号が逆転し打ち消し合うために，脂肪含有部分の信号強度が低下する．本法は脂肪肝の特異的診断のみならずその定量的評価にも有用である．

脂肪沈着は高分化型肝癌や境界病変で高頻度に観察され，肝発癌の早期診断上も重要である．

3. 造影 MRI

MRIで利用される造影剤は，細胞外液に分布する細胞外液性造影剤と，細胞内に取り込まれる特異性造影剤とに大別され，後者には網内系と肝細胞胆道系がある．

a. 細胞外液性造影剤

細胞外液に分布を示す水溶性ガドリニウム（Gd-DTPA）製剤を使用する．自由水のT1を短縮できるため，造影剤の分布域はT1強調像で高信号に描出される．肝ではダイナミックスタディに利用される．脂肪の信号とGdによって増強した水の信号が打ち消し合いを起こすparadoxical negative enhancementを避けるために，脂肪抑制法との併用が必須である．

b. 網内系造影剤

超常磁性酸化鉄粒子（superparamagnetic iron oxide particles：SPIO）が利用される．静注されたSPIOはKupffer細胞に取り込まれると局所磁場の不均一をきたすため，T2・T2*強調像で肝の信号は低下する．これに対してKupffer細胞を伴わない腫瘍などは，相対的に高信号に描出される（図Ⅱ-11）．一方，Kupffer細胞を内包する異型結節，早期肝癌や一部の高分化型肝癌，肝細胞腺腫（hepatocellular adenoma：HCA），FNHやその他の過形成性結節などではSPIOを取り込むため，造影後も周囲肝と同様に信号が低下する特徴がある（図Ⅱ-12）．

c. 肝細胞胆道系造影剤

ガドキセト酸ナトリウム（Gd-EOB-DTPA, gadoxetic acid）は，細胞外液に分布し，約50%は尿中に排泄されるが，残りは肝細胞に取り込まれ胆道系に排泄される．したがって，Gd-EOB-DTPA造影MRIでは，肝の血流評価と肝細胞機能に加え，胆道系も一度に評価できる．

Gd-EOB-DTPAの臨床投与量は従来の細胞外液性Gd造影剤よりも少ないため，適切な造影剤注入法，撮像タイミングならびに撮像法の選択が重要である．低濃度におけるGd-EOB-DTPAのT1短縮効果を反映させるため，T1強調像で撮像する．パルス系列には，呼吸停止下に全肝のT1強調像を複数回撮像できるGRE法が利用され，paradoxical negative enhancementを避けるために脂肪抑制法が併用される．細胞外液性Gd製剤（Gd-DTPA）と同様，T1短縮効果を示し，分布域はT1強調像で高信号を呈する．Gd-EOB-DTPAは，急速静注後，早期には，従来のGd-DTPAによるダイナミックMRIと同様の血流情報が描出される（動脈優位相と門脈優位相）．その後，約半量は腎から速やかに排泄され，残り半量は肝細胞に取り込まれ胆汁中に排泄される．このために，従来のGd-DTPAによる平衡相に相当する時間帯では，すでに肝細胞に取り込まれたGd-EOB-DTPAによる肝実質造影が加味されて

いる．このために，従来の平衡相は移行相（transitional phase）と呼称される．静注後およそ20分程度でGd-EOB-DTPAは血中からはほぼ消失し，肝細胞・胆道に大半が残存するので，この相を肝細胞相（hepatobiliary phase：HB phase）と呼ぶ（図Ⅱ-13）．Gd-DTPAによるダイナミックMRIでは，多血性肝細胞癌の最も重要な診断基準は平衡相における低信号化（wash out）である．

しかしながら，Gd-EOB-DTPA造影MRIでは，海綿状血管腫，FNHや血管筋脂肪腫（angiomyolipoma：AML）などの，造影が持続する（wash outを示さない）多血性腫瘤でも，移行相で低信号を示し肝細胞癌と類似することがある（pseudo wash outと呼称される）ので注意が必要である（図Ⅱ-14）．

図Ⅱ-1～14

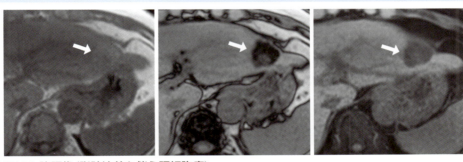

図Ⅱ-1　MRI T1強調像（脂肪沈着を伴う肝細胞癌）
グラディエントエコー（GRE）法による呼吸停止下T1強調像同位相（in phase）像（左）では，脂肪沈着を反映し腫瘤は軽度高信号を示す（矢印）．逆位相（opposed phase）像（中）では，水と脂肪との信号の打ち消し合いで腫瘤の信号が著明に低下している（矢印）．脂肪抑制T1強調像（右）でも，脂肪の信号が消失し腫瘤は低信号を示す（矢印）．

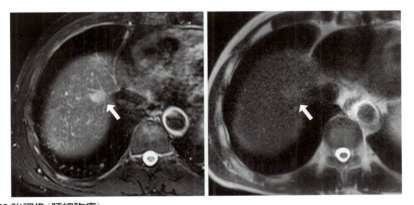

図Ⅱ-2　MRI T2強調像（肝細胞癌）
高速スピンエコー（SE）法による呼吸同期下脂肪抑制T2強調像（左）では，撮像に約4分を要するが，脊髄液が著明な高信号に描出されるとともに，肝と病変とのコントラストも良好で病変は高信号域として容易に識別できる（矢印）．超高速SE法による呼吸停止下T2強調像（右）では，約1秒で撮像可能であるが，肝と病変とのコントラストは不良である（矢印）．

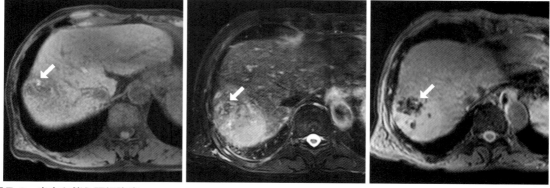

図Ⅱ-3 出血を伴う肝細胞癌
MRI．GRE 法による呼吸停止下脂肪抑制併用 T1 強調像（左）で，病変は軽度低信号を示し内部に出血を示唆する高信号域を伴う（矢印）．高速 SE 法による呼吸同期下脂肪抑制併用 T2 強調像（中）で，病変は不均一な高信号を示し内部に出血を示唆する低信号域も伴っている（矢印）．GRE 法による呼吸停止下脂肪抑制併用 T2*強調像（右）で，病変は軽度高信号を示し，内部に出血を示唆する明らかな低信号域が広範囲に認められる（矢印）．

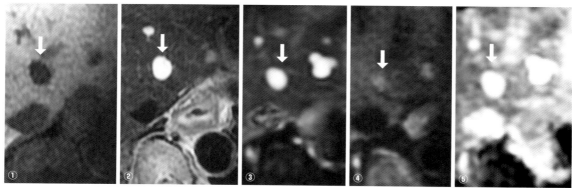

図Ⅱ-4 MRI 拡散強調像（単純性肝囊胞，図Ⅰ-19 と同症例）
脂肪抑制 T1 強調像（①）で水に類似した低信号，脂肪抑制 T2 強調像（②）で水に類似した強い高信号を示す（矢印）．heavy T2 強調像（③：EPI b＝0 s/mm²）では強い高信号を示すが，拡散強調像（④：b＝800 s/mm²）では軽度の高信号となり，ADC map 像（⑤）で高信号を示し，ADC 値は高く拡散抑制はみられない（矢印）．

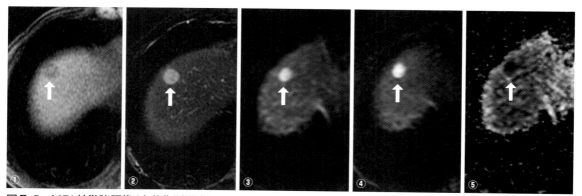

図Ⅱ-5 MRI 拡散強調像（中分化型肝癌）
脂肪抑制 T1 強調像（①）で軽度低信号，脂肪抑制 T2 強調像（②）で高信号を示す（矢印）．heavy T2 強調像（③：EPI b＝0 s/mm²）でも高信号を示すが，拡散強調像（④：b＝800 s/mm²）では相対的により高信号を示し，ADC map 像（⑤）で低信号を示し ADC 値は低く，拡散抑制がみられる（矢印）．

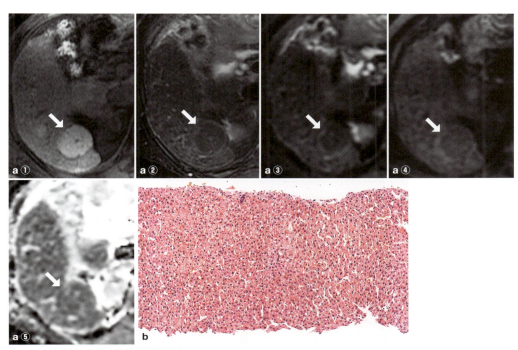

図Ⅱ-6　MRI 拡散強調像（高分化型肝癌）
a．MRI．脂肪抑制 T1 強調像（①）で高度高信号，脂肪抑制 T2 強調像（②），heavy T2 強調像（③：EPI b＝0 s/mm²），拡散強調像（④：b＝800 s/mm²）と ADC map 像（⑤）のすべてで周辺肝とほぼ等信号を示す（矢印）．
b．生検組織像．腫瘍部の細胞は細索状〜軽度肥厚した索状配列を形成しており，鍍銀染色でも鍍銀線維の消失を認め高分化型肝癌と診断された．（HE 染色，×40）

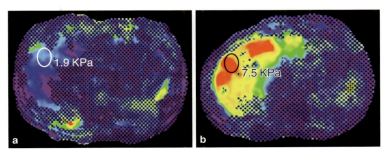

図Ⅱ-7　MR エラストグラフィ
shear stiffness はパスカル値（Pa）で示され，カラー表示では低い値は紫に，高い値は赤く表示される．
a．健常者：関心領域は 1.9 KPa で，青く表示されている（囲み）．
b．線維化を伴う肝硬変例では関心領域は 7.5 KPa で，赤く表示されている（囲み）．

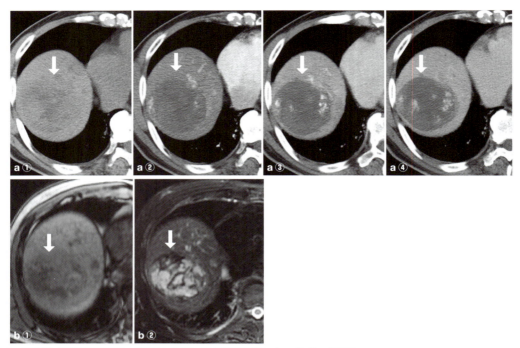

図Ⅱ-8 肝細胞癌腫瘍内破裂・腫瘍内血腫〔C型肝硬変〕（70歳代，男性）
a．ダイナミックCT．造影前CT（①）で内部には等と低吸収域が混在している（矢印）．動脈優位相（②）で点状の動脈と同程度の高吸収域が出現し，門脈優位相（③）から平衡相（④）にかけて，周辺に広がって停滞する．いずれも血管内造影剤と同程度の濃度であり，腫瘍内出血と診断できる（矢印）．腫瘤のほとんどは造影されず，壊死状態である．
b．MRI．T1強調像（①）で等〜高信号の混在が，脂肪抑制T2強調像（②）で著明な高信号と低信号の混在が認められ，急性期から亜急性期の血腫の診断が可能である（矢印）．

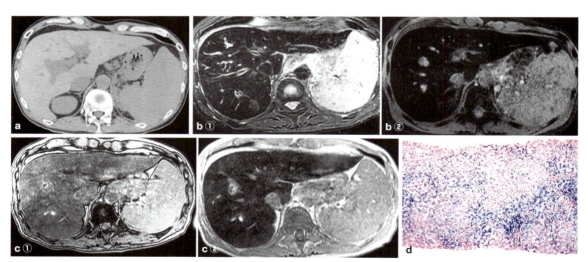

図Ⅱ-9 ヘモクロマトーシス〔アルコール性肝硬変〕（30歳代，男性）
a．単純CT．肝全体が脾臓や肝内脈管に比べ，相対的高吸収域を示す．肝の形態変化は軽微である．高度の脾腫がみられる．
b．MRI．脂肪抑制T2強調像（①）で肝実質は強い低信号を示し，T2*強調像（②）でさらに高度の信号低下を認める．
c．MRI．GRE法によるT1強調像opposed phase（①）に比べ，in phase（②）で肝実質の信号強度がより低下する．
d．生検組織像．ヘモジデリン沈着が認められる（青色）．軽度の肝線維症，類洞拡張もみられた．（鉄染色，×10）

A 磁気共鳴診断(MRI)所見が示唆する微視的病理・病態　45

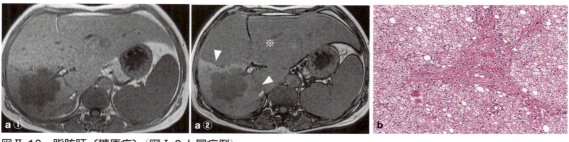

図Ⅱ-10　脂肪肝〔糖原病〕(図Ⅰ-8と同症例)
a. MRI. T1強調像 opposed phase(②)で in phase(①)に比べ肝左葉(※)の信号は低下し脂肪肝が診断されるが，右葉の信号低下はみられない(矢頭)．門脈血流欠損による脂肪沈着低下(sparing)が考えられる．
b. 切除標本組織像．肝細胞の細胞質は淡明で糖原病の所見である．軽度の脂肪沈着と線維化が認められた．(HE染色，×40)

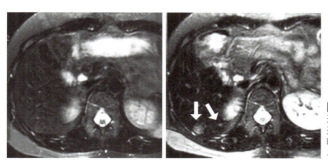

図Ⅱ-11　SPIO造影MRI(乳癌の肝転移)
通常のT2強調像(左)で病変の指摘は困難である．SPIO造影T2強調像(右)で大小2病変が相対的高信号域として明瞭に描出されている(矢印)．動注CTと経過で転移であることが確認されている．

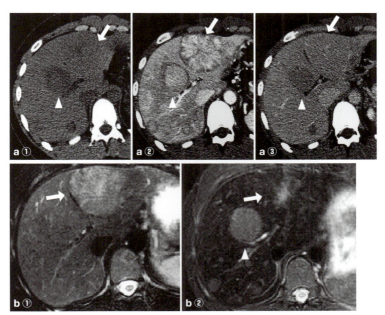

図Ⅱ-12　限局性結節性過形成(FNH)と肝細胞腺腫(HCA)(図Ⅰ-4と同症例)
a. ダイナミックCT．肝内に多数の腫瘤がみられ，生検でFNH(矢印)とHCA(矢頭)と診断された(免染診断なし)．FNHは中心瘢痕が動脈優位相(②)で低吸収に描出され，HCAは均一な濃染を示している．平衡相(③)でFNHは周辺肝と等吸収で，HCAは低吸収(wash out)を示している．①：造影前．
b. MRI．脂肪抑制T2強調像(①)でFNHはやや高信号に，内部の中心瘢痕はより高信号に描出され(矢印)，HCAは等信号で同定困難である．SPIO造影T2*像(②)では，FNHは信号が低下し中心瘢痕のみが高信号に認められ(矢印)，一方，HCAは明瞭に高信号に描出されている(矢頭)．

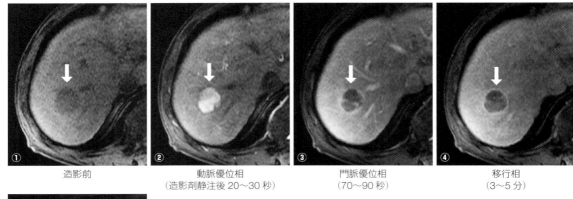

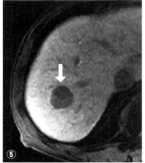

造影前　　動脈優位相（造影剤静注後 20〜30 秒）　　門脈優位相（70〜90 秒）　　移行相（3〜5 分）

肝細胞（胆道）相（10〜20 分）

図 II-13　Gd-EOB-DTPA（gadoxetic acid）造影 MRI（中分化型肝細胞癌）
① 造影前（precontrast），② 動脈優位相（arterial dominant phase），③ 門脈優位相（portal dominant phase），④ 移行相（transitional phase；Gd-DTPA 造影 MRI の平衡相にあたる），⑤ 肝細胞（胆道）相（hepatobiliary phase）．肝細胞癌は動脈優位相で強く濃染し，門脈優位相で低信号化する（wash out）が，移行相から肝細胞相でさらに明瞭な低信号を示す（矢印）．肝実質の信号強度が上昇し持続するためである．

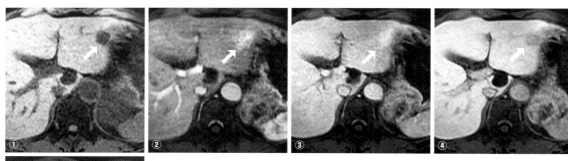

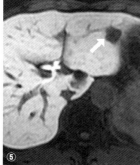

図 II-14　Gd-EOB-DTPA 造影 MRI（海綿状血管腫）
ダイナミック MRI（Gd-EOB-DTPA）．造影前 T1 強調像（①）で腫瘤は低信号を示す（矢印）．動脈優位相（②）で腫瘤部に AP shunt がみられ，腫瘤と周辺が濃染し，門脈優位相（③）でも持続性濃染で高信号を示すが，移行相（④）では肝実質の信号強度の増加のために，相対的に低信号に描出される（矢印）．細胞外液性造影剤である Gd-DTPA 造影 MRI 平衡相では持続性濃染のため等信号を示すことから，この移行相での低信号化は偽（pseudo）の"wash out"と呼称される．肝細胞相（⑤）でも明瞭な低信号を示し，肝細胞癌との鑑別が困難である．他の MRI 所見を総合して診断する必要がある．

B 組織構成成分・微細構造と画像 ［図Ⅱ-15～35 ⇨ 50～62頁］

1. 石灰化

　生体における石灰化(calcification)は細胞内石灰化，異栄養性石灰化(dystrophic calcification)，転移性石灰化(metastatic calcification)に分けることができる．肝病変にみられる石灰化はほとんどが異栄養性石灰化と考えられる．血流あるいは細胞外液由来のカルシウムが傷害組織に貯まることによると考えられている．様々な傷害組織，変性組織などにみられ，基本的には非特異的変化と考えられる．砂粒状から塊状まで形態も様々である．CTでは石灰化は非常に鋭敏に高吸収域として描出される(図Ⅰ-21 → 19頁，Ⅰ-30 → 23頁，Ⅰ-36 → 28頁，Ⅰ-43, 44 → 34頁，Ⅰ-46 → 35頁)．USでは音響陰影(acoustic shadow)を伴う輝度の高い高エコーとして，MRIでは強い低信号域として描出される．石灰化がいわゆる砂粒体として組織内に存在する場合はこのような特徴像を呈さないことがある．

　石灰化は感染・炎症性変化(陳旧性肉芽腫，結核，エキノコッカス症，日本住血吸虫症など)(図Ⅱ-15)，肝壊死・梗塞後，腫瘍〔粘液癌，胆管細胞癌，肝転移，fibrolamellar HCC，血管腫，類上皮血管内皮腫(図Ⅰ-44)，骨・軟骨肉腫の転移，肝細胞癌(図Ⅰ-30)など，すべての腫瘍の変性石灰化の可能性あり〕，血管壁石灰化，門脈血栓，陳旧性血腫，胆管腺腫，胆管過誤腫，悪性腫瘍の化学療法後(図Ⅰ-36)など様々な病態でみられ，非特異的所見と考えてよい．わが国の日常診療では，病的意義のある石灰化としては，大腸癌(特に粘液癌)肝転移(図Ⅰ-43, Ⅱ-16)，壊死性肝癌(図Ⅰ-30)などが挙げられる．

　腹腔内脂肪の一部が遊離して肝表に達し石灰化をきたすことがある．腹腔内遊離体と呼ばれるが，肝表のGlisson(グリソン)被膜に癒着し肝病変のように描出される．偽脂肪腫(pseudolipoma)とも呼称されるが，日常診療では比較的高頻度に観察される．右冠状靱帯外側からMorrison(モリソン)窩にみられることが多い．脂肪と混在するが，石灰化のみで脂肪を認識できないことも少なくない(図Ⅰ-46)．

2. 脂肪

　肝細胞にはしばしば細胞質にトリグリセリドが蓄積する(steatosis)．アルコール多飲，糖尿病やnonalcoholic steatohepatitis(NASH)では，高頻度にsteatosisがみられる．steatosisは光学顕微鏡下で細胞核を偏位させるような脂肪滴を呈するmacrovesicular steatosisと，細胞核が細胞の中心に存在するmicrovesicular steatosisに分類される．後者がより肝細胞障害と関連があるとされる．

　脂肪沈着は全肝にびまん性にみられることが多い(脂肪肝)が(図Ⅱ-10, 17)，肝内に限局的にみられる場合は限局性脂肪肝(focal fatty liver)と呼ばれる．また，肝の腫瘍細胞や腫瘍の構成組織として存在することがある．限局性脂肪肝は，異所性右胃静脈還流域(主にS4背側)やSappey静脈(傍臍静脈)還流域(S4内腹側)に高頻度にみられる(図Ⅱ-18)．アルコール性肝障害や晩発性ポルフィリン症などの慢性肝障害で結節性の単発あるいは多発性脂肪沈着を認めることがある(図Ⅱ-19)．稀なものとして，インスリノーマなどの肝転移周囲に脂肪沈着を認めることがある．インスリンの直接あるいは腫瘍血流の周辺肝への還流による影響が考えられる．腹膜透析による肝被膜下脂肪沈着や肝内門脈・肝静脈域周囲の脂肪沈着(perivascular fatty infiltration)なども報告されている．

　表Ⅱ-3に脂肪を含有する肝腫瘤性病変を示す．脂肪の同定はこれらの疾患・病態の鑑別診断に有用である．早期の高分化型肝癌あるいはその境界病変に認められることが多く，脂肪の同定は特に肝癌高危険群における肝癌の早期診断に重要である(図Ⅱ-20, 21)．肝細胞腺腫(特にHNF1α inac-

tivated HCA)や血管筋脂肪腫(図Ⅱ-22)などにも高頻度に脂肪沈着がみられる．FNHにも少量の脂肪がみられることがある．前述の腹膜脂肪の遊離した腹腔内遊離体も，肝内の脂肪性腫瘍として描出され，時に早期高分化型肝癌との鑑別が問題となる(図Ⅰ-46→35頁)．

USでは脂肪は高エコーに描出される(脂肪は周辺肝より音波を強く反射する)(図Ⅱ-17a, 18a, 20a)．CTでマイナスの値を示せば脂肪が含有される可能性が高く，−10〜−100 HUのCT値を示すと脂肪と認定してよい．MRIの非脂肪抑制T1およびT2強調像では高信号として描出される(図Ⅱ-18c, 19b, 20c, 21b)．ただし，脂肪以外が混在する場合は，これらの脂肪を示唆する所見を示さない場合が少なくない．こうした場合でも，脂肪成分の鋭敏かつ特異的認定には，前述のMRIのGRE法によるT1強調像opposed phaseによる化学シフト画像(chemical shift imaging)が有用である(図Ⅱ-22e)．最近のMRI機器の進歩でMR spectroscopy(MRS)による高精度の脂肪の定量化も可能になりつつある．

3．線維成分

線維増生は様々な病態でみられる．一般的には組織の修復・再生の過程で生じる．組織に生じた損傷は炎症を惹起し，それに伴ってマクロファージや線維芽細胞の遊走がみられ血管新生と肉芽が形成され，その後，線維組織の成熟と再編成(リモデリング)および細胞成分の減少をきたし瘢痕化する．このような組織損傷や炎症に伴う線維増生は，肝硬変や他の肝炎症性疾患でみられる．また，腫瘍の間質として増生する場合(硬化型肝癌，胆管細胞癌など)や腫瘍内壊死・変性の修復機転として観察される場合などがある(中心瘢痕など)．

画像所見は周辺の肉芽組織の性状や血管の多寡で異なるが，一般に乏血性で，動脈造影やダイナミックCT/MRIの動脈優位相では濃染像は明瞭でない場合が多い．しかしながら造影剤注入後3〜5分後以降のいわゆる平衡相/遅延相では，線維成分には遅延性濃染(delayed enhancement)が認められる(図Ⅰ-8→7頁，Ⅰ-33→26頁，Ⅰ-35→28頁，Ⅰ-39→30頁，Ⅰ-40→31頁，Ⅱ-23)．この遅延性濃染については，「造影剤が線維間質に血管壁のpore(fenestration)を通じて浸出し長期に滞留する機序」が考えられている．遅延性濃染は，Gd-DTPAによるダイナミックMRIでより明瞭に描出される(図Ⅰ-35)．

線維組織による遅延性濃染は，海綿状血管腫などでみられる"持続性あるいは遷延性濃染(prolonged enhancement)"と区別する必要がある(図Ⅰ-34→27頁，Ⅱ-24)．しかしながら，細胞成分の多い新鮮な肉芽組織(図Ⅱ-25)や，細胞成分の多い比較的多血の腫瘍の間質として線維組織が存在する場合(図Ⅰ-39)は，動脈優位相で濃染し，その後の線維組織の遅延性濃染が，持続性濃染と類似することがある．一方，壊死性変化や硝子化の強い線維組織は遅延性濃染を示さない(図Ⅱ-26)．

線維組織のMRI所見はその環境や時期で多彩であるが，線維組織内の自由水が乏しい場合はT2強調像で比較的低信号を示すとされる．しかしながら，壊死性線維組織や浮腫性線維組織ある

表Ⅱ-3　脂肪を含有する主な肝腫瘤性病変

腫瘍性病変	・肝細胞癌(特に早期肝癌，高分化型肝癌) ・異型結節 ・肝細胞腺腫(HCA)(特にHNF1α inactivated type) ・血管筋脂肪腫 ・その他：adrenal rest tumor, 脂肪腫，脂肪肉腫，脂肪性悪性腫瘍の肝転移，腎癌(淡明細胞)肝転移，奇形腫など
非腫瘍性病変	・限局性脂肪肝(特に傍臍静脈還流域，異所性右胃静脈還流域) ・不均一脂肪肝 ・限局性結節性過形成(FNH) ・結節性脂肪沈着(アルコール性肝障害，ポルフィリン症など) ・xanthoma (Langerhans cell histiocytosis) ・黄色肉芽腫性胆嚢炎(胆嚢床)
肝周囲非腫瘍性病変	・偽脂肪腫(腹腔内遊離体，肝表で肝間膜近辺) ・juxtacaval fat

いは血管に富んだ肉芽あるいは腫瘍内の線維組織は高信号を示すことが多い（図Ⅰ-8, Ⅰ-33, Ⅱ-23c）．

4．鉄沈着

生体では鉄は鉄結合蛋白であるフェリチン（Fe^{3+}）とヘモジデリン（Fe^{3-}）に結合して肝細胞やKupffer細胞に貯蔵される．肝細胞には大部分はヘモジデリンとして沈着する．

USでは特徴的所見はみられない．高度であればCTで高吸収域として描出される（図Ⅱ-9a）．dual energy CTによる定量が可能となっている．MRIについては前述した．

鉄沈着は様々な病態で観察される．全身性の鉄過剰としてはヘモクロマトーシスや輸血後鉄過剰などがある．肝における鉄沈着としては，ウイルスやアルコール，NASHなどによる慢性肝障害などが知られている（図Ⅱ-9）．肝硬変の再生結節に鉄が沈着し，siderotic nodule と呼称される．この結節に癌化がみられると，MRIで低信号域内に等～高信号域が出現する（図Ⅱ-27）．動脈門脈短絡（arterio-portal shunt：AP shunt）や門脈血流欠損域に鉄沈着がみられることがある．出血部やその後の陳旧性変化では，鉄沈着の所見が重要な情報となる（図Ⅱ-3）．

5．銅沈着

肝細胞への過剰な銅沈着はPBC，慢性胆汁うっ滞，肝細胞癌やWilson病などでみられることが知られている．銅沈着はオルセイン染色で銅結合蛋白（copper binding protein：CBP）を証明することで間接的に，銅染色でも直接証明できる．高度な銅沈着を伴う肝細胞癌はCTで周辺肝に比し高吸収域（最高値で78 HU）として描出される（図Ⅱ-28）．この高吸収域の原因は，銅そのものではなく銅結合蛋白が主因と考えられている．MRI所見については前述した．

銅沈着性疾患として知られるWilson病では，再生結節の多くは単純CTで相対的高吸収を示し，T1強調像では高～軽度低信号をT2強調像では低信号を示す（図Ⅱ-29）．肝細胞への銅沈着により，肝の吸収値が増加するとの報告もあるが，肝細胞内の銅含有量と吸収値との間に明らかな関連はないとする報告もある．セルロプラスミンと結合した銅イオン（Cu^{2+}）は常磁性を示すため，T1短縮効果がある可能性がある．一方，銅沈着以外に，肝内に生じた組織変化（炎症，壊死，線維化など）によりT1が延長し，銅沈着によるT1の短縮を相殺する可能性もあり解釈が困難である．

6．血腫

内部に比較的新鮮な凝血を含む場合は，CTで周辺肝より高吸収域として描出される（図Ⅱ-8a, 30a）．MRI所見については前述した．USでは，時期によって液体成分（血漿）による無エコー部と凝血による充実性エコー部が混在する複雑な所見を示す．慢性期の血腫では，器質化の過程で血管新生を誘発し，同部が造影で濃染を示し，壁在腫瘍と類似する場合がある（図Ⅰ-21 → 19頁）．また，growing hematomaとなり，腫瘍との鑑別が問題となることがある．

7．粘液

水分量が多く，基本的なUS・CT・MRI所見は漿液（水分）と同じである．しかしながら蛋白含有量が多くなるに従って，水に比べて，USではわずかな内部エコーがみられ，単純CTでやや高吸収，T1強調像で高信号を示すようになる（図Ⅰ-22 → 20頁）．

8．壊死

肝や肝病変では凝固壊死，融解壊死と乾酪壊死がある．

凝固壊死は，死滅した細胞やその過程にある細胞で，細胞の形態や組織構造が維持された状態とされる．壊死細胞の融解が速くてこうした構造が消失し組織が液状になる場合は融解壊死と呼ばれる．特に炎症性の膿瘍でみられ，これは浸潤した多核白血球から放出される強力な加水分解酵素に

よるとされる(図I-29→23頁).乾酪壊死は結核などにみられる病態で,壊死細胞は細胞の輪郭を残さないが融解することはなく,無構造の好酸性壊死組織として残存する.病理学的にこれらが混在する場合や陳旧化の時期によって,US・CT・MRI所見は様々である.高度の融解壊死では水に近い画像所見を示すが,凝固壊死では非造影画像では充実性腫瘍と類似する(図I-30→23頁).出血性壊死の場合は血腫による画像の修飾がある(図I-30,II-8).造影検査で血流や濃染を示さないことが共通した所見であるが(図I-29,I-30,II-8a),修復・器質化の過程で線維化が進行すると遅延性濃染がみられる.

肝壊死には様々な形態がある.正常肝が壊死することは稀であるが,門脈と肝動脈の血流が同時に障害された場合には,その支配域に壊死がみられることがある(図II-30c, 31).高度の肝硬変例では,食道静脈瘤破裂などによる全身の循環障害ののちに,再生結節が部分的に壊死し,偽小葉壊死あるいは虚血性肝炎などと呼称される.ダイナミックCT/MRIのいずれの相でも造影されない不整形の低吸収/低信号結節として描出され(図II-32),乏血性の腫瘍浸潤や結節性限局性脂肪肝あるいは微小膿瘍と類似する.好酸球増多症における肝障害(好酸球性肝炎)では,門脈域を中心に区域性あるいは地図状,巣状の肝壊死がみられることがある(図II-33).

びまん性の肝細胞壊死では,CTで急性期に全肝の吸収値の低下を認める.高度の肝炎や脱水症(熱中症など),高度の全身循環不全などでみられる(図II-34).救急時のCTで脂肪肝と誤診される危険があるが,USでは低エコーとなる点で鑑別が可能である.劇症肝炎,自己免疫性肝炎や薬剤性肝炎などでは,高度の肝細胞壊死が肝内に不均一にみられ,CTで地図状の低吸収域を示すことがある(図II-35a).肝細胞壊死部はT2強調像で明瞭な高信号を示すことが多い(図II-35b).

図II-15〜35

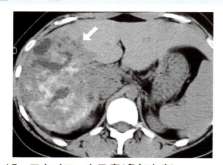

図II-15 エキノコッカス症(多包虫症)
単純CT.右葉全体を占め,嚢胞性部分を含む不均一な腫瘍内に,細かい石灰化が広範にみられる(矢印).

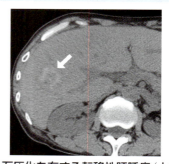

図II-16 石灰化を有する転移性肝腫瘍(上行結腸癌)
(40歳代,女性)
単純CT.多発性の肝腫瘤を認める.単純CTにて腫瘤内部に淡い砂粒状石灰化を認める(矢印).

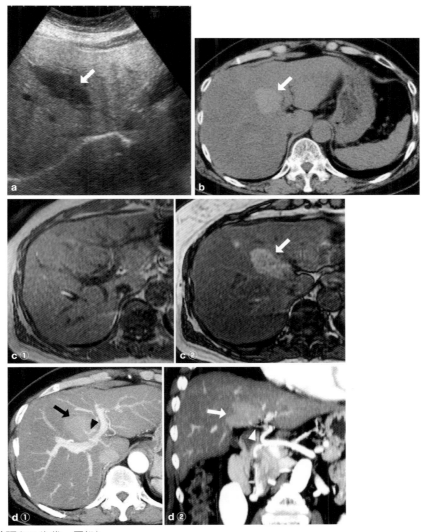

図Ⅱ-17 脂肪肝(60歳代, 男性)
a. US. 肝実質は高エコーを示し, 肝内門脈は不明瞭である. S4に楔状低エコー域を認め, 脂肪肝内のspared areaの所見である(矢印).
b. 単純CT. 肝実質の吸収値は低下し肝内脈管の同定が困難である. S4背側部に相対的な高吸収域を認める(spared area)(矢印).
c. MRI. T1強調像 in phase(①)に対し opposed phase(②)で肝実質の信号は低下し脂肪肝と診断できる. opposed phaseでS4背側には楔状の相対的高信号域がみられ(矢印), 同部は脂肪沈着に乏しいspared areaであることがわかる.
d. ダイナミックCT動脈優位相(①: 軸断面MIP像, ②: 冠状断再構成像). 肝十二指腸間膜からS4背側のspared area(矢印)へ直接流入する静脈枝が観察される(矢頭). 異所性右胃静脈還流である.

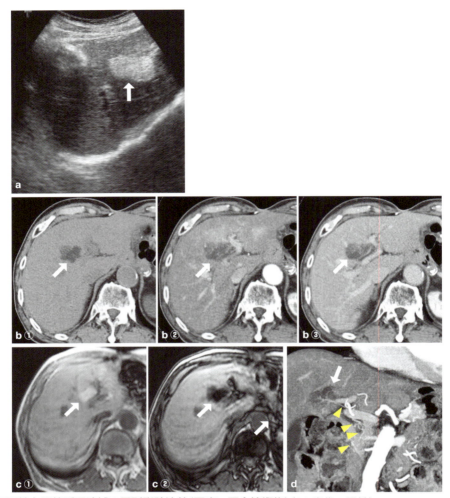

図 II-18　異所性右胃静脈還流域の局所脂肪沈着（胃癌，胃全摘術後）（60 歳代，男性）
a．US．S4 背側に高エコー結節を認める（矢印）．
b．ダイナミック CT．造影前 CT（①）で強い低吸収域を認め脂肪性腫瘤と診断できる（矢印）．動脈優位相（②）から平衡相（③）にかけて次第に濃染され，内部に静脈系と同濃度の脈管構造が認められる（矢印）．
c．MRI．T1 強調像 in phase（①）で高信号を示すが（矢印），opposed phase（②）では信号強度が著しく低下する（矢印）．脂肪の存在が診断できる．
d．ダイナミック CT 動脈優位相（冠状断再構成像）．膵頭部からの静脈が傍胆管静脈系を介して S4 背側の脂肪沈着域（矢印）に流入するのを確認できる（矢頭）．胃切除後で右胃静脈は描出されない．

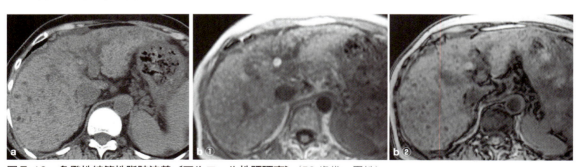

図 II-19　多発性結節性脂肪沈着〔アルコール性肝硬変〕（50 歳代，男性）
a．単純 CT．微小な低吸収結節が全肝に多発している．肝内側区と右葉前区域の腹側が萎縮し，右葉全体は中心性肥大を示す．肝表は凹凸不整が目立つ．肝硬変の所見である．左肝門部に胆管周囲嚢胞がみられる．
b．MRI．T1 強調像 in phase（①）で結節は高信号を示すが，opposed phase（②）では明瞭な低信号を示し脂肪が確認できる．禁酒で結節影は消失した．

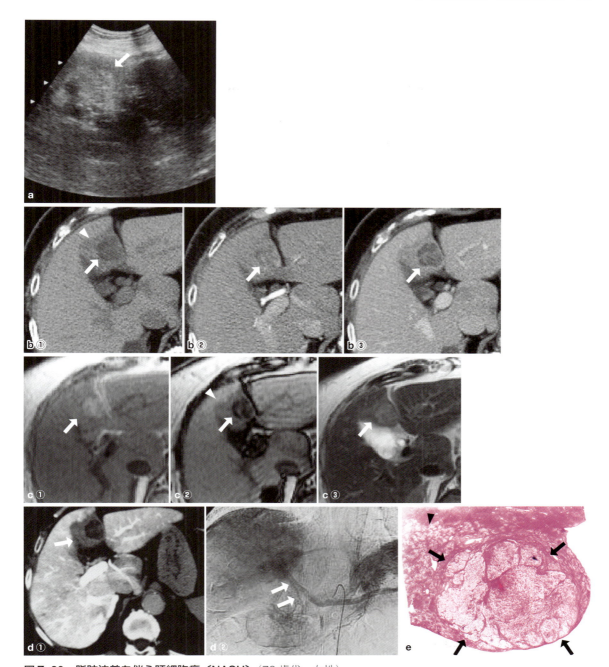

図Ⅱ-20 脂肪沈着を伴う肝細胞癌〔NASH〕（70歳代，女性）
a．US．S4に高エコー腫瘤を認める（矢印）．
b．ダイナミックCT．造影前CT（①）で腫瘤は明瞭な低吸収を示す（矢印），周辺S4背側も軽度の低吸収を示す（矢頭）．動脈優位相（②）で濃染がみられ（矢印），平衡相（③）で低吸収化（wash out）を示し，被膜・隔壁の遅延性濃染がみられる（矢印）．
c．MRI．腫瘤はT1強調像 in phase（①）で高信号を示すが（矢印），opposed phase（②）で著明な信号低下を認める（矢印）．また周辺肝にも信号低下を認める（矢頭）．非脂肪抑制T2強調像（③）では軽度の高信号を示す（矢印）．
d．CTAP（①）でS4背側に区域性門脈血流欠損を認め，その内部に腫瘤が存在する（矢印）．腹腔動脈造影門脈相で（②）で右胃静脈のS4への異所性還流が確認された（矢印）．
e．切除標本組織像．偽被膜と内部に線維性中隔を認め，高度の脂肪化を腫瘤全域に認める（矢印）．周辺肝に区域性の脂肪沈着がみられ，異所性右胃静脈還流域の限局性脂肪肝と診断できる（矢頭）．高分化型肝細胞癌と診断された．（HE染色，ルーペ像）

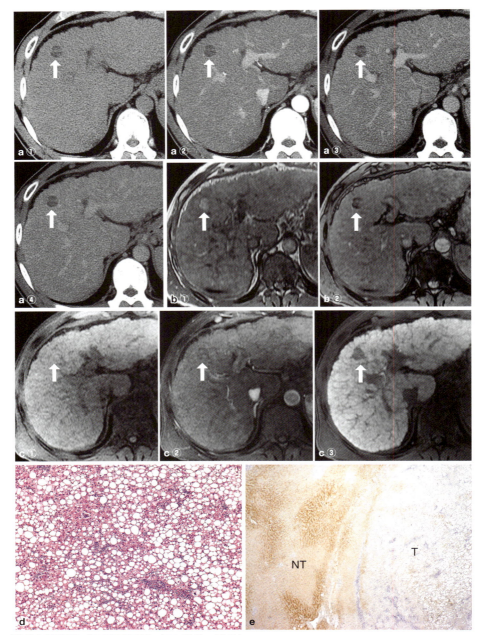

図Ⅱ-21 高分化型肝癌〔B 型肝硬変〕(30 歳代,男性)
a. ダイナミック CT. 造影前 CT (①) で腫瘍は強い低吸収を示し,脂肪沈着が考えられる(矢印).動脈優位相(②),門脈優位相(③),平衡相(④)のすべての相で低吸収を示す(矢印).内側区と右葉前区域腹側は萎縮が強度で,他区域は相対的に腫大がみられ,中心性肥大もみられる.肝表の凹凸がみられる.造影前 CT で肝実質は不均一である.
b. MRI. T1 強調像 in phase (①) で腫瘍は高信号を示すが(矢印),opposed phase (②) では強い信号低下を示し,脂肪沈着が診断できる(矢印).
c. ダイナミック MRI (Gd-EOB-DTPA). 造影前 T1 強調像(①)で腫瘍は等信号を示す(矢印).動脈優位相(②)では軽度の濃染を示し(矢印),肝細胞相(③)では明瞭な低信号結節として描出される(矢印).造影前 T1 強調像で肝実質にびまん性の微小結節がみられ,肝細胞相では低信号の微細網目状の線維性隔壁構造に囲まれた再生結節がみられる.
d. 切除標本組織像.macrovesicular fat の豊富な高分化型肝癌と診断された.(HE 染色,×40)
e. 切除標本組織像.周辺肝実質(NT)の zone 3(中心静脈周囲)に OATP1B3 の強い発現がみられる(茶色).腫瘍部(T)には軽度の発現がみられる.(OATP1B3 免疫染色,×10)

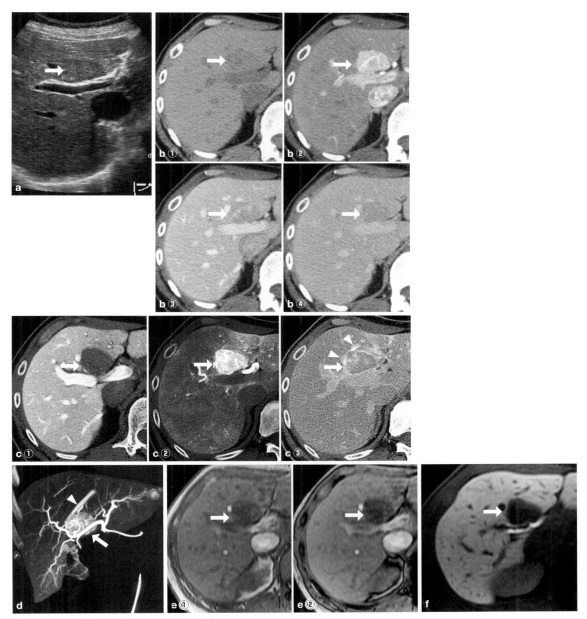

図 II-22　血管筋脂肪腫（40 歳代，女性）
a．US．S4 にやや低エコーの腫瘤を認める（矢印）．
b．ダイナミック CT．造影前 CT（①）では淡い低吸収を示し（矢印），動脈優位相（②）で辺縁の鮮明な強い濃染を示す（矢印）．内部に太い栄養動脈がみられる．門脈優位相（③）や平衡相（④）ではほぼ等吸収を示し，明らかな"wash out"やコロナ濃染はみられない（矢印）．
c．動注 CT．CTAP（①）では門脈血流欠損を示し（矢印），CTHA 早期相（②）では栄養動脈は腫瘤周辺から内部に分布し，強い濃染がみられる（矢印）．CTHA 後期相（③）で腫瘤は周辺肝とほぼ等吸収を示すが，周辺に薄いリング状濃染がみられる（矢印）．このリング状濃染は肝静脈の濃染（矢頭）に連なり，また早期相の周辺肝動脈とも一致すると考えられる（周辺肝実質の濃染ではない）．
d．CTHA 早期相冠状断 MIP 像．拡張した栄養動脈が腫瘤に分布し，強い濃染がみられる（矢印）．濃染の辺縁は鮮明で，肝静脈が腫瘤から直接描出されている（矢頭）．腫瘍血流は肝静脈へ直接還流していることがわかる．
e．MRI．T1 強調像 in phase（①）では腫瘤は軽度の低信号を示すが（矢印），opposed phase（②）ではさらに信号低下がみられる（矢印）．化学シフト画像のみで脂肪成分の診断が可能であった．
f．Gd-EOB-DTPA 造影 MRI 肝細胞相．腫瘤は明瞭な低信号を示す（矢印）．

（つづく）

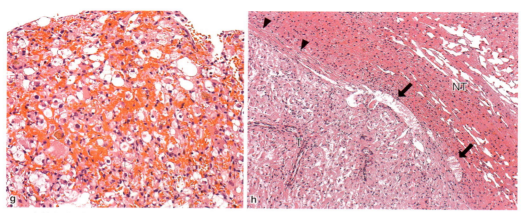

図 II-22　血管筋脂肪腫（40歳代，女性）（つづき）
g. 生検標本組織像．核不整のあまり目立たない卵円形核と好酸性細胞質を示す細胞がみられ，少量の脂肪もみられる（HE染色，×40）．免疫染色でHMB45（＋），Melan-A（＋），Heppar-1（−）で血管筋脂肪腫と診断された．
h. 切除標本組織像（別症例）．腫瘍（T）と肝（NT）の境界部には拡張した静脈性血管腔がみられ（矢印），肝静脈細枝と考えられる．この静脈と腫瘍内の拡張した血管腔は連続している．腫瘍境界部には非常に薄い偽被膜がみられ（矢頭），周辺肝類洞と腫瘍内血洞に交通はみられない．（HE染色，×40）

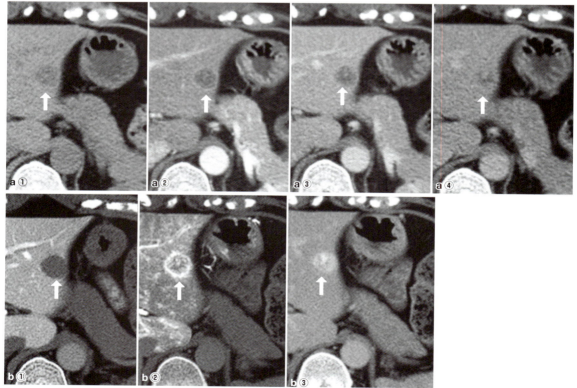

図 II-23　炎症性偽腫瘍（肉芽腫）（30歳代，女性）
a. ダイナミックCT．造影前CT（①）で腫瘤は淡い低吸収を示す（矢印）．動脈優位相（②）で腫瘤周辺にリング状濃染を認める（腫瘤辺縁部か周辺肝かは不明）（矢印）．門脈優位相（③）から平衡相（④）にかけて内部に漸増性の濃染を認める．
b. 動注CT．CTAP（①）で門脈血流欠損を示し（矢印），CTHA早期相（②）では辺縁に強いリング状濃染を認め，内部には淡い濃染が観察される（矢印）．CTHA後期相（③）では腫瘤全体に遅延性濃染が認められる（矢印）．内部に早期相と後期相の双方でより濃染の強い部分を認めるが，肉芽腫内の血管増生の多寡を反映するものと考えられる．

（つづく）

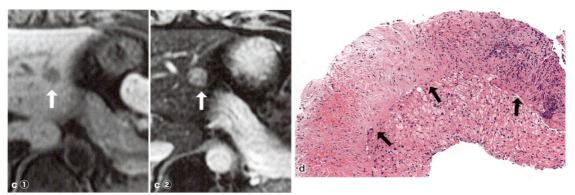

図Ⅱ-23 (つづき)
c. MRI. 脂肪抑制 T1 強調像(①)では低信号，脂肪抑制 T2 強調像(②)では高信号を示す(矢印)．
d. 生検組織像．炎症細胞浸潤を伴う線維組織を認め，炎症性偽腫瘍(fibrohistiocytic type)と診断された．(HE 染色，×100)

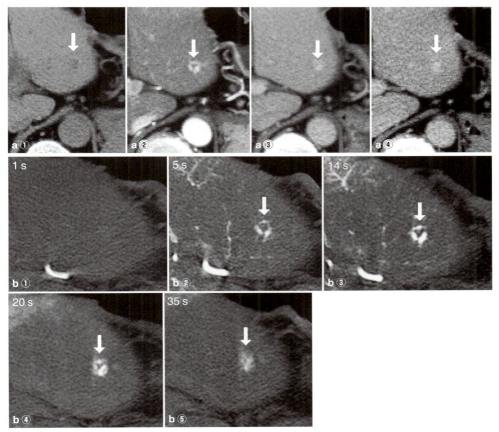

図Ⅱ-24 小海綿状血管腫(50 歳代，男性)
a. ダイナミック CT. 造影前 CT(①)で腫瘤は低吸収を示し，動脈優位相(②)で辺縁が強く濃染し，門脈優位相(③)から平衡相(④)にかけて濃染は全体に及び，持続する(持続性濃染)(矢印)．濃染の濃度はすべての相で大動脈と類似する．腫瘍組織の"染まり"ではなく，微小血管腔における血液(造影剤)の"溜り"である．
b. single-level dynamic CTHA(肝内動脈への造影剤到達後の秒数を s で表示)．腫瘤周辺の血洞に早期に造影剤が滞留し，それが内部に及び，長期に持続する(矢印)．

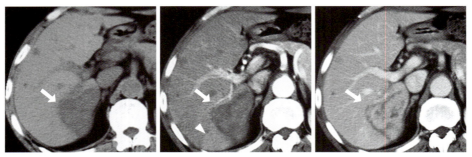

図 II-25　肝膿瘍の治癒過程の新鮮炎症性肉芽腫
ダイナミック CT. 造影前 CT（左）で腫瘤は低吸収を示す（矢印）. 動脈優位相（中）で内部全域に濃染がみられ, 平衡相（右）でさらに強い濃染の持続がみられる（矢印）. 動脈性血管増生による早期濃染と, 線維組織による遅延性濃染によるものと考えられる. 活動性炎症性肉芽腫が考えられ, 経過で消失した. 動脈優位相で周辺に楔状濃染が認められる（矢頭）. 炎症の波及による門脈閉塞が原因として考えられる.

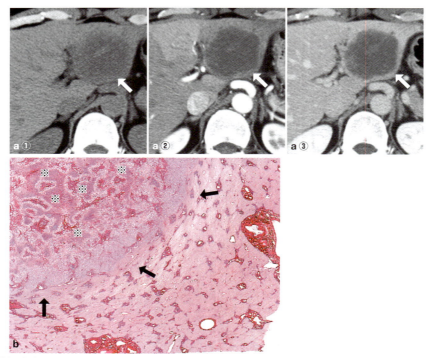

図 II-26　胆管細胞癌（50 歳代, 男性）
a. ダイナミック CT. 造影前 CT（①）で腫瘤は低吸収を示す（矢印）. 動脈優位相（②）で濃染は明らかではなく, 平衡相（③）で内部に淡い軽度の濃染が部分的観察される（矢印）.
b. 切除標本組織像. 腫瘍細胞は辺縁部にみられ, 内部には広範囲に線維組織（ピンク）と壊死（※）が混在している（矢印は腫瘍を示す）. 中分化型主体の腺癌が認められた.（シリウス染色, ルーペ像）

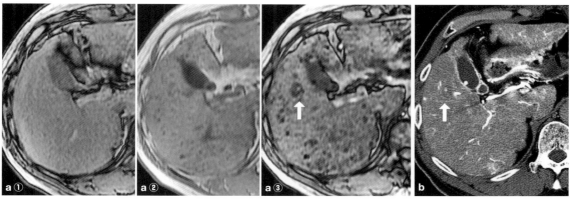

図 Ⅱ-27 鉄沈着性境界病変内多血性肝癌巣（高分化型肝癌）
a. MRI．T1 強調像 opposed phase（①）より TE の長い in phase で低信号結節が描出され（②），さらに long TE 像（③）でより多数の低信号結節がびまん性にみられる．鉄沈着性再生結節（siderotic regenerative nodule）である．1 個は大きく，内部に周辺肝と等信号の微小結節を認める（③：矢印）．
b. 大きな結節の CTHA 早期相で，乏血性の結節内に微小な多血性結節が認められる（矢印）．経過で典型的な多血性肝細胞癌に進展した．

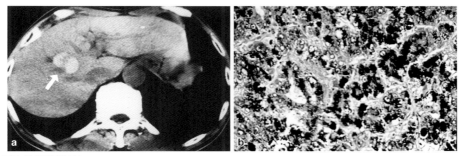

図 Ⅱ-28 銅沈着肝細胞癌
a. 単純 CT．腫瘤は高吸収を示す（矢印）．背景肝に脂肪肝は認めない．
b. 多量の銅結合蛋白が認められる（茶～黒色）．（オルセイン染色，×100）
(Kitagawa K, et al. Hepatocellular carcinomas with excessive copper accumulation : CT and MR findings. Radiology 180 : 623-628, 1991 より引用)

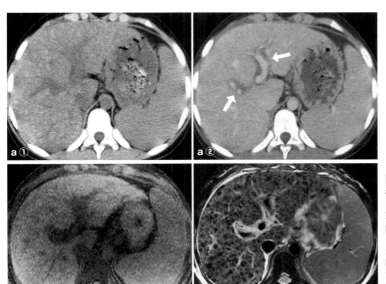

図 Ⅱ-29 Wilson 病（10 歳代，女児）
a. ダイナミック CT．造影前 CT（①）で肝内に多発性の高吸収結節がみられる．再生結節と周囲の線維化が考えられる（honeycomb pattern）．平衡相（②）で門脈周囲低吸収（periportal collar）が観察される（矢印）．肝炎による門脈域の浮腫が考えられる．
b. MRI．脂肪抑制 T1 強調像（①）で再生結節は軽度の相対的高信号を，脂肪抑制 T2 強調像（②）では低信号を示す．T2 強調像で門脈周囲高信号がみられる．

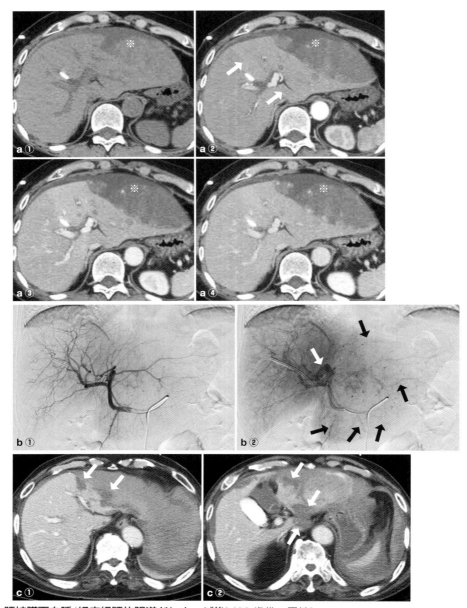

図Ⅱ-30　肝被膜下血腫（経皮経肝的胆道ドレナージ後）(60歳代，男性)
a．ダイナミックCT．造影前（①）で外側区の腫大と腹側被膜下に等〜高吸収域と水分に近い低吸収域の混在を認める（※）．新鮮血腫（血漿と凝血の混在）の所見である．動脈優位相（②）から平衡相（④）にかけて血腫内への造影剤の漏出（出血）が肝実質側と肝被膜側の双方から認められる（※）．動脈優位相から門脈優位相（③）で左葉全体の区域性濃染を認め（矢印），左葉門脈は右門脈よりより強く均一に造影されている．血腫による肝類洞圧迫による門脈逆流現象を示している．
b．総肝動脈造影動脈相（①）と前毛細管相（②）で，左外側区域枝から多発性の点状出血（造影剤漏出）を認める．前毛細管相で左葉肝内末梢門脈枝の早期描出（黒矢印）と右肝内門脈起始部の描出を認める（白矢印）．左葉末梢からの門脈逆流現象である．
c．左肝動脈に対しゼラチンスポンジ粒子で塞栓術を施行した．1日後のダイナミックCT門脈優位相で左葉肝実質に濃染のみられない領域が散在性に出現している（矢印）．肝壊死の所見である．①は②の頭側断面．

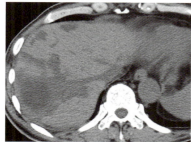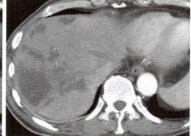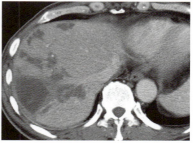

図 II-31　術後肝壊死（膵頭部癌に対する門脈・固有肝動脈再建を伴う膵頭十二指腸切除後）（70歳代，男性）
ダイナミックCT．造影前（左）で楔状（区域性）の低吸収域の散在がみられる．動脈優位相（中）と平衡相（右）で濃染を認めない部分と淡い濃染を示す部分が混在している．壊死と梗塞巣の混在する所見である．被膜側がわずかに保たれているのは肝外動脈から肝被膜動脈網を介する側副血行による．

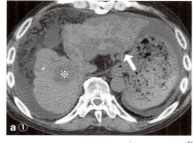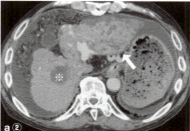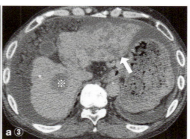

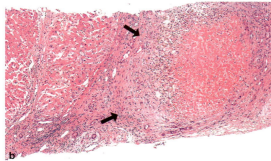

図 II-32　偽小葉壊死〔アルコール性肝硬変〕（60歳代，男性）
a．ダイナミックCT．非代償性肝硬変で加療中に肺炎を併発し，全身状態不良となる．造影前（①）で肝左葉に不整形の小低吸収結節の多発を認め，門脈優位相（②），平衡相（③）で造影されない（矢印）．高度の肝萎縮，腹水が認められる．※は肝動脈化学塞栓療法後の肝細胞癌である．
b．死後肝生検組織像．肝細胞の虚血性壊死巣が確認された（矢印）．（HE染色，×10）

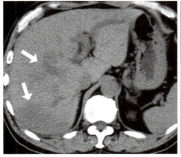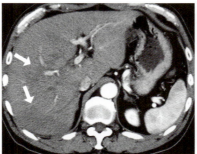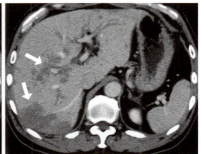

図 II-33　好酸球増多症候群にみられた肝壊死（70歳代，男性）
ダイナミックCT．造影前（左）で門脈域を中心に区域性あるいは地図状，巣状の低吸収域がみられる（矢印）．同部は動脈優位相（中），平衡相（右）でほとんど造影されない（矢印）．左葉には門脈域の低吸収（periportal collar）も認められる．

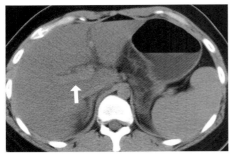

図Ⅱ-34 劇症肝炎による広汎性肝細胞壊死(20歳代,男性)
発症時の単純CTで,肝全体の吸収値が低下し肝内門脈が肝実質により高吸収に描出されている(矢印).

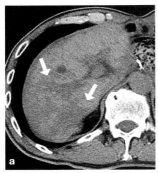 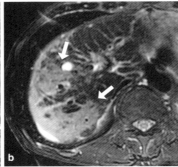

図Ⅱ-35 自己免疫性肝炎(40歳代,女性)
a. 単純CTで右葉に地図状の非区域性低吸収域がみられる(矢印).
b. 脂肪抑制T2強調像で右葉に地図状の高信号域が認められる(矢印).門脈周囲高信号も認められる.生検で肝細胞壊死・脱落,炎症細胞浸潤が認められた.

III 肝および肝腫瘍性病変の血流と画像・病理

A 肝内微細血管解剖と微小循環　［図III-1～8 ⇨ 66～69頁］

1. 正常肝

　肝臓へは肝門部から門脈と肝動脈を通じて血液が流入する．休息状態では心拍出量の約25%の血液が肝臓に流入する．門脈からはその75～80%が流入し，残りの20～25%は肝動脈から流入する．肝動脈血は酸素分圧が高く，一方，門脈血は酸素分圧はやや低いものの，消化管からの栄養やホルモンなどに富んでいる．肝は全身の約20%の酸素を消費するが，これには肝動脈と門脈血流がそれぞれ50%の寄与をする．門脈から流入した血液は肝類洞を経て肝静脈から流出する．肝動脈は胆管をはじめとする門脈域や肝静脈，肝被膜など肝の間質の栄養血管である．

　図III-1に肝内微細血管構造の模式図を示す．門脈・肝動脈・胆管の終末枝はリンパ管や自律神経とともに門脈域内で伴走する．門脈，肝動脈は以下のように分岐・分布し最終的に肝類洞に連結し中心静脈を経て肝静脈に連なる．

a. 肝内門脈

　肝内門脈は，直接類洞に接しない伝達静脈（conducting vein）と類洞に直接血液を供給する分配静脈（distributing vein）からなる．肝内で少なくとも12次の樹枝状分岐を繰り返し末梢に達するとされる．それぞれの部位で葉間（interlobar），区域間（intersegmental）や小葉間（interlobular）などと呼称される．最末梢は小葉間門脈である．類洞に直接血液を供給する門脈は preterminal と terminal portal venule（終末門脈枝）（15～35μm）に分けられる．これらから非常に短い inlet venule が分岐し類洞に連続する．inlet venule には平滑筋がなく，類洞血流は類洞内皮の括約筋様の機構で制御されると考えられている．1つの終末門脈枝が血液を供給する肝実質は約 1.6×1.2×0.8 mm とされる．肝門側では多数の細門脈枝が葉間あるいは区域間門脈枝本幹から直接分岐する．これらの細枝に対する名称は定義されていないが，肺にならって娘枝と呼称されることもある．この門脈構造は肝内門脈血行動態における "peripheral and central zone" の概念の基本となるものと考えられ，慢性肝障害におけるいわゆる中心性肥大ではこれらの灌流域が相対的に腫大する．

b. 肝内肝動脈

　肝動脈は門脈にまとわりつくように分布するが，門脈や胆管と異なり数本に分岐して同じ門脈域に存在することも多い．また，動脈間の吻合もしばしば認められる．肝動脈終末枝（terminal ar-

teriole)の微小解剖の理解は肝血行動態の理解に必須である．血管鋳型走査電顕所見に基づく肝内微細血管構造模式図は上記のとおりである（図Ⅲ-1）．ラットでは，肝動脈の終末枝は胆管周囲血管叢（peribiliary vascular plexus：PBP），門脈周囲血管叢（periportal plexus：PPP），門脈壁の栄養血管（vasa vasorum）あるいは interlobular arteriole に連続する（図Ⅲ-2）．interlobular arteriole は肝小葉間を走行するもので，直接類洞にあるいは門脈終末枝に交通するとされる（終末肝動脈枝；terminal hepatic arteriole，15〜50μm）．terminal hepatic arteriole から直接類洞に連続する側枝は"arteriosinus twigs"と呼称される．PBPに注ぐ肝動脈終末枝は量的にきわめて多く，特に肝門側の胆管周囲には密な血管網が形成され，比較的大きな門脈域（ラットでは肝動脈径が70μm前後以上の門脈域）では PBP は2層から形成される．内層は毛細管層（capillary layer）で，外層は静脈層（venous layer）で形成される（図Ⅲ-2，3）．内層には肝動脈からの分枝が多数分布し，毛細管網を経て外層の静脈層に移行する（図Ⅲ-2）．末梢では PBP は毛細管層単独（1層）で形成される．PBPからはいくつかの重要な導出静脈がみられる．中等度以上の PBP からは静脈層の脈管が集合して比較的大きな導出静脈を形成する．末梢では毛細管層より直接導出静脈が形成される．これらの PBP からの導出静脈は直接類洞に注ぐか，あるいは門脈の分枝に流入する（図Ⅲ-2）．

樹脂注入による走査鋳型電顕法による検討はヒトでは限界があり，他の方法での解析がいくつか報告されている．

Takasaki らは膨大なヒト肝連続切片からの肝動脈・門脈の三次元観察を行い，肝動脈終末枝のPBP や PPP への分布，また門脈域周辺や末梢の類洞への直接の交通を報告した．また，PBP やPPP からの導出静脈が周辺の肝類洞や門脈枝に交通することも確認している．また，PPP は主として門脈の分枝の周囲に分布し，導出静脈は門脈域周囲の類洞に直接流入するか，あるいはPBP の導出静脈や periportal venule と連結することを明らかにした．

Yamamoto らは，ヒトの正常肝では肝動脈終末枝は門脈終末枝に直接吻合することはなく，門脈域周辺の類洞に直接交通すると報告している．これらのルートを介しての動脈血の類洞内への流入の通路は肝臓の領域によって異なり，肝門に近い領域では小葉間細動脈から主に PBP を介して類洞に流入し，中間部では PBP を介するものと直接類洞に流入する2つの経路がみられ，辺縁領域では直接類洞に流入する経路が主となるとされる．Ekataksin は，インク注入法で豚肝の動脈終末枝を詳細に観察し，上記に加えて，門脈・胆管を伴走することなく肝実質を貫き，肝被膜動脈網や肝静脈壁に分布する"isolated artery"も重要な肝動脈終末枝であることを報告した（図Ⅲ-4）．ヒトでも病理組織学的に存在が知られており，筆者らもヒト剖検肝での色素樹脂注入でその存在を確認している（図Ⅲ-5a）．isolated artery は肝被膜動脈網を介して肝外動脈（下横隔動脈，内胸動脈など）と吻合する（図Ⅲ-5b）．肝動脈閉塞時に肝被膜動脈網を介して肝外動脈からの側副血行路が形成される重要なルートであり，また被膜下血腫での多発出血の原因となる（図Ⅱ-30→60頁）．肝内肝動脈が途絶した場合は，種々の動脈間側副血行路が形成されるが，特に PBP が末梢肝動脈血流の維持に重要な役割を担っている．

c．肝類洞

肝類洞は肝特有の毛細管系血管であり，血流，物質交換や代謝に重要な役割を担っている．肝小葉の辺縁を起始部として中心静脈に終わる微小血管系で，門脈周囲では7μm，中心静脈周囲では10〜20μmの太さである．肝類洞壁は内・中・外の3細胞層と Disse（ディッセ）腔の4層構造からなる．類洞内皮細胞は類洞壁の中層を形成し類洞腔を形成している．類洞内皮細胞の一部には小孔があり（ヒトでは107 nm 程度），類洞血の液性成分や高分子化合物などは Disse 腔に自由に流入する．inlet vein（あるいは終末肝動脈）からの血

液は，肝小葉辺縁を底とし中心静脈を頂点とする円錐状の類洞網を経て肝静脈に還流する．この小単位はhepatic microcirculatory subunit（HMS）と呼称されるが（図Ⅲ-6），各類洞は網目状に吻合しており，解剖学的には独立した単位としては認識できない．しかしながら，血流や機能的には部位による不均一性があり，いくつかの肝小葉単位が提唱されている．

Rappaportは，門脈終末枝から中心静脈に至る過程で類洞血の酸素分圧の変化などから3つのzoneを提唱し，門脈域を中心とした概念を提唱した．これはRappaportの細葉として知られている．また，この起点となる門脈枝が隣接する中心静脈の間を走行することから，1つの単位を規定する隔膜枝（septal branch）の概念も提唱した．Matsumotoらは膨大な肝の連続切片から三次元的な血管構築を解析し，隔壁枝の分岐部を起点とする類菱形の一次小葉が存在しそれが8～13個集合して古典的な肝小葉を形成することを明らかにした．

d．肝内肝静脈

肝静脈は類洞からの血液を集め下大静脈に還流する．類洞からの血液は中心静脈に流入し終末肝静脈（terminal hepatic venule），小葉間静脈を経て肝静脈から下大静脈に注ぐ．1本の終末肝静脈細枝を囲むように6本の終末門脈細枝が存在する．肝門部や下大静脈周囲の肝実質からは微小な肝静脈が直接下大静脈に流入する．後述する肝臓の中心性肥大形成の一因となる脈管構造である．

2．硬変肝

硬変肝ではPBPは著明に拡張し蛇行する（図Ⅲ-3）．さらに，再生結節周囲に動脈と門脈細枝が増生し血管網（perinodular vascular plexus）が形成され，同部でAP shuntも形成されることが知られている．肝動脈造影下CT（CT during hepatic arteriography：CTHA）で再生結節は乏血性に描出され，周辺にこのperinodular vascular plexusを反映する濃染がみられる（図Ⅲ-7）．

一方，CTAPでは再生結節は比較的均一に濃染することから，肝動脈血は，主に拡張したPBPやperinodular vascular plexusを介して門脈・肝類洞に還流するものと考えられる．これらは肝硬変による類洞血流や門脈血流低下を補うための変化と考えられている．こうした微細血管構築・血流の変化によって硬変肝では肝動脈血流が相対的に増加する．

3．肝動脈と門脈血流の関連

肝動脈血流の多くは豊富なPBPやPPPを介して門脈系に流入し，類洞に達していると考えられる．このような脈管構造を通じて，門脈と肝動脈は相互に補うような血行動態で肝を栄養している．すなわち，門脈血流が減少し，あるいは途絶した場合は，肝動脈系より主にPBPを介する肝動脈-門脈交通（arterio-portal communication）を通じて血行が代償される．この現象は造影画像では区域性濃染（segmental staining）としてしばしば観察される（図Ⅰ-8→7頁，Ⅲ-8a, b）．肝動脈が途絶した場合は種々の動脈間側副血行路が形成されるが，門脈からの逆行性の肝動脈血代償は確認されていない．摘出標本では門脈より注入した樹脂はPBPの静脈網に達するものの，これより動脈側の描出はみられない．この機序としてはendothelial cellによる弁構造が推定されている．

一方，筆者らのラットにおける実験的研究では，肝動脈塞栓術後の門脈からの樹脂注入で肝動脈の一部の描出を認めたこと，頻回の肝動脈塞栓術後に栄養動脈が肝動脈から門脈に変化する肝癌例の存在などから，門脈から閉塞肝動脈末梢への側副血行の可能性は否定できない．

図Ⅲ-1〜8

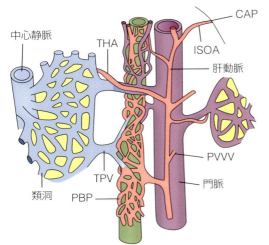

図Ⅲ-1　肝内微細血管構造
PBP：胆管周囲血管叢，TPV：終末門脈枝，THA：終末肝動脈枝，
ISOA：isolated artery，CAP：肝被膜動脈網，PVVV：門脈栄養血管

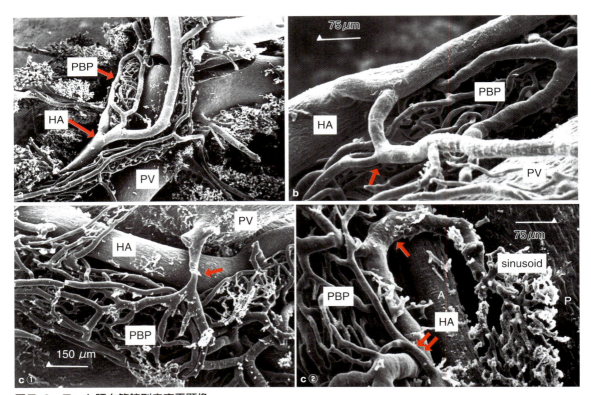

図Ⅲ-2　ラット肝血管鋳型走査電顕像
a．門脈域の肝動脈(HA)，胆管周囲血管叢(PBP)，門脈(PV)が認められる．
b．肝動脈から分岐する細動脈(矢印)がPBPの深部(内層)に分布する．
c．PBPの外層から門脈に交通する静脈枝(①：矢印)と直接肝類洞(sinusoid)に交通する静脈枝(②：矢印)が観察される．
(Demachi H, et al. Scanning electron microscopy of intrahepatic microvasculature casts following experimental hepatic artery embolization. Cardiovasc Intervent Radiol 14：158-162, 1991 より引用)

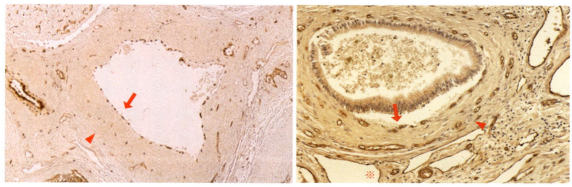

図Ⅲ-3 胆管周囲血管叢(第Ⅷ因子免疫染色像)
ヒト正常肝(左)と硬変肝(右)のほぼ同じ大きさの門脈域を示す．胆管粘膜下に内層(動脈側)がみられ(矢印)，その外側の胆管壁内に外層(静脈側)(矢頭)が観察される．硬変肝ではPBPは著しく拡張し，さらに門脈域周囲にも拡張した血管叢(perinodular vascular plexus:※)がみられる(右)．

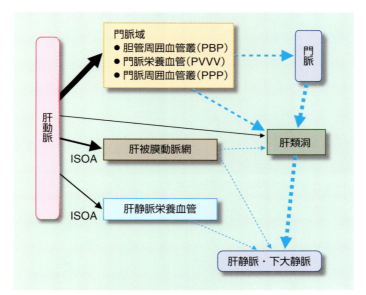

図Ⅲ-4 肝動脈終末枝の分布と血行動態
肝動脈の終末枝の分布と血行動態を示す．矢印の太さは血流の相対的な多さを表している．ISOA：isolated artery.
〔Ekataksin W. The isolated artery: an intrahepatic arterial pathway that can bypass the lobular parenchyma in mammalian livers. Hepatology 31：269-279, 2000をもとに改変・加筆〕

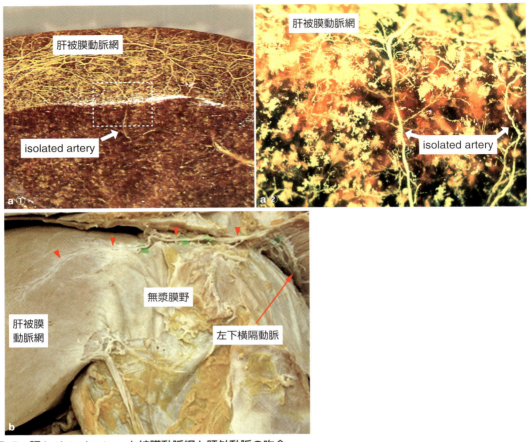

図Ⅲ-5 肝 isolated artery と被膜動脈網と肝外動脈の吻合
a. ヒト剖検肝に黄色の latex を注入した動脈鋳型である．門脈域から離れ肝実質を貫いて走行する isolated artery が，肝表の肝被膜動脈網（capsular arterial plexus）に吻合している．②は①の破線部の拡大図である．
b. 解剖体（鎌状靱帯部を切離）．左下横隔動脈（矢印，矢頭）が無漿膜野から鎌状靱帯頭側を通じて内側区から右葉の肝被膜動脈網と連続する．
（**b**：衣袋健司先生のご厚意による）

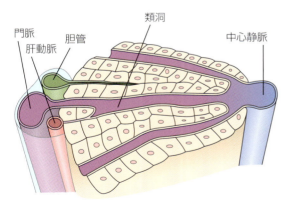

図Ⅲ-6 肝の最小微小循環単位（hepatic microcirculatory subunit：HMS）
終末門脈枝からの inlet vein から，門脈血が類洞に流入し中心静脈に還流する．肝動脈血流の一部は直接類洞に流入すると考えられている．

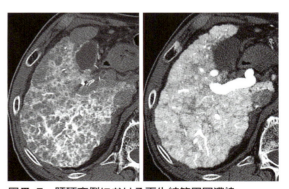

図Ⅲ-7 肝硬変例における再生結節周囲濃染
動注 CT．CTHA（左）では乏血性の再生結節周囲を取り囲むように濃染がみられる．再生結節周囲の perinodular vascular plexus を反映する所見である．CTAP（右）では再生結節は良好に濃染する．

A 肝内微細血管解剖と微小循環

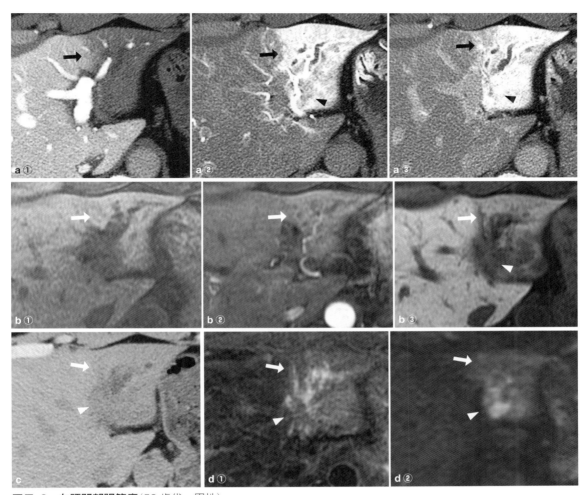

図Ⅲ-8　左肝門部胆管癌（50歳代，男性）
a. 動注 CT. CTAP（①）で門脈閉塞による外側区域の門脈血流欠損を認める（矢印）．CTHA 早期相（②）で外側区は強く濃染する（区域性濃染）（矢印）．左肝門部腫瘍は淡い濃染を示すが，区域性濃染に対し相対的に低吸収である（矢頭）．CTHA 後期相（③）で腫瘍は遅延性濃染を示し同定が困難である（矢頭）．胆管拡張がみられる．
b. ダイナミック MRI（Gd-EOB-DTPA）．造影前 T1 強調像（①）で外側区は軽度の高信号を示す（矢印）．胆汁うっ滞による変化と考えられる．動脈優位相（②）では同部は区域性濃染を示す（矢印）．肝細胞相では腫瘍部は明瞭な低信号を示し（矢頭），外側区は軽度の低信号を示す（矢印）．
c. 単純 CT. 外側区は軽度の低吸収を示す（矢印）．Zahn 梗塞の所見である．左肝門部腫瘍も軽度の低吸収を示す（矢頭）．
d. MRI. 脂肪抑制 T2 強調像（①）と拡散強調像（②：b＝800 s/mm²）で外側区は軽度高信号を示す（矢印）．Zahn 梗塞の所見である．左肝門部腫瘍は T2 強調像では高信号を示すものの，周辺の高信号化のために不明瞭であるが，拡散強調像では胆管に沿った明瞭な高信号域を示す（矢頭）．

B 肝内血行障害あるいは変異と画像・病理 [図Ⅲ-9～36 ⇨ 77～89頁]

1. 動脈血行障害

　肝実質（肝細胞）は門脈と肝動脈の双方で栄養され，したがって動脈血行障害は基本的には肝実質に大きな変化はきたさない．一方，胆管系は動脈のみで栄養されるために障害を生じる．しかしながら，肝動脈塞栓術で日常的に観察されるように，肝動脈が閉塞されても胆管壊死などの強い胆管障害は稀である．巨視的な肝動脈閉塞では肝動脈側副路が形成されるからである．

　側副路形成の主なルートは閉塞部位で異なる．肝外の肝動脈の閉塞では肝十二指腸靱帯や胃肝間膜内の動脈が主たる側副路となり，肝門部肝門板の吻合枝（左右肝動脈，尾状葉枝や総胆管枝などが多く吻合する）も肝内動脈の再建に関与する．肝内動脈の閉塞ではPBPが主たる側副路となるが（図Ⅲ-2, 9），肝外動脈（下横隔動脈，内胸動脈，肋間・腰動脈，右副腎動脈など）からの側副路形成も重要である．肝外動脈からのルートとしては肝のbare areaを通じて尾状葉などの肝動脈と直接吻合するものと，同部から肝鎌帯を通じて肝被膜動脈網に吻合し，前述の肝動脈のisolated artery逆流するものとがある（図Ⅲ-5, 10）．手術後の癒着などがあれば非解剖学的なルートも側副血行路となる．

　一方，PBPの動脈終末枝（胆管栄養動脈）の広範な障害や血流低下では胆管壊死や胆管狭窄が惹起され，胆汁漏あるいは胆汁性囊胞（biloma）がみられる（図Ⅰ-23 → 20頁）．さらには，高度の胆管・門脈域壊死の結果として，広範肝梗塞や壊死に至る場合がある．肝動脈化学塞栓療法（transcatheter arterial chemoembolization：TACE）（図Ⅲ-11），動注化学療法（図Ⅰ-23），肝移植後の肝動脈閉塞や血管炎（図Ⅲ-12）などでみられる．

　巨視的なレベルでの肝動脈閉塞は，前述のように，肝・胆管障害は軽微であるが，高度の肝内門脈血行障害が存在する場合（高度肝硬変や肝被膜下血腫による門脈逆流現象，肝内門脈大循環短絡形成術後，巨大門脈大循環短絡，先天性門脈欠損など）は，胆管・肝壊死や梗塞の危険が大きい（図Ⅱ-30 → 60頁）．急性の肝動脈閉塞に麻酔や出血ショックなどの全身循環不全が合併する場合も同様の危険がある（図Ⅱ-31 → 61頁）．

　AP shuntは，画像上は動脈からの造影剤（肝動脈血流）が動脈とほぼ同時に隣接する門脈に流入し描出され，その末梢肝区域が濃染するものである．しかしながら，その定義は明確ではない．たとえば，門脈血流低下域にみられる区域性濃染は，微小循環レベルの広範な動脈血の門脈への流入であるが，画像上門脈が描出されない場合は，一般にはAP shuntとは呼ばない（図Ⅰ-8 → 7頁，Ⅲ-8a, b）．こうした顕微鏡レベルのAP shuntとの境界は明確ではなく混乱がある．Booksteinらは1982年に肝動脈造影で観察されたAP shuntを解析し，transplexal, transsinusoidalとtransvasalの概念を提唱し，その後多く引用されている．しかしながら，当時の画像には空間・時間分解能に限界があり，実証されたものではなく，微小血管解剖からの観念的な考察である．概念的には，"transvasal AP shunt"はPPPや門脈のvasa vasorumを介する吻合あるいは生検後などの直接的な吻合（図Ⅲ-13）など，"transsinusoidal AP shunt"は肝動脈終末枝と門脈終末枝あるいは類洞の吻合（図Ⅱ-30, Ⅲ-14, 15），"transplexal AP shunt"はPBPを介する交通が拡張したものと推定される（図Ⅲ-8a, b）．これらは，基本的には，門脈血行障害や肝静脈・肝類洞の障害による二次的な変化であり，肝動脈血行障害ではない．さらに，腫瘍内血洞を介するAP shunt（肝細胞癌門脈内腫瘍栓など）や門脈域の外傷による破綻性のAP shuntなども一般臨床でよく経験される（図Ⅰ-36 → 28頁）．

　AP shuntは，ダイナミックCT/MRI動脈優位相で楔状濃染がみられ，内部に微小な門脈枝が描

出されるのが典型的で，平衡相では周辺肝と同じ濃染を示す（図III-13）．これらの特徴の描出には，冠状断や矢状断がより有効な場合がある．APshuntによって灌流される肝区域は動脈血の直接的流入のために類洞の拡張や微小出血などがみられるが，多くは非造影画像では明らかな異常を示さない．SPIOやGd-EOB-DTPAは周辺肝と同様に取り込まれ，したがって真の腫瘍性病変との鑑別に有用である．しかしながら，同区域は門脈血流を受けないために，後述のような，門脈血流低下による実質性変化をきたす場合があり，それに対応して，画像上も後述の肝内門脈血流低下域と類似の異常所見を示すことがある．

2. 門脈血行障害

　肝は心拍出量の約25%の血液を受ける．したがって，肝血流を一定に保つことは生体の恒常性や循環器系の安定を保つためには必須である．そのためにいくつかの調節機能がある．その重要な1つとして肝動脈緩衝反応（hepatic arterial buffer response）が考えられている．すなわち，門脈圧の低下で肝の膨張圧が低下しアデノシンが放出され肝動脈終末枝が拡張することによって，門脈・肝類洞への血流を増加させる．この肝動脈からの代償は，主として拡張したPBPやPPPを介する多数の肝動脈-門脈吻合を通じて行われるものと考えられる．一方で，これらの機序でも十分に肝血流を保てない場合は，肝細胞の増殖とアポトーシスの不均衡が生じ肝はその血流量に応じて萎縮する．さらに強い門脈血流途絶（虚血）が生じれば壊死や梗塞をきたす場合もある．また，門脈血流中には腸管や膵からの種々の栄養やホルモンが含まれており，門脈の閉塞や変異によるこれらの変化は肝細胞に様々な変化をもたらし，画像診断上描出される．門脈血流減少は肝前駆細胞の活性化をもたらし，肝細胞の分化に様々な影響を与えるとする報告が最近なされている．

a. 肝内区域性門脈血流障害

　肝内門脈の一部が閉塞するとその末梢肝区域は種々の画像所見を呈する．ダイナミックCT/MRIでみられる区域性濃染については前述した．区域性濃染は肝内門脈血栓症（図III-16）や門脈腫瘍栓を伴う肝細胞癌，門脈浸潤を伴う胆管細胞癌（図I-8, III-8a, b）などでしばしば認められる．腫瘍に合併する場合はこれらの腫瘍濃染を不鮮明化あるいは修飾する．この肝動脈からの代償性血流の多寡や原因・持続期間などで，門脈閉塞末梢肝区域の病理学的変化は様々である．広範な凝固壊死をきたすような肝梗塞は，肝動脈血流障害を同時に伴わない場合は稀で，一般的にはZahn梗塞がみられる．Zahn梗塞では類洞の拡張と充血，肝細胞索の萎縮が認められるものの，壊死は免れている．慢性化するに従って萎縮，線維化が進行する．Zahn梗塞は単純CTで低吸収域として（図III-8c），MRIではT1強調像で低信号域に，T2強調像や拡散強調像で高信号域に描出される（図I-8, III-8d）．類洞の拡張を反映する所見と考えられる．ダイナミックCT/MRIでは類洞拡張や線維化を反映し，動脈優位相で軽度の濃染を示し，その後遅延性濃染がみられる場合が多い（図I-8, III-8a）．Gd-EOB-DTPA造影MRI肝細胞相では，この領域は種々の程度の低信号を示す（図III-8b）．

　こうした梗塞とは別に，脂肪肝では，門脈閉塞肝区域には脂肪沈着が欠如あるいは低下する場合（非脂肪化域；focal spared area of fatty liver, focal fat sparing）と（図II-10 → 45頁），逆に脂肪化が亢進する場合（限局性脂肪肝）がある．稀ではあるが鉄沈着がみられる場合がある．

　以上のように，門脈の閉塞を受けた肝区域は他の肝区域と異なる画像所見を示し，原因疾患の画像所見を修飾することに注意が必要である．また，原因疾患が腫瘍である場合はその門脈浸潤を示唆する重要な所見となる．

b. 肝内びまん性門脈血流障害

　びまん性の門脈血栓症では，ダイナミックCT/MRIの動脈優位相で肝末梢部（被膜下）の肝実質は濃染し，同部はCTAPで門脈血流欠損を

示す（図Ⅲ-17a, b）．Itai らはこの現象から肝内血流の"zonal differentiation"の概念を提唱した（図Ⅲ-18a）．すなわち，びまん性肝内門脈血流障害では，肝末梢部（peripheral zone）は門脈血流の低下が強く生じ肝動脈支配が優位となるのに対し，肝門側（中心部；central zone）の門脈血流は比較的保たれる．中心部で門脈血流が保たれるのは，前述の胆管周囲血管叢（PBP）の外層（静脈層）が，肝十二指腸靱帯内の PBP に連続する傍胆管静脈系（parabiliary venous system：PVS）を通じて，門脈の側副血行路として機能するためと考えられる（図Ⅲ-19）．すなわち，この門脈側副路が肝門側で拡張し，さらには PBP の外層から直接類洞に注ぐ経路や肝門部細門脈枝（娘枝）に注ぐ経路が拡張し代償することが考えられる．さらに，PVS からは多数の細枝が直接肝門部肝実質に分布し肝門部の門脈血流を維持すると考えられる．これらの肝門部側副血行は肝外門脈閉塞症（extrahepatic portal vein obstruction：EHO）（肝外のみならず肝内門脈障害も合併する）における CTAP で良好に観察される（図Ⅲ-19c）．一方，peripheral zone では PBP の発達が不十分でこうした門脈側副路形成には限界があり，代償的に肝動脈血優位となるものと考えられる．

上記の所見は亜急性期にみられるもので，超急性期では peripheral zone はダイナミック CT/MRI のすべての相で濃染を示さないことがある．急激な虚血による肝細胞壊死と浮腫を反映するものと考えられる．一方，慢性期では peripheral zone の動脈優位相での濃染は次第に減少し，また萎縮を示す（図Ⅰ-11→9頁，Ⅲ-17c, 18b, 19）．これらの一連の変化は Zahn 梗塞と類似する．この peripheral zone の萎縮に伴って，相対的に central zone は代償性肥大を示し，肝はいわゆる中心性肥大の形態を示すようになる．肝末梢被膜下の萎縮と肝門側の代償肥大の結果として，肝内の近位の門脈や肝静脈は相対的に肝門部から移動し，肝表に近接する（図Ⅰ-11，Ⅰ-36→28頁，Ⅲ-17c, 18b, 19b）．中心性肥大の形成には，上記の肝門部門脈血行変化に加えて，central zone では

短い導出肝静脈が肝静脈主幹近位部や直接下大静脈に注ぎ（短肝静脈），その走行距離が短く静脈抵抗が少ないといった要素も考えられる．

中心性肥大は，肝硬変などのびまん性肝障害で肝内門脈血流が肝全体で低下する疾患で共通してみられる現象である．びまん性疾患の病因により，中心性肥大の形態は様々な修飾を受けるが，その純型は肝前類洞性の門脈血行障害を示す IPH である．IPH の成因は明らかではないが，終末門脈枝のびまん性の障害と考えられている．図Ⅰ-11 のように，肝の形態は正常肝に類似するが，近位の肝内門脈・肝静脈が肝表に近接してみられることから，肝被膜下の実質の高度の萎縮と肝門側の腫大の存在を知ることができる．IPH ではダイナミック CT/MRI の動脈優位相で肝被膜直下が淡い帯状の濃染を示すこともある（図Ⅰ-11a）．これは CTHA では高頻度に観察される（図Ⅰ-11b）．Zahn 梗塞の終末としての肝細胞脱落と線維化を反映しているものと考えられる．

EHO やいわゆる cavernous transformation でも類似の変化がみられ，CTAP では PVS や肝内 PBP の拡張や，それらから分岐し肝実質に注ぐ細枝がしばしば観察される（図Ⅲ-19）．その他の肝内門脈の血栓性閉塞（図Ⅲ-17c），門脈腫瘍塞栓（図Ⅰ-36）や腫瘍による広範な閉塞（図Ⅰ-44→34頁）でも慢性の経過をたどる場合には共通して観察される．

c．門脈主幹外からの肝への静脈還流（third inflow）

筆者らは，CTAP と血管造影で，肝には門脈主幹以外の血流を受ける肝区域が存在することを明らかにした（図Ⅱ-20→53頁，Ⅲ-20）．その後，この血流は肝動脈と門脈に次ぐ肝への流入血流であることから，Yoshimitsu らによって third inflow と呼称された．

third inflow は主に2種類に大別される．1つ目は，門脈系に含まれる消化器系に由来するもので，胆嚢静脈や傍胆管静脈系（PVS）の細枝が直接肝門部肝実質あるいは肝内門脈に流入する．2つ

目は，大循環系の静脈が肝実質あるいは肝内門脈細枝に直接流入するもので，腹壁-傍臍静脈系（epigastric-paraumbilical venous system）や肝被膜静脈などがある（図Ⅲ-21）．third inflow は肝内門脈末梢枝に流入するものが多いが，低頻度ながら門脈枝と吻合せず独立して直接肝類洞に還流する例がある（sequestration と呼称されることがある）．third inflow を受ける肝は，画像上の偽病変（pseudolesion）や肝実質性変化（偽腫瘍；pseudotumor）を示す．

(1) 傍胆管静脈系（PVS）からの静脈還流

PVS からは多数の細静脈が肝門部肝実質や門脈枝に還流する．しかしながら，いずれも微細でありダイナミック CT/MRI では同定できないものが多い．

胃前庭部小彎側を走行する右胃静脈は膵頭部からの静脈と吻合し，その後は膵十二指腸幽門静脈（pancreatico-duodeno-pyloric vein）と呼称される．門脈左枝に直接流入する場合が多いが，肝十二指腸靱帯内の他の静脈と吻合し，PVSの一部を形成する場合もある．この右胃静脈血流が肝 S4 の背側部（方形葉）や S1，S3 などに直接流入する場合がある（図Ⅱ-17→51 頁，Ⅱ-18→52 頁，Ⅱ-20→53 頁，Ⅲ-20b, 22）．異所性右胃静脈還流（aberrant right gastric venous drainage）と命名したが，前述のように膵頭部からの静脈還流も合流するため，相対的に膵ホルモンや各種因子の濃度が高いと考えられる（図Ⅲ-22）．この変異の頻度は CTAP における S4 背側部の門脈血流欠損の頻度から約 14％と考えられる．本静脈還流はドップラー US で診断が可能で（図Ⅲ-23a），また，ダイナミック CT による同部への流入静脈の詳細な観察や thin-slice 撮像による三次元再構成像で診断できる（図Ⅱ-17, 18, Ⅲ-22）．

本静脈還流肝区域は画像診断でしばしば偽病変・偽腫瘍を示す．ダイナミック CT/MRI 動脈優位相の後期でこの領域は濃染を示すことがある（図Ⅲ-20d）．真の動脈性濃染ではなく，この領域に，胃壁や膵頭部を経由した造影剤が，他の肝実質より早く還流するためである（他の肝実質は腸管や脾臓から門脈本幹を通じて造影剤が還流するためにより長時間を要する）．脂肪肝では本領域は spared area となる（図Ⅱ-17）．腸管からの脂肪成分が流入しないためと考えられる．逆に，本区域に局所的な脂肪沈着を認めることがある（限局性脂肪肝；focal fatty liver）（図Ⅱ-18, 20）．非脂肪肝のみならず，脂肪肝でも他の領域よりさらに強い脂肪化がみられることがある．肝癌ハイリスクグループでは，脂肪沈着を伴う境界病変あるいは高分化型肝癌に類似する．異所性静脈還流の証明が唯一の鑑別点である．原因は明らかではないが，本領域はインスリンをはじめとする膵内分泌ホルモンなどが他の肝領域に比べて高濃度で流入することが一因と考えられる．胃切除後に，本区域に脂肪化が生じて CT 上肝転移と誤診されることがある．胃切除に伴い右胃静脈からの静脈血還流がなくなり，膵頭部からの還流のみとなると相対的にインスリンなどの濃度が高まることが原因と考えられる（図Ⅱ-18）．硬変肝では本還流域はしばしば過形成性変化（hyperplastic change）を示す（図Ⅲ-23）．形状は腫瘤状であることが多い．T1 強調像で高信号，T2 強調像で等〜低信号を示し，SPIO の取り込みは亢進する．乏血性であるが，上記の造影剤早期還流による淡い濃染を動脈優位相で認めることがある．早期肝癌や高分化型肝癌との鑑別には異所性静脈還流の証明が最も信頼性が高いが，それが困難な場合には Gd-EOB-DTPA 造影 MRI 肝細胞相で等〜高信号となることが一助となる（図Ⅲ-24）．この過形成性変化は MRI 所見からの解析では約 5％の硬変肝で観察される．筆者らの経験では，特にアルコール性肝硬変で高率にみられる．

6 point-dixon 法である IDEAL IQ を用いた検討で，血液疾患に伴うヘモジデローシス例において，S4 背側の third inflow の好発部位に一致して鉄沈着の spared area が生じることが報告されている．

(2) 胆嚢静脈還流

胆嚢静脈には，胆嚢床に隣接する肝へ還流するものと肝外門脈や傍胆管静脈系に還流するものと

がある．前者は肝内門脈末梢枝に流入するものが多いが，一部では門脈枝と吻合せず直接独立して肝類洞に還流する（sequestration）．還流域は，CTAPでは胆嚢に隣接して門脈血流欠損域として描出され，ダイナミックCT/MRIの動脈優位相で濃染を示すことが多い．これは真の早期濃染ではなく，周辺肝では造影剤が門脈本幹を通じて還流するのに対し，胆嚢静脈からの肝への還流がより早いことによる，相対的な早期濃染である（図Ⅲ-25）．この濃染は胆嚢血流が増加した胆嚢炎や胆嚢癌でより強く鮮明に描出されるが，炎症や腫瘍の肝実質への波及・進展との鑑別に留意する必要がある．胆嚢癌では，この経路で肝転移が高率にみられることにも注意が必要である．この領域は脂肪肝内ではspared areaを示す．この理由としては，腸管からの脂肪成分が胆嚢静脈還流域では相対的に少ないためと考えられる．また，この領域はアルコール性肝硬変では過形成性結節を示すことがあるが，その理由は明らかではない．

(3) Sappey静脈系からの還流

Sappey静脈系（veins of Sappey）は，前内胸壁から肝に流入する静脈群である．superior veins of Sappeyとinferior veins of Sappeyの2群に大別される（図Ⅲ-26）．前者は鎌状靱帯頭側に沿って肝S4頭側から肝内門脈枝に吻合する（図Ⅲ-27）．後者は胸壁から鎌状靱帯前面を走行しS4内側の肝内門脈枝に合流する（図Ⅲ-27, 28b）．S3の鎌状靱帯側に流入することもある．このinferior veins of Sappeyは傍臍静脈として知られている．造影CTやその三次元再合成でしばしば同定可能であるがその血流は評価できない（図Ⅲ-29a, c）．比較的太い場合はドップラーUSで確認することが可能である．

これらの領域は，ダイナミックCT/MRIで動脈優位相から門脈相で早期濃染を示す場合と，逆に周辺肝より低吸収域を示すことがある（図Ⅲ-30）．胸壁からの静脈還流の時間的な差異を反映すると考えられる．inferior veins of Sappey還流域は高率に限局性脂肪肝を示す（図Ⅲ-28, 29）．

CTでは乏血性腫瘍（転移性肝癌）との鑑別が必要であるが，前述の流入静脈の証明で鑑別できる．MRIで脂肪成分を確認することでも鑑別できる．肝癌高危険群では脂肪化肝癌との鑑別が必要であるが，肝硬変やその他の門脈圧亢進症では，この静脈系は門脈から大循環への遠肝性の側副血行路となるために，本領域での限局性脂肪肝は観察されない．剖検例での検討で，非門脈圧亢進症例では約11％にS4の鎌状靱帯側に限局性脂肪肝（yellow spot）を認めたのに対し，門脈圧亢進症では認められなかったという興味深い報告がある．ただし，慢性肝炎では限局性脂肪肝がみられることがあり注意が必要である．本領域の限局性脂肪肝の原因は明確ではない．また，superior veins of Sappeyの還流域にこうした変化がほとんどみられないことの原因も明らかではない．本領域は脂肪肝でspared areaを示すことがある．

上大静脈症候群ではこれらの静脈は肝を通じての側副血行路となり，肝の部分濃染の原因となる（図Ⅲ-27）．

(4) 胃所性左胃静脈還流

胃肝間膜内を走行し左肝門部で門脈に還流する左胃静脈が，外側区の背面から直接肝に還流することがある．脂肪肝内のspared areaとして描出されることがある（図Ⅲ-31）．

d．その他の肝内門脈血流欠損域

AP shunt域や門脈閉塞肝区域は門脈血流が欠損し，脂肪肝ではspared areaを示す（図Ⅱ-10→45頁）．またヘモジデリン沈着を示すことがある．稀に脂肪沈着を示すこともある．後述のように，肝腫瘍の周辺には腫瘍血流還流や微小なAP shuntなどによる門脈血流欠損域が存在するが，同部は脂肪肝ではしばしば腫瘍周囲のperitumoral spared areaを示す（図Ⅲ-32）．膵インスリノーマでは肝転移ではドレナージ域に脂肪化を認めることがあり，腫瘍からのインスリン分泌の影響が考えられる．他の転移性肝癌でもドレナージ域の脂肪沈着が報告されている．

3. 肝静脈血行障害

　肝静脈間には側副血行路が形成されやすく，また後下肝静脈や短肝静脈など多数の直接下大静脈に注ぐ静脈を通じての側副路形成のために，肝内肝静脈分枝の近位の単独閉塞では肝実質障害は軽微である．しかしながら，側副路形成が不十分な場合は，類洞の拡張とうっ血や微小出血がみられる．中心静脈周囲(zone 3)の肝細胞は酸素低下をきたし萎縮・壊死に陥る．重篤化すると，この変化が肝細胞全体に及ぶ．慢性化すると，肝細胞の脱落と架橋線維化が進行し肝硬変に至る．これらの変化は肝内に不均一にみられ，よりうっ血が高度な肝実質は障害が強く，萎縮し周辺は再生性変化を示し（図I-9→8頁），肉眼標本でいわゆるニクズク(nutmeg)肝を呈する．網状の高度うっ血域・架橋線維化域が特に肝被膜下に著明に観察される．閉塞部位によって，心血管性(心臓障害など)，肝上部(suprahepatic)下大静脈～大型肝静脈(Budd-Chiari症候群)，中心静脈レベルの小型肝静脈(veno-occlusive disease：VOD)に分類される．VODでは中心静脈周囲の肝類洞の障害も共存し，主病変は類洞との見解から，近年 sinusoidal obstruction syndrome (SOS)と呼称される傾向にある．

　肝静脈閉塞では，肝類洞のうっ血からさらには類洞から門脈への血液の逆流がみられ，これを代償するためにPBPや類洞を介して肝動脈血流が増加し，CTAPでは門脈血流欠損/低下を示す（図III-33）．この門脈血流低下域は，前述の組織学的変化に加えて，Zahn梗塞と類似した変化をきたす．結果として，画像所見は前述の門脈区域閉塞と類似する．区域性にみられる場合は，ダイナミックCT/MRI動脈優位相で濃染し，区域性濃染を示す（図III-15）．広範な肝静脈閉塞あるいは還流障害では，ニクズク肝を反映する網目状・斑状の萎縮・線維化部分と再生性肝実質が混在する構造が描出される点が門脈血行障害とは異なる点である（図I-9, III-33, 34）．Gd-EOB-DTPAは，後述のように，zone 3の肝細胞に強く発現する類洞側肝細胞膜トランスポーター(OATP)によって肝細胞に取り込まれるために，zone 3の障害が強いこのような病態の描出に優れている（図III-34c）．

　心疾患や肺動脈高血圧症などによる全肝の肝静脈還流障害では，peripheral zoneの静脈還流障害がcentral zoneに比べてより強度となり，結果として門脈血流障害もより強度となる．一方，尾状葉や肝門部からは下大静脈に直接注ぐ多数の短い肝静脈が存在し，central zoneは相対的に静脈還流障害の程度は軽い．こうした血行動態から，うっ血性肝硬変では前述のIPHと類似した中心性肥大がみられる（図I-12→10頁）．同様の広範な肝静脈還流障害としてBudd-Chiari症候群が知られている．原因としては肝静脈の広範な血栓症や肝静脈・下大静脈の膜様閉塞があるが，多くの場合，肝静脈障害は均一ではなく，より高度の還流障害肝区域はより強い萎縮をきたし，肝全体の形態は様々である(atrophy-hypertrophy complex)．しかしながら，中心性肥大は常に観察される（図I-9, III-34）．

4. 肝類洞あるいは微小血管障害

　肝類洞レベルの血行障害は種々の肝疾患でみられるが，類洞レベルに限定した障害としてはVODやSOSが挙げられる．VODはアルコール，ウイルス，放射線肝障害，薬物や移植後の拒絶反応による肝障害などでみられる．前述のように，SOSとVODがほぼ同様の病態として近年統一されつつある．SOSは類洞内皮細胞の障害と脱落による類洞閉塞が病因と考えられている．類洞拡張やpeliosisも高頻度にみられる．また，末梢肝静脈周囲の壊死がみられ，その後，線維化とともに静脈は狭小化し類洞にうっ血をきたす．中心静脈周囲のzone 3が特に障害が強い．広範で急激に進行する場合は致命的なうっ血性肝硬変に至る．

　画像では肝腫大や腹水がみられるが非特異的である．ドップラーUSでの門脈の逆流や肝静脈血流の減弱，胆嚢壁浮腫などがSOS診断の参考と

なる．CTやMRIでは肝実質に異常がみられないことが少なくないが，門脈域浮腫，肝内不均一濃染や肝静脈主幹の狭小化がSOSで報告されている（図Ⅲ-35）．SPIO造影MRIでは高率にびまん性あるいは局所性の不均一な網状構造が描出される．Gd-EOB-DTPA造影MRI肝細胞相でも，zone 3障害が高度なSOSは，肝静脈閉塞と同様な網目状構造が鋭敏に描出される（図Ⅲ-36）．

近年，大腸癌に対するオキサリプラチン治療での局所的なSOSの発生が多数報告され，肝転移との鑑別が問題となっている．辺縁の不鮮明な非正円形の結節で，転移性肝癌のようなリング状の濃染は示さず，様々な程度の不均一な濃染が特に後期相でみられる．T1強調像で等信号，T2強調像では等〜弱い高信号を示す．高いb値の拡散強調像では等信号を示し，ADC値は転移性肝癌に比べて優位に高い．Gd-EOB-DTPA造影MRI肝細胞相では低信号と高信号域が混在するとされる．オキサリプラチン治療では後述のNRHも合併することが報告されている．

前述のように，肝被膜下血腫や腫瘍などで類洞が圧排・狭小化されると，前類洞性に主としてPBPを介して顕微鏡レベルのAP shuntsが発達し門脈血流を維持することが考えられる．これが強度になると同部の門脈血流は逆流する（図Ⅱ-30→60頁，Ⅲ-14）．肝静脈閉塞と類似した血行動態の変化が考えられる．

5. 肝内血行障害と肝細胞性結節性病変

肝内の慢性的な血行障害（特に門脈血流）には様々な肝細胞性結節性病変が合併することが知ら

表Ⅲ-1　肝内血行障害と肝細胞性結節

門脈血行障害	肝内外門脈閉塞（EHO）/肝内門脈血栓症（PVT）：FNH，NRH，LRN 特発性門脈圧亢進症（IPH）：NRH，LRN，稀にFNH，HCA，肝細胞癌 先天性肝内外門脈大循環短絡（門脈欠損/低形成）：FNH，LRN，HCA，肝細胞癌，hepatoblastoma
肝動脈血行障害	細動脈炎（SLEなど）：NRH
肝静脈・類洞血行障害	sinusoidal obstruction syndrome（SOS）：NRH，肝細胞癌，LRN Budd-Chiari症候群：FNH，FNH-like，HCA，肝細胞癌，NRH，LRN 心血管性うっ血性肝障害（congestive hepatopathy）：FNH，LRN
混合型血行障害	遺伝性出血性毛細血管拡張症（HHT）：FNH，NRH，LRN，稀に肝細胞癌

れている．表Ⅲ-1にこれまでの報告を示す．多くはFNHなどの再生性結節であるが（図Ⅰ-3→5頁，Ⅱ-12→45頁），HCAや肝細胞癌も合併する．特に，先天性肝内外門脈大循環短絡やBudd-Chiari症候群ではHCAや肝細胞癌の合併がみられ，注意深い診断と観察が必要である（図Ⅱ-12，Ⅲ-34）．

前述のように，門脈本幹外からの静脈還流（third inflow）を受ける肝実質は，各種のホルモンなどの液性因子や栄養の差異などで様々な肝細胞性結節性変化を示す．また門脈血流障害は肝stem cell/progenitor cellの動員を誘発することなどがこうした肝細胞性結節の発現の背景と考えられる．

これらの肝細胞性結節の鑑別には，後述するようにGd-EOB-DTPA造影MRIが有用である．

B 肝内血行障害あるいは変異と画像・病理

図Ⅲ-9〜36

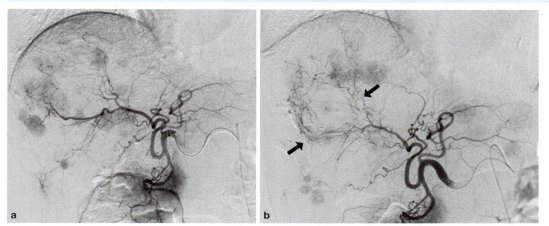

図Ⅲ-9 多発肝細胞癌に対する頻回 Lipiodol TACE 後の胆管周囲血管叢（PBP）を介する側副路形成
a．肝動脈化学塞栓療法（TACE）前の総肝動脈造影で，多発性腫瘍濃染を認める．
b．右は3回目のTACE時の総肝動脈造影で，前・後区域枝の本幹は消失し，拡張・屈曲・蛇行を示すPBPがみられる（矢印）．

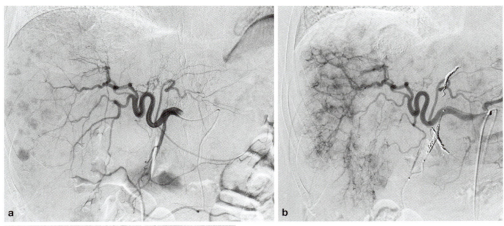

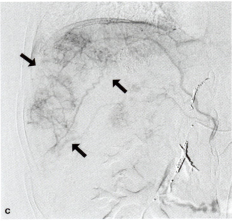

図Ⅲ-10 肝外動脈から肝被膜動脈網，isolated artery を介する側副路形成
a．肝動脈化学塞栓療法（TACE）前の総肝動脈造影．右葉に多発性肝細胞癌を認める．
b．100〜300μmのエピルビシン含浸マイクロスフェアで TACE を2回施行した後の総肝動脈造影．右肝動脈末梢の広範な閉塞を認める．
c．右下横隔動脈造影．右葉末梢部の肝実質と腫瘍が広範に描出されている（矢印）． （つづく）

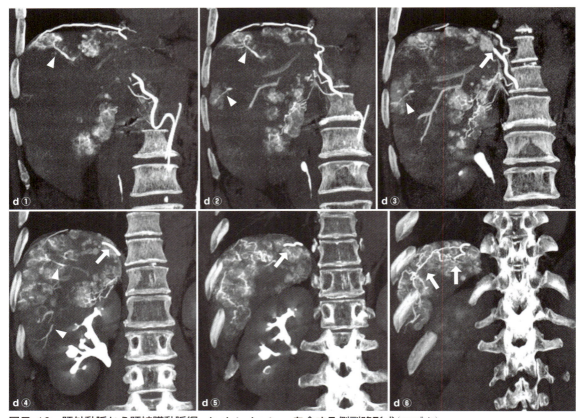

図Ⅲ-10 肝外動脈から肝被膜動脈網, isolated artery を介する側副路形成（つづき）
d. 右下横隔動脈造影下 CT 冠状断 MIP 像（腹側から①～⑥）．右下横隔動脈の著しい拡張と広範な肝および腫瘍への栄養を認める．右下横隔動脈から bare area を通じて，直接の栄養が S7 背側から肝門寄りにみられ，一方，右葉上～外側末梢部は bare area を通って肝被膜動脈網（矢印）から isolated arteries（矢頭）を逆行して肝動脈が再建されている．

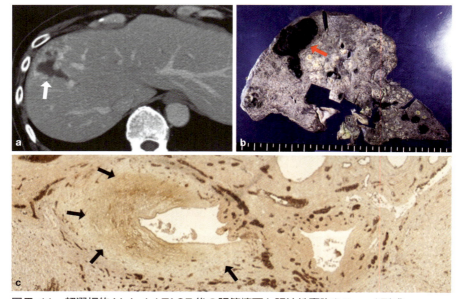

図Ⅲ-11 超選択的 Lipiodol TACE 後の胆管壊死と胆汁性囊胞（biloma）形成
a. 造影 CT で，S8 に胆汁性囊胞が認められる（矢印）．
b. 剖検肝標本で，胆汁性囊胞が確認された（矢印）．
c. 組織標本第Ⅷ因子免疫染色で，胆管壊死と同部の胆管周囲血管叢（PBP）の消失を認める（矢印）．

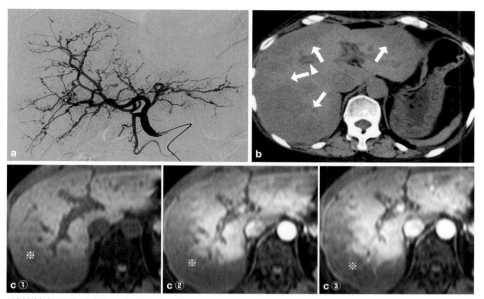

図Ⅲ-12　結節性多発動脈炎(40歳代，女性)
a．肝動脈造影．肝内動脈の広範な不整と微小動脈瘤を認める．
b．単純CT．肝末梢部に低吸収域を認め(矢印)，また門脈周囲低吸収域(periportal collar)がみられる(矢頭)．
c．ダイナミックMRI(Gd-DTPA)．造影前T1強調像(①)で肝末梢部は低信号を示し，同部は動脈優位相(②)，門脈優位相(③)で造影されない(※)．胆管・門脈域障害による肝梗塞が考えられる．肝被膜部の濃染は保たれている．

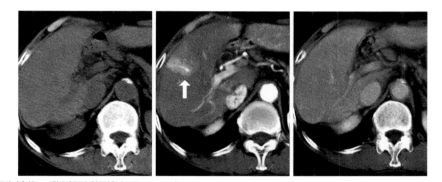

図Ⅲ-13　肝生検後の動脈門脈短絡(AP shunt)
ダイナミックCT．動脈優位相(中)で門脈の早期描出と楔状の肝実質濃染を認める(矢印)．造影前(左)と平衡相(右)では異常を認めない．

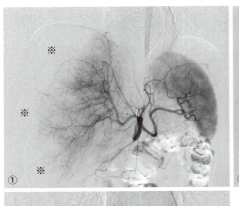
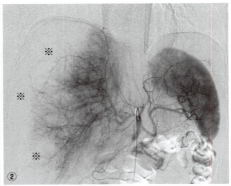
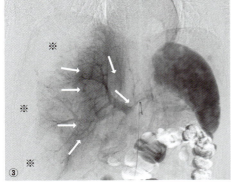

図Ⅲ-14 肝右葉被膜下血腫による右肝内門脈の逆行性描出
腹腔動脈造影（①：動脈相，②：後期動脈相，③：毛細管相）．右葉外側に大きな被膜下血腫と多発微小出血が認められる（※）．毛細管相で右肝内門脈が逆行性に描出されている（矢印は門脈の血流方向を示す）．

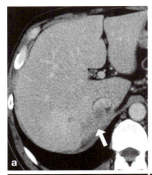
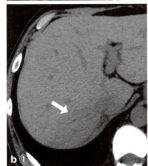
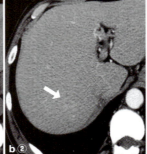
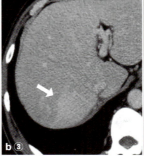
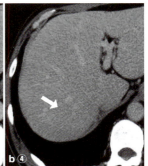

図Ⅲ-15 副腎癌による後下肝静脈閉塞
a．ダイナミック CT 門脈優位相．副腎癌の肝浸潤と下大静脈浸潤を認める（矢印）．
b．a より頭側のダイナミック CT．S7 の一部は造影前 CT（①）で低吸収を示し，動脈優位相（②），門脈優位相（③）で区域性濃染を示す（矢印）．平衡相（④）では等吸収となる（矢印）．門脈の区域には一致せず，後下肝静脈の還流域に一致する分布である．肝静脈分枝閉塞による区域性濃染・Zahn 梗塞の所見と考えられる．

B 肝内血行障害あるいは変異と画像・病理

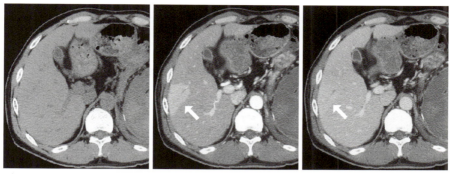

図Ⅲ-16 肝内門脈血栓症による区域性濃染
ダイナミックCT. 造影前CT（左）では明らかな異常はみられない. 動脈優位相（中）で末梢門脈域に沿った区域性濃染が明らかである（矢印）. 平衡相（右）ではほぼ等吸収となる（矢印）. 濃染区域根部の門脈内に血栓が低吸収域として認められる.

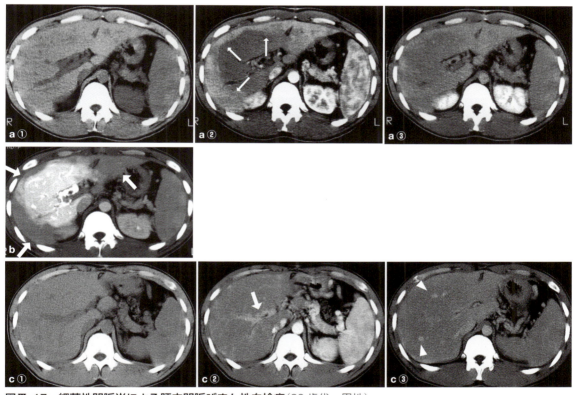

図Ⅲ-17 細菌性門脈炎による肝内門脈びまん性血栓症（20歳代，男性）
a. ダイナミックCT. 動脈優位相（②）で肝辺縁部被膜下に太い帯状の濃染を認める（矢印）. 平衡相（③）で肝内門脈の濃染はみられず広範血栓症の所見である. 本症例では造影前（①）で高吸収の門脈血栓は同定されず，亜急性期である.
b. 同時期のCTAP. 動脈優位相での濃染部に一致して，門脈血流欠損域がみられる（矢印）.
c. 2年後のダイナミックCT. 動脈優位相（②）における肝辺縁部濃染は消失している. 肝門部門脈はPBPを介する側副路で再建されている（矢印）. 門脈優位相（③）で肝内の比較的太い門脈・肝静脈の肝表への近接がみられ（矢頭），肝門側肝実質の腫大がみられる. 肝末梢域（peripheral zone）の萎縮と中心部（central zone）の代償性肥大（中心性肥大）の所見である. ①：造影前CT.

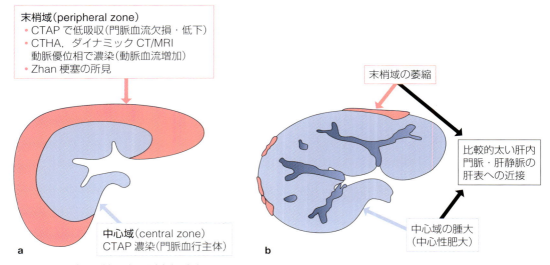

図Ⅲ-18　びまん性肝内門脈血行障害における zonal differentiation 模式図
a．急性期～亜急性期の血行と画像．
b．慢性期の変化．

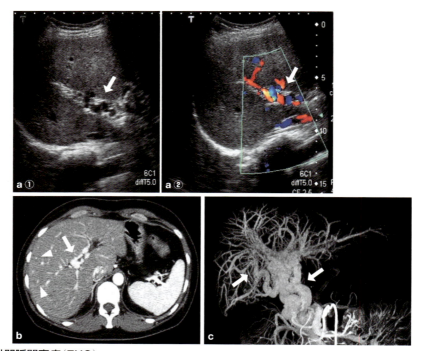

図Ⅲ-19　肝外門脈閉塞症（EHO）
a．US（①：グレースケール像，②：カラードップラー像）．左右門脈枝の消失と多数の拡張した側副血行路を認める（矢印）．肝十二指腸靱帯の傍胆管静脈系から肝内の胆管周囲血管叢を介する側副路である．いわゆる cavernous transformation の所見である．
b．ダイナミック CT 門脈優位相．cavernous transformation（矢印）と中心性肥大，比較的太い門脈や肝静脈の肝表への近接（矢頭）所見がみられる．さらに，肝門部の門脈側副路から多数の細枝が腫大した肝門側肝実質に流入するのが観察される．
c．CTAP 冠状断 MIP 像．肝門部の多数の門脈側副路と，それらから直接肝に分布する細門脈枝が多数認められる（矢印）．

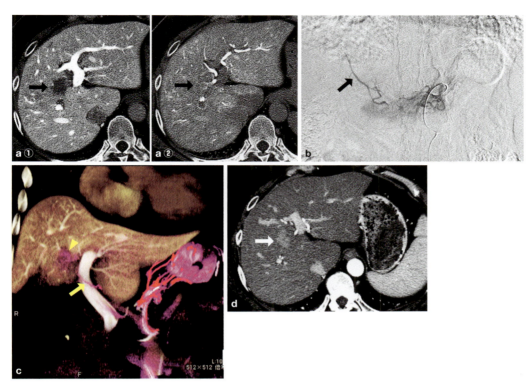

図Ⅲ-20 異所性右胃静脈還流域（S4 背側）多血性偽病変 （50 歳代，男性）
a. 動注 CT．CTAP（①）で S4 背側部に門脈血流欠損域を認める（矢印）．同部は CTHA（②）で濃染を示さない（矢印）．
b. 右胃動脈造影静脈相．S4 への異所性右胃静脈還流が確認された（矢印）．
c. 選択的右胃動脈造影下 CT と CTAP 冠状断 MIP 像の融合画像．右胃静脈が S4 の門脈血流欠損部（矢頭）に異所性に流入している（矢印）のが確認される．
d. ダイナミック CT 動脈優位相．門脈血流欠損域は濃染を示す（矢印）．真の早期濃染ではなく，周辺肝より早い造影剤（静脈血）還流による偽の早期濃染（偽病変）である．

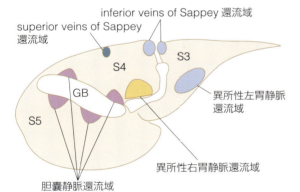

図Ⅲ-21 門脈主幹外からの肝への静脈還流域（third inflow）模式図
肝十二指腸靭帯内傍胆管静脈系（parabiliary venous system：PVS），胆嚢静脈（cholecystic vein）の一部は直接 S5，S4 に還流する．superior veins of Sappey は S4 頭側の肝表面部に，inferior veins of Sappey は鎌状靭帯腹側を走行し，S4 内側に還流するが，同部の S3 側に流入する場合もある．異所性右胃静脈が肝十二指腸靭帯内から S4 背側（方形葉）に直接還流することがある（異所性右胃静脈還流；aberrant right gastric venous drainage）．この異所性還流は稀に S1，S3 にもみられる．左胃静脈が胃肝間膜内から直接 S3，S2 に還流することがある（異所性左胃静脈還流；aberrant left gastric venous drainage）．その他に，PVS から多くの細静脈が肝門部肝実質に直接還流する．

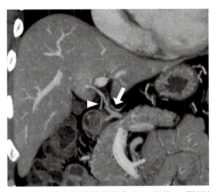

図Ⅲ-22 異所性右胃静脈還流（50 歳代，男性）
ダイナミック CT 門脈優位相（冠状断 MIP 像）．前庭部小彎からの右胃静脈（矢印）と膵頭部・十二指腸からの静脈（矢頭）が合流して直接 S4 に流入する（矢印）．合流後は pancreatico-duodeno-pyloric vein と呼ばれる．

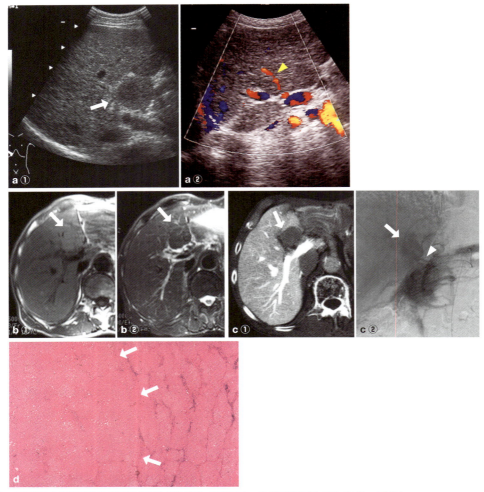

図Ⅲ-23 異所性右胃静脈還流域の過形成性変化（アルコール性肝硬変）（50歳代，男性）
a．US．グレースケール像（①）でS4背側にやや低エコーの結節がみられる（矢印）．カラードップラー像（②）で同部に流入する静脈が認められる（矢頭）．
b．MRI．T1強調像（①）で同部は軽度高信号で，脂肪抑制T2強調像（②）では低信号を呈した（矢印）．
c．CTAP（①）では門脈血流欠損を示し（矢印），高分化型肝細胞癌と類似したが，総肝動脈造影静脈相（②）で右胃静脈（矢頭）の結節部（矢印）への異所性還流が証明された．経過で増大は認められていない．
d．アルコール性肝障害に合併した同様の結節の切除標本（別症例，過去に高分化型肝細胞癌の診断で切除された）．周辺再生結節とはサイズが大きく異なる過形成結節である（矢印）．（HE染色，×10）．

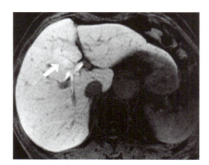

図Ⅲ-24 異所性右胃静脈還流域の過形成性変化（C型肝硬変）（70歳代，女性）
Gd-EOB-DTPA造影MRI肝細胞相でS4背側部が腫瘤状高信号を示す（矢印）．過形成性変化が考えられる．中心部に肝表から直接流入する静脈がみられる．右胃静脈の異所性還流である．

B 肝内血行障害あるいは変異と画像・病理

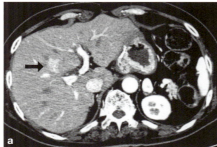

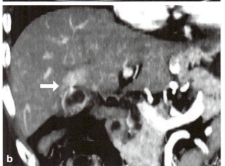

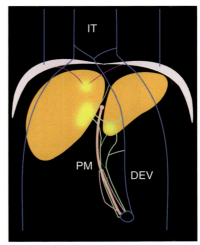

図Ⅲ-25 胆嚢静脈還流による多血性偽病変（60歳代，女性）
a．ダイナミックCT動脈優位相．胆嚢の頭側の胆嚢床に早期濃染を認める（矢印）．
b．ダイナミックCT動脈優位相（冠状断再構成像）．胆嚢静脈からの造影剤流入による実質の濃染であることが確認できる（矢印）．

図Ⅲ-26 Sappey静脈系の解剖模式図
superior veins of Sappey（赤紫色）は鎌状靱帯の頭側と横隔膜の内側部からS4頭側の肝内門脈に吻合する．また，内胸静脈（internal thoracic vein：IT）や深部腹壁静脈（deep epigastric vein：DEV）とも吻合する．inferior veins of Sappey（緑色）は，鎌状靱帯尾側からS4内側の鎌状靱帯付着部近辺の肝内門脈に吻合する．また，臍部でDEVと吻合する．傍臍静脈（paraumbilical vein：PM）とも呼称される．
（福井県立病院・吉川 淳先生作図）

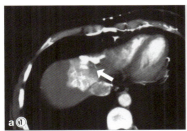
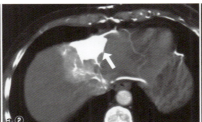
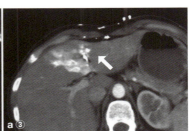

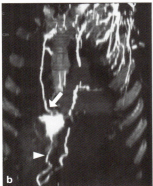

図Ⅲ-27 上大静脈症候群（肺癌による上大静脈閉塞）
a．上腕静脈からのダイナミックCT動脈優位相．S4に広範な濃染を認める（矢印）．
b．同冠状断MIP像．前胸壁から拡張したsuperior veins of Sappey（矢印）とinferior veins of Sappey（矢頭）を介して肝に造影剤（血流）が流入している．この後，血液は肝静脈から心臓に還流する．

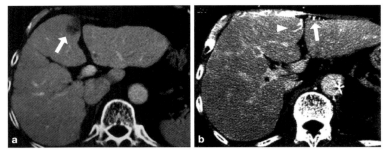

図Ⅲ-28　inferior veins of Sappey 還流域の限局性脂肪肝〔胃癌〕(50 歳代,男性)
a.造影 CT.S4 内腹側(鎌状靱帯付着部)に一部にマイナスの CT 値を有する低吸収結節を認める(矢印).限局性脂肪肝である.
b.右内胸動脈造影下 CT.肝転移検索のために行った血管造影検査時に右内胸動脈造影下に肝 CT を撮像した.鎌状靱帯前面に inferior veins of Sappey が描出され(矢印),限局性脂肪肝部(血管造影時には脂肪沈着は消失状態)に流入するのが確認できる(矢頭).

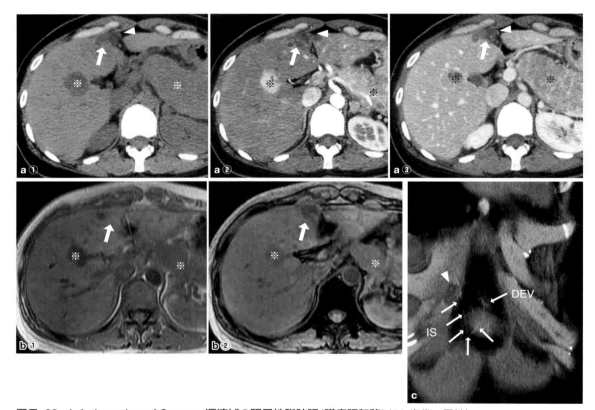

図Ⅲ-29　inferior veins of Sappey 還流域の限局性脂肪肝(膵癌肝転移)(50 歳代,男性)
a.ダイナミック CT.造影前 CT(①)で S4 前内側で肝鎌状靱帯近辺に楔状の低吸収域がみられ,動脈優位相(②)から門脈相優位相(③)にかけて漸増性に淡く造影される(矢印).内部に脈管構造がみられ,inferior veins of Sappey(傍臍静脈)が低吸収域部に連続する(矢頭).※は膵癌とその肝転移である.
b.MRI.T1 強調像 in phase(①)で等信号,opposed phase(②)で低信号を認め脂肪沈着が確認できる(矢印).
c.ダイナミック CT 平衡相冠状断 MPR 像.深部腹壁静脈(DEV,矢印)に連続する inferior veins of Sappey(IS,矢印)が肝鎌状靱帯前縁を通って S4 の脂肪沈着域(矢頭)に流入するのがわかる.

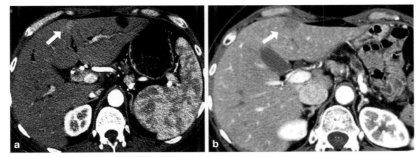

図Ⅲ-30　inferior veins of Sappey 還流域の多血性および乏血性偽病変
a．ダイナミック CT 動脈優位相．S4 内側に小濃染を認める．
b．別症例のダイナミック CT 動脈優位相．同様の部位に低吸収域を認める（矢印）．いずれも他の相では異常なく，血流の差異による偽病変である．

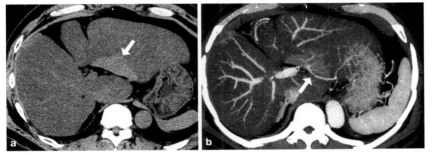

図Ⅲ-31　異所性左胃静脈還流による spared area
a．単純 CT．脂肪肝と外側区背側に楔状の spared area が認められる（矢印）．
b．ダイナミック CT 門脈相 MIP 像．左胃静脈の spared area 部への肝表からの直接流入（異所性還流）がみられる（矢印）．

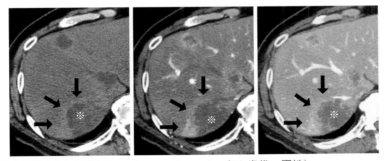

図Ⅲ-32　脂肪肝と大腸癌肝転移周辺の peritumoral sparing（50 歳代，男性）
ダイナミック CT．造影前 CT（左）で肝は低吸収で肝内脈管が同定できない．脂肪肝の所見である．腫瘍はより低吸収を示すが（※），その周辺に腫瘍を取り囲む帯状・一部楔状の相対的高吸収域を認める（矢印）．同部は動脈優位相（中）で濃染し（矢印），門脈優位相（右）で内部に肝内脈管が描出され肝実質であることがわかる（矢印）．脂肪肝における，腫瘍周囲の門脈血流欠損肝実質の peritumoral spared area である．

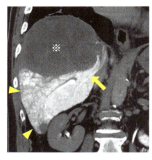
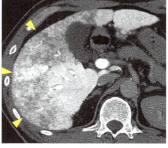

図Ⅲ-33　肝細胞癌による肝静脈閉塞〔B型肝硬変〕（50歳代，男性）
CTAP冠状断再構成像（左）で右葉ドーム下に肝癌（※）がみられ，中および右肝静脈が圧排閉塞状態である．右葉の後下肝静脈は開存している（矢印）．肝静脈閉塞肝区域は門脈血流が低下し，まだらな灌流がみられる（矢頭）．軸断面像（右）でも同様の所見がみられる（矢頭）．

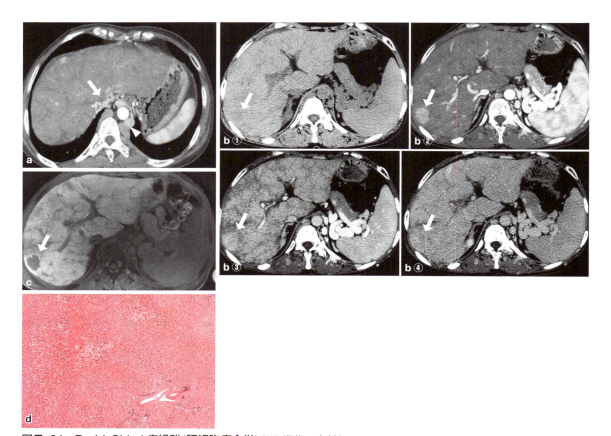

図Ⅲ-34　Budd-Chiari症候群（肝細胞癌合併）（50歳代，女性）
a．ダイナミックCT動脈優位相（頭側）．下大静脈と肝静脈3枝の近位部閉塞と側副血行路の描出を認める（矢印）．奇静脈の著明な拡張がみられる（矢頭）．
b．ダイナミックCT（肝門部）．造影前CT（①）で肝実質の濃度は不均一である．門脈優位相（③）で網目状・斑状の不整な低吸収域が広範囲にみられる．これらの低吸収域は平衡相（④）で等吸収化し，線維性変化が考えられる．S7/6の動脈優位相（②）で濃染する腫瘍は中分化型肝細胞癌であったが，平衡相でwash outは明らかではない（矢印）．肝の動脈化によるものと考えられる．中心性肥大がみられる．
c．Gd-EOB-DTPA造影MRI肝細胞相．網目状・斑状の低信号域が明瞭に描出される．肝癌は明瞭な低信号結節として描出されている（矢印）．
d．切除標本組織像．線維性隔壁で囲まれた再生結節がみられ，肝硬変の状態である．拡張した類洞内に高度うっ血を認める．（HE染色，×10）

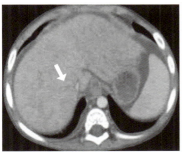
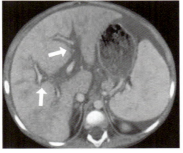

図Ⅲ-35 骨髄移植後のSOS
（1歳，男児）
造影CTで肝腫大と門脈周囲低吸収域（periportal collar）がみられ（右：矢印），右肝静脈の狭小化が顕著である（左：矢印）．肝静脈への還流障害による虚脱が示唆される．肝実質濃染は不均一である．

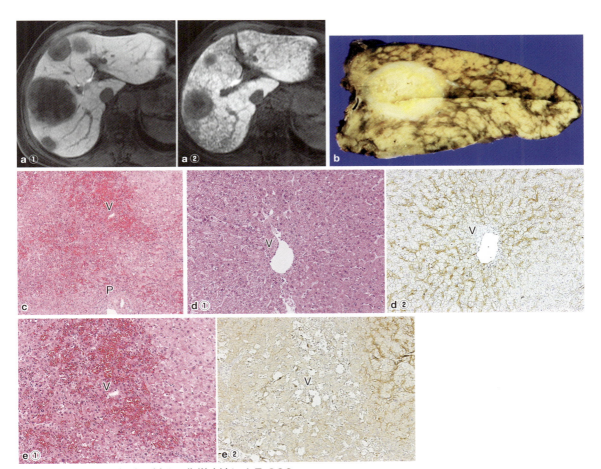

図Ⅲ-36 大腸癌肝転移に対する化学療法によるSOS
a．Ga-EOB-DTPA造影MRI肝細胞相．化学療法（FOLFOX療法）前（①）では肝実質に異常はみられない．6サイクル施行後（②）ではびまん性に網目状・亀甲状の低信号域がみられる．ダイナミックCT/MRIやT1，T2，拡散強調像などでは実質の変化は明瞭に描出できなかった．多発性結節は大腸癌肝転移である．
b．切除標本肉眼像．背景肝には網状　斑状の茶褐色部分と正常肝様部分が混在する．ニクズク（nutmeg）肝類似の所見である．
c．切除標本組織像．中心静脈（V）周囲（zone 3）に高度のうっ血と類洞拡張がみられる．P：門脈．SOSの所見である．（HE染色，×40）
d．切除標本組織像（正常様部分）．中心静脈周囲に異常はなく（①），OATP1B3発現（②：茶色）も良好である．（①：HE染色，×100，②：OATP1B3免疫染色，×100）
e．切除標本組織像（茶褐色部分）．中心静脈（V）周囲にうっ血と類洞拡張がみられ（①），OATP1B3発現は部分的である（②）．（①：HE染色，×100，②：OATP1B3免疫染色，×100）

〔Yoneda N, et al. Correlation between Gd-EOB-DTPA-enhanced MR imaging findings and OATP1B3 expression in chemotherapy-associated sinusoidal obstruction syndrome. Abdom Imaging 40：3099-3103, 2015 より引用改変〕

C 肝腫瘍性病変の血行動態と画像・病理 [図Ⅲ-37～60 ⇨ 96～113頁]

　肝腫瘍性病変の血行動態の理解は，ダイナミックCT/MRIやドップラーあるいは造影USの所見や病態の理解にきわめて重要である．ヒトにおける in vivo での血行動態は画像診断でのみ解析が可能であり，血流を反映する血流画像と病理所見との対比でその本態を理解することがはじめて可能となる．この解析には肝内門脈血流と肝動脈血流を分離して観察できる動脈造影下CT（動注CT），すなわちCTAP，CTHAやsingle-level dynamic CTHAなどがきわめて優れているが，血管造影の手技を必要とするために侵襲的であり，非侵襲的な画像診断が進歩した現在，これらの適応は限定的であることに留意したい．

1. 肝細胞癌の多段階発癌に伴う血行動態の変化

a. 肝細胞癌の多段階発癌と画像・病理の考え方

　肝癌の発生にはいわゆる de novo 発癌と異型結節から早期肝癌，高分化型肝癌，中分化型肝癌から低分化型肝癌への多段階発癌が考えられている．多段階発癌に伴って結節の血行支配は変化し，また結節からのドレナージ（流出血流）も変化する．

b. 血管新生と多血化

　vascular endothelial growth factor（VEGF）は悪性腫瘍の発生と進展における血管新生に決定的な役割を果たしていることが明らかとなっている．VEGFは腫瘍細胞によって産生され，血管内皮細胞に存在するVEGF receptorであるFlt-1やFlk-1に結合し，その結果として血管内皮細胞の増殖や遊走を誘導する．一方，腫瘍はその成長あるいは悪性化の過程で低酸素状態となり，それに伴ってhypoxia inducible factor-1α（HIF-1α）が核内に移行し，細胞核内に存在するHIF-1βなどを誘導し，それらがVEGFなどに代表される血管新生因子の転写活性を促進させることが報告されている．

　筆者らは，肝細胞癌でも同様の機序がみられることを報告した．すなわち，VEGF，VEGFのreceptor Flk-1とHIF-1aが門脈域中心に発現し，それに伴いsinusoidal capillarization（CD34陽性腫瘍内血洞）とunpaired artery（αSMA陽性の胆管に伴走しない動脈）は，異型結節（dysplastic nodule：DN）内の主として門脈域周辺に発現し，次第に結節内にびまん性にみられるようになる．一方，こうした領域には腫瘍細胞のstromal invasion，reticulin fiberの減少や細胞異型の増大などの悪性化所見が高頻度に認められた．これらの組織学的変化はいわゆる多血化を示すものと考えられ，組織学的にはDNの段階から部分的に悪性化が進行し，同時に多血化も徐々に進行していく過程が推察される．図Ⅲ-37に結節の大半がDNの組織像を示し，一部に脂肪化と間質浸潤を伴う早期肝癌（境界不明瞭型で内部に門脈域を有する高分化型肝癌）例を示す．CTHAで癌巣に一致して淡い濃染を認める．濃染の程度は周辺肝と同程度であるが，結節全体が乏血性であるためにCTHAで認識できる．同部に一致してsinusoidal capillarizationやunpaired arteryの増加が免疫染色で明らかである．この動脈血流増加はダイナミックCT/MRIではとらえられない程度である．組織学的多血化といわゆる臨床で観察可能な多血化とは乖離があることも示している．画像での"多血化"の判断においてはこうした点を念頭に置いて議論する必要がある．

c. 多段階発癌と血行支配変化

　図Ⅲ-38に多段階発癌に伴う結節内門脈・動脈血流の変化の概念を示す．組織学的には，DNで正常門脈域に含まれる門脈と正常肝動脈が減少しはじめ，一方，前述のようにunpaired artery（異常動脈）とcapillarizationが次第に増加する．中

分化型肝癌では，一般に門脈域は結節内から消失し流入血管は異常動脈のみとなる．図Ⅲ-39〜42 に各種肝細胞性結節の血流画像の典型例を示す（ただし，DN，早期肝癌と高分化型肝癌の生検での鑑別は信頼性に乏しいので，生検診断例は「型」として示す）．DN（図Ⅲ-39）はCTAPで周辺肝に比べ等吸収（門脈血流は周辺肝と同等）を示す．一方，CTHAでは周辺肝に対して低吸収（動脈血流は周辺肝に比べ低下）である．これに対し，中分化型肝癌（図Ⅲ-42）はCTAPで明瞭な低吸収（門脈血流欠損）を示し，CTHAでは明瞭な高吸収域（動脈血流増加）として描出される．早期肝癌（図Ⅲ-40）はCTAPでやや低吸収（門脈血流は周辺肝に対し低下）や結節内の不均一門脈血流低下を認めることが多い．CTHAでは低吸収，等吸収あるいは一部軽度増加のいずれかを示すことが多い（動脈血流は周辺肝に比べ低下・同等・一部軽度増加）．高分化型肝癌（膨張型発育を示す高分化型肝癌）は中分化型肝癌と早期肝癌の中間的血流を示す．これらの間には様々な移行型が観察される．図Ⅲ-37 に示した結節は，高度異型結節から一部が早期肝癌に移行中の結節，図Ⅲ-41 の結節は早期肝癌から多血性の高〜中分化型肝癌への移行中の結節と考えられる．結節の血流支配と結節の予後には密接な相関がみられる．結節内門脈血流あるいは動脈血流が周辺肝より低下する結節は約30〜40％が3年前後で多血性古典的肝癌に移行するのに対し，門脈血流が一部欠損する結節あるいは動脈血流が一部増加する結節のすべては3年以内に多血性古典的肝癌に進展する．

以上の多段階発癌における結節内血流変化は，異型結節から中分化型肝癌に至る変化であるが，低分化型肝癌では，しばしば中分化型肝癌に比べて動脈支配が乏血性となることが知られている（図Ⅲ-43）．これは嫌気性代謝への依存が増し，新生血管増生に依存する多段階発癌の代謝機構とは異なる機序への移行が一因と考えられる．低分化型肝癌の正確な診断は臨床的に重要であり常に留意する必要がある．

d. 多段階発癌と流出血流の変化

in vivo での流出血流はCTAPとCTHA，特に single-level dynamic CTHAと腫瘍内血洞と周辺脈管の病理組織の連続切片の観察で明らかになっている．図Ⅲ-44 に多段階発癌に伴う腫瘍からの流出血流の変化と腫瘍周辺肝実質濃染の概念図を示す．DNや早期肝癌は門脈血流で栄養され，周辺肝に比べ動脈血流の増加は認めない（図Ⅲ-45a）．腫瘍細胞は置換型発育を示し，腫瘍血洞は腫瘍内や辺縁の門脈・肝静脈枝と連続する（図Ⅲ-45a）．これらの所見を合わせて，早期肝癌・境界病変では，門脈から流入した栄養血流は腫瘍血洞から肝静脈に還流することが考えられる．多血性肝癌（被膜形成のない高〜中分化型肝癌）では，結節内門脈血流は欠損し，動脈血流増加がみられる（図Ⅲ-46a）．single-level dynamic CTHAやCTHA後期相では，腫瘍周辺の肝実質がリング状に濃染し，動脈からの栄養血流が周辺肝に還流すると考えられる（図Ⅲ-46a）．腫瘍は圧排型発育を示し，腫瘍血洞は周辺肝類洞と無数に連続し，また腫瘍辺縁部には門脈域が残存し腫瘍血洞と連続している（図Ⅲ-46b, c）．一方，腫瘍周辺部からは肝静脈細枝が減少している．これらを合わせると，肝動脈からの栄養血流は腫瘍血洞に流入し，周辺肝類洞や周辺門脈枝との吻合を通じて周辺肝実質に還流し，その後，肝静脈に流入することが考えられる．腫瘍周辺に偽被膜が形成されると腫瘍血洞と周辺肝類洞との吻合は消失し，偽被膜内に残存する門脈細枝との連続のみが流出血管となる（図Ⅲ-47b）．この場合は，single-level dynamic CTやCTHA後期相での腫瘍周辺濃染はより強度で厚くなり，一部は門脈細枝への強い還流から楔状となる．この濃染はコロナ濃染（corona enhancement）と呼称される（図Ⅲ-47a）．肝癌内の腫瘍血洞と周辺肝類洞や門脈枝との吻合は，Kitaらの走査電顕による血管鋳型の解析でも確認されている．

肝癌からの流出血流が肝静脈から周辺肝類洞・門脈細枝へと変化する理由として，発癌の初期での腫瘍内部あるいは周辺からの肝静脈の消失が考

えられる（図Ⅲ-44）．線維性鞘が欠如する肝静脈細枝は門脈細枝に比べ圧排，狭窄や腫瘍浸潤を受けやすく，早期に消失することが考えられる．多血性肝癌の周辺肝類洞への還流はダイナミックCT/MRIで多血性肝癌の診断基準とされる"wash out"の基本的な機序である．腫瘍からの造影剤の減少に合わせて周辺肝実質が濃染することで，肝癌部の低吸収化が画像上増幅される．また，このコロナ濃染域（ドレナージ域）は肝癌の最初の転移形成域であり，いわゆる娘結節あるいは衛星結節のみられる領域である（図Ⅲ-48）．肝細胞癌の病態の理解や治療域の決定に重要である．

e. 乏血性境界病変内の多血性巣の血行動態

乏血性境界病変内の多血性巣（hypervascular focus）は，乏血性の門脈血流を有する境界病変内で，前述の肝癌多段階発癌と類似の血行動態を示す．すなわち，多血性巣への栄養動脈血流は，周辺の境界病変内へドレナージする（図Ⅲ-41c）．このために，動脈優位相の撮像のタイミングで，多血巣のみの濃染が描出される場合や境界病変全体が濃染を示すことがある（図Ⅲ-41b, d）．また，しばしば"wash out"はみられず，淡い腫瘍濃染が平衡相まで持続する（図Ⅲ-41b, d）．高分化型肝癌でしばしば観察される．

f. 多段階発癌のダイナミックCT, MRI 所見

図Ⅲ-49に前述の動注CT所見から考えられる多段階発癌に伴う各種肝細胞性結節のダイナミックCT/MRI像の模式図を示す．図Ⅲ-39～42にその典型像を示したが，結節内の微細な動脈血流や門脈血流の変化や淡いコロナ様濃染は，経静脈性造影下でのダイナミックCT/MRIでは描出が困難で，DN，早期肝癌，高分化型肝癌の検出や鑑別診断には限界がある．

2. その他の肝腫瘍性病変の血行動態

a. 動脈支配優位の肝腫瘍あるいは腫瘍類似病変

CTAPで門脈血流欠損を示す肝腫瘍性病変を動脈支配性肝腫瘍とする．ダイナミックCT/MRIの動脈優位相で周辺肝に比べ乏血性であっても，基本的に動脈から栄養を受けると考えられる．

(1) 転移性肝癌

大腸癌切除例での，single-level dynamic CTHAと組織像の比較では，次の2種類の血行動態が観察される．1つ目（①）は，腫瘍が早期相でよく濃染され，後期相で腫瘍から造影剤はwash outされ周辺に薄いリング状の濃染を認めるものである（図Ⅲ-50）．組織学的には腫瘍内血洞と周辺肝類洞との間に無数の交通がみられる．この交通は，標本でのラテックス肝動脈内注入による鋳型でも観察される（図Ⅲ-51）．被膜を有しない多血性肝細胞癌と同様の機序が考えられる（ドレナージ型）．2つ目（②）は，早期から腫瘍周辺肝実質に楔状部分を伴う濃染を認めるものの，腫瘍そのものの濃染は軽度なものである（図Ⅲ-52）．筆者らの検討では，①と②の病理組織学的差異は有意ではなかったが，腫瘍内の線維間質の多いものが②を示す傾向があった．この早期の腫瘍周辺の濃染の原因は明らかではないが，内部にしばしば微小な門脈細枝が観察され，また楔状を示す場合があることから，腫瘍周辺のびまん性の微小なAP shuntが考えられる（AP shunt型）（図Ⅲ-52a）．その成因として，腫瘍周辺の門脈細枝や肝静脈細枝などの腫瘍による閉塞が考えられるが，組織学的に明らかな差異がみられないにも関わらず異なる血行動態を示す原因は不明である．より細胞成分の多い多血なものが①を，より線維成分の多い浸潤傾向の強いものが②を示す可能性がある．AP shunt型では腫瘍周囲の肝実質の早期濃染が，腫瘍辺縁のリング状濃染と類似し，通常のダイナミックCT/MRI診断でしばしば混同されている．

(2) 腫瘤形成型肝内胆管細胞癌

典型例では，腫瘍周辺の細胞成分に富んだ部分と内部の広範な乏血性線維組織がみられ，前述のAP shunt型と類似するものが多い（図Ⅲ-53）．膨張性発育を示し，より細胞成分が多く多血な胆管

細胞癌はドレナージ型を示すこともある．肝硬変などの慢性肝障害にみられる胆管細胞癌は多血性の傾向があり，肝細胞癌と類似することがある．

(3) 細胆管癌

腫瘍は周辺肝細胞に対し置換型発育を示し，周辺肝類洞と血洞を共有する．また門脈域を取り込みながら発育するために内部に門脈枝が残存し，腫瘍血洞はこれらの門脈末梢細枝と腫瘍内でも吻合する．全体が細胆管癌成分の純型では腫瘍全体が多血であり，single-level dynamic CTHA では腫瘍全体が早期に濃染するとともに，周辺に楔状部分を伴う濃染もみられる．これは前述の吻合を通じて肝動脈からの血流が早期に周辺肝に還流するためと考えられる（図I-39 → 31頁）．基本的にはドレナージ型であるが，特に内部を貫通する門脈細枝を介して早期に周辺肝に楔状に還流するためと考えられる．

(4) 海綿状血管腫

肝動脈からの血流は，きわめて緩徐に腫瘍内の血洞を循環するために，造影剤は腫瘍内に長く滞留し徐々に腫瘍から流出する（図II-24 → 57頁）．このために，ダイナミックCT/MRIの平衡相で造影剤の持続性滞留（持続性濃染；prolonged enhancement）がみられるが，画像では流出血流をとらえることはできない（図I-34b → 27頁，II-24）．また病理学的に流出血流路を検索した報告はない．腫瘍血洞と周辺肝類洞には組織学的に吻合はみられず（図I-34f），またCTAPでは辺縁の先鋭な血流欠損像を示すことが多いことから，肝静脈細枝に緩徐に還流していると予想される．腫瘍を通じてAP shuntを認めることがあり，この場合は周辺に楔状の早期濃染を認める（図II-14 → 46頁）．

(5) 肝細胞腺腫（HCA）

HCAは周辺肝に比べ，一般的には多血性腫瘍である．周辺肝に対しては膨張性発育を示し，周辺肝類洞と腫瘍血洞には多くの吻合（共有）がある．被膜のない多血性肝細胞癌と類似のドレナージ型の血行動態を示し，周辺に薄いコロナあるいはリング状濃染を示す（図III-54）．HCAは分子病理学的に次の4つの亜型に分類される．HNF1α inactivated HCA，β-catenin activated HCA，inflammatory HCA と unclassified HCA である．HCAの動脈性血行の多寡は様々で，分子病理学的亜型で差異が報告されている．inflammatory HCA は動脈優位相でより強い濃染を示し（図III-54a, b），HNF1α inactivated HCA と inflammatory HCA は動脈優位相の濃染が持続し，wash outが遅延する特徴があるとされる．

(6) 限局性結節性過形成（FNH）

FNHの栄養動脈は，中心瘢痕（central scar と呼称されるが，腫瘍の辺縁部に存在することも少なくない）内を走行し車輻状に腫瘍全体に分布するのが特徴である．血流の大半は瘢痕内の静脈に還流し，この静脈は肝静脈に連続する（図III-55, 56）．このために，腫瘍周辺のコロナあるいはリング状濃染はみられない（図I-32 → 25頁，III-55〜57）．この血行動態は，多血性肝癌や転移性肝癌とは基本的に異なるものであり，鑑別診断に有用である．車輻状の栄養動脈血流あるいは血管構造の描出にはドップラーUS，造影US（図III-57）やダイナミックCT/MRIが有用であり（図I-32, III-55c），還流肝静脈はダイナミックCT/MRIの注意深い観察や三次元再構成像，造影USでも描出可能である（図III-55c, 57）．ダイナミックCT/MRIや造影USでは，全相を通じて辺縁は鮮明である（図III-55c, 56a, 57）．また，濃染は持続し，平衡相では周辺肝と等吸収を示すことが多い（図III-55c, 56a）．これは肝細胞癌の周辺肝への還流（いわゆるwash out）に比べ，FNH内の血洞から肝静脈への血液還流はより長時間を要するためと考えられる．平衡相で淡い低吸収を示すことがあり，肝細胞癌のwash outと類似する．この場合はコロナ濃染の有無が重要な鑑別点になるが，周辺にまとわりつくように発達した肝静脈細枝（図III-56c）がコロナ濃染あるいは被膜濃染様に描出されることがある．

小さな病変では画像上明らかな中心瘢痕や車輻状の栄養動脈血流を証明できないことも少なくない．

(7) 血管筋脂肪腫(angiomyolipoma)

血行動態は前述のFNHと類似する．FNHと異なるのは，中心瘢痕はなくまた栄養動脈・血流は腫瘍辺縁から内部に分布する点である．主たる流出経路は肝静脈である（図Ⅱ-22→55頁）．腫瘍血洞は肝静脈枝に吻合し，周辺肝類洞や門脈枝との交通はみられない（図Ⅱ-22d）．ダイナミックCT/MRIでは，腫瘍辺縁は全相で鮮明で濃染は持続する．明らかな脂肪成分がみられない場合は，前述の特徴的な血流動態を示さないFNHと類似する．Gd-EOB-DTPA造影MRI肝細胞相では，FNHは等～高信号を示す（図Ⅰ-32）のに対し，血管筋脂肪腫は明瞭な低信号を示す（図Ⅱ-22）点が重要な鑑別点である．

(8) その他の非上皮性腫瘍

肝では稀な腫瘍であり十分に解析はなされていないが，筆者らの経験や症例報告からは，基本的に前項の血管筋脂肪腫と同様の血行動態と考えられる．非上皮性腫瘍では，周辺肝類洞や門脈枝と腫瘍内血洞に連続（吻合）がみられず，肝静脈に直接還流するためと考えられる．

(9) 肝硬変に合併するFNH様結節(FNH-like lesion)の血行動態

肝硬変（特にアルコール性肝硬変）には，組織学的にFNHに類似した多血性肝細胞性腫瘍が合併し，臨床的に肝細胞癌との鑑別が問題となる．WHO分類ではFNH-like lesionと定義されているが，Sasakiらは，こうした病変のなかに，分子病理学的に前述のinflammatory HCAに類似するものが存在することを明らかにした．肝硬変に肝細胞腺腫は存在しないという病理学的な考えから，SAA(serum amyloid A)positive neoplasm(SAA陽性腫瘍)という呼称で報告されたが，その後，欧米からinflammatory HCAとして認知する報告がなされている．

アルコール性肝硬変にみられるSAA陽性腫瘍は，被膜のない多血性肝癌やHCAと類似の血行動態を示す．一方，分子病理学的にFNHに類似する多血性結節はFNHと類似の血行動態を示す．

b. 門脈支配優位の肝腫瘍性病変

CTAPで結節内に門脈血流を認める（濃染する）腫瘍である．門脈血流の存在する部位はCTHAでは周辺肝に比べ乏血性（低吸収）に描出される（図Ⅲ-58, 59）．動脈と門脈・類洞圧較差から考えると，動脈血流が流入する腫瘍内血洞には門脈・類洞血流の流入は不可能であり，この場合は門脈・類洞血流は逆流し流出路となると考えられる．門脈支配結節の流出血管は圧較差から考えると肝静脈と考えられる．

門脈血流支配が優位な肝腫瘍としては，前述の異型結節，早期肝癌や一部の高分化型肝癌が一般臨床では高頻度である．いずれも，CTHAでは周辺肝に比べて低～等吸収である（動脈血流は低下ないし同等）（図Ⅲ-39a, 40a, 41a, 45a, 58a）．

再生性あるいは過形成性結節の病理学的分類には混乱がある．1995年のInternational Working Party(IWP)による分類が現在も踏襲されている．非硬変肝にみられる再生性病変は，monoacinar regenerative nodule, multiacinar regenerative nodule とFNHに大きく分類されている．monoacinar regenerative nodule は1個の門脈域を含むもの，multiacinar regenerative nodule は複数の門脈域を含むものと定義されているが，どのようなレベルの門脈域かの記載がない．monoacinar regenerative nodule がびまん性にみられる場合がnodular regenerative hyperplasia (NRH；結節性再生性過形成)とされている．NRHは1mm前後が通常の大きさであるが，時に数cmの大きさもみられるとする記載もあり，multiacinar regenerative nodule との境界が明確ではない．multiacinar regenerative nodule はlarge regenerative nodule(LRN)と同義と定義されており，欧米ではこの呼称が高頻度に使用されている．本書では，NRH様結節として記載するが，腫瘍の大きさからはmultiacinar regenerative nodule とすべきかもしれない．

再生性/過形成性結節は，FNHやFNH様結節以外は，門脈支配が優位である．NRH様結節はCTAPでしばしば周辺肝より濃染する（門脈血流

が周辺肝より増加した)結節として描出される．大きな結節のみが画像で認識されるが，CTAPでは中心部から門脈血流(造影剤)が流入し結節全体に広がる．動脈血流は周辺肝より減少し，CTHAでは低吸収に描出される(図Ⅲ-59b)．後述するように，Gd-EOB-DTPA造影MRI肝細胞相では，腫瘍周辺部が高信号を示し内部は相対的低信号域を示すドーナツ状を示す(図Ⅲ-59c, d)．これらの所見は，結節全体が門脈支配であること以外はFNHと類似する．Gd-EOB-DTPA造影MRIの導入後，NRH様結節と類似の血行動態と画像所見を示す肝細胞性結節が，アルコール性やウイルス性肝硬変などにも高頻度にみられることが明らかとなっている．

早期肝癌と一部の高分化型肝癌を除けば，腫瘍性病変で内部に門脈血流を認めることはきわめて少ない．筆者らの経験では，静脈性血管腫やリンパ管腫や血管肉腫で認められることがある．血管肉腫は基本的には動脈支配の多血性腫瘍であるが，門脈血流が腫瘍に流入しCTAPで部分的に濃染することがある．

門脈血流優位の肝腫瘍性病変はダイナミックCT/MRIの動脈優位相で濃染を示さず，門脈優位相でより濃染し，平衡相まで持続することが多い(図Ⅲ-58b, c, 59a)．肝静脈への還流のために腫瘍周辺に濃染を認めることはない．

c. 腫瘍周辺の二次変化による血行動態変化

肝細胞癌は周辺門脈枝に進展し腫瘍塞栓を形成するが，閉塞門脈区域はダイナミックCT/MRIの動脈優位相で区域性濃染を示す．また腫瘍塞栓を介してAP shuntが形成されることもある(図Ⅰ-36→28頁)．浸潤による門脈閉塞は多くの悪性腫瘍でみられ，同様の区域性濃染が観察され，血流画像を修飾する(図Ⅰ-8→7頁，Ⅲ-8a, b)．周辺の肝静脈枝の閉塞でも同区域の門脈血流は減少し，同様の区域性濃染による修飾がみられる(図Ⅲ-15b)．腫瘍浸潤や腫瘍塞栓による胆管閉塞でも閉塞肝区域の門脈血流は減少し，それに伴う同様の変化がみられる(図Ⅰ-38→29頁)．

炎症性腫瘤，偽リンパ腫あるいは炎症性変化を伴う腫瘍などでは，周辺肝に炎症性細胞浸潤をきたし，しばしば門脈閉塞を伴い，早期から周辺肝に濃染を認めることがある(図Ⅰ-29→23頁，Ⅱ-25→58頁)．

3. 肝腫瘍性病変および周辺肝の血行動態と画像のまとめ

図Ⅲ-60に充実性肝腫瘍性病変におけるダイナミックCT/MRIの代表的造影パターンの模式図を示す．

動脈優位相で濃染し，平衡相で周辺肝より低吸収/低信号域となるパターン(wash out)は，腫瘍から周辺肝へ血流がドレナージするもので，肝細胞癌のような多血性の上皮性腫瘍で観察される．門脈優位相では辺縁はコロナ濃染のために不鮮明となる(図Ⅲ-60a 多血性周辺ドレナージ型)．肝細胞癌(図Ⅰ-31→24頁，Ⅲ-42, 46a, 47a)，多血性転移性肝癌(図Ⅲ-50a)などでみられる．

多血性腫瘍で，動脈優位相の濃染が減弱しながらも平衡相まで持続し，平衡相で周辺肝より明らかな低吸収/低信号を示さないものは，その成因から3群に分類できる．1つ目は，動脈優位相の強い濃染が持続するもので(持続性濃染)(図Ⅲ-60 b-1 多血性持続性濃染型)，海綿状血管腫(図Ⅰ-34→27頁，Ⅱ-24→57頁)，peliosis hepatisなどが挙げられる．病変内の血洞に造影剤が長期に滞留するために持続性濃染を示すと考えられる．2つ目は肝静脈に還流する多血性肝腫瘍性病変でみられ，還流が遅く動脈優位相の濃染が持続する(図Ⅲ-60 b-2 肝静脈ドレナージ型)．FNH(図Ⅰ-32→25頁，Ⅲ-55, 56)や血管筋脂肪腫(図Ⅱ-22)，その他の非上皮性腫瘍などでみられる．3つ目は，多血性である一方で線維成分に富んだ腫瘍で，動脈優位相で濃染し，その後この濃染は減弱するものの，線維組織による遅延性濃染によって濃染が持続するものである(図Ⅲ-60 b-3 多血性遅延性濃染型)．細胆管癌(図Ⅰ-39→30頁)，多血性胆管細胞癌，混合型肝癌，硬化型肝癌や急性期の肉芽腫や炎症性腫瘤(図Ⅱ-25→58頁)でみら

れることがある．多血性持続性濃染型と一見類似することがあるので注意が必要である．

　線維成分に富んだ肝腫瘤は，動脈優位相で明瞭な濃染を示さずに遅延性濃染を示す（図Ⅲ-60 c 乏血性遅延性濃染型）．胆管細胞癌（図 I-8, I-35 → 28 頁, I-40 → 31 頁, Ⅲ-53），混合型肝癌，硬化型肝細胞癌（図 I-33 → 26 頁），転移性肝癌，類血管上皮腫や肉芽腫（図Ⅱ-23 → 56 頁）などでみられるパターンである．動脈優位相での辺縁部の早期濃染が明瞭ではない「辺縁非濃染型」（図Ⅲ-60 c-1, Ⅱ-26 → 58 頁），腫瘤辺縁部に濃染を認め平衡相で同部が低吸収化する「早期辺縁濃染 wash out 型」（図Ⅲ-60 c-2, 図 I-8），腫瘤周辺肝に濃染を認める「早期周囲濃染型」（図Ⅲ-60 c-3, Ⅲ-52, 53）に亜分類されるが，ダイナミックCT/MRIでのこれらの区別は容易ではなく，また混在する．「早期辺縁濃染 wash out 型」は，転移性肝癌や胆管細胞癌が多く特異性が高い．腫瘍辺縁部の細胞成分の多い部の早期濃染と wash out と考えられる．

　門脈で栄養される結節は動脈優位相で明らかな濃染を示さず，門脈優位相で濃染を示し平衡相にまで持続する（図Ⅲ-60 d 門脈栄養型）．乏血性遅延性濃染型の辺縁非濃染型と類似するので注意が必要である．異型結節，早期肝癌，高分化型肝癌，NRH様結節や肝細胞性過形成性結節，血管性腫瘤などでみられる．

　充実性腫瘤であるにも関わらずすべての相で濃染が明確ではないことがある（図Ⅲ-60 e 非濃染型）．高度の脂肪化高分化型肝癌（図Ⅱ-21 → 54 頁），低分化型肝癌，未分化型肝癌や肉腫様肝細胞癌，広範壊死性腫瘤（図 I-30 → 23 頁）などでみられることがある．

　以上の造影パターンに加えて，門脈閉塞や後述する胆管閉塞などによる二次変化で造影像は修飾される．これらを詳細に観察することで正確な鑑別診断や病理・病態の理解が可能となる．

図Ⅲ-37～60

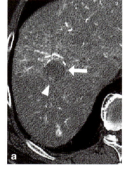 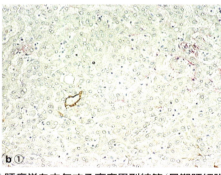 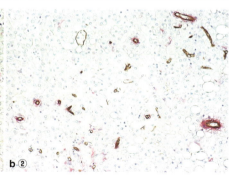

図Ⅲ-37　早期（高分化）肝癌巣を内包する高度異型結節（早期肝細胞癌）
a．CTHA早期相．周辺肝より低吸収な結節（矢印）内に淡い濃染部分を認める（矢頭）．
b．切除標本組織像．全体は高度異型結節（①）で濃染部分は早期（高分化）肝癌（②）で，結節全体は早期肝癌と診断された．後者で sinusoidal capillarization や unpaired artery が多数みられるが（赤茶色），前者では軽微である．（CD34とαSMAの二重免疫染色，×100）

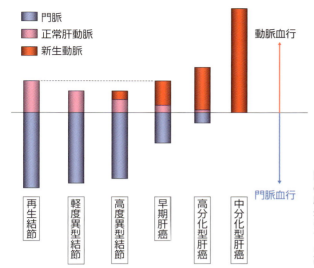

図Ⅲ-38 多段階発癌に伴う結節内門脈・動脈血流の変化
肝細胞性結節の悪性度が高まるに従って結節内門脈血流は減少し，中分化型肝癌では全体に欠如する．一方，異型結節では正常肝動脈血流の減少のために周辺肝より動脈血流は減少する．その後，新生動脈（異常動脈，unpaired artery）の増加とともに，早期肝癌では動脈血流は周辺肝とほぼ同等となり，高分化型肝癌から中分化型肝癌にかけて著増する．

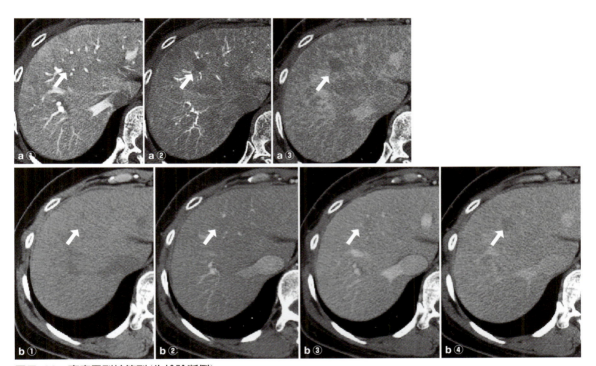

図Ⅲ-39 高度異型結節型（生検診断例）
a． 動注 CT．CTAP（①）で結節は周辺肝と同等の門脈血流を示し描出されない．CTHA 早期相（②）では周辺肝より動脈血流低下を認める．③：CTHA 後期相．
b． ダイナミック CT．造影前（①）では等吸収で同定できない．動脈優位相（②）でも濃染はなく，門脈優位相（③）と平衡相（④）で軽度の低吸収を示す（矢印）．

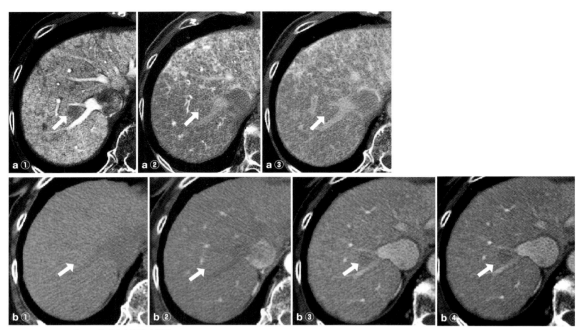

図Ⅲ-40　早期肝癌（生検診断例）
a．動注 CT．CTAP（①）で軽度低吸収域として描出され，結節内門脈血流低下（欠損ではない）の所見である．CTHA 早期相（②）では周辺肝と等吸収を示し同定できない（動脈血流は周辺肝と同等）．③：CTHA 後期相．
b．ダイナミック CT．造影前（①）では等吸収で同定できない．動脈優位相（②）でも濃染はなく，門脈優位相（③）と平衡相（④）で軽度低吸収を示す（矢印）．

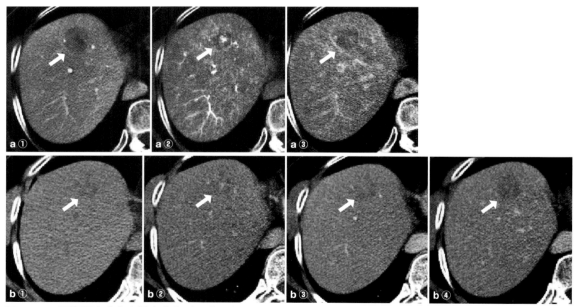

図Ⅲ-41　早期肝癌内多血性高分化型肝癌と考えられる結節（結節全体の病理学的診断名は高分化型肝癌）
a．動注 CT．結節全体は CTAP（①）と CTHA 早期相（②）で軽度低吸収を示す（矢印）．結節内に CTHA 早期相で小濃染巣がみられ，同部は CTAP で強い低吸収を示す．結節内の部分的門脈血流欠損の所見である（矢印）．CTHA 後期相（③）で内部に淡い濃染の広がりがみられる（矢印）．結節全体は早期肝癌と同様の所見を示す．乏血性の早期肝癌から，一般的な画像診断で多血性に描出されるいわゆる古典的肝癌への移行を示す段階である．
b．ダイナミック CT．造影前（①）で軽度低吸収を示す．動脈優位相（②）で低吸収結節内に多血巣の軽度の微小濃染がみられる（矢印）．門脈優位相（③）で濃染域は拡大し，平衡相（④）で全体が淡い低吸収を示す（矢印）．
（つづく）

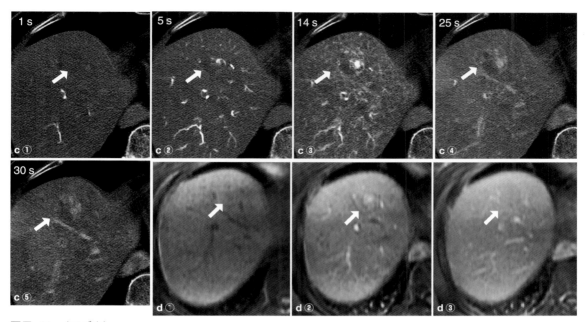

図Ⅲ-41　(つづき)
c. single-level dynamic CTHA(肝内動脈への造影剤到達後の秒数をsで表示)．微小な多血巣が早期に描出され，その後多血巣から乏血性早期肝癌内に造影剤(血液)が流出し，腫瘍内の広い領域が造影される(矢印)．
d. ダイナミックMRI(Gd-DTPA)．造影前T1強調像(①)で淡い低信号を示す(矢印)．動脈優位相(②)では，濃染巣はダイナミックCT動脈優位相に比べて大きい(矢印)．濃度分解能の差異にもよるが，撮像タイミングでも腫瘍濃染の大きさは変化する．また，平衡相(③)で"wash out"はみられない．

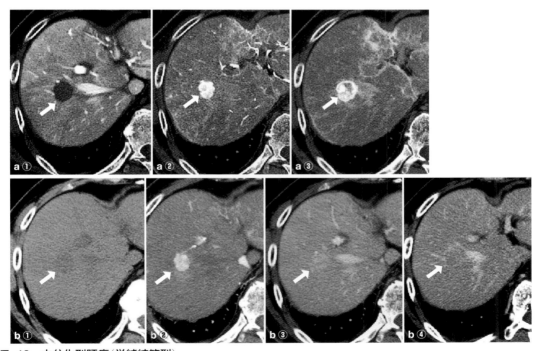

図Ⅲ-42　中分化型肝癌(単純結節型)
a. 動注CT．CTAP(①)で結節内門脈血流は全体に欠損し，CTHA早期相(②)で結節全体が強く濃染し，CTHA後期相(③)で腫瘍周辺肝への腫瘍血流流出がコロナ濃染として描出されている(矢印)．
b. ダイナミックCT．造影前(①)で淡い低吸収を示し，動脈優位相(②)で結節全体が明瞭に濃染し，門脈優位相(③)では濃染は拡大し辺縁が不鮮明となる(流出血流による)．平衡相(④)で低吸収化(wash out)と周辺のリング(薄いコロナ)濃染を認める(矢印)．

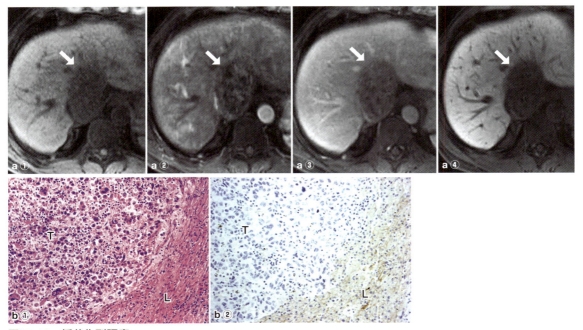

図Ⅲ-43　低分化型肝癌
a. ダイナミック MRI. 造影前 T1 強調像（①）で腫瘤は低信号を示す. 動脈優位相（②）で内部に不整な淡い濃染を認め, 門脈優位相（③）で淡い濃染が持続する（矢印）が周辺肝に比べ乏血性である. 内部に壊死の所見はみられない. 肝細胞相（④）では明瞭な低信号を示す.
b. 切除標本組織像. 低分化型肝癌と診断された. 腫瘍（T）に OATP1B3 の発現を認めない. 周辺肝（L）には発現がみられる（②：茶色）.（①：HE 染色, ×200, ②：OATP1B3 免疫染色, ×200）
（Kitao A, et al. The uptake transporter OATP8 expression decreases during multistep hepatocarcinogenesis : correlation with gadoxetic acid enhanced MR imaging. Eur Radiol 21 : 2056-2066, 2011 より引用改変）

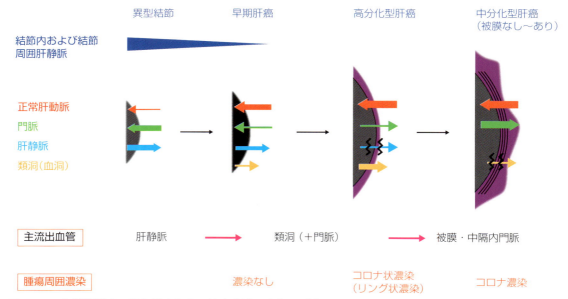

図Ⅲ-44　多段階発癌に伴う腫瘍からの流出血流の変化と腫瘍周辺肝実質濃染
結節内肝静脈は早期肝癌から高分化型肝癌で著明に減少する. 一方, 同時に動脈血流が増加するが, その流出路としては, まず腫瘍血洞と周辺肝類洞の連続が機能する. その後, 圧排性変化の進行とともに結節周囲に偽被膜が形成されると, その内部に残存した門脈枝が流出路となる. これらの流出路の変化に伴い, 腫瘍周辺にはリング状（薄いコロナ状）濃染からコロナ濃染がみられるようになる.
（Kitao A, et al. Hepatocarcinogenesis : multistep changes of drainage vessels at CT during arterial portography and hepatic arteriography — radiologic-pathologic correlation. Radiology 252 : 605-614, 2009 より引用改変）

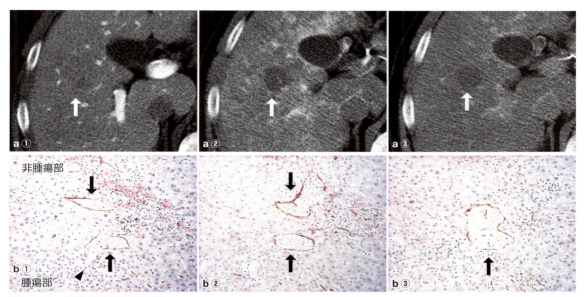

図Ⅲ-45　境界病変（早期肝癌）
a．動注CT．CTAP（①）で内部に軽度の門脈血流低下域を認め，CTHA早期相（②）と後期相（③）では動脈血流は低下している（矢印）．腫瘍は門脈で栄養され，CTHA後期相では腫瘍周辺への流出血流は認めない．
b．連続切片（①〜③）で腫瘍血洞（矢頭）と腫瘍外肝静脈（矢印）との連続性が多数認められる．（CD34とαSMAの二重免疫染色，×100）
(Kitao A, et al. Hepatocarcinogenesis : multistep changes of drainage vessels at CT during arterial portography and hepatic arteriography — radiologic-pathologic correlation. Radiology 252 : 605-614, 2009より引用改変)

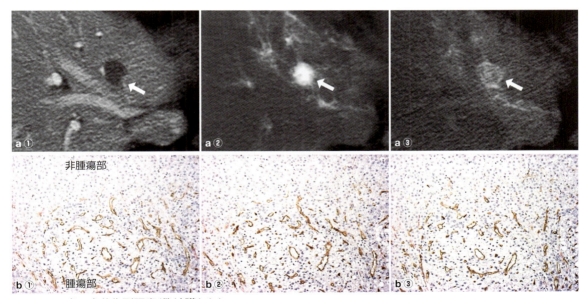

図Ⅲ-46　高〜中分化型肝癌（偽被膜なし）
a．動注CT．CTAP（①）で結節内門脈血流欠損を認め，CTHA早期相（②）では動脈血流は全体に増加している（矢印）．腫瘍は動脈で栄養され，CTHA後期相（③）では腫瘍周辺への流出血流による比較的薄いコロナ濃染を認める（矢印）．
b．連続切片（①〜③）で腫瘍血洞と周囲肝類洞とが多数連続している．（CD34とαSMAの二重免疫染色，×100）　　　　　　　　　（つづく）

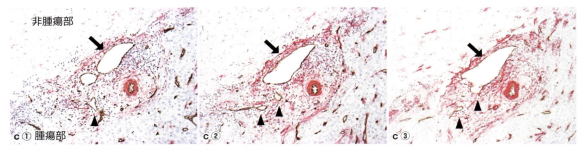

図Ⅲ-46 高～中分化型肝癌（偽被膜なし）（つづき）
c. 同様の所見を示した別症例の連続切片（①～③）．腫瘍血洞（矢印）と腫瘍境界部の門脈（矢頭）との連続性が認められる．（CD34とαSMAの二重免疫染色，×100）
（Kitao A, et al. Hepatocarcinogenesis : multistep changes of drainage vessels at CT during arterial portography and hepatic arteriography ― radiologic-pathologic correlation. Radiology 252 : 605-614, 2009 より引用改変）

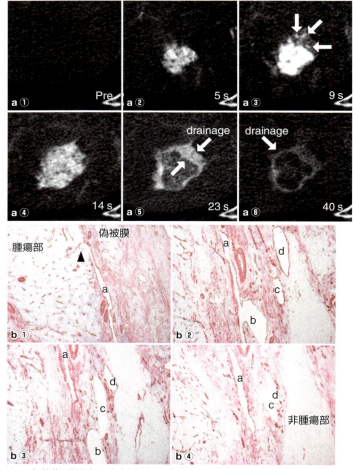

図Ⅲ-47 偽被膜を有する中分化型肝癌の血行動態と流出血管
a. single-level dynamic CTHA（肝内動脈への造影剤到達後の秒数をsで表示）．9秒後に造影剤の腫瘍から周辺肝への流入が認められ内部に微小門脈枝（矢印）が観察される．同部は部分的に楔状である．23秒後に造影剤は腫瘍部からほぼ流出し腫瘍周辺の肝実質のコロナ状の濃染がみられる．このコロナ濃染域は肝動脈からの腫瘍栄養血液の肝実質へのドレナージ域である．
b. 偽被膜を有する別症例の腫瘍辺縁部連続切片．腫瘍血洞と偽被膜内門脈との連続性が認められる．矢頭は腫瘍類洞，a～dは連続した被膜内門脈枝を示す．〔CD34（茶色）とαSMA（赤色）の二重免疫染色，×100〕
〔**a**：Ueda K, et al. Hypervascular hepatocellular carcinoma : evaluation of hemodynamics with dynamic CT during hepatic arteriography. Radiology 206 : 161-166, 1998 ; **b**：Kitao A, et al. Hepatocarcinogenesis : multistep changes of drainage vessels at CT during arterial portography and hepatic arteriography : radiologic-pathologic correlation. Radiology 252 : 605-614, 2009 より引用改変〕

（つづく）

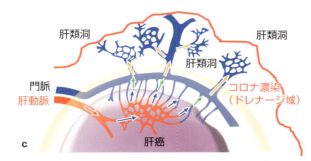

図III-47 （つづき）
c. 血行動態模式図．肝動脈から腫瘍血洞に流入した血液は，偽被膜内の門脈細枝に流入し周辺肝類洞に還流する．

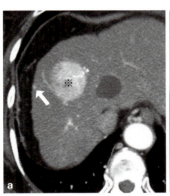
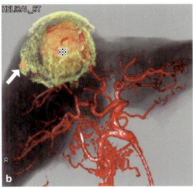

図III-48 肝細胞癌娘結節とドレナージ域
a. ダイナミックCT動脈優位相．肝細胞癌（※）とその外側に娘結節（矢印）を認める．
b. CTHA早期相（赤色で表示）と後期相（緑色で表示）の3D再合成画像を融合した像．肝癌（※）と同様に早期に濃染する娘結節（矢印）は，緑色のコロナ濃染内（ドレナージ域）に存在することがわかる．

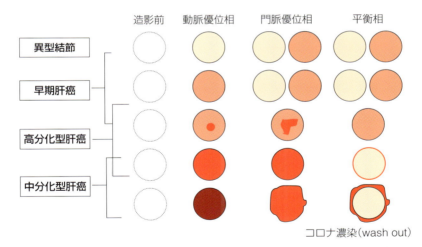

図III-49 多段階発癌に伴う各種肝細胞性結節のダイナミックCT/MRI像模式図

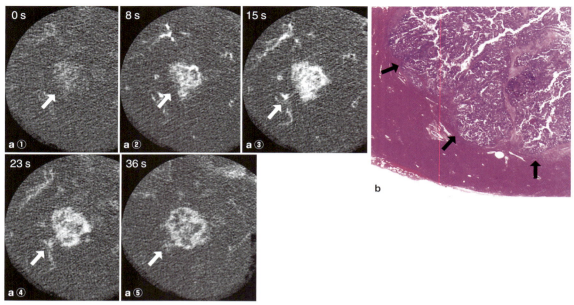

図Ⅲ-50 大腸癌肝転移の血行動態（ドレナージ型）
a. single-level dynamic CTHA（肝内動脈への造影剤到達後の秒数を s で表示）．到達前に腫瘍に淡い濃染がみられるが，肝動脈造影後の濃染の持続である．造影剤（肝動脈血流）は腫瘍を栄養したのち，周辺肝に還流（ドレナージ）し，薄いコロナ濃染（リング状濃染）を呈する（矢印）．被膜のない多血性肝癌と類似した血行動態である．
b. 切除標本組織像．細胞成分に富んだ大腸癌肝転移である．周辺肝に対し圧排性発育を示している（矢印）．(HE 染色，ルーペ像)

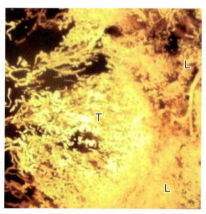

図Ⅲ-51 大腸癌肝転移血管鋳型透徹標本
転移巣の腫瘍血洞（T）と周辺肝類洞（L）に無数の吻合が観察される．(肝動脈内黄色ラテックス注入透徹標本)

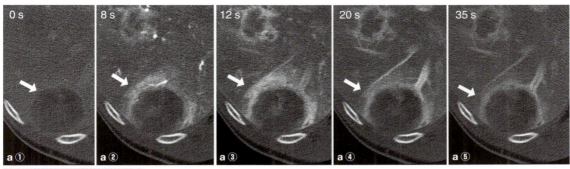

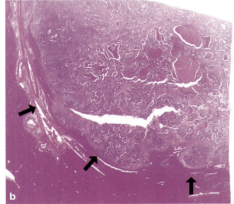

図Ⅲ-52 大腸癌肝転移の血行動態（AP shunt 型）

a. single-level dynamic CTHA（肝内動脈への造影剤到達後の秒数を s で表示）．造影剤（肝動脈血流）は注入直後から腫瘍周辺の肝実質に流入し，腫瘍周辺が濃染する（矢印）．肝実質であることは，内部に微小門脈が観察され，その後一部は楔状に濃染されることから判断される．腫瘍への造影剤の流入は微量である（矢印）．
b. 切除標本組織像．周辺に細胞成分が多く，内部には壊死・線維化がみられ，周辺肝に対し圧排性発育を示す（矢印）．（HE 染色，ルーペ像）

（Terayama N, et al. Peritumoral rim enhancement of liver metastasis : Hemodynamics observed on single-level dynamic CT during hepatic arteriography and histopathologic correlation. J Comput Assist Tomogr 26 : 975-980, 2002 より引用改変）

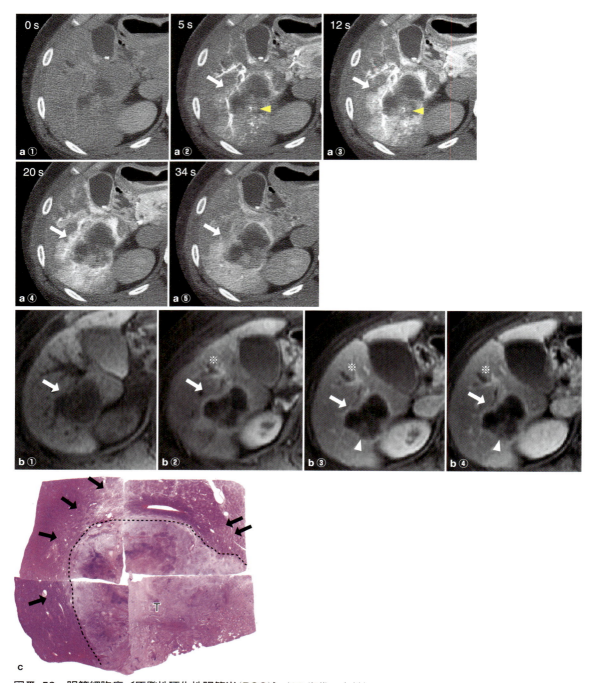

図Ⅲ-53 胆管細胞癌〔原発性硬化性胆管炎（PSC）〕（30歳代，女性）

a. single-level dynamic CTHA（肝内動脈への造影剤到達後の秒数をsで表示）．造影剤（肝動脈血流）は注入直後から腫瘍周辺の肝実質に流入し，腫瘍周辺が濃染する（矢印）．肝実質であることは内部に微小門脈枝が観察され，その後一部は楔状に濃染されることから判断される．腫瘍への造影剤の流入は微量である（矢頭）．

b. ダイナミックMRI（Gd-DTPA）．造影前T1強調像（①）で腫瘍は低信号を示す（矢印）．動脈優位相（②）の腫瘍辺縁の濃染は周辺肝実質が大半であることが**a**との対比で理解できる（矢印）．腫瘍内部には軽度の濃染がみられ，門脈優位相（③）から平衡相（④）にかけて次第に内部に遅延性濃染域が拡大する（矢頭）．内部の線維成分を反映する所見である．不均一な肝内胆管拡張と壁肥厚，濃染がみられる（※）．

c. 切除標本組織像．中〜低分化な胆管細胞癌（T，破線）で周辺部には腫瘍細胞が，内部には線維化と壊死がみられた．腫瘍は圧排性発育を示し，周囲に多数の門脈域が集簇し，周辺肝類洞の拡張が認められる（矢印）．（HE染色，ルーペ像）

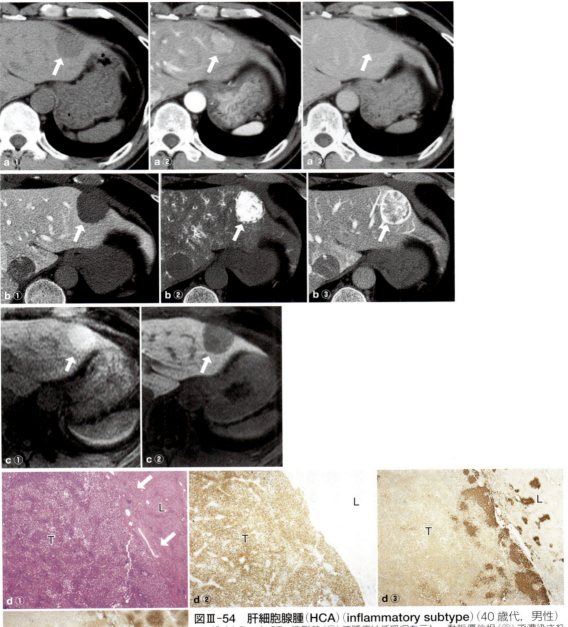
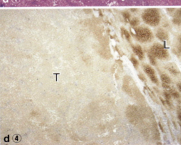

図Ⅲ-54 肝細胞腺腫（HCA）（inflammatory subtype）（40歳代，男性）
a．ダイナミックCT．造影前（①）で腫瘤は低吸収を示し，動脈優位相（②）で濃染され，周辺にリング状の低吸収帯を認める（矢印）．平衡相（③）で低吸収化し（wash out），周辺にリング状の高吸収帯を認める（矢印）．周辺へのドレナージによる濃染が考えられる．
b．動注CT．CTAP（①）で結節内門脈血流は全体に欠損し，CTHA早期相（②）で結節全体が濃染し（動脈血流増加），CTHA後期相（③）で腫瘍周辺肝への腫瘍血流流出によるリング（薄いコロナ）状濃染が描出されている（矢印）．
c．Gd-EOB-DTPA造影MRI．造影前T1強調像（①）で腫瘤は高信号を示し，肝細胞相（②）で明瞭な低信号を示す（矢印）．
d．切除標本組織像（①：HE染色，②：serum amyloid A（SAA）免疫染色，③：glutamine synthetase（GS）免疫染色，④：OATP1B3免疫染色，×40）．細胞異型に乏しく，SSA高発現（②：T，茶色），GSの軽微な発現（③：T，茶色）からinflammatory typeの肝細胞腺腫と診断された．腫瘍類洞の拡張がみられ（①：T），腫瘍と周辺肝との境界部には明らかな線維性被膜はなく，圧排と脈管の集簇がみられる（①：矢印）．OATP1B3の発現は周辺肝に比べ減少している（④：T）．

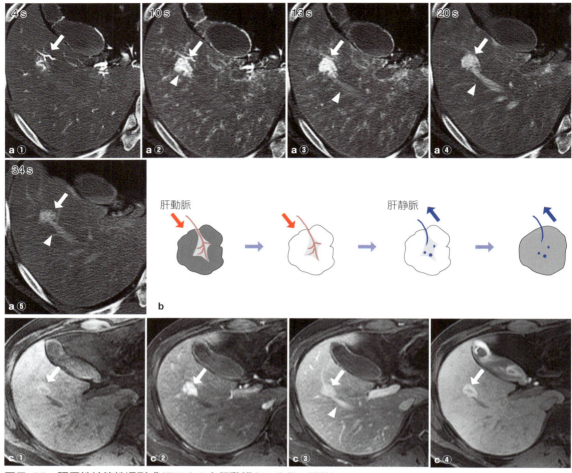

図Ⅲ-55　限局性結節性過形成（FNH）の血行動態（20歳代，男性）
a．single-level dynamic CTHA（肝内動脈への造影剤到達後の秒数をsで表示）．肝動脈からの造影剤は中心瘢痕部を通って腫瘤全体に分布し（矢印），その後中心瘢痕内の静脈の描出がみられ，さらに肝静脈（矢頭）が濃染する．腫瘤の辺縁は全相で鮮鋭で，周辺肝への流入はみられない．20sで腫瘤周辺を縁取るような濃染帯がみられるが，これは腫瘤にまとわりつくように分布する肝静脈細枝の濃染が考えられる．
b．模式図．
c．ダイナミックMRI（Gd-EOB-DTPA）．造影前T1強調像（①）で腫瘤は高信号を示す（矢印）．動脈優位相（②）で強く濃染し，内部に **a** でみられた栄養動脈と流出静脈の瘢痕内での描出がみられる（矢印）．門脈優位相（③）で濃染は持続し（矢印），周囲の肝静脈の信号強度が他部位の肝静脈より高いのがわかる（矢頭）．肝細胞相（④）で腫瘤辺縁部の高信号と内部の瘢痕周囲の低信号がみられる（矢印）．腫瘤辺縁は全相で鮮明である．

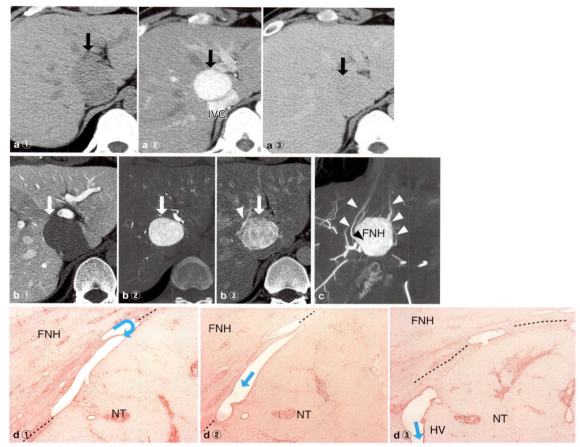

図Ⅲ-56 限局性結節性過形成（FNH）
a. ダイナミックCT．造影前CT（①）で腫瘤は淡い低吸収を示し（矢印），動脈優位相（②）では腫瘤全体が均一な強い濃染を示し辺縁は鮮明である（矢印）．内部腹側に淡い線状の低吸収域がみられ，薄い瘢痕の一部を示している．平衡相（③）ではほぼ等吸収でwash outは明らかではない（矢印）．
b. 動注CT．CTAP（①）では辺縁の鮮明な門脈血流欠損を示し（矢印），CTHA早期相（②）では強い辺縁の鮮明な濃染がみられる（矢印）．内部に薄い線状の低吸収域がみられ，瘢痕部の所見である．CTHA後期相（③）では還流静脈と線維組織による瘢痕部の線状の濃染が網目状にみられ（矢印），周辺の肝静脈に連続する（矢頭）．腫瘍辺縁部に肝静脈細枝がまとわりつくように描出され，薄いコロナ様濃染と類似するが周辺肝類洞への灌流はみられない．
c. CTHA早期相冠状断MIP像で，腫瘤（FNH）から肝静脈細枝への直接の造影剤灌流がみられる（矢頭）．
d. 別症例の切除標本組織連続切片．FNHからの拡張した静脈が周辺肝（NT）の肝静脈枝（HV）に連続するのが確認できる（矢印）．破線はFNHの辺縁を示す．（CD34とαSMAの二重免疫染色，×200）

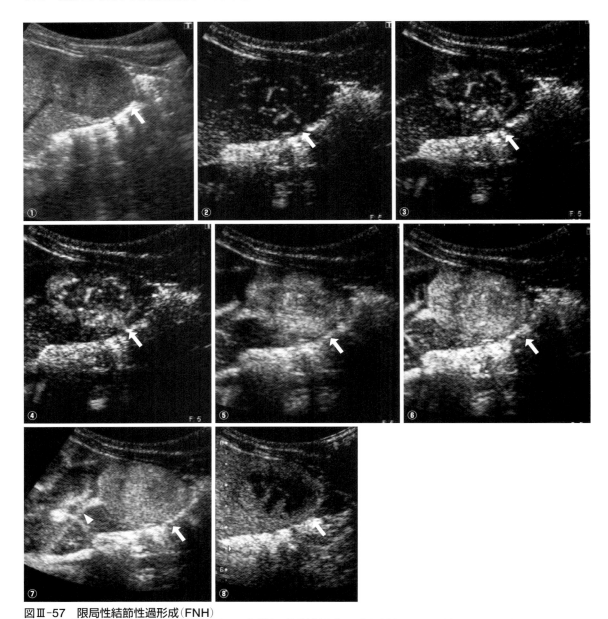

図Ⅲ-57 限局性結節性過形成（FNH）
ソナゾイド®による造影US〔造影前グレースケール像（①），造影剤静注後33秒後（②），36秒後（③），42秒後（④），45秒後（⑤），61秒後（⑥），65秒後（⑦），クッパー相の継時的画像（⑧）〕．S6に均一なやや低エコーの腫瘤を認め，造影剤は腫瘤の中心部から車輻状に腫瘍辺縁部へ分布する（矢印）．腫瘤は全体が均一に造影され，65秒後（⑦）の画像で肝静脈への直接の灌流が描出されている（矢頭）．クッパー相で腫瘤辺縁部を中心に造影剤の取り込みが観察される（矢印）．

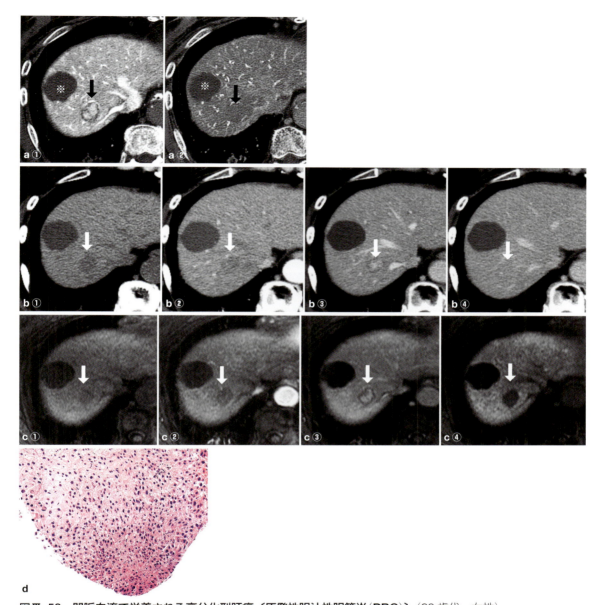

図Ⅲ-58　門脈血流で栄養される高分化型肝癌〔原発性胆汁性胆管炎（PBC）〕（80歳代，女性）
a．動注CT．腫瘤はCTAP（①）で周辺肝よりやや高吸収（結節内門脈血流増加）を示し（矢印），CTHA（②）ではやや低吸収に描出される（矢印）．（※は囊胞）
b．ダイナミックCT．造影前（①）で腫瘤は低吸収を示す．動脈優位相（②）では明らかな濃染はみられないが，門脈優位相（③）で内部に濃染を認め，平衡相（④）で等吸収となり同定困難である（矢印）．
c．ダイナミックMRI（Gd-EOB-DTPA）．造影前T1強調像（①）で腫瘤は低信号を示し，動脈優位相（②）で淡く濃染され，門脈優位相（③）で最も強く濃染する（矢印）．肝細胞相（④）では明瞭な低信号を示している（矢印）．
d．生検組織像．高分化型肝癌と診断された．（HE染色，×40）

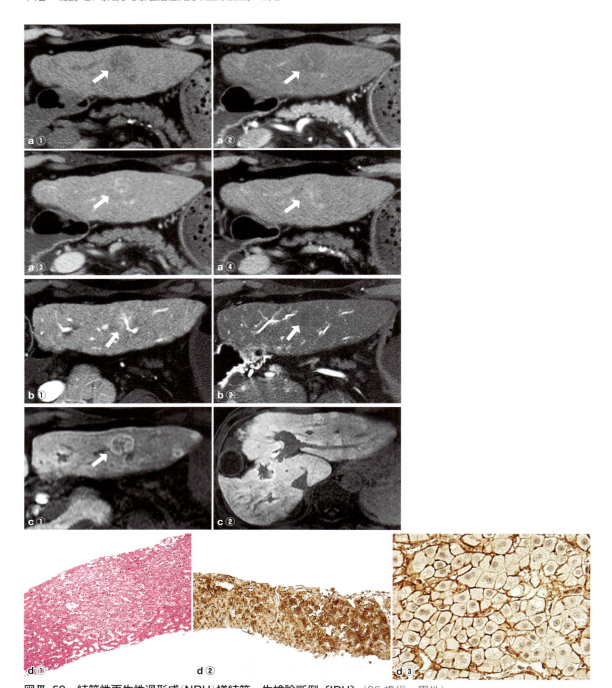

図Ⅲ-59　結節性再生性過形成（NRH）様結節　生検診断例〔IPH〕（8C 歳代，男性）

a. ダイナミック CT. 腫瘤は造影前（①）で低吸収を示す．動脈優位相（②）で軽度の内部濃染がみられるが，門脈優位相（③）でより強く濃染され，平衡相まで持続する（矢印）．

b. 動注 CT. CTAP（①）で内部に門脈枝の描出と濃染がみられる（矢印）．CTHA（②）では周辺肝に対してやや低吸収に描出される（矢印）．

c. Gd-EOB-DTPA 造影 MRI 肝細胞相．腫瘤は高信号を示し，特に辺縁部により強い高信号帯がみられ，いわゆるドーナツ状高信号を示している（①：矢印）．肝門部の全体横断像（②）で同様の結節の多発と，典型的な中心性肥大がみられる．太い近位の門脈域に沿った高信号帯がみられる（矢頭）．周辺肝細胞の過形成が考えられる．

d. 生検組織像（①：HE 染色，×10．②：GS 免疫染色，×10．③：OATP1B3 免疫染色，×100）．類洞の拡張を伴う過形成結節で画像と併せて NRH 様結節（仮称）と診断された．GS（②：茶色）と OATP1B3（③：茶色）の高発現がみられ，FNH と類似している．

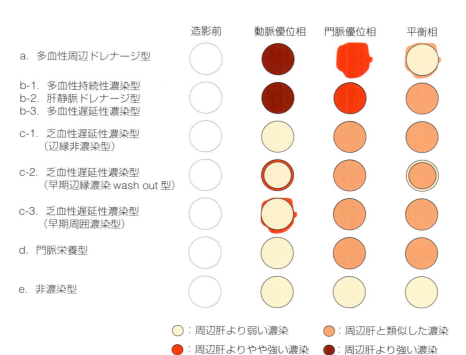

図Ⅲ-60　充実性肝腫瘍におけるダイナミックCT/MRIの代表的造影パターンの模式図

IV 胆管閉塞と画像

　胆汁うっ滞は，肝細胞性胆汁うっ滞（薬剤性障害など），小型胆管関連胆汁うっ滞（PBC，PSC，Alagille症候群など）と閉塞性胆汁うっ滞（いわゆる閉塞性黄疸）に分けられる．急性期の閉塞性胆汁うっ滞では毛細胆管の拡張と胆汁栓，肝細胞内やKupffer細胞内の胆汁色素沈着がみられ，門脈域の浮腫や炎症性細胞浸潤，細胆管増生が観察される．慢性期にはこれらに加えて肝細胞の障害や線維化が進行する．

　胆管閉塞をきたした肝区域は非閉塞肝区域に比べて，多くの場合CTAPで門脈血流減少がみられ，ダイナミックCT/MRIで区域性濃染を示す（図I-37，38→29頁）．門脈域内での拡張胆管による門脈枝の圧排，門脈域線維化による終末門脈枝の狭小化，肝細胞障害による類洞障害などによる変化が推定される．血流画像所見は，上記の肝内門脈血行障害（Zahn梗塞）と類似するが，急～亜急性期胆汁うっ滞（閉塞性黄疸）では，うっ滞胆汁を反映してT1強調像では非閉塞肝区域に比べて高信号に描出される特徴がある（図Ⅲ-8b→69頁，Ⅳ-1）．さらに，T2強調像や拡散強調像で高信号を示し，ADC値は低下するとの報告があるが，肝門部胆管癌での検討であり，この場合は門脈閉塞の影響による修飾の除外が困難である（図Ⅲ-8d，Ⅳ-1）．慢性期には閉塞肝区域は萎縮し，線維化（Zahn梗塞慢性期と類似）を反映した画像所見となる．肝全体の場合は二次性胆汁性肝硬変となり，肝末梢部の萎縮と中心性肥大がみられる．PBCでも同様の変形がみられる．PSCでは肝内胆管障害に不均一であり，慢性期では肝はatrophy-hypertrophy complexを示す．Gd-EOB-DTPAの肝細胞への取り込みは肝細胞障害や閉塞の程度で様々であるが，肝細胞相では非胆管閉塞肝に比べ低信号に描出される（図Ⅲ-8b）．

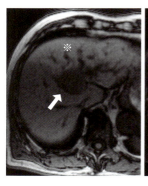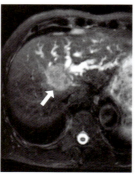

図Ⅳ-1　胆管細胞癌（腫瘤形成型）　左肝内胆管浸潤
MRI．T1強調像（左）で腫瘍は低信号を示し（矢印），左葉は右葉に対し高信号を示す（※）．胆汁うっ滞による区域性高信号である．T2強調像（右）で左葉の肝内胆管拡張がみられ，左葉は区域性高信号を示している．

V 門脈域（グリソン鞘）の異常と画像

門脈域には表V-1のように様々な病態がみられる．浮腫とリンパ浮腫は画像での鑑別は困難で，またしばしば合併してみられる．様々な病態でみられ非特異的であるが，活動性の肝疾患の存在を示唆する重要な所見である．USでは門脈周囲の低エコー帯として，CTでは門脈周囲低吸収域（periportal hypodensity, periportal collar）として描出される（図Ⅰ-12→10頁, Ⅱ-29→59頁, V-1, 2a）．MRIはこれらの描出にきわめて鋭敏で，T2強調像で門脈を取り囲む高信号帯（periportal abnormal intensity：PAIあるいはperiportal hyperintensity：PHI）がみられる（図Ⅱ-29b, V-2b）．T1強調像ではこれらは低信号帯として描出されるが，門脈や胆管が無ないしは低信号に描出されるために認知が困難である．ダイナミックCT/MRIでは門脈優位相や平衡相でより明瞭に描出される（図Ⅱ-29a, V-1, 2a）．

門脈域の炎症，線維化，肉芽腫は病期により様々な画像所見を示す．浮腫から肉芽形成や線維化を反映した所見がみられる（図Ⅰ-10→9頁, V-3, 4）．さらに，感染性の胆管炎ではダイナミックCT/MRIでは，動脈優位相で門脈域を中心とする不均一な肝実質濃染がみられる（図V-3）．IgG4関連硬化性胆管炎では門脈域に沿った肉芽腫の所見がみられる（図V-4）．

胆汁性囊胞は一般には腫瘤を形成するが，広範な胆管壊死の場合，門脈域に沿ってみられることがある（図Ⅰ-23→20頁）．門脈周囲の液体貯留の画像を示すが，Gd-EOB-DTPA造影MRIなどの胆道系造影剤の流入がみられれば確定診断できる．

胆管周囲囊胞については先述したが，造影CT/MRIやT2強調像，MRCPで微小な囊胞の集簇が描出され，診断が可能である（図Ⅰ-27→22頁）．

悪性腫瘍の門脈域内進展の機序としては，リンパ管侵襲や胆管壁進展がある．診断は臨床上重要であるが，微視的なレベルの進展の診断は困難で

表V-1　門脈域（グリソン鞘）の異常

- 浮腫（periportal edema）
  外傷，急性肝炎，うっ血肝，Budd-Chiari症候群，SOS，胆管炎，胆囊炎，骨髄移植，門脈炎，腹部感染症（腎盂腎炎，Fitz-Hugh-Cutis症候群，など），HELLP症候群，など
- リンパ浮腫
  肝門部〜肝十二指腸靱帯リンパ節転移，リンパ管閉塞うっ血肝，肝移植など
- 胆管周囲囊胞（peribiliary cyst）
- 胆汁性囊胞（biloma）/胆管壊死
- 肝内門脈側副路（胆管周囲血管網拡張，portal cavernoma）
- 門脈域の炎症性変化/線維化/肉芽腫
  胆管炎（PSC，化膿性胆管炎，IgG4関連胆管炎，その他），肝炎，サルコイドーシス，など
- 腫瘍
  胆管癌 periductal growth，リンパ行性転移（胆囊癌，胃癌など），リンパ腫，白血病，多発性骨髄腫，plexiform neurofibroma，など
- その他
  髄外造血（periportal extramedullary hematopoiesis）など

ある．巨視的なレベルであれば門脈周囲低吸収/異常信号域として描出され，造影で充実性病変と診断できるが(**図V-5**)，慢性的な胆管炎や肉芽腫などとの画像での鑑別には限界がある．

稀な病態であるが髄外造血(extramedullary hematopoiesis)が門脈域内に広範にみられることがあり，腫瘍との区別が困難である(**図V-6**)．臨床的背景と併せて診断する必要がある．

図V-1〜6

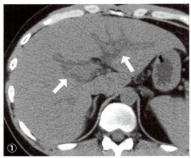 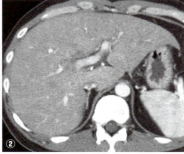 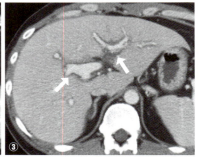

図V-1 急性肝炎(30歳代，男性)
ダイナミックCT．造影前CT(①)で門脈周囲低吸収域(periportal collar)がみられ，門脈優位相(③)でより明瞭である(矢印)．造影前CTで肝の吸収値は低下し肝内脈管とほぼ等吸収である．動脈優位相(②)で肝実質濃染は不均一である．

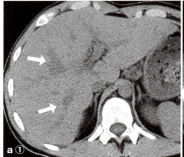 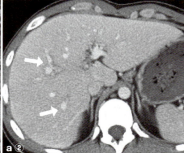 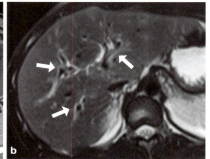

図V-2 原発性硬化性胆管炎(PSC)(10歳代，男性)
a．ダイナミックCT．造影前CT(①)で門脈域の拡大がみられる(矢印)．門脈優位相(②)で門脈周囲低吸収域(periportal collar)がみられる(矢印)．肝には中心性肥大が認められる．
b．MRI脂肪抑制T2強調像で肝内門脈周囲の高信号域が明瞭である(矢印)．

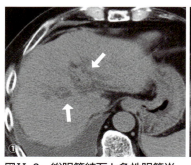 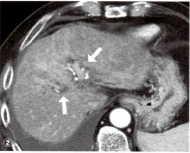 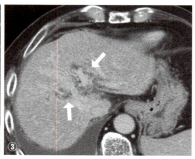

図V-3 総胆管結石と急性胆管炎
ダイナミックCT．造影前(①)で門脈周囲に低吸収域(periportal collar)を認める(矢印)．動脈優位相(②)で同部は淡く濃染し(矢印)，平衡相(③)まで持続する(矢印)．動脈優位相で門脈域を中心とする不均一な楔状の肝実質濃染がみられる．急性期胆管炎でみられる所見である．

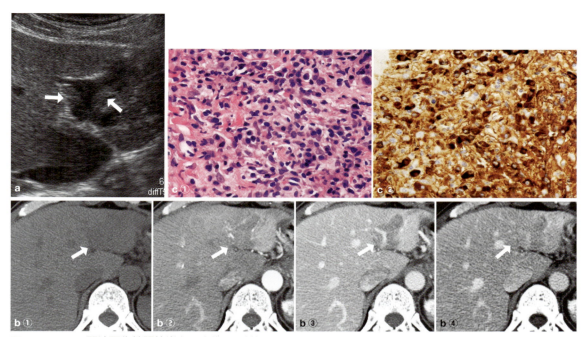

図V-4　IgG4 関連硬化性胆管炎(50 歳代，男性)
a. US. 左葉肝門部門脈の周囲を縁取るようにやや低エコーの充実性腫瘤を認める(矢印)．
b. ダイナミック CT. 腫瘤は造影前(①)で低吸収を示し，動脈優位相(②)で淡く濃染し，その後，門脈優位相(③)，平衡相(④)と漸増性に濃染する(矢印)．
c. 生検組織像．線維性の結合組織内にびまん性にリンパ球，形質細胞浸潤がみられ，一部好酸球浸潤もみられる(①：HE 染色，×200)．浸潤形質細胞に高率に IgG4 発現(茶色)がみられた．(②：IgG4 免疫染色，×200)

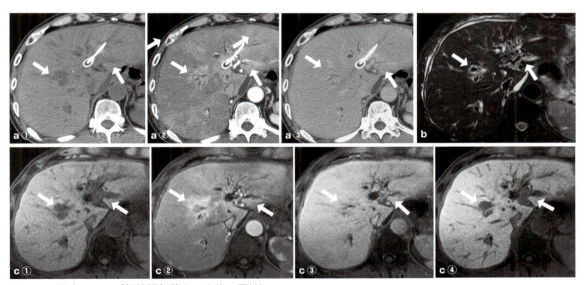

図V-5　胃癌のリンパ行性肝転移(50 歳代，男性)
a. ダイナミック CT. 造影前(①)で門脈域の拡大と門脈周囲低吸収域(periportal collar)が広範に観察される(矢印)．同部は動脈優位相(②)で濃染し，平衡相(③)まで濃染が持続する(矢印)(胆管内ステントとドレナージチューブ挿入状態)．
b. 脂肪抑制 T2 強調像．門脈周囲の高信号帯が明瞭である(矢印)．
c. ダイナミック MRI(Gd-EOB-DTPA)．造影前 T1 強調像(①)で門脈域の拡大(低信号域)がみられる(矢印)．同部は動脈優位相(②)で濃染し，移行相(③)で濃染が持続している(矢印)．肝細胞相(④)で，門脈域の拡大と充実性病変の存在が診断できる(矢印)．

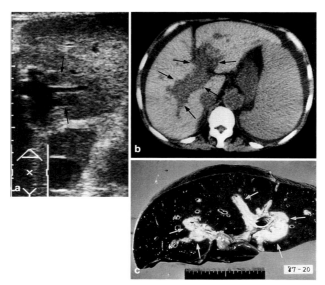

図V-6 門脈床に認められた extramedullary hematopoiesis
a. US. 肝内門脈周囲に帯状の低エコー域が認められる(矢印).
b. 単純CT. 肝内門脈を示す低吸収域が拡大して認められる(矢印). 門脈とほぼ等吸収値を示す病変の門脈周囲への広範な広がりが考えられる. また, 腹水, 脾腫もみられる.
c. 剖検所見. グリソン鞘に広範な extramedullary hematopoiesis が確認された(矢印).
(Kobayashi A, et al. CT characteristics of intrahepatic, periportal, extramedullary hematopoiesis. J Comput Assist Tomogr 13 : 354-356, 1989 より引用)

VI 肝機能画像と病理・分子病理学的背景

　肝臓は種々の生理機能を有する．一般に，肝の機能は，代謝機能（糖質，蛋白質，ビタミン，ホルモンなど），排泄機能（胆汁の産生および排泄，ビリルビン，ステロイドホルモン，種々の薬物などの抱合，排泄），解毒機能（毒物や薬物の解毒，アンモニアの処理，異物の貪食や抗体の産生），造血および凝固に関する機能，循環調節に大別される．これらの生理機能を画像化すれば，機能の量的評価が可能となるばかりでなく，これらが欠如する病変の検出が可能である．逆に，種々の病変内にこれらの機能が存在すれば特異性の高い診断が可能となる．画像による機能診断は主として核医学的手法による．Kupffer 細胞の異物貪食能を評価する radionuclide（RN）コロイドイメージング，肝の排泄機能を画像化する RN 肝胆道イメージング，肝細胞膜に存在するアシアロ糖蛋白レセプターに対する親和性を利用した RN イメージングなどが行われてきた．しかしながら，核医学検査では精密な画像診断は困難である．Kupffer 細胞機能の評価にはわが国では SPIO 造影 MRI とソナゾイド®による造影 US が広く行われている．また，肝細胞に取り込まれ胆道に排泄される肝胆道系機能の画像化には Gd-EOB-DTPA が有用で，肝画像診断に大きな変革をもたらしている．

　従来，前述のような一般的な肝臓の機能を画像化するものを機能イメージングと呼称していたが，近年その概念は変化している．悪性腫瘍をはじめとして，各病変にはそれぞれの独特の機能がある．たとえば，細胞の糖代謝を反映する ^{18}F-fluorodeoxyglucose（^{18}F-FDG）による PET などは分子レベルの機能を表現しているといえる．このような観点から欧米では多くの組織・分子レベルの事象を反映すると考えられる画像所見が functional imaging（機能イメージング）という概念で包括されつつある．また，これらがしばしば各種病変，特に悪性腫瘍の性状や予後あるいは治療効果と相関することから，imaging biomarker（画像バイオマーカー）とも呼称され，個別化医療の指標として重要性を増している．いまだ一般臨床への普及への道は遠いが，現在一般臨床に応用されているものについて概説する．

A 網内系機能と画像

　Kupffer 細胞に貪食される MRI 造影剤 SPIO と超音波造影剤ソナゾイドにより画像化が可能である．網内系の欠如する病変（悪性腫瘍など）は強く造影された肝実質内の造影不良域として描出され（図Ⅱ-11 → 45頁），その存在診断法として利用される．一方，腫瘍性病変に集積が認められれ

ば，その腫瘍内にKupffer細胞の存在が示唆され，肝細胞の過形成性病変やFNHといった病態が考えられる（図Ⅱ-12 → 45 頁，Ⅲ-57 → 110 頁）．

　肝癌の多段階発癌に伴う種々の結節性病変の悪性度の上昇に伴って，これらの結節へのSPIOやソナゾイドの取り込みが減少することが示されている．この背景として，結節の悪性度に従ってKupffer細胞は減少することが報告されている．ただし，異型結節，早期肝癌や一部の多血性高分化型肝癌でもKupffer細胞が存在し，SPIOやソナゾイドが取り込まれ，画像所見は重複し限界がある．しかしながら，中～低分化型肝癌で取り込みはみられないので，補助診断法として有用である．

B 肝細胞・胆道機能と画像 ［図Ⅵ-1～12 ⇨ 125～131 頁］

　肝類洞から肝細胞への取り込み，さらには胆道への排泄機能を画像化するものとしては核医学による肝胆道イメージングが行われてきた．また，肝細胞膜に存在するアシアロ糖蛋白レセプターに対する親和性を利用した^{99m}Tc-GSAシンチグラフィ（アシアロシンチグラフィ）は肝機能の評価に有用である．

　Gd-EOB-DTPA造影MRIでは，腫瘍性病変の検出や質的診断，びまん性肝疾患での肝機能の評価などが高精度で可能となり，肝画像診断に大きな変革がもたらされている．

1. Gd-EOB-DTPA造影MRIによる肝細胞癌の診断

a. Gd-EOB-DTPA造影MRIの肝実質造影機序

　Gd-EOB-DTPAのヒト肝細胞における代謝の分子機構は十分に解明されていないが，ラットでは，Gd-EOB-DTPAは類洞側に発現するorganic anion transporting polypeptide1（oatp1）により肝細胞に取り込まれ，毛細胆管側に発現するmultidrug resistance associated protein2（mrp2）により胆汁中に排泄されることが示されている．ラットとヒトとではトランスポーターの構造は完全には一致しないが，同じ基質を輸送することからヒトのOATPおよびMRPに相当するものと考えられる．ヒトに発現するOATPは複数種類存在しており，このうち肝細胞に発現するものはOATP1B1（OATP-C），OATP1B3（OATP8），OATP2B1（OATP-B）が主体であり，その他は全身に広く発現している．OATP1B1，OATP1B3はほぼ肝細胞に特異的で，それぞれliver specific transporter（LST）1，LST2とも呼ばれ，ヒトの肝臓での発現はこの順に多い．いずれもタウロコール酸やビリルビンなどの胆汁の成分，甲状腺ホルモンや性ホルモン，サイトカインを輸送することが知られている．薬剤では抗結核薬のリファンピシン，スタチン系の脂質異常症治療薬，降圧薬，メトトレキサートなどの抗がん薬が知られている．また肝機能検査薬であるindocyanine green（ICG）もOATP（特にOATP1B3）の基質であり，慢性肝疾患患者では肝細胞相での増強率と，ICG 15分値とが有意に相関すると報告されている．ヒトのMRPも複数同定されており，そのうち肝細胞の毛細胆管側膜に発現するのはMRP2（ABCC2）で，ラットのmrp2に相当する．このMRP2とほぼ同じ基質を輸送するトランスポーターが肝類洞側膜にも発現しており，MRP1（ABCC1），MRP3（ABCC3），MRP4（ABCC4）として知られている．胆管の通過障害が生じた際に，類洞側膜にMRP3の発現が増加し，胆汁や有害物質の血中への逆輸送により肝細胞を保護すると考えられている．

　ヒト肝細胞におけるGd-EOB-DTPAの取り込みについては，in vitro での検討では，Leonhardtらがヒトの OATP1B3，OATP1B1，NTCP（Na$^+$/taurocholate cotransporting polypeptides）遺伝子を導入した培養細胞が，それぞれGd-

EOB-DTPA を取り込むことを報告している。トランスポーターの遺伝子多型による Gd-EOB-DTPA 造影 MRI 肝細胞相の増強率の差異の検討からも、OATP1B1, OATP1B3, NTCP が主たる役割を担っていると考えられている。後述のように、肝細胞性腫瘍の肝細胞相の信号強度は OATP1B3 の発現と強い相関がある。筆者らの経験では、OATP1B3 の発現がみられない ICG 排泄遅延症例で、肝細胞相の増強率は大きく低下するものの、ある程度の肝細胞・胆道の描出がみられたことから、OATP1B1 や NTCP も取り込みに寄与があると考えられる。胆管への排泄には MRP2 が主たるトランスポーターである。

b. 肝細胞癌におけるトランスポーター発現と造影機序

多血性の肝細胞癌は、肝細胞相で周辺肝実質に比べて明瞭な低信号結節として描出されるが（図 II-13 → 46 頁）、10〜15% で等〜高信号を示す（Gd-EOB-DTPA を肝癌細胞が周辺肝と同等あるいはより高度に取り込む。高信号肝癌と呼称する）（図 I-42 → 33 頁, VI-1, 2）。Narita らや筆者らは、高信号肝癌において取り込み側トランスポーター OATP1B3（OATP8 と同義）が、低信号肝癌（肝細胞相で周辺肝より低信号を示す肝癌）に対し、有意に高発現していることを蛋白や mRNA の定量で明らかにし、さらに、OATP1B3 の発現量と肝細胞相での肝癌増強率に有意に正の相関がみられることを明らかにした。OATP1B3 免疫染色では、高信号肝癌では周辺肝に比べ同等以上発現するが（図 VI-2）、一方、低信号肝癌ではその発現は周辺肝より低いことが確認されている（図 II-21 → 54 頁, III-43 → 100 頁）。また、筆者らは、類洞側排泄トランスポーター MRP3 が、高信号肝癌において、低信号肝癌に対し有意に高発現していることを明らかにした。一方、前記の他の OATPs と MRPs には両者間で発現に差異はみられなかった。その後、Ueno らは取り込み系の OAT, OCT や NTCP, 排泄系の MDR1, MDR3, BSEP や BCRP などを含めて mRNA の発現量を検討し、OATP1B3 発現と肝細胞相の信号増強率が最も高い有意の相関を示したと報告している。

MRP3 の高発現がみられた理由として、毛細胆管よりも下流の胆管が減少あるいは消失している腫瘍内では、類洞側の排泄トランスポーターである MRP3 を介し血液中へ再輸送されるのが合理的と考えられ、筆者らは反応性の増加ではないかと考えている。すなわち、高信号肝癌では、取り込み側トランスポーター OATP1B3 が高発現し、一方、類洞排泄側トランスポーター MRP3 の高発現で Gd-EOB-DTPA を再度血中に排泄する機序が考えられる（図 VI-3）。しかしながら、前述のように、静脈内注入後 20 分後の肝細胞相での肝癌の信号強度増強率と OATP1B3 の発現量の有意の正の相関から、この段階での排泄系トランスポーターによる信号強度への影響はほとんどないものと考えられる。この理由として、MRP3 による腫瘍血洞側へ排泄はきわめて緩徐に進行することが考えられる。

後述するように、筆者らのこれまでの検討では、肝細胞癌以外でも、肝細胞相で等〜高信号を示す FNH, NRH 様結節や一部の HCA では必ず OATP1B3 の高発現がみられている。また、内部の信号強度が不均一な場合でも、図 VI-4 のように、高信号部分には低信号部分に比べてほぼピンポイントに OATP1B3 のより高発現が認められている。以上の結果から、肝細胞性腫瘍における肝細胞相の信号強度は OATP1B3 発現に対する鋭敏な間接的な分子イメージングといえる。

c. 肝細胞癌の多段階発癌における肝細胞相の信号強度と OATP1B3 発現

筆者らの検討では、肝癌の多段階発癌の過程で、前癌病変である異型結節の段階から OATP1B3 の発現が低下し、徐々にその発現が減少していく。高度異型結節では約 30%、早期肝癌では約 80〜85% で OATP1B3 の発現低下を示す（図 II-21, III-58 → 111 頁, VI-5）。一方、中分化型肝癌の約 90% と低分化型肝癌のほぼ 100% は OATP1B3 の発現低下あるいは欠損を示し（図 III-43）、

結節の悪性度の上昇に伴って肝細胞相での信号強度増強率は有意に低下する（図Ⅵ-6）．また，この結果は，"OATP1B3発現の低下"はきわめて鋭敏な肝発癌のバイオマーカーであることを示唆し，結果として，肝細胞相は鋭敏な肝発癌の"画像バイオマーカー"といえる．実際の臨床でも，乏血性の早期肝癌はきわめて高精度に検出され，画期的な診断法となっている（図Ⅱ-21，Ⅵ-5）．

一方で，多血性の中分化型肝癌（一部は高分化型）の10～15％程度でOATP1B3の発現が亢進し，上記の高信号肝癌の所見を呈する（図Ⅰ-42→33頁，Ⅵ-1，2）．筆者らは，乏血性の境界病変に多血性の脱分化巣が出現する際の信号強度を検討した．脱分化巣が背景結節と比較して低信号を示すものが20％，等信号を示すものが50％，高信号を示すものが30％であった（図Ⅵ-6，7）．この高信号を示す脱分化巣が増大して全体が高信号の多血性を示す病変が，最終的に10～15％程度となるものと考えられた．発癌の初期に一度減少したOATP1B3が，一部の肝癌内でgeneticあるいはepigeneticな変化で再度OATP1B3を発現する機序が考えられる．

d. 高信号肝癌の生物学的性状と分子・遺伝子学的背景および個別化診療への応用

筆者らは，この多段階発癌の過程で出現する高信号肝癌は特殊な一群である可能性があると考え，臨床的，分子病理学的な特徴について検討を行った．高信号肝癌は低信号肝癌と比較して，臨床的には高齢者に多く，血清腫瘍マーカーAFP，AFP-L3，PIVKA-Ⅱの値が低いことがわかった．高信号肝癌は病理学的には低分化型がほとんどなく相対的な分化度が高く，偽腺管型が多く，門脈浸潤の頻度が低かった（図Ⅰ-42，Ⅵ-1，2）．さらに高信号肝癌では低信号肝癌と比較して術後の再発率が有意に低かった．その後の生存率についての検討でも高信号肝癌で有意に高い結果が得られている．

高信号肝細胞癌は低信号肝細胞癌と比較してAFP，PIVKA-Ⅱ，Glypican3，幹細胞マーカーEpCAMといった分子の発現が低下している．一方で，肝細胞マーカーHepPar-1，β-cateninの発現は有意に増加していることが確認された（図Ⅵ-1b）．また，β-cateninのターゲット分子であるglutamine synthetase（GS）も発現増加が認められた（図Ⅵ-1b）．高信号肝癌におけるβ-cateninの発現増加は他の検討でも確認されている．成熟肝細胞に近い分子マーカー発現がみられ，相対的な生物学的悪性度が低い一群であることも示されている．

高信号肝癌の遺伝子発現について，筆者らの共同研究者であるYamashitaらが遺伝子解析を行った．その結果，OATP1B3高発現肝癌（周辺肝に比べ高発現，高信号肝癌に相当）では，胆汁代謝など肝細胞機能の維持に関わるような遺伝子経路が活性化され，一方，OATP1B3低発現肝癌では細胞増殖に関わる遺伝子経路が活性化されていた．転写因子の検索では，OATP1B3高発現群ではhepatocyte nuclear factor（HNF）4Aが最も活性化されていた．一方，OATP1B3低発現群ではForkhead box M1（FOXM）が活性化されていることが明らかとなった．OATP1B3の発現は転写因子HNF4Aの発現と有意の正の相関を示し，肝細胞癌においてOATP1B3の発現はHNF4Aによって制御されている可能性が高いことが示された（図Ⅵ-1b）．さらに，外科的切除された高信号肝癌からの細胞において，HNF4A遺伝子をノックダウンさせヌードマウスに移植したところ，OATP1B3の発現が有意に減少し，移植腫瘍の増大速度も速いことがわかった．

HNF4αは肝細胞の発生や分化，恒常性維持に必須の転写因子であり，胆汁酸やコレステロール代謝を制御する．腫瘍においては，HNF4Aを不活化したマウスの肝癌は増殖を示す．その一方，HNF4Aの導入は癌発生を抑制する癌抑制因子として働く．さらにHNF4αの発現減少は炎症に起因する肝発癌のプロモーターとなり，発癌の過程で多段階的に減少することも示されている．つまり，HNF4αは肝細胞機能維持に関わる転写因子で，その発現低下は肝発癌の重要なプロモーター

の1つで，また，癌抑制因子としての作用も有する．高信号肝癌が成熟肝細胞に近い性質を示し，相対的な悪性度が低い理由は，HNF4αが発現しているためではないかと考えられる．さらに，OATP1B3は多段階発癌の初期の段階で減少するが，その背景にはHNF4αの発現減少が関与している可能性がある．

以上の結果から，Yamashitaらと筆者らは，肝細胞癌が遺伝子学的にA群（Gd-EOB-DTPA造影MRI肝細胞相高信号），B群（低信号，血清AFP＜100 ng/mL），C群（低信号，血清AFP≧100 ng/mL）に分類可能で，A・B・C群の順に生存率が有意に低下することを明らかにし，新しい亜分類を提唱した（図Ⅵ-8）．日常臨床で行える検査で，組織の採取を行わずに，予後予測さらには背景遺伝子・分子メカニズムの推測を行えるという点で，Gd-EOB-DTPA造影MRIが肝細胞癌におけるradiogenomicsの役割を果たす可能性を示している．個別化医療への応用が期待される．

e. 肝細胞癌におけるOATP1B3発現の分子機構

肝実質では，OATP1B3やβ-cateninのターゲット分子であるGSは中心静脈周囲（zone 3）の肝細胞に発現する（図Ⅵ-9a）．Collettiらは，Wnt/β-catenin pathwayのシグナルがHNF4αで修飾され，GSやCyp1A1などが発現することを実験的に明らかにし報告している（図Ⅵ-9b）．同様な機序が高信号肝癌内でも起こっていることが予測される．

f. 肝腫瘍性病変と肝細胞相信号強度

肝細胞相で強い低信号を呈する場合は，OATP1B3の無あるいは低発現の肝細胞性病変（多くの中分化型肝癌や低分化型肝癌など）や非肝細胞性病変（囊胞，肝転移，胆管細胞癌など）が考えられる（図Ⅰ-40→31頁，Ⅱ-13, 14→46頁，Ⅱ-21→54頁，Ⅱ-22→55頁，Ⅲ-34→88頁，Ⅲ-36→89頁，Ⅲ-43→100頁，Ⅲ-54→107頁，Ⅲ-58→111頁，Ⅴ-5→117頁，Ⅵ-5）．ただし，大腸癌，乳癌や前立腺癌でもOATP1B3発現がみられる場合があることが知られており，これらの肝転移が高信号を示す可能性はあるが信頼できる報告はなされていない．

軽度低信号（周囲肝より低信号，肝内脈管より高信号）を呈する場合は，OATP1B3の発現はみられるものの周辺肝のそれよりは低発現である．肝細胞性病変（異型結節，早期肝癌，高分化型肝癌，一部のFNHやHCAなど）（図Ⅵ-5a），血流障害（大きな腫瘍の周囲，肝切離面近傍のうっ血域，Zahn梗塞など）（図Ⅲ-8→69頁），胆管障害（胆管閉塞時），うっ血肝やSOS（図Ⅲ-34, Ⅲ-36），放射線照射などにより肝細胞が減少あるいは機能が低下した部位などである．サルコイドーシスや類洞性の発育を示す腫瘍などで，病変と肝細胞が顕微鏡レベルで混在するような病態でも軽度の低信号を示す（図Ⅵ-10）．線維成分に富む胆管細胞癌や転移性肝癌，肉芽腫などによる遅延性濃染や，海綿状血管腫における持続性濃染も軽度の低信号域として描出される場合があり，肝細胞性腫瘍によるGd-EOB-DTPAの取り込みと誤認しないように注意する必要がある（図Ⅰ-40）．

等〜高信号を呈する場合はOATP1B3の高発現を認める肝細胞性病変と診断できる．FNH（図Ⅰ-32→25頁，Ⅲ-55→108頁，Ⅵ-11），OATP1B3高発現肝細胞癌（図Ⅰ-42→33頁，Ⅵ-1, 2），異型結節や一部の高分化型肝癌，一部のHCA（特にβ-catenin mutation type）（図Ⅵ-12），NRH様結節（図Ⅲ-59→112頁）やその他の再生性・過形成性結節（図Ⅰ-18→12頁，Ⅲ-24→84頁）などがある．結節内に周辺肝より高信号域と低信号域が混在する場合がある．モザイク状に混在すれば肝細胞癌である（図Ⅵ-4）．一部に結節状に高信号域がみられる場合は境界病変（早期肝癌）内の多血性脱分化巣の可能性が大きい（図Ⅵ-7）．inflammatory HCAでも内部のβ-catenin mutation部などで同様の高信号がみられる可能性がある．約40％のFNHではドーナツ状あるいはちくわ状の腫瘍辺縁部の高信号域と内部の相対的低信号域を認めることがある（図Ⅵ-11）．このようなFNHでは周

辺の過形成肝細胞にはOATP1B3が高発現しているが，中心瘢痕の周辺の肝細胞には比較的広範囲にOATP1B3の発現が低下している．正常肝ではOATP1B3は中心静脈周囲のzone 3に選択的に発現することから，FNHの周辺部の過形成肝細胞はzone 3由来で，中心瘢痕周囲のそれはzone 1由来という仮説が成り立つ．FNHの病因を考える点でも興味深い所見であるが，確認はなされていない．NRH様結節でも同様のドーナツ状の造影所見が高頻度に観察される（図Ⅲ-59）．

肝細胞相における信号強度の評価は，周辺肝との相対的な差異から判断される．上記の評価は周辺肝の造影の強弱で変化することを常に念頭に置く必要がある．簡便には肝内脈管の描出の程度が判断基準として有用である．肝内脈管が明確に同定できない場合は，Gd-EOB-DTPAの肝細胞への取り込みが低下し，血中により長く残存していることが考えられる．この場合は，さらに時間をおいて撮像することや，腫瘍の造影前との増強率を検討するとよい．

g. 肝線維化・機能評価への応用

肝線維化・再生結節形成が肝細胞相における肝実質濃染の網状構造描出やtexture analysisで形態的に診断できるとの報告がある．また肝機能障害の評価，特に肝区域機能障害の術前評価に有用性が報告されている．ICGとGd-EOB-DTPAは，ともに主としてOATP1B3の基質とされ，したがって，肝機能の評価に増強率が有用であると考えられる．今後の正確な定量法の確立で一般臨床に広く応用されることが期待される．ただし，その際には，同じトランスポーターの基質である薬剤との競合やトランスポーターの遺伝子亜型による差異などを考慮する必要がある．

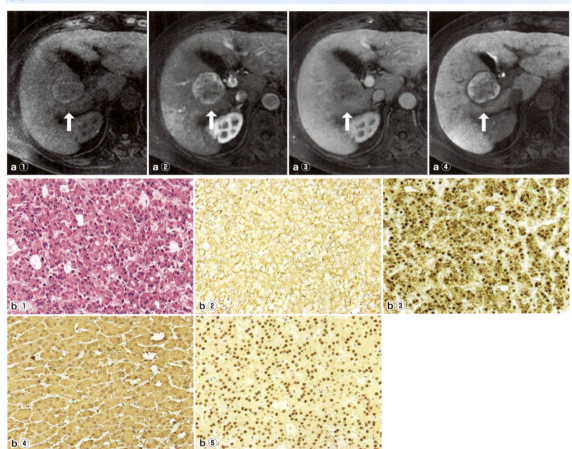

図Ⅵ-1　Gd-EOB-DTPA 造影 MRI 肝細胞相で高信号を示す肝細胞癌（高信号肝癌）
a．ダイナミック MRI（Gd-EOB-DTPA）．腫瘍は造影前 T1 強調像（①）で軽度の高信号を示す．周辺に被膜による低信号帯がみられる（矢印）．動脈優位相（②）では強く濃染し（矢印），門脈優位相（③）では低信号化（wash out）する（矢印）が，その程度は弱く不明瞭である．肝細胞相（④）で腫瘍は高信号に描出され（矢印），被膜は低信号帯として認められる．
b．切除標本組織像．HE 染色（①）で中分化型肝細胞癌と診断され，偽腺管構造と胆汁栓が散在している．免疫染色で OATP1B3 の細胞膜発現（②），β-catenin の核内および細胞質内発現（③），glutamine synthetase（GS）の細胞質内発現（④），HNF4α の核内発現（⑤）の亢進がみられた．（すべて×100，免疫染色は茶色が発現を示す）

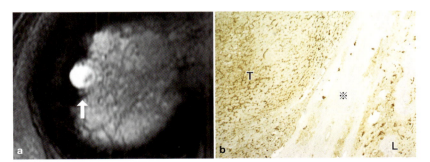

図Ⅵ-2　高信号肝癌と OATP1B3 発現
a．Gd-EOB-DTPA 造影 MRI 肝細胞相　腫瘍は周辺肝よりも高信号を示す（矢印）．
b．切除標本組織像．腫瘍部（T）には同辺肝（L）と同等以上の発現がみられる（茶色）．中分化型肝癌であった．※は偽被膜である．（OATP1B3 免疫染色，×10）
（Kitao A, et al. The uptake transporter OATP8 expression decreases during multistep hepatocarcinogenesis: correlation with gadoxetic acid enhanced MR imaging. Eur Radiol 21 : 2056-2066, 2011 より引用改変）

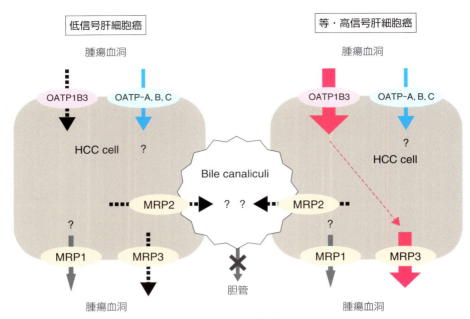

図Ⅵ-3　肝細胞癌細胞における Gd-EOB-DTPA 輸送機序（推論）
Gd-EOB-DTPA 造影 MRI 肝細胞相で等・高信号を示す肝細胞癌では，癌細胞の類洞（腫瘍血洞）側の膜に OATP1B3 の高発現がみられ，多量の Gd-EOB-DTPA が取り込まれる．肝癌内には偽腺管構造や胆汁栓はみられるものの，排泄可能な胆管は存在しない．したがって，Gd-EOB-DTPA は癌細胞に滞留するとともに，高発現を示す MRP3 によって再度腫瘍血洞へ排泄されることが考えられる．この排泄はきわめて緩徐に進行し，造影剤静脈内投与後 10～20 分で撮像される肝細胞相の信号強度にはほとんど影響しないことが予想される．
（Kitao A, et al. Hepatocellular carcinoma : signal intensity at gadoxetic acid-enhanced MR Imaging ― correlation with molecular transporters and histopathologic features. Radiology 256 : 817-826, 2010 より引用改変）

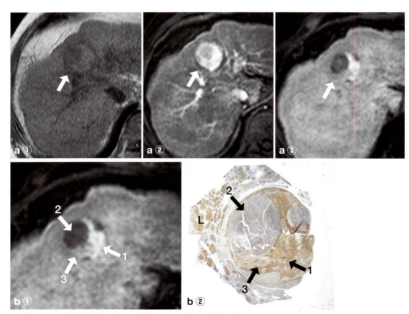

図Ⅵ-4　モザイク構造を示す肝細胞癌における肝細胞相信号強度と OATP1B3 発現
a．ダイナミック MRI（Gd-EOB-DTPA）．造影前 T1 強調像（①）で内部のモザイク構造と周辺の被膜がみられる（矢印）．動脈優位相（②）で全体が濃染し，肝細胞相（③）ではそれぞれのモザイクが周辺肝に対し高・等・低信号を呈している（矢印）．
b．最大割面の肝細胞相（①）とほぼ同断面の OATP1B3 免疫染色ルーペ像（②）である．高信号部分には周辺肝（L）より強い OATP1B3 発現（1），低信号部分にはより弱い発現（2），等信号部分にはほぼ同程度の発現（3）がみられる（茶色が OATP1B3 発現を示唆する）．

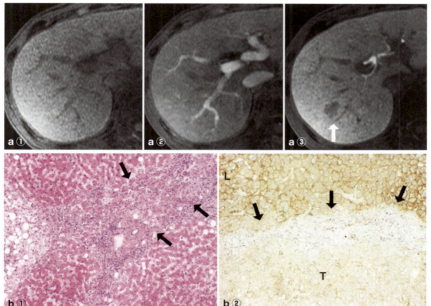

図Ⅵ-5 早期肝癌
a. ダイナミックMRI（Gd-EOB-DTPA）．肝細胞相（③）で淡い低信号結節がみられる（矢印）．造影前T1強調像（①）や動脈優位相（②）では描出されない．他の診断法でも検出困難であった．
b. 切除標本組織像．HE染色（①：×100）で高分化型肝癌とstromal invasionがみられ（矢印），かつ境界不明瞭で高分化型肝癌（早期肝癌）と診断された．OATP1B3免疫染色（②：×100）で腫瘍部（T）には発現はみられるものの，周辺肝（L）に比べ低下している（矢印は腫瘍境界部を示す）．

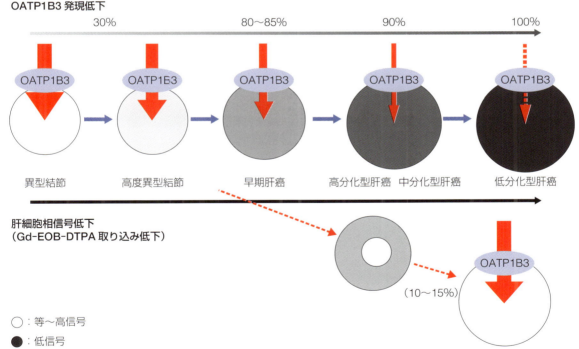

図Ⅵ-6 肝細胞癌の多段階発癌における肝細胞相信号強度変化とOATP1B3発現の関連
多段階発癌の初期からOATP1B3発現は低下し，それに伴って肝細胞相の信号強度（Gd-EOB-DTPAの取り込み）は有意に低下する．早期肝癌の80〜85%でOATP1B3発現は周辺肝に比べすでに低下しており，OATP1B3発現の低下はきわめて鋭敏な肝発癌のバイオマーカーである．結果として，Gd-EOB-DTPA造影MRIは鋭敏な肝発癌の「画像バイオマーカー」である．乏血性の境界病変から多血性肝細胞癌に脱分化する過程で，何らかのgeneticあるいはepigeneticな変化で再度OATP1B3の高発現がみられるようになり，最終的に10〜15%の中あるいは多血性高分化型肝癌は肝細胞相で高信号を示すようになる．
（Kitao A, et al. The uptake transporter OATP8 expression decreases during multistep hepatocarcinogenesis: correlation with gadoxetic acid enhanced MR imaging. Eur Radiol 21 : 2056-2066, 2011 より引用改変）

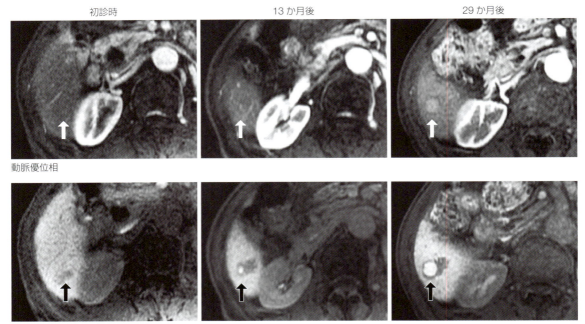

図VI-7 乏血性低信号境界病変からの多血性高信号肝癌の出現
ダイナミックMRI(Gd-EOB-DTPA).上段:動脈優位相,下段:肝細胞相.左列:初診時,中列:13か月後,右列:29か月後.初診時には肝細胞相で淡い低信号結節を認めるが,動脈優位相で濃染はみられない(右列:矢印).13か月後に肝細胞相で内部に小高信号巣の出現を認め,同部は濃染を示す(中列:矢印).29か月後には大きさの増大とともにほぼ全体が多血性高信号肝癌に移行している(矢印).

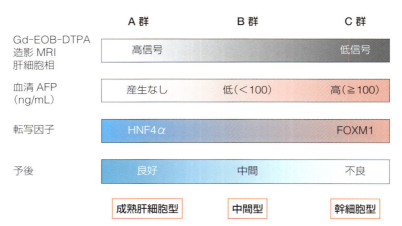

図VI-8 Gd-EOB-DTPA造影MRI所見と血清AFP値による肝細胞癌亜分類の提唱
(Yamashita T, et al. Gd-EOB-DTPA-enhanced magnetic resonance imaging and alpha-fetoprotein predict prognosis of early-stage hepatocellular carcinoma. Hepatology 60:1674-1685, 2014 から引用改変)

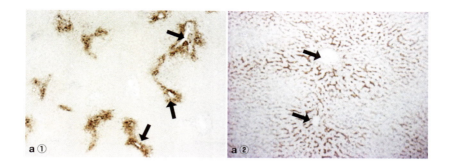

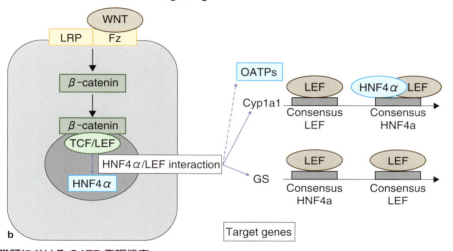

図Ⅵ-9　正常肝における OATP 発現機序
a. 正常肝では glutamine synthetase (GS) (①:免疫染色,×10,茶色)と OATP1B3 (②:免疫染色,×100,茶色)はともに中心静脈周囲(perivenular, zone 3)の肝細胞にみられる.矢印は中心静脈.
b. 中心静脈周囲の肝細胞には Wnt/β-catenin pathway の活性化がみられる.核内でβ-catenin は T-cell factor/lymphoid enhancer factor class (TCF/LEF)を活性化し,LEF は HNF4αと相互作用して GS や OATPs を発現させる.
(**b**: Colletti M, et al. Convergence of Wnt signaling on the HNF4-driven transcription in controlling liver zonation. Gastroenterology 137:660-672, 2009 より引用改変)

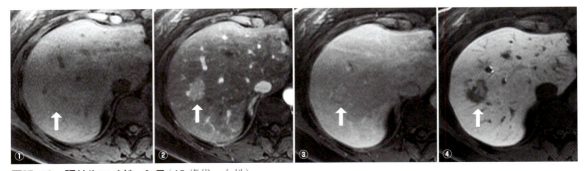

図VI-10　肝サルコイドーシス（40歳代，女性）
ダイナミックMRI（Gd-EOB-DTPA）．造影前T1強調像（①）で病変は指摘できない．動脈優位相（②）で結節性濃染がみられる（矢印）．同部は肝細胞相（④）で強い低信号と軽度低信号の混在を示す（矢印）．肝細胞との混在が考えられる．生検でサルコイドーシスと診断された．移行相（③）で腫瘤内部に遅延性濃染がみられる．

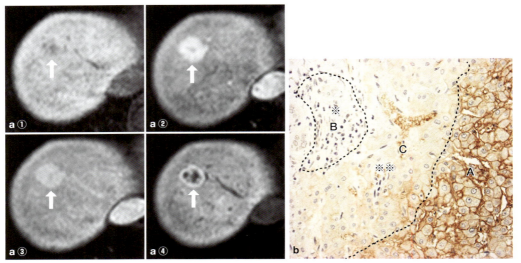

図VI-11　限局性結節性過形成（FNH）
a．ダイナミックMRI（Gd-EOB-DTPA）．造影前T1強調像（①）で腫瘤はほぼ等信号を示し，内部に中心瘢痕に相当する微小な低信号域がみられる（矢印）．動脈優位相（②）で強く濃染し，内部に中心瘢痕に相当する微小な軽度濃染域を認める（矢印）．移行相（③）で濃染は持続し，同様に微小な低信号域を認める（矢印）．肝細胞相（④）で腫瘤辺縁部に帯状の高信号を認め，内部は低信号となり，ドーナツ状（ちくわ状）の高信号腫瘤像を示す（矢印）．
b．切除標本組織像（別症例）．腫瘤辺縁部の過形成性肝細胞にはOATP1B3の強い発現がみられるが（A），中心瘢痕部（B）には発現はみられず，中心瘢痕周辺の過形成性肝細胞には軽度の発現がみられるのみである（C）．破線はそれぞれの境界を示す．（OATP1B3免疫染色，×200）

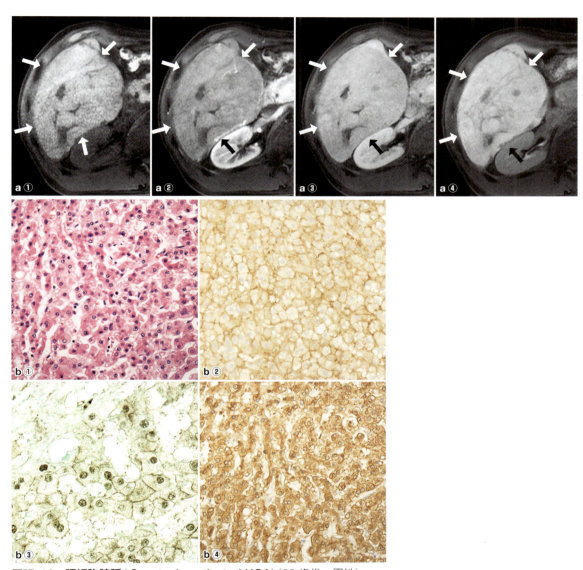

図VI-12　肝細胞腺腫（β-catenin activated HCA）（30歳代，男性）
a．ダイナミックMRI（Gd-EOB-DTPA）．造影前T1強調像（①）で腫瘤はほぼ等信号を示す（矢印）．動脈優位相（②）で淡く濃染し，門脈優位相（③）で濃染は増強し，肝細胞相（④）で周辺肝と等信号となる（矢印）．内部に非濃染部分が散在するが，壊死部と考えられる．
b．切除標本組織像．HE染色（①）で肝細胞腺腫が考えられ，免疫染色でOATP1B3の細胞膜発現（②），β-cateninの核内および細胞質内発現（③），GSの細胞質内発現（④）の亢進がみられた．（すべて×100，免疫染色は茶色が発現を示す）

C その他の機能イメージング

1. tissue elastography

　USやMRIで組織の硬度（stiffness）を測定する手法で，肝の線維化の程度の診断や肝腫瘍性病変の鑑別診断に応用されている．USによるエラストグラフィはその簡便さから肝線維化診断法として普及しつつある．MRIエラストグラフィはUSによるものより組織所見との一致率が高いと報告されているが，一般的な施行が困難であり，臨床的有用性に欠ける．腫瘍性病変の鑑別診断への応用については現在検討が進行中で評価は定まっていない．

2. perfusion CT/MRI

　腫瘍の血行動態を連続スキャンで撮像し動脈血流，門脈血流や間質への染み出しなどを定量化する手法である．肝癌に対する各種治療効果判定に有用性が報告されているが，通常のCTやMRIとは別に施行することが必要であり，また再現性や機器の差異によるパラメータの不統一性などで一般臨床への普及は困難な状況が続いている．

3. dual energy CT

　異なるエネルギーのX線は組織により異なる吸収スペクトラムを示す．同一部位を異なるエネルギーのX線でCT撮像しその吸収値の差異から脂肪やカルシウムの存在や治療後の組織変化を知ることができる．造影剤（有機ヨード）の分布を画像化することが可能であり，肝では組織の壊死の診断や肝動脈化学塞栓療法（TACE）後の効果判定などに有用性が報告されている．

4. MRI spectroscopy（MRS）

　^{1}H spectroscopyが肝疾患の評価に臨床応用されている．肝腫瘍性病変の鑑別診断における有用性が期待されるが，現在その意義は確立されていない．肝癌に対するTACE後の治療効果判定における有用性が報告されているが，病変全体の評価は困難と考えられる．肝の脂肪の定量などへの応用が進んでいる．

5. positron emission tomography（PET）

　^{18}F-fluorodeoxyglucose（^{18}F-FDG）PETが悪性腫瘍の診断，進展度診断と治療効果判定に広く施行されている．^{18}F-FDGはグルコースの類似体であり，^{18}F（半減期110分）で標識されたものである．グルコースはグルコーストランスポーター（glucose transporter）によって細胞膜を通過し，ヘキソキナーゼ（hexokinase）の作用でグルコース-6-リン酸（glucose-6-phosphate）に変化し，エネルギー源として代謝される．FDGも同様の機序で細胞内に取り込まれリン酸化（FDG-6-pohosphate）されるが，それ以上は代謝されず，細胞内に蓄積する．一定の濃度以上に蓄積したFDGはグルコース-6-ホスファターゼ（glucose-6-phosphatase）によって脱リン酸化され，再度FDGとなり細胞外へ排出され平衡状態となる．癌組織では，糖代謝亢進しているためにグルコーストランスポーターが過剰に発現することとグルコース-6-ホスファターゼの働きが弱いために，結果としてFDGが細胞内に高度に長期間集積すると考えられている．

　正常の肝細胞は他の組織に比べグルコース-6-ホスファターゼ活性が高く，細胞内に取り込んだFDGを再び脱リン酸化し細胞外に排出する機能が強く^{18}F-FDGの集積が弱いことが知られている．高～中分化型肝細胞癌は転移性肝癌に比べ，グルコーストランスポーター発現が弱く，また肝細胞と同様にグルコース-6-ホスファターゼ活性が高いことが，FDGの集積が弱い理由とされる．このために，^{18}F-FDG PETの肝細胞癌の診断における有用性には限界がある．しかしながら，低分化型肝癌，胆管細胞癌やその他の悪性腫瘍には

強い集積がみられ，通常型の肝細胞癌との鑑別の一助となる．また悪性リンパ腫には特に高度の集積がみられることが知られており，鑑別診断や進行度診断に有用性がある（図 I-41 → 32 頁）．さらに，肝移植の適応決定（肝細胞癌の悪性度推定）における有用性や各種治療効果判定における有用性も報告されている．

6. texture analysis

肝実質や腫瘍の不均一性を画像解析ソフトで解析し，各種疾患の画像バイオマーカーとして診断や治療効果判定に応用する試みがある．

VII 分子・遺伝子と肝画像

　分子・遺伝子解析技術が急速に進歩し，診断，予後予測，治療や治療効果判定におけるバイオマーカー（biomarker）としての有用性が多数報告されている（分子バイオマーカー）．これらの診断あるいは認知は今後の個別化医療に必須である．しかしながら，臨床では組織を得るには生検や手術が必要であり，また組織材料の検索では病変全体の情報が得られにくい欠点がある．特に悪性腫瘍では，内部に分子・遺伝子学的に不均一な組織が混在することが少なくなく，生検の大きな限界となっている．一方，画像では病変の全体像が得られ，また非侵襲的であり，したがって画像でこれらの情報が得られればその有用性はきわめて大きい（画像バイオマーカー）．画像バイオマーカーの確立は今後の個別化医療の最も重要なキーワードの1つと考えられている．

　バイオマーカーは「治療行為に対する正常の生物学的反応，病的反応や薬剤の効果などの指標として，客観的に測定と評価が可能な特徴的事項」と定義された．しかしながら，現在は，早期診断，進展度あるいは悪性度診断や治療効果予測などにも使用されている．画像バイオマーカーも同様な概念と考えてよい．特徴的な画像所見と診断・治療効果・予後などとの関連の研究はこれまでに広く行われ，多くの既知の知見があり，臨床に広く用いられている．現在，こうした知見が広く「画像バイオマーカー」と呼称される傾向があり混乱している（広義の画像バイオマーカー）．

「客観的な認知と定量的評価が可能な特徴的画像所見」が分子・遺伝子学的特長と有意に相関がある場合が，最も理想的な「画像バイオマーカー」といえる（狭義の画像バイオマーカー）．主観的で定量性の乏しい画像所見は画像バイオマーカーにはなりえないことに留意する必要がある．前述の機能イメージングは「客観的定量評価」が可能という点で画像バイオマーカーとしての応用が期待されている．

　分子・遺伝子情報と画像所見の関連については肝臓の領域でもこれまでに多くなされている．多くはPCRによるRNA発現やWestern-blot法や免疫染色によるいくつかの蛋白発現との関連を検討したものである．ただ，これまでのこうした報告では，「客観的な認知と定量化」という点で問題があるものも少なくない．いわゆる分子イメージングは直接的あるいは間接的に蛋白や分子機構を画像化するもので，こうした目的に最も合致するイメージングであるが，肝臓領域における分子イメージングの臨床応用は ^{18}F-FDG PET に限られている．

　CTやMRI画像は基本的に分子・遺伝子機構を反映して成り立っているので，一般的な画像所見と機能的ゲノムアッセイが統合あるいは関連づけられれば，その意義はきわめて大きい．こうした試みは"radiomics"あるいは"radiogenomics"と呼ばれ，客観性と再現性のある大量の画像情報の取得・処理技術と遺伝子・蛋白解析技術の進歩

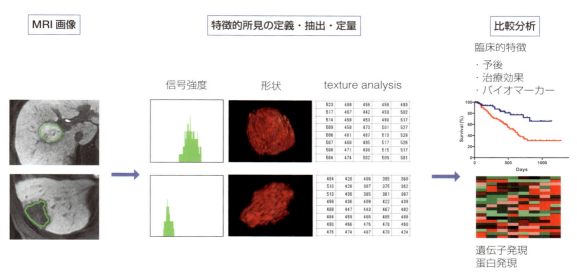

図Ⅶ-1 radiogenomics の概念図

で研究報告が増加しつつある．今後の画像診断の方向性を示す重要な概念である．こうした"radiogenomics"の概念に相当する研究は，肝癌についてこれまでにいくつか報告されている．しかしながら，画像所見の客観的な認知と定量化基準が明確に記載されていない．筆者らは，前述のように，Gd-EOB-DTPA 造影 MRI 肝細胞相は肝癌細胞における OATP1B3 発現の分子イメージングと考えられることを報告した．その遺伝子学的背景を検討し，前述のように肝癌に対する radiogenomics としての1つの有用な画像診断法であることを明らかにした．しかしながら，客観性と定量性の高い単一の画像所見は，通常の画像診断ではみられないため radiogenomics の応用は困難である．この問題を解決するために，Aerts らは最新の画像処理技術で肺癌の客観的抽出と再現性の高い定量評価を行い，同様の検討から CT 所見と予後を規定する遺伝子発現パターンとの有意の相関を報告している．一般的な画像所見による radiogenomics の今後の方向性を示す重要な手法であろう．**図Ⅶ-1** にその概念を示す．

各論

- Ⅷ　びまん性肝疾患
- Ⅸ　限局性・腫瘤性肝病変

VIII びまん性肝疾患

A. ウイルス性肝炎および類似の肝炎

　ウイルス性肝炎（A・B・C・D・E型），薬物性肝炎，自己免疫性肝炎の急性発症，代謝性疾患（Wilson病など）などで類似した病理像がみられる．ウイルス感染は，A・B・C・D・E型肝炎ウイルスの初感染により発生し，ウイルス感染細胞が宿主の免疫機序で破壊され炎症を生じる．急性肝炎は肝全体に壊死・炎症が急性に発症し6か月以内に治癒する．宿主の免疫反応が強く，ウイルス感染の制御が十分でない場合は重症化し，劇症肝炎，遅発性肝不全を呈する場合がある．B・C・D型では宿主の免疫状態などで感染細胞が持続し慢性肝炎に進展する場合がある．C型では約70％が慢性肝炎に移行する．

A. ウイルス性肝炎および類似の肝炎

急性肝炎
acute hepatitis

【病理・病態】

　3型に分類される．古典的急性肝炎では，肝細胞の巣状の融解壊死が肝小葉内に多発する．門脈域には浮腫・リンパ球やその他の炎症細胞浸潤がみられる．壊死部は正常肝細胞で修復される．架橋性，癒合壊死型急性肝炎では肝細胞の広範な領域性の脱落により門脈域と中心静脈が癒合する．癒合壊死型急性肝炎では癒合性壊死が肝全体あるいは不規則に強くみられ，高度の場合は亜広汎性肝壊死と呼ばれる．自己免疫性肝炎，薬物性肝障害や代謝性肝障害でも同様の変化がみられるため，臨床像と併せ総合的に診断される．

【画像】

　肝，脾の腫大がみられる．USでは肝実質のエコーの低下と門脈壁の相対的な明瞭化がみられる．CTでは肝実質の吸収値低下と門脈周囲低吸収域（periportal collar）がみられる．この門脈周囲の変化はMRIではT2強調像で高信号PAIとして描出される．高b値の拡散強調像では信号は低下し，ADC map像では強い高信号を示すことから，水分に富んだ炎症性浮腫やリンパ浮腫を反映するものと考えられる．肝実質は，壊死性変化の強い部位はT1強調像で低信号，T2強調像で高信号を示す．様々な程度の胆嚢内腔の虚脱と壁肥厚（漿膜下浮腫）がみられる．炎症の波及による浮腫や充血，胆汁生成障害による胆嚢の拡張不全，低アルブミン血症などが原因と考えられている．胆嚢炎に比べ，均一な無構造の低エコー，低吸収，T2強調像高信号帯が粘膜外側に観察される．ダイナミックCT/MRIでは動脈優位相で不均一な肝実質濃染がみられる．肝十二指腸靱帯にリンパ節腫大がみられることがあるが非特異的である．（図V-1→116頁，図VIII-1, 2）

A. ウイルス性肝炎および類似の肝炎　139

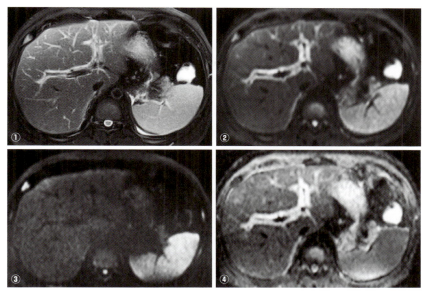

図Ⅷ-1　急性肝炎（50歳代, 男性）
脂肪抑制T2強調像（①）で肝内門脈を取り囲む高信号帯（PAI）がみられる. heavy T2強調像（②：EPI b＝0 s/mm²）でも明瞭な高信号を示すが, 高b値拡散強調像（③：b＝800 s/mm²）では低信号化する. ADC map像（④）では明瞭な高信号を示し, 水分貯留に類似する所見である.

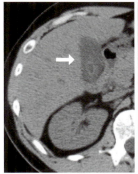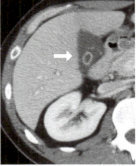

図Ⅷ-2　急性肝炎（20歳代, 男性）
単純CT（左）で胆嚢壁の均一な肥厚と低吸収化を認め, 内膜は相対的高吸収を示し, 内腔の狭小化がみられる（矢印）. 門脈優位相（右）では壁には造影はみられず, 内膜は造影される（矢印）. 高度の壁浮腫の所見である.

A. ウイルス性肝炎および類似の肝炎

劇症肝炎
fulminant hepatitis

【病理・病態】

「初発症状出現後8週以内に昏睡Ⅱ度以上の肝性脳症をきたし, プロトロンビン時間が40％以下に低下する肝炎」と定義され, 10日以内に脳症が出現する急性型とそれ以降にみられる亜急性型とに分類される. 広範な肝細胞の壊死, 脱落と浮腫, 出血性変化がみられ, 亜広汎性肝壊死では地図状の肝実質壊死や再生がみられる. 回復した場合は様々な大きさの再生結節と壊死後の瘢痕が混在する状態となり, そのうちで再生肥大が著明なものは, いわゆる馬鈴薯肝（potato liver）と呼ばれる形状を呈する.

【画像】

USでは肝萎縮や実質の不規則な斑状エコーがみられる. CTでは同様に肝萎縮と実質のびまん性あるいは地図状, 斑状の強い低吸収域がみられる. MRIでは, 高度の炎症・壊死部はT1強調像で低信号, T2強調像で高信号を示し, またPAIも高頻度にみられる. 腹水, 脾腫や胆嚢虚脱もみられる.

回復期の馬鈴薯肝では, 肝は萎縮し大きな凹凸を示す. 瘢痕部には線維成分に加えて門脈枝や肝動脈枝が豊富に存在し, 単純CTで低吸収域を示しダイナミックCTや造影CTでよく増強される. 瘢痕部はT1強調像で低信号, T2強調像で高信号を示す. 一方, 再生部は瘢痕部に対し, T1強調像で高信号, T2強調像で低信号を示す.〔図Ⅱ-34, 35（→62頁）の自己免疫性肝炎による肝壊死部と類似〕

A. ウイルス性肝炎および類似の肝炎

慢性肝炎
chronic hepatitis

【病理・病態】

臨床的には6か月以上の肝の炎症が持続するもので，病理学的には門脈域を中心とした慢性炎症でリンパ球浸潤がみられる．肝細胞の持続的な破壊と再生が繰り返され，肝線維化が進展し，再生結節が形成される．慢性肝炎の終末像が肝硬変である．

【画像】

病変の進行の程度によっては画像上無所見から肝硬変に近い所見まで様々である．軽度の肝脾腫や肝縁の鈍化などが多く，病期の進んでいない慢性肝炎の画像診断は困難である．急性転化では上記の急性肝炎の所見を呈する．

A. ウイルス性肝炎および類似の肝炎

自己免疫性肝炎
autoimmune hepatitis (AIH)

【病理・病態】

インターフェイス肝炎を伴う慢性活動性肝炎が基本像である．リンパ球・形質細胞浸潤と線維化を伴う拡大した門脈域がみられ，肝限界板領域の肝細胞壊死，小葉内の巣状壊死，リンパ球浸潤などがみられるが，これらは非特異的である．急性増悪時に癒合性肝壊死，さらには亜広汎性肝壊死を呈する傾向がある．原発性胆汁性胆管炎（PBC）や原発性硬化性胆管炎（PSC）と AIH の両者の病態が同時に存在することがある（オーバーラップ症候群）．AIH と診断される症例中に，血清 IgG4 値高値で，門脈域にも IgG4 陽性細胞浸潤を認めるものがあり，IgG4 関連自己免疫性肝炎と呼称される．

【画像】

無所見から急性肝炎，慢性肝炎，肝硬変あるいは劇症肝炎と病態・病期に応じた様々な画像所見を呈する．肝表も凹凸，肝実質の不均一濃染，門脈域拡大，胆嚢床拡大，肝門部リンパ節腫大，肝内胆管拡張などが報告されている．

他の肝炎に比べ亜広汎性壊死が高頻度にみられる傾向があり，この場合は，不整形・地図状の低吸収域が単純 CT でみられ，MRI T1 強調像では低信号，T2 強調像では高信号を示す．periportal collar や PAI もみられる．壊死部の線維化が進行すると，同部は動脈優位相で淡く濃染し，平衡相で遅延性濃染がみられる．線維化とともに壊死部は収縮し，周辺肝実質は肥大し，高度の場合は前記の馬鈴薯肝の画像所見がみられる．肝硬変に至らない段階でも肝表の凹凸や内部の結節性所見を認めることがある．オーバーラップ症候群では PSC の胆管像も観察される．（図 I-16 → 11 頁，II-35 → 62 頁）

B. 肝硬変 liver cirrhosis

【病理・病態】

肝はびまん性に線維化と再生結節で置換される．肝の構造が肝全体で改築され，肝小葉を分断する線維性隔壁や架橋線維化が広範にみられる．肝硬変に進行とともに血管構築が変化し，種々の血行異常を伴う．WHO 分類は再生結節の大きさをもとにした分類であり，一般に用いられている．線維性間質の幅は様々であるが，内部には肝動脈と門脈細枝が多く含まれ，いわゆる vascular scar である．大結節性肝硬変（大半の再生結節が 3 mm 以上，1〜2 cm の結節もみられる．結節内部に不完全な門脈域や中心静脈が複数存在することが多い），小結節性肝硬変（ほとんどが 3 mm 以下，結節内部には門脈域や中心静脈は一般にみられない），混合結節性肝硬変（前記の混合したもの）に分類される．ウイルス肝炎からの肝硬変では大結節性肝硬変がみられる．B 型肝炎では肝硬変の進展に伴いウイルスが減少し炎症性変化が軽減され，再生結節は大型化し線維性隔壁は狭くなる傾向があるが，C 型肝炎では炎症は持続し線維

性間質が広くなる傾向にある．アルコール性肝炎や非アルコール性脂肪肝炎(NASH)に由来する肝硬変は小結節性肝硬変を示すことが多い．

二次的な血行障害で肝実質の脱落・萎縮がみられ，肝は変形する．大結節性肝硬変では中肝静脈領域(内側区域と右前区域腹側)が強く萎縮し，また右葉全体も萎縮するのに対し，他の区域が相対的に肥大する特徴がある．小結節性肝硬変では，硬変初期では肝の変形は軽度で尾状葉が相対的に腫大する傾向があるが，進行すると大結節性に類似した変形を示し，特にNASHにその傾向が強い．

【画像】

ウイルス性肝炎に由来する肝硬変(大結節性)を中心に述べる(他の病態については別項に記載)．肝は全体に萎縮するが，特に右葉前区域腹側および左葉内側区の萎縮が強い(中肝静脈還流域に一致)．結果として胆嚢床は拡大する(expanded gallbladder fossa sign)．また，尾状葉と右葉の境に right posterior hepatic notch sign がみられることがある．左葉外側区と尾状葉は相対的に腫大することが多い(atrophy-hypertrophy complex)．肝縁は鈍化し，肝辺縁は凹凸不整を示す．種々の程度の相対的な中心性肥大を認める．(図I-15 → 11頁，II-21 → 54頁，図VIII-3)

肝実質の変化は初期の肝硬変では明確な異常としてとらえられないことがある．再生結節構造が巨視的に明らかになると，USではびまん性の不均一エコーあるいは結節様エコー，肝内脈管の不整狭小化や不明瞭化などが認められる．CTでは肝実質の吸収値は不均一となり，また多発性の微小結節影として描出される場合もある．MRIでは，再生結節は線維性隔壁に対しT1強調像で高信号，T2強調像では低信号を示し，肝実質は不均一～微細結節状を示す．T2強調像で再生結節が低信号に描出される原因として，含水量(血管成分)の多い線維性隔壁が高信号となり相対的に再生結節が低信号になる場合や，再生結節への鉄沈着による場合などが考えられる．ダイナミックCT/MRIの平衡相では，線維性隔壁は遅延性濃染と血管内造影剤の双方で濃染される．SPIO造影MRIでは再生結節はT2*強調像で強い信号強度低下を示し，線維性隔壁による微細網状構造が鋭敏に描出される．Gd-EOB-DTPA造影MRI肝細胞相では線維性隔壁は相対的低信号として鋭敏に描出される．(図II-21，II-27 → 59頁，図VIII-4, 5)

肝内動脈血流は相対的に増加し拡張蛇行がみられ，肝萎縮が強い場合は動脈の螺旋状走行(cork-screw pattern)がみられる．PBPは拡張しAP shuntが高頻度にみられる．肝内門脈枝および肝静脈には狭小化，壁不整，屈曲や歪みが認められる．

脾腫や門脈圧亢進症に伴う側副血行路，腹水などの所見も，肝硬変の診断と治療に重要である．側副血行路としては胃冠状静脈から食道静脈，傍臍静脈，下腸間膜静脈から直腸静脈叢の経路が知られているが，これらに加えて脾静脈あるいは胃静脈瘤から左副腎静脈を介して左腎静脈に注ぐ経路が高頻度に描出される．後者はきわめて大きな経路に発達することがあり，胃静脈瘤や肝性脳症の一因としての意義が大きい．腸管壁や腸間膜の浮腫もみられる．(図VIII-3, 6)

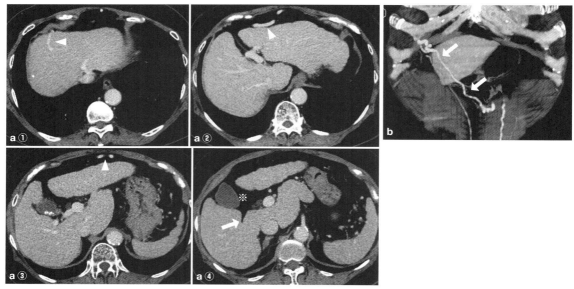

図Ⅷ-3 C型肝炎ウイルス由来の肝硬変（C型肝硬変）（70歳代，男性）
a．ダイナミックCT平衡相（頭側から①〜④）．右葉前区域腹側と内側区域の萎縮が高度で胆嚢床拡大（※）がみられる．外側区，尾状葉は腫大し，中心性肥大も観察される．右葉後区域と腫大した尾状葉間にくびれがみられる（矢印）．肝表は凹凸不整を示し，傍臍静脈の拡張がみられる（矢頭）．
b．平衡相冠状断MIP像で傍臍静脈が鎌状靱帯に沿って臍部から腹壁静脈に連続する（矢印）．

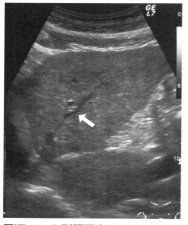

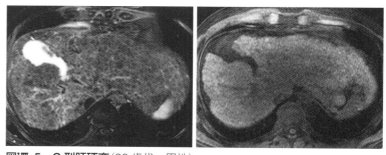

図Ⅷ-5 C型肝硬変（30歳代，男性）
脂肪抑制T2強調像（左）では線維性隔壁は網目状の高信号を示し，無数の再生結節が低信号結節として描出されている．脂肪抑制T1強調像（右）では逆の信号強度を示し，びまん性の微小高信号結節がみられる．

図Ⅷ-4 C型肝硬変（60歳代，女性）
肝実質のエコーは不均一で微小結節状構造もみられる．肝表は凹凸不整で，肝内脈管（肝静脈，矢印）の狭小化がみられる．

B. 肝硬変　143

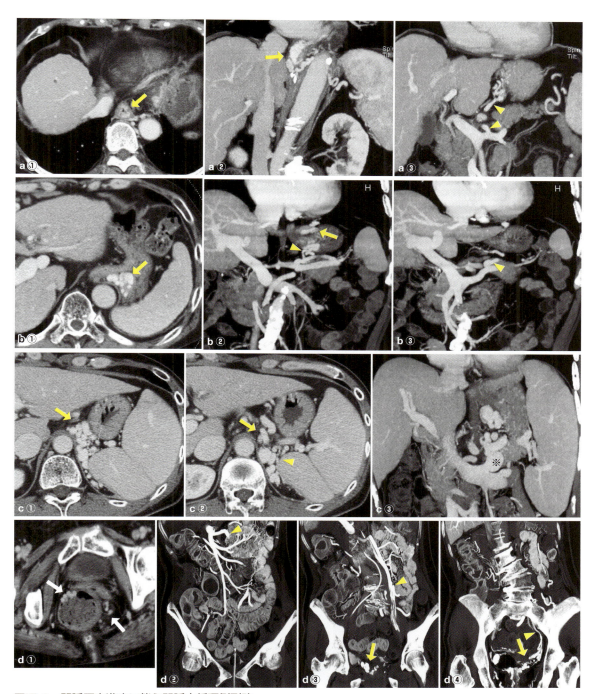

図Ⅷ-6　門脈圧亢進症に伴う門脈大循環側副路
a．食道静脈瘤．ダイナミックCT門脈優位相(①)で食道粘膜下に濃染する静脈瘤が認められる(矢印)．冠状断再構成像(②，③)で拡張した胃冠状静脈(矢頭)が食道静脈瘤(矢印)に連続する．
b．胃静脈瘤．ダイナミックCT門脈優位相(①)で胃静脈瘤が認められる(矢印)．冠状断再構成像(②，③)で拡張した後胃静脈(矢頭)が胃静脈瘤(矢印)に連続する．
c．脾腎門脈大循環短絡．ダイナミックCT門脈優位相(①，②)で脾門部から尾側に静脈瘤の集簇を認める(矢印)．これらは拡張した胃冠状静脈，短胃静脈，後胃静脈の分枝からなり，著明に拡張した左下横隔静脈(矢頭)に連続し，さらに左下横隔静脈は左副腎静脈と吻合して左腎静脈に連続する(※)．
d．直腸静脈瘤．ダイナミックCT平衡相(①)で直腸周囲に静脈瘤が認められる(矢印)．CTAP冠状断再構成像(②～④)で上腸間膜静脈から拡張した下腸間膜静脈(矢頭)への造影剤の逆流がみられ，直腸周囲に静脈瘤を形成し(矢印)，内腸骨静脈へ還流する．

C. 脂肪肝 fatty liver

【病理・病態】

　肝細胞にはしばしば細胞質にトリグリセリドが蓄積する（steatosis）．steatosisには光学顕微鏡下で細胞核を偏位させるような脂肪滴を呈するmacrovesicular（大滴性）steatosisと，細胞核が細胞の中心に存在するmicrovesicular（小滴性）steatosisに分類される．後者がより肝細胞障害と関連があるとされる．生化学的には肝組織重量の3～4％の脂肪が正常肝においても認められる．肝細胞における遊離脂肪酸の流入および合成の亢進と細胞外への中性脂肪分泌の低下が主な原因である．脂肪沈着はびまん性であるが，時に沈着の程度が不均一（不均一脂肪肝；irregular fatty infiltration）あるいは局所的（限局性脂肪肝；focal fatty liver）なことがある．逆に脂肪肝内で，局所的に脂肪沈着を欠く場合（spared area, focal sparing）がある．

【画像】

　USでは肝実質のエコーレベルが増強し，いわゆる"bright liver"を呈する．客観的な評価方法として"肝腎コントラスト"が広く応用されている．正常者では，肝実質のエコーレベルは右腎皮質のそれよりもわずかに高い程度である．これに対して脂肪肝では，肝のエコーレベルは右腎皮質のそれよりも明らかに高く，肝腎コントラストの増強が認められる．また，肝内血管の不鮮明化（vascular blurring）や肝実質エコーの深部での減衰（deep attenuation）などがみられる．30％の脂肪沈着で肝腎コントラストおよび肝内血管不鮮明化が認められ，50％を超えると深部減衰も認められるようになる．正常肝のCT値（55～65 HU）は脾のそれよりもわずかに高く（約10 HU），肝内の脈管は周囲肝実質よりも低いCT値を示す．脂肪の沈着は肝実質の吸収値を低下させ，高度の脂肪沈着では，肝は脾よりも明らかな低吸収を示すとともに，肝内脈管と肝実質のCT値が逆転し肝内脈管がより高い吸収域として描出される．CT値が−10 HU以下を示せば脂肪肝と診断してよい．脂肪沈着が中等度の場合，肝内脈管と肝実質の吸収値は類似し，肝内脈管が相対的低吸収域として識別できなくなる．CTによる軽度の脂肪肝の診断には限界がある．MRI所見については総論で述べた．脂肪の特異的認定や定量が可能であり，確定診断法として有用性が高い．（図II-10 → 45頁，II-17 → 51頁，図VIII-7）

　脂肪肝内のfocal spared areaは，肝腫瘍性病変との鑑別が必要であるが，総論で記載したように肝内門脈血行異常や変異との関連が深く，発生部位や形状から鑑別が可能な場合が多い（図II-17）．

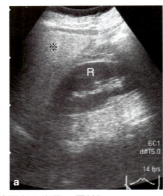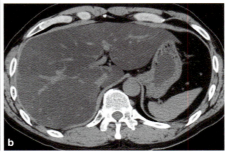

図VIII-7　高度脂肪肝（40歳代，男性）
a. US．肝実質（※）のエコーレベルは腎皮質（R）に比べ明らかに高い（肝腎コントラスト増強）．肝内脈管の描出が不良である．
b. 単純CTで肝実質の吸収値は低下し，肝内脈管が相対的に高吸収を示している．

D. アルコール性肝疾患 alcoholic liver disease

【病理・病態】

多量の飲酒による肝障害であり，一般に日本酒5合（アルコール換算100g）以上を毎日摂取することで，肝細胞の脂肪化から炎症・線維化を経て肝硬変に至る病態である．エタノール代謝に際して出現する代謝物や酸化酵素が脂質や蛋白代謝に影響を与え，傷害された肝細胞は炎症を惹起する．組織学的にはアルコール性肝障害の初期から肝細胞の脂肪化が生じる．脂肪化は小葉中心領域に優勢な大滴性脂肪貯留である．進行すると中心静脈周囲に perivenular fibrosis をきたし，線維化の進展により線維化巣同士，あるいは門脈域との線維性架橋形成を生じ肝硬変に至る．アルコール性肝疾患ではしばしば鉄沈着を認める．肝硬変は小結節性肝硬変となる傾向がある．肝癌に加え，FNH様結節の合併の頻度が他の肝硬変に比べ高い．総論（→94頁）で述べたように，従来FNH様結節と分類されていた結節には，FNHに類似した結節と inflammatory type HCA と同じ免疫染色所見を示す結節（SAA陽性腫瘍とも呼称される）が存在することが明らかになりつつある．またNRH様結節もみられる．

【画像】

アルコール性肝炎や初期の肝硬変では，脂肪肝と非特異的腫大を認めることが多いが，進行すると前記のウイルス肝炎由来の肝硬変と類似の画像を示すようになる．再生結節に脂肪沈着がみられ，CTやUSで非特異的な乏血性多発性微小腫瘤像を示すことがある．MRI T1強調像 opposed phase が診断に有用である．アルコール性肝硬変では，胆管周囲嚢胞（peribiliary cyst）を他の肝硬変に比べ高率に合併する．胆管周囲嚢胞は胆管周囲腺の貯留嚢胞と考えられているが，胆管周囲腺には膵組織が存在し，アルコール性膵炎と類似の炎症性変化に起因すると考えられている．鉄沈着を認めることもある．（図Ⅰ-27→22頁，Ⅱ-9→44頁，Ⅱ-19→52頁，図Ⅷ-8）

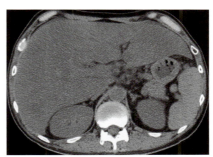

図Ⅷ-8 アルコール性肝硬変（30歳代，男性）
単純CTで肝の腫大がみられるが，ほぼ正常範囲内の形態が保たれている．肝実質濃度は脾臓より低く，肝内脈管が不鮮明である．脂肪肝の所見である．

E. 非アルコール性脂肪性肝疾患 nonalcoholic fatty liver disease（NAFLD）

【病理・病態】

明らかな飲酒歴がないにも関わらず，アルコール性肝障害に類似した大滴性の脂肪沈着を特徴とする肝障害である．いわゆるメタボリックシンドローム，肥満，高血圧，糖尿病，脂質異常症などがリスクファクターである．脂質代謝やミトコンドリア機能の異常をきたす種々の疾患や薬剤も成因となる．脂肪化の機序はアルコール性肝障害と類似する．予後良好な単純性脂肪肝と進行性の非アルコール性脂肪肝炎（NASH）を含む．NASHは進行し肝硬変に至り，肝細胞癌やアルコール性肝障害と類似の肝細胞性結節性病変が合併する．

【画像】

アルコール性肝炎・肝硬変と類似する．単純脂肪肝とNASHの画像診断での鑑別には下記のUSあるいはMRIによるエラストグラフィの有用性が期待されている．最近，Gd-EOB-DTPA造影MRI肝細胞相での信号増強率がNASHでは単純脂肪肝に比べ有意に低く，鑑別に有用とする報告がなされている．両者の早期の鑑別については現在様々な研究が進行中である．（図Ⅱ-20→53頁，図Ⅷ-9）

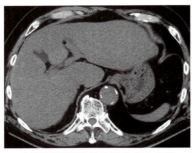
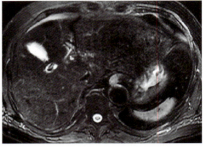

図Ⅷ-9 非アルコール性脂肪肝炎（NASH）（70歳代，男性）
単純CT（左）で脂肪肝（肝内脈管同定困難）と肝外側区と尾状葉の相対腫大がみられる．脂肪抑制T2強調像（右）で肝は不均一な信号を示し，微細網目状の相対的高信号がみられる．再生結節を取り巻く血管の豊富な線維性帯によるものが考えられる．

●肝線維化の画像診断

　肝線維化の進行度の診断は慢性肝炎やNAFLDの予後診断，肝癌合併の予測や治療法の評価に重要である．線維化はウイルス肝炎では，F0（線維化なし），F1（門脈域の線維性拡大），F2（線維性架橋形成），F3（小葉のひずみを伴う線維性架橋形成），F4（肝硬変）に分類される．

　超音波診断によるエラストグラフィはベッドサイドにおける施行が可能で，また安価であり，肝線維化の診断に広く応用されている．F2以上の診断が可能とされる．CTでは進行した肝硬変で線維化・再生結節が微小結節あるいは不均一実質像として認められることがあるが，F3から初期のF4までの変化の描出は困難である．通常のMRIは前述のように肝硬変における再生結節構造の描出に優れているが，F2～3の描出には限界がある．MRIにおける新しい方法としてMRエラストグラフィ（図Ⅱ-7→43頁），拡散強調像による評価，MR perfusionやGd-EOB-DTPA造影MRI肝細胞相の有用性が検討されている．MRエラストグラフィは最新の多数例での検討では，高い検査成功率と再現性があり，F stageとの良好な相関が報告されている．診断精度はUSエラストグラフィと同等ないし凌ぐとされるが，実臨床での一般的な施行は困難である問題がある．Gd-EOB-DTPA造影MRI肝細胞相では，進行した肝硬変では造影された再生結節内に網目状の線維隔壁が良好に描出される（図Ⅱ-21→54頁）．texture analysisでのパターン分類がF stageと炎症のgrade分類と有意に相関したとの報告がある．様々な画像バイオマーカーの研究が進行中である．

F. 胆汁うっ滞・胆管系疾患

原発性胆汁性胆管炎
primary biliary cholangitis（PBC）

【病理・病態】

　従来，原発性胆汁性肝硬変（primary biliary cirrhosis：PBC）と呼ばれていたが，必ずしも肝硬変を示さないことから原発性胆汁性胆管炎と呼称が変更された．肝内胆管が破壊，消失する疾患で，先天的な胆管消失をきたすAlagille症候群とは異なり，後天的な病態である．初期病変は小葉間胆管の慢性非化膿性破壊性胆管炎と肉芽腫形成であり，胆管上皮細胞の変性・壊死によって小葉間胆管が破壊・消滅することにより胆汁うっ滞を呈する．胆管障害はより細いものから太いものへと進行し，門脈域にも細胞浸潤がみられ，類上皮肉芽腫もみられる．病変の進行とともに，門脈域

F. 胆汁うっ滞・胆管系疾患

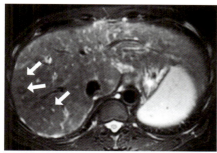

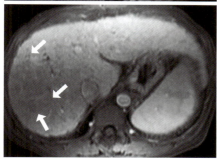

図Ⅷ-10　原発性胆汁性胆管炎（PBC）　stage Ⅳ（60歳代，男性）
脂肪抑制 T2 強調像（上）で中心性肥大と外側区の相対的腫大がみられ，肝は不均一な信号を示す．肝表に近接した比較的太い門脈域の周囲に低信号帯（periportal halo）が多発性にみられる（矢印）．Gd-DTPA 造影 MRI 平衡相（下）で肝は不均一に濃染し，末梢の門脈域周囲に同様に低信号帯が認められる（矢印）．門脈域周辺の過形成性変化が考えられる．

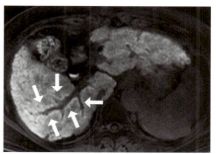

図Ⅷ-11　原発性胆汁性胆管炎（PBC）　stage Ⅳ（60歳代，女性）
Gd-EOB-DTPA 造影 MRI 肝細胞相で肝の高度の変形，再生結節による肝不均一濃染がみられる．門脈後区域枝を取り囲むように高信号帯が認められる（矢印）．
(Kobayashi S, et al. Intrahepatic periportal high intensity on hepatobiliary phase images of Gd-EOB-DTPA-enhanced MRI: imaging findings and prevalence in various hepatobiliary diseases. Jpn J Radiol 31 : 9-15, 2013 より引用改変)

が破壊性に拡大し細胆管増生も出現する．進行すると胆汁うっ滞に加えて肝炎性変化が出現し，肝の線維化がみられる．終末期には，門脈域の線維性拡大，架橋性の線維化などがみられ，肝硬変へと進展する．Scheuer 分類で進行度が評価される．

- stage Ⅰ：florid duct lesions（portal hepatitis）
- stage Ⅱ：ductular proliferation and periportal hepatitis
- stage Ⅲ：bridging necrosis and septal fibrosis
- stage Ⅳ：cirrhosis

5％に肝細胞癌の合併がみられる．stage Ⅰ，Ⅱでも門脈圧亢進症と結節性再生性過形成（NRH）が高頻度にみられる．異型結節もみられる．

【画像】
　肝形態の変化は初期にはみられないが，進行とともに均一な被膜下肝萎縮と中心性肥大が観察される．末梢性胆汁うっ滞や末梢門脈血行障害がびまん性に均一に生じる結果と考えられる．門脈域の活動性炎症を反映して T2 強調像で門脈周囲高信号（periportal abnormal intensity：PAI）が，stage Ⅰ，Ⅱでより高頻度に観察される．MRI で periportal halo sign（T2 強調像における末梢門脈周囲のリング状の低信号域で，びまん性に認められ，造影 MRI でも低信号を示す）が進行例（stage Ⅳ）でみられることがあり特異性が高いとされる．同部は CTAP で門脈血流の相対的な増加を示し，Gd-EOB-DTPA 造影 MRI 肝細胞相で高信号を示す．門脈から直接分岐する細枝による門脈血流の保持とそれに伴う過形成性変化が考えられる．画像で描出可能なレベルの胆管には異常所見がみられない点が，後述の続発性胆汁性肝硬変（SBC）との鑑別に有用である．肝十二指腸靱帯内のリンパ節腫大が高頻度にみられる．（図Ⅰ-13 → 10 頁，図Ⅷ-10，11）

続発性胆汁性肝硬変
secondary biliary cirrhosis (SBC)

【病理・病態】
　続発性胆汁性肝硬変（SBC）では近位胆管に胆管炎，胆管結石や胆管腫瘍などによる病変が認められる．

【画像】

それぞれの病態に応じた肝の形態変化や胆道の画像所見を呈し，PBCとの鑑別は一般には容易である．SBCでは肝内胆管拡張や胆管炎の所見がみられ，periportal collarやT2強調像におけるPAIがより高度に認められる．総肝管から総胆管レベルの障害のみの場合や肝内胆管が均一に障害されたSBCでは，肝形態はPBCに類似する．一方，不均一な肝内胆管病変に起因するSBCでは，肝障害の程度は肝内病変の分布に従って不均一となり，萎縮肝区域と代償肥大肝区域が混在するいわゆる"atrophy-hypertrophy complex"の形態を呈する．後述のPSCによるSBCでは，胆管拡張が軽微なものがあり，PBCとの鑑別が困難な場合がある．鑑別診断には，MRCPやERCPなどで近位の胆管障害の有無を診断することが必要となる．

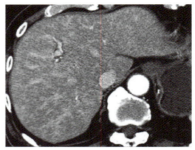
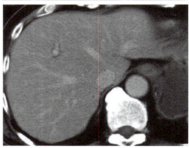

図Ⅷ-12　急性化膿性胆管炎〔総胆管結石〕（70歳代，女性）
ダイナミックCT動脈優位相（上）で門脈域を中心とする不均一な濃染がみられ，平衡相（下）では濃染は消退し肝は均一な濃染を示す．

F．胆汁うっ滞・胆管系疾患　▶胆管炎

化膿性胆管炎
acute suppurative cholangitis

【病理・病態】

急性化膿性胆管炎は結石や腫瘍による胆管閉塞，胆嚢炎，乳頭機能不全，Lemmel症候群（Vater乳頭近傍の十二指腸憩室による胆道機能障害），胆道腸管瘻，胆管空腸吻合術などによる細菌感染に起因する．通常は腸管からの細菌の逆行性感染によるのでascending cholangitisとも呼ばれる．胆管拡張の程度は原因や期間で様々である．

【画像】

単純CT/MRIでは無所見から胆管拡張や門脈域浮腫（CTでのperiportal collar，T2強調像でのPAI）などがみられる．造影CT/MRIでは胆管壁の肥厚と濃染が観察される．動脈優位相で門脈域を中心とした楔状濃染や肝内の不均一濃染がみられ，門脈相～平衡相ではほぼ等吸収（信号）となる．（図Ⅴ-3→116頁，図Ⅷ-12）

F．胆汁うっ滞・胆管系疾患　▶胆管炎

肝内結石症
hepatolithiasis

【病理・病態】

肝内結石症は，東アジア諸国に多く，欧米にはほとんどみられない疾患である．わが国では急激な減少がみられている．肝内胆管に存在する結石と，その周囲胆管の紡錘状・囊状拡張と肝門側の胆管狭窄を特徴とする．成因としては，食事内容や衛生環境や感染といった後天性因子が関与している可能性が高いと考えられている．ビリルビンカルシウム石が主体である．胆管には硬化性胆管炎が広範囲にみられ，小門脈の線維性閉塞や硬化性門脈炎などもみられる．末梢肝には線維化がみられ，高度に萎縮する．急性感染がみられる場合は化膿性胆管炎や血栓性門脈炎，膿瘍形成などがみられる．*Escherichia coli*がほとんどの例で胆汁から検出される．肝切除標本の胆管上皮には，種々の程度の異型上皮から高分化型胆管癌が認められ，多段階発癌が考えられている．胆管癌はわ

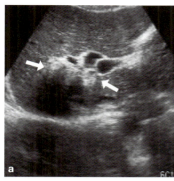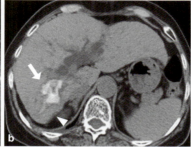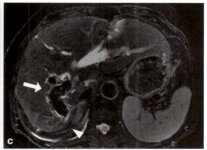

図Ⅷ-13　肝内結石症（80歳代，女性）
a．USで右肝門部肝内胆管拡張と音響陰影を伴うstrong echoを認める（矢印）．
b．単純CTで肝門部胆管の拡張と右葉後区域胆管内に高吸収結節を多数認める（矢印）．後区域は萎縮している（矢頭）．
c．脂肪抑制T2強調像で結石は拡張した胆管内で低～無信号を示している（矢印）．後区域は軽度の高信号を示す（矢頭）．

が国の調査では5.4%に合併する．

前記以外に，純コレステロール結石がみられる肝内結石と，各種疾患に伴う二次性肝内結石がある．純コレステロール結石は胆管拡張や炎症性変化がより軽度である．二次性肝内結石症の原因としては，血液疾患に伴う溶血，術後や外傷後の狭窄，Caroli病や先天性胆道拡張症などの ductal plate malformations，PSCなどの胆道の炎症，肝移植などによる胆管虚血などがある．

【画像】

前記の形態的変化がみられる．USでは，肝内胆管の拡張所見と結石に起因する strong echo を認める．単純CTでは結石は高吸収を示す．結石はT1，T2強調像で低信号を示すが，泥状のビリルビンカルシウム結石はT1，T2強調像で高信号を呈する．ビリルビン系結石では結晶構造の安定化のために金属濃度が高く，常磁性体効果でT1短縮効果を呈するとされる．MRCPは肝内結石の検出と胆管狭窄の診断に有用である．肝内結石の末梢肝区域は単純CTでは低吸収を示し，T1強調像で等～低信号，T2強調像で高信号を示す．ダイナミックCT/MRIではすべての相で濃染を示す．Zahn梗塞とその線維化に類似した所見である．Gd-EOB-DTPA造影MRI肝細胞相では淡い低信号を示す．CTAPでは，病変の存在する肝区域に門脈血流低下が認められることが多い．肝膿瘍や胆管癌の合併に留意する．（図Ⅰ-24 →20頁，図Ⅷ-13，14）

原発性肝内コレステロール結石では，近位の胆管の狭窄や末梢の拡張がみられず，限局的に拡張した末梢胆管内に結石像をみるのみで，胆管炎も軽度である．したがって，前述の画像所見の多くは観察されない．またCTで高吸収を示さないことがある．（図Ⅷ-15）

F．胆汁うっ滞・胆管系疾患　▶胆管炎　▶硬化性胆管炎

原発性硬化性胆管炎
primary sclerosing cholangitis（PSC）

【病理・病態】

PSCは肝内および肝外胆管の線維化による狭窄を特徴とする慢性の胆汁うっ滞性症候群である．大型胆管には，リンパ球や形質細胞などの炎症細胞浸潤と緻密な線維化がみられ，胆管内腔の狭小化と拡張を伴う．炎症細胞の分布は胆管内腔側で強く，びらんにより上皮は剝離する．炎症や線維化は連続性に認められ，胆管に沿ってびまん性に分布する．小型胆管病変としては，隔壁胆管や小葉間胆管の周囲を取り囲むタマネギ（onion-skin）状の線維化が特徴的である（図Ⅷ-16）．病変が進行すると，胆管が消失し（ductopenia），線維性瘢痕で置換される．門脈域は線維性に拡大し，最終的には続発性胆汁性肝硬変に至る．AIHとオーバーラップすることがある．異型胆管上皮（BilIN）がみられ，PSCに合併する胆管癌の前癌

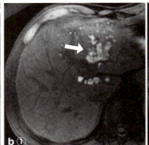
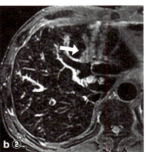
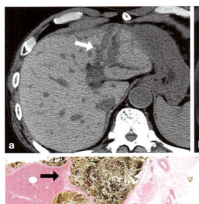

図Ⅷ-14 肝内結石症〔球状赤血球症〕（60歳代，男性）
a．単純CTで拡張した左葉肝内胆管内に胆汁より軽度の高吸収を示す結石の充満を認める（矢印）．
b．MRI脂肪抑制T1強調像（①）とT2強調像（②）で胆管内に鋳型状に高信号結石の充満が認められる（矢印）．
c．切除標本組織像．拡張した胆管周囲に線維化がみられ，内部に茶黄色の泥状のビリルビン結石の充満が認められる（矢印）．（HE染色，ルーペ像）

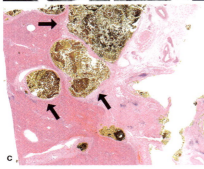

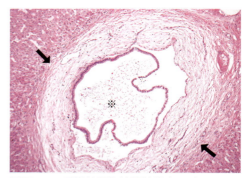

図Ⅷ-16 原発性硬化性胆管炎（PSC）
組織像．小葉間胆管（※）の周囲を取り囲むタマネギ（onion-skin）状の線維化が認められる（矢印）．（HE染色，×40）

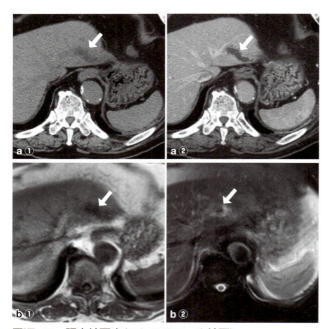

図Ⅷ-15 肝内結石症（コレステロール結石）
a．ダイナミックCT．造影前（①）と門脈優位相（②）でS2に限局的な胆管拡張がみられる（矢印）．
b．MRI．T1強調像（①）で胆管拡張のみがみられるが，脂肪抑制T2強調像（②）では拡張胆管の高信号内に無信号の結石が同定される（矢印）．切除で大部分がコレステロールで構成される結石と粘膜にBilIN2が認められた．

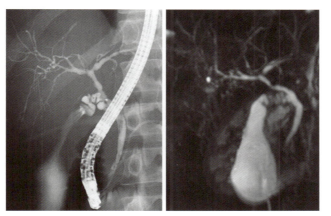

図Ⅷ-17　原発性硬化性胆管炎（PSC）（20歳代，男性）
ERCP（左）で総肝管から肝内胆管に広範に狭窄と軽度拡張の混在がみられる（beaded appearance）．MRCP（右）でも同様の所見がみられる．

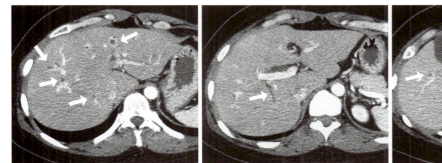
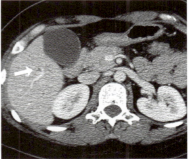

図Ⅷ-18　原発性硬化性胆管炎（PSC）（30歳代，女性）（図Ⅲ-53と同一症例）
ダイナミックCT門脈優位相で肝内胆管の非連続性の軽度拡張が散在性にみられる（矢印）．比較的太い肝内門脈の肝表への近接がみられ，中心性肥大の所見である．

病変と考えられている．10～15％に胆管癌が発現する．肝内結石がみられることがある．

【画像】

　肝内胆管から肝外胆管に多発性に狭窄と相対的拡張を認める．胆管拡張は周辺の線維化のために一般に軽度である．長さ1～2 mmの短い帯状狭窄（band-like stricture），狭窄と拡張を交互に繰り返す数珠状所見（beaded appearance），剪定したように肝内胆管分枝が減少している剪定状所見（pruned-tree appearance，枯れ枝状），憩室様突出（diverticulum-like outpouching）などがERCPやMRCPで観察される．これらの変化は，USや造影CT/MRIでは非連続性の散在する胆管内腔の狭窄と拡張，胆管壁肥厚像として観察される．

胆管壁肥厚は，活動性炎症が存在する場合はダイナミックCT/MRIの動脈優位相で軽度濃染し，平衡相で遅延性濃染がみられる．門脈域の異常（炎症，浮腫，線維化など）はCTではperiportal collarとして，MRI T2強調像ではPAIとして高頻度に描出される．進行すると末梢部萎縮と中心性肥大がみられる．肝内胆管狭窄・拡張は不均一で，強度狭窄を認める肝区域はZhan梗塞と同様の所見を示し，T2強調像で区域性高信号を呈し，進行すると肝区域萎縮（atrophy-hypertrophy complex）からconfluent fibrosisに至る．Gd-EOB-DTPA造影MRI肝細胞相でこの区域は相対的低信号域として描出される．PBCとの鑑別点の1つである．肝十二指腸靱帯リンパ節腫大が

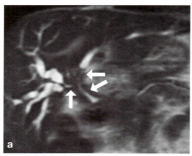
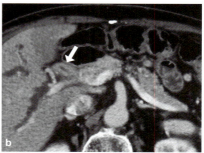

図Ⅷ-19　IgG4 関連硬化性胆管炎
a．MRCP で総肝管から左右肝管に内面の平滑な狭窄を認める（矢印）．末梢の肝内胆管は連続性に拡張している．
b．ダイナミック CT 門脈優位相で総肝管の壁の肥厚と均一な濃染と内腔狭窄がみられる（矢印）．

みられる．（図Ⅰ-10→9 頁，Ⅲ-53→106 頁，Ⅴ-2→116 頁，図Ⅷ-17, 18）

F．胆汁うっ滞・胆管系疾患　▶胆管炎　▶硬化性胆管炎

IgG4 関連硬化性胆管炎
IgG4 related sclerosing cholangitis

【病理・病態】

　血中 IgG4 値の上昇，線維化と IgG4 陽性形質細胞の著しい浸潤などを特徴とする硬化性胆管炎で，肝内外胆管に限局性あるいは多発性の狭窄がみられる．大型胆管では，胆管壁の全層性の炎症と肥厚がみられる．胆管壁内にはリンパ球，形質細胞浸潤や IgG4 陽性細胞を主体とした炎症細胞浸潤がみられ，好酸球浸潤やリンパ濾胞の形成も散見される．閉塞性静脈炎がみられる．胆管粘膜上皮は剝離せずに残存することが多い．自己免疫性膵炎に類似した渦巻き様線維化（swirling fibrosis）や花筵様線維化（storiform fibrosis）を認める．小型胆管にも細胆管増生や門脈域の炎症細胞浸潤がみられ，肝細胞の focal necrosis などの実質炎もみられる．大型胆管病変と連続して腫瘤性病変を呈することがあり，炎症性偽腫瘍と称される．炎症性偽腫瘍は上記の胆管壁病変と同様のリンパ球，形質細胞，IgG4 陽性形質細胞を伴う肉芽性病変（lymphoplasmacytic type の炎症性偽腫瘍）である．胆囊にも病変がみられることがある．

【画像】

　肝内・肝外胆管にびまん性あるいは限局性に胆管狭窄を認める．比較的長い狭窄とその上流の拡張が特徴で前記の PSC とは異なる．自己免疫性膵炎を合併する症例の多くは下部胆管の狭窄を伴う．胆管狭窄部に全周性の壁肥厚所見を認め，内膜面，外膜面は平滑で内部は均一である．ダイナミック CT/MRI では，動脈優位相で淡く濃染し，平衡相では遅延性濃染がみられる．血管増生を伴う活動性炎症性肉芽と豊富な線維成分を反映している．狭窄部以外の胆管壁，時には胆囊壁にも同様の肥厚所見を認めることがある．US 所見は全周性，対称性の壁肥厚を呈することが多く，内部は均一なエコーを呈する．FDG-PET で集積を認める．（図Ⅴ-4→117 頁，図Ⅷ-19）

F．胆汁うっ滞・胆管系疾患　▶胆管炎　▶硬化性胆管炎

二次性硬化性胆管炎
secondary sclerosing cholangitis

　前記以外，他疾患や病態に起因する二次性の硬化性胆管炎や原因不明の硬化性胆管炎が存在する．基本的病理は炎症を伴う胆管周囲の線維性硬化と胆管の狭窄・閉塞である．胆管の進行性破壊や消失がみられることもあり，最終的に胆汁性肝硬変をきたす．閉塞機転による硬化性胆管炎（腫瘍，膵疾患や術後の胆管狭窄など），感染や毒物・薬剤による硬化性胆管炎（AIDS の日和見感染，動注化学療法など），サルコイドーシス，虚血性硬化性胆管炎（胆道手術，肝動脈塞栓療法など）などが原因として挙げられる．画像は原因疾患に加えて，PSC と類似した所見を示す．

表Ⅷ-1　ductal plate malformation

多発性肝囊胞（PCLD）	常染色体優性多囊胞性肝疾患（ADPLD）			
	常染色体優性多発性囊胞腎（ADPKD）		肝線維性多囊胞性疾患	肝胆道線維性多囊胞性疾患
常染色体劣性多発性囊胞腎（ARPKD）		同一疾患		
先天性肝線維症（CHF）				
Caroli病				
胆管性微小過誤腫（von Meyenburg complex）				
総胆管囊腫				

多発性肝囊胞診療ガイドライン〔厚生労働省科学研究費補助金（難治性疾患克服研究事業）「多発性肝のう胞症に対する治療ガイドライン作成と試料バンク構築」班，2013〕より引用．

ductal plate malformation

　ductal plate malformation（DPM）は先天性肝疾患で胆道に由来する病態である．DPMに含まれる主な疾患には先天性肝線維症（congenital hepatic fibrosis：CHF），多囊胞肝（polycystic liver diseases：PCLD），Caroli病，Caroli症候群と胆管微小過誤腫症（biliary microhamartomatosis, von Meyenburg complex）などがある．PCLDには肝のみにみられる常染色体優性多囊胞肝（autosomal dominant polycystic liver：ADPLD）と多囊胞腎に合併する常染色体優性多囊胞腎（autosomal dominant polycystic kidney disease：ADPKD）がある（表Ⅷ-1）．

　胎生期の肝内胆管の発生の過程における組織改変（remodeling）の持続あるいは欠失に起因する．肝内胆管は，肝芽細胞の一種であり肝内門脈周囲に分布する胆管前駆細胞から形成される．発生の初期に，胆管細胞に変化する能力を有する1層の細胞群が門脈を取り囲むように形成され，ductal plateと呼ばれる．ductal plateの成熟胆管への改変は最も古く形成された肝門部門脈周辺から起こり，門脈とともに肝末梢に進展する．この改変に利用されなかったductal plateの細胞はアポトーシスで消滅するが，この過程で遺伝子・分子シグナルの異常や欠損があると，様々な胆管系の形成異常が惹起される．

F. 胆汁うっ滞・胆管系疾患　▶ductal plate malformation

多囊胞肝
polycystic liver diseases（PCLD）

【病理・病態】

　多発性肝囊胞の診断は画像検査で肝内に15個以上の肝囊胞が存在すること，また，PCLDの家族歴がある場合は4個以上の肝囊胞が存在することから診断する．ADPKDは両側腎臓にそれぞれ5個以上の腎囊胞が存在することから診断する．これがない場合はADPLDと診断される．ADPKDで生じる肝囊胞は胆管性微小過誤腫の拡張胆管が大きくなったものだと考えられている．すなわち，ductal plate malformationの部位としては比較的末梢の胆管である．囊胞壁は低円柱状・立方状上皮で覆われ基底膜を有する．肝門部や大型胆管の周囲に胆管周囲囊胞がみられる．また胆管過誤腫の多発も合併する．悪性腫瘍の合併はきわめて稀である．

【画像】

　大小の囊胞像が多発し，個々の囊胞の画像は単純性肝囊胞と同じである．内部の出血による新旧の血腫像がみられることがある．壁の石灰化を認めることがある．その他，感染や破裂が合併症として観察されることがある．（図Ⅰ-21→19頁）

F. 胆汁うっ滞・胆管系疾患　▶ductal plate malformation

Caroli病・Caroli症候群
Caroli's disease, Caroli syndrome

【病理・病態】

　Caroli病は大型胆管の異常で，胆管と交通する

先天的な肝内胆管の紡錘状・嚢胞状拡張を認める．大きさは5cmに達することもある．肝全域に先天性肝線維症などがみられる場合はCaroli症候群となる．ARPKDやmedullary sponge kidneyと合併することがある．常染色体劣性遺伝疾患で稀な疾患である．発生期の門脈周囲に形成される微小胆管網が遺残し，門脈周囲に拡張胆管を生じる．嚢胞状に拡張した胆管内腔に隔壁状の突出がみられ，内部に肝動脈・門脈がみられる．病変は区域性あるいはびまん性に分布する．肝の一部に病変が限局する場合はmonolobar Caroli's diseaseと呼ばれる．結石や肝内胆管癌が合併することがある．胆管癌の頻度は5〜10%と報告されている．

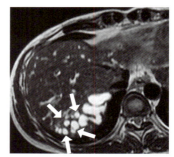

図Ⅷ-20　先天性肝線維症　Caroli症候群（40歳代，女性）（図Ⅰ-14と同一症例）
脂肪抑制T2強調像で，S7に著明な高信号を示す肝内胆管の嚢胞状拡張が集簇し，内部に門脈枝によるflow voidによる微小低信号がみられる（central dot sign）（矢印）．門脈周囲高信号（PAI）も観察される．

【画像】

USでは，門脈周囲に無エコーで辺縁の鮮明な胆管と連続する嚢胞像を呈し，ドップラーUSで隔壁内部に脈管（門脈）による血流を認める．ダイナミックCT/MRIでも同様の嚢胞像を認め，内部の隔壁内に濃染する血管構造（central dot sign）を認めるのが特徴である．MRCPでは近位胆管の紡錘状・嚢胞状拡張がみられ，全体像の把握に有用である．ERCPではより詳細に描出されるが侵襲的でまた全体像が得られにくい．胆管内結石を認めることがある．胆管炎，膿瘍，胆管癌の所見の有無に留意する．

先天性肝線維症に部分的に合併がみられることがある（Caroli症候群）．限局性にみられる場合は，他の肝嚢胞性疾患，特に胆管内乳頭状腫瘍（IPNB）やmulticystic biliary hamartomaなどと類似することがある．前記のcentral dot signが鑑別に有用であるが，小病変では描出されないことがある．（図Ⅰ-24, 25 → 20, 21頁, 図Ⅷ-20）

F. 胆汁うっ滞・胆管系疾患　▶ ductal plate malformation
先天性肝線維症
congenital hepatic fibrosis（CHF）

【病理・病態】

常染色体劣性遺伝性疾患であるが散発例の報告もみられる．稀な疾患である．ductal plateの形成異常による異型性細胆管増生とその周囲の高度線維化を認める．これらの程度は様々で進行性である．前類洞性門脈圧亢進症をきたすが，肝硬変への進展は稀である．小児から青年期に診断されることが多い．過形成結節〔大再生結節（LRN），NRHなど〕がみられることがある．胆管癌の合併もみられる．

【画像】

肝には末梢部萎縮と中心性肥大が認められる．右葉の萎縮が相対的に強い傾向がある．広範な末梢門脈血行障害や胆管障害などで観察される形状である．USでは肝実質は高エコーや不均一なエコーを示す．門脈域は高エコーを示し，門脈は不鮮明となる．門脈域線維化はCTではperiportal collar, MRI T2強調像では高信号のPAIを呈する．肝内胆管は不均一な管径を示す．明らかな限局的拡張がみられる場合はCaroli病の合併が考えられる．合併する多嚢胞腎やCaroli病，脾腫や静脈瘤などが副所見として診断に有用である．胆管癌の合併に留意が必要である．（図Ⅰ-14 → 10頁, 図Ⅷ-20）

F. 胆汁うっ滞・胆管系疾患　▶ ductal plate malformation
胆管過誤腫症
biliary hamartomatosis, von Meyenburg complex

【病理・病態】

von Meyenburg complexとも呼称される．胆

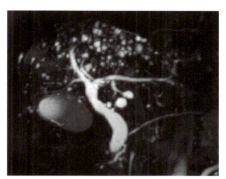

図Ⅷ-21　胆管過誤腫症（60歳代，女性）
MRCPで肝内に無数の微小な嚢胞性病変がみられる．

管壁組織の遺残を起源とする胆管非交通性の嚢胞性病変である．肝内の一部からびまん性分布を示す病変まで様々である．剖検例で約6％にみられる．多発性で通常は1〜15 mm大であるが数 cmに達することがある．微小胆管の嚢状の拡張の集簇と厚い線維性間質で形成される．形状は円形あるいは非正円形である．内腔は立方上皮で覆われ内部に濃厚な胆汁を認める．嚢胞内に線維性の微小突起を認めることがある．

【画像】

USでは，典型的にはびまん性に分布する高エコー結節として描出される．高エコー結節として描出されるのは海綿状（微小嚢胞構造の集簇）のミクロ構造を反映するものと考えられる．微小なものでは多重反射によるコメットエコーを呈する．大きな嚢胞の場合は嚢胞性腫瘍として描出される．ダイナミックCT/MRIでは全相を通じて低吸収域として描出されるが，部分容積現象のために水の吸収値を示さず，また線維性壁や隔壁が遅延性濃染を示すことがある．乏血性腫瘍（特に転移性肝癌），多発性肝微小膿瘍などと画像が類似する．MRI T1強調像では低信号，T2強調像では辺縁の鮮明な著明高信号を呈する（嚢胞として描出される）．拡散強調像でも嚢胞の所見を示す．MRCPで明瞭に描出され，充実性腫瘍との重要な鑑別点となる．（図Ⅰ-28→22頁，図Ⅷ-21）

F. 胆汁うっ滞・胆管系疾患 ▶ductal plate malformation

先天性胆道拡張症（総胆管嚢腫）
congenital biliary dilatation (choledochal cyst)

主として肝外胆管の嚢胞状拡張を認める先天性疾患であるが，肝内胆管にも拡張を認める戸谷分類Ⅳ型ではductal plate malformationとの関連の可能性も考えられている（図Ⅷ-22）．

F. 胆汁うっ滞・胆管系疾患

胆道閉鎖症
biliary atresia (BA)

【病理・病態】

肝外胆管の炎症性・線維性閉塞に起因する．新生児肝炎と並んで最も頻度の高い新生児胆汁うっ滞症である．肝外胆管に上皮の消失と高度の線維化・炎症がみられる．肝内胆管は過形成を示し，門脈域には炎症細胞浸潤と線維化がみられる．肝細胞には胆汁うっ滞がみられる．やや女児に多く，またアジア系に多い．脾臓の形成異常を合併することがある（biliary atresia splenic malformation syndrome）．家族発症は稀である．生後数か月以内に発症し，無治療の場合は肝硬変に進展する．葛西手術が治療法であるが，約半数は良好な効果が得られない．また，長期的には多くの例で肝移植が必要となる．小児肝移植の最も頻度の高い原因疾患である．

肝硬変に進展する過程で様々な肝腫瘤がみられる．肝門部（特にS4）の大きな再生結節（代償性肥大が考えられる），FNH，肝細胞癌，HCAや胆管細胞癌の合併が報告されている．

【画像】

USでは胆嚢虚脱，triangular cord sign（肝門部右門脈前枝前面の索状構造）が主な所見である．総胆管非描出などもみられる．MRCPは生後3か月以下の新生児・乳児では正常胆管の恒常的な描出に限界がある．しかしながら，総胆管閉塞で嚢状拡張がみられる場合は明瞭に全体像が描出される．phenobarbital-enhanced hepatobiliary scintigraphyで，24時間後に正常な肝集積にも関わらず胆道排泄を認めない場合は本症の可能性

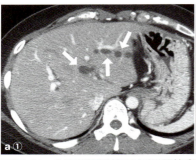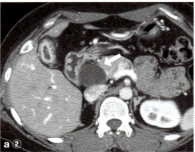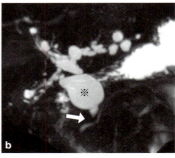

図Ⅷ-22　先天性胆道拡張症（総胆管嚢腫）　戸谷分類　Ⅳ-A型（30歳代，女性）
a． ダイナミックCT門脈優位相で外側区と肝門部の肝内胆管に嚢胞状の拡張がみられる（①：矢印）．尾側の断面で総胆管の嚢胞状拡張がみられる（②：矢印）．
b． MRCPで肝内胆管の散在性の嚢胞状拡張と総胆管の嚢腫様拡張（※）がみられ，総胆管の主膵管への近位合流がみられる（矢印）．

　が高い（他の胆汁うっ滞との鑑別に有効）．

　葛西手術後は，大きな再生・過形成性結節は肝門部にみられる．特にS4背側に多い．S4の背側は従来方形葉と呼称され，解剖学的には門脈左枝から栄養される内側区とは異なる．同部は尾状葉のように門脈左右枝根部から直接細門脈枝が分布する．これに伴走する細胆管枝も同様に肝門部胆管に直接連なり，このために他部位の肝に比べ門脈血行や胆管排泄機能が保たれやすいと考えられる．結果として，代償性に腫瘤状に肥大することが考えられる．肝末梢部の萎縮した硬変肝に比べて，大きな再生結節部分は単純CTで高吸収域を示し，MRI T1強調像で高信号，T2強調像で低信号を示す．結節部は，CTPAで内部に門脈域が認められ濃染し，CTHAでは乏血性である．ダイナミックCT/MRI動脈優位相では乏血性を示し，門脈優位相で濃染する傾向にある．一方，周辺硬変部は動脈優位相で相対的に濃染し，平衡相で遅延性濃染がみられる．Gd-EOB造影MRI肝細胞相では結節部は高信号を示す．これらはいずれも周辺の強度の硬変肝に対する相対的な所見であり，むしろ周辺肝の所見が異常であるともいえる．（図Ⅰ-18→12頁，図Ⅷ-23）

F. 胆汁うっ滞・胆管系疾患

肝内胆管消失症候群
vanishing bile duct syndrome

【病理・病態】

　肝内胆管が少なくとも半数以上の門脈域で消失すると共通した病態が発生し，慢性に経過すると胆汁性肝硬変に至る．Alagille症候群などにみられる"syndromic"型と，その他の様々な疾患に合併する"non-syndromic"型に分類される．原因不明な特発性もある．non-syndromic型には感染，免疫異常（PBC，PSC，移植後拒否反応など），薬剤性肝障害などが知られている．Alagille症候群は常染色体優性遺伝性疾患で，10万人に1人の稀な疾患である．高度肝障害，複雑心奇形や脳内出血などが死因となる．大多数はJAG-1 geneの変異による．肝癌の合併が報告されている．

【画像】

　Alagille症候群では，肝胆道シンチグラフィで遅延性の腸管排泄がみられるが，MRCPでは胆管を描出することは困難である．肝門部に大きな再生・過形成性結節を認める．画像は前記の胆道閉鎖症葛西手術後にみられる肝変形や過形成性変化と類似する．肝門部近辺の肝実質は短い胆管が直接肝門部胆管にドレナージするために，胆汁うっ滞の程度が相対的に軽度であることがこうした過形成（代償肥大）の一因と考えられる．（図Ⅷ-24）

　non-syndromic型は原因疾患により様々な所見

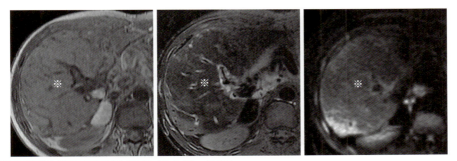

図Ⅷ-23　胆道閉鎖症（葛西手術後）（図Ⅰ-18 と同一症例）
MRI. T1 強調像 in phase（左）で末梢部と肝門側腫瘤部（※）は等信号，脂肪抑制 T2 強調像（中）と拡散強調像（右：b＝800 s/mm^2）では辺縁部は高信号，腫瘤部は相対的低信号を示す．

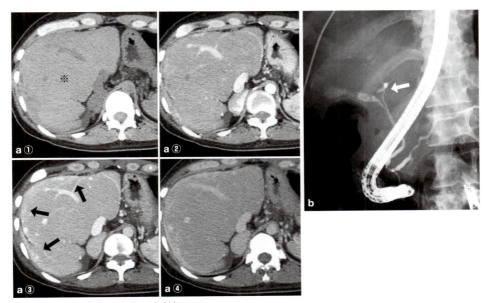

図Ⅷ-24　Alagille 症候群（40 歳代，女性）
a．ダイナミック CT．造影前（①）で肝表部分が帯状に低吸収を示し，同部は動脈優位相（②）で淡く濃染し，門脈優位相（③）から平衡相（④）にかけて遅延性濃染がみられる（矢印）．萎縮，線維化した肝実質の所見である．肝門側は腫瘤状腫大を示す（※）．内部に門脈域がみられるがその分布は正常と大きく異なり，本来の S4 背側（方形葉）などの肝門部肝実質に相当する部分の代償性肥大と考えられる．
b．ERCP 像では通常の左右の肝管は描出されず，1 枝のみが総肝管に連続し描出されている（矢印）．方形葉胆管などの肝門部に直接連続する肝内胆管と考えられる所見である．

を示すと考えられるが，最終的には PBC に類似した均一な中心性肥大と末梢萎縮を示すと考えられる（図Ⅷ-25）．

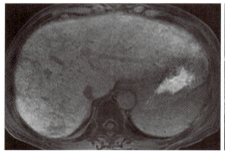
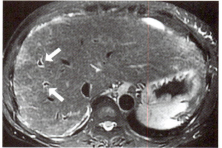

図Ⅷ-25　肝移植後の慢性拒絶反応による胆管消失(ductopenia)(50歳代，女性)
MRI．脂肪抑制T1強調像(左)，脂肪抑制T2強調像(右)で比較的太い門脈の肝表へ近接を認め中心性肥大の所見である．T2強調像で肝内門脈周囲の高信号帯(PAI)を認める(矢印)．肝の信号強度は不均一である．生検で前肝硬変状態と小葉間胆管の広範な消失がみられた．

G. 脈管系疾患・循環障害

びまん性肝動脈血行異常

　肝動脈血行異常における画像所見については総論で述べた(→70頁)．肝動脈や肝動脈血行の異常がびまん性にみられることは稀である．びまん性のAP shuntが高度の肝硬変，特にアルコール性肝硬変でみられることがある．広範門脈塞栓や閉塞，高度の肝細胞癌門脈内腫瘍栓，肝被膜下血腫，広範肝静脈閉塞，Osler-Rindau-Weber病などでもびまん性AP shuntがみられることがある．(図Ⅱ-30→60頁，Ⅲ-14→80頁，図Ⅷ-26)

　広範な肝動脈閉塞(血栓，塞栓など)が肝動脈塞栓術，肝動脈動注化学療法，肝胆道手術やその合併症，動脈炎，凝固異常や心原性血栓塞栓症などでみられる．循環動態や門脈血行に異常がない場合は臨床的に問題とはならないことが多いが，門脈血行障害を同時に伴う場合，循環状態が不良な場合，門脈合併切除や胆管切除後などでは，肝壊死(梗塞)や胆管壊死とそれに伴う肝障害がみられる．(図Ⅱ-30, 31→60, 61頁)

　肝動脈炎は動注化学療法や肝動脈化学塞栓療法でみられるが，その他の原因は稀である．敗血症による感染性動脈炎，結節性多発動脈炎，関節リウマチ，systemic lupus erythematosus(SLE)などの膠原病で報告が多い．動脈壁不整，内腔広狭不整や閉塞，多発動脈瘤(壁破綻による仮性動脈瘤が多い)などがみられる．動脈炎は細動脈枝に

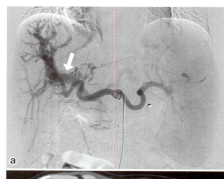
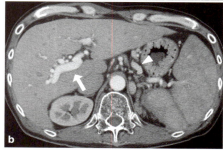

図Ⅷ-26　アルコール性肝硬変　門脈逆流(30歳代，男性)
a．腹腔動脈造影動脈相で肝動脈の拡張と右肝内門脈全域で末梢からの逆行性の早期濃染を認める(矢印)．脾静脈，左肝内門脈の造影はみられない．肝末梢での多発性AP shuntの所見である．
b．ダイナミックCT動脈優位相で拡張した肝動脈と右肝内門脈の強い濃染がみられるが(矢印)，脾静脈の濃染は相対的に弱い(矢頭)．

も波及するので胆管周囲血管叢(PBP)障害による胆管障害(胆管壊死，胆汁嚢胞や膿瘍形成)もみられる．門脈にも波及すると肝梗塞を惹起する．

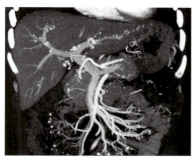

図Ⅷ-27 結節性多発動脈炎(40歳代, 男性)
ダイナミックCT動脈優位相冠状断面再構成MIP像で肝動脈や上腸間膜動脈などに多発性の微小動脈瘤がみられる.

SLEに伴う血管炎ではNRHなどの肝細胞性結節性病変の合併が知られている. (図Ⅰ-23→20頁, Ⅲ-12→79頁, 図Ⅷ-27)

肝内門脈血栓症
portal vein thrombosis(PVT)

【病理・病態】

　局所的あるいは全身的な様々の原因で惹起される. 腹部感染症に伴う感染性門脈炎, 肝硬変などの門脈圧亢進症, 静脈瘤の内視鏡治療や脾摘などの手術に合併するものが多い. 全身的な原因としては, 種々の先天性・後天性凝固異常が多い. 症状, 肝血行障害(梗塞, 萎縮, 代償肥大など)や門脈圧亢進の程度は原因, 部位や持続期間等で様々である.

【画像】

　門脈血栓はUSでは無エコーの門脈内に鋳型状の高エコー域として描出される. 単純CTでは急性期血栓は周辺肝より高吸収を示す. MRIでは血栓の形成後の時期に応じた信号強度を示すが, 亜急性期の血栓が臨床診断の対象となることが多く, この場合はT1とT2強調像でともに高信号を呈する. 造影CT/MRIや造影USでは強く造影される門脈内に鋳型状の無濃染域として描出される. 造影の有無は門脈内腫瘍塞栓との鑑別に重要である. (図Ⅲ-16, 17→81頁, 図Ⅷ-28)

　門脈閉塞肝区域やびまん性肝内門脈閉塞肝の画像所見については総論で述べた(→71頁). 肝内門脈枝の不均一な閉塞がみられる場合, 肝形態は慢性期でatrophy-hypertrophy complexを示すことがある.

肝外門脈血栓症
extrahepatic portal vein obstruction(EHO)

【病理・病態】

　肝外門脈の血栓や腫瘍浸潤などによる閉塞では主として傍胆管静脈網を介して門脈側副路が形成されるために, 肝障害や門脈圧亢進症をきたさない場合が多い. EHOは門脈圧亢進症の1つとして記載されており, したがって, 純粋な肝外門脈閉塞のみではなく, 少なくとも肝門部の肝内門脈の閉塞を伴う病態と考えられる. 小児のEHOとして, いわゆる"cavernous transformation of

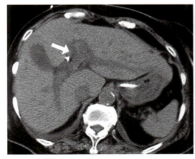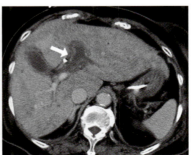

図Ⅷ-28 広範肝内門脈血栓症(胆管炎)
ダイナミックCT. 造影前(左)で左肝内門脈は高吸収を示す(矢印). 平衡相(右)では門脈壁濃染はみられるが内部の濃染はみられない(矢印). 肝内濃染は不均一で, 胆管炎や門脈炎を反映する所見である.

portal vein"が知られている．小児門脈圧亢進症の最も重要な原因の1つである．臍帯炎の波及による肝外から肝門部門脈血栓症による閉塞・器質化・狭小化に伴う傍胆管静脈系を中心とした側副路形成が病因と考えられている．肝は中心性肥大を示す．病理・病態はIPHと類似する．

【画像】

US，ドップラーUS，造影CT/MRIで，肝門部から肝十二指腸靱帯内門脈側副路形成（cavernous transformation）がみられる．その他は，広範な肝内門脈血栓症やIPHと類似する．（図Ⅲ-19 →82頁）

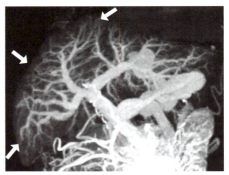

図Ⅷ-29　特発性門脈圧亢進症（IPH）
CTAP冠状断再構成MIP像で中等度肝内門脈枝の肝表への近接がみられ，結果として末梢枝の"しだれ柳状"の分布がみられる（矢印）．

G. 脈管系疾患・循環障害　▶びまん性門脈血行異常

特発性（非硬変性）門脈圧亢進症
idiopathic portal hypertension（IPH）

【病理・病態】

門脈と下大静脈の圧較差が5 mmHg以上の場合が門脈圧亢進症と定義される．肝硬変以外でも多くの原因があり，非硬変性門脈圧亢進症と呼ばれる．presinusoidal, sinusoidal, postsinusoidalに分類されるが，これらの中で，明らかな肝疾患や肝外門脈・肝静脈に異常を認めないpresinusoidalな門脈圧亢進症はIPHと診断される．末梢門脈枝のobliterative portal venopathyが病因と考えられている．免疫異常，門脈血栓症，感染，化学物質などが病因として考えられているが確定されていない．わが国では急激な発生頻度の減少がある．肝表は平滑で，割面は通常は結節形成を認めない．門脈域の不均等分布，末梢門脈域の円形線維化と門脈枝の狭小化・潰れ，門脈域周囲の異常血行路形成などがみられる．肝被膜下肝実質の萎縮と中心性肥大が特徴的な所見である．NRH様結節やFNH，HCAや肝癌の合併の報告もあるが，新しい分子病理学的な検討が必要である．

【画像】

画像所見については総論（→71頁）で述べた．びまん性の肝内門脈血行障害に起因する典型的な肝末梢（被膜下）の萎縮と中心性肥大を示す．比較的太いレベルの門脈・肝静脈枝が肝末梢部に集簇し，末梢枝が肝表に沿って集簇する"しだれ柳像（weeping willow branches）"がみられる．CTAPでは肝被膜下の門脈血流低下・欠損がみられ，同部はCTHAで相対的に濃染する．ダイナミックCT/MRI動脈優位相でも淡い濃染として描出されることがある．脾腫や門脈圧亢進症の所見がみられる．MRIではT2強調像で門脈周囲に高信号なPAIが認められることがある．これは門脈域の線維性肥厚や側副路と考えられる異常血行路（血管網形成）を反映しているものと考えられる．Gd-EOB-DTPA造影MRI肝細胞相では，NRH様結節，門脈域周囲の濃染や肝門部の相対的濃染（PNT部分と考えられる）が高頻度に観察される．エラストグラフィでは肝硬変に比べて有意に硬度が低い．肝静脈楔入造影での肝静脈-肝静脈吻合の描出や低い肝静脈楔入圧が肝硬変との鑑別に有用である．末梢門脈枝の閉塞を反映する所見と考えられる．（図Ⅰ-11 →9頁，Ⅲ-59 →112頁，図Ⅷ-29）

G. 脈管系疾患・循環障害　▶びまん性門脈血行異常

結節性再生性過形成
nodular regenerative hyperplasia（NRH）

【病理・病態】

肝臓にびまん性に生じる肝細胞の過形成よりなる小結節形成で，個々の結節の大きさは比較的均

G. 脈管系疾患・循環障害　161

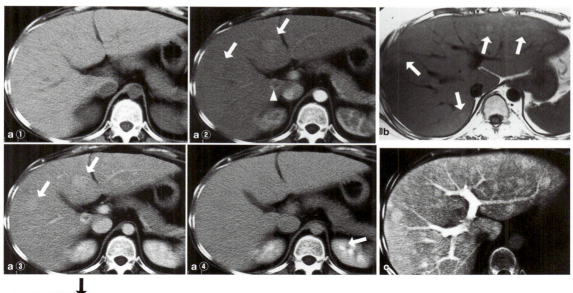

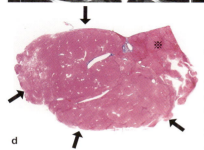

図Ⅷ-30　結節性再生性過形成（NRH）〔SLE〕（20歳代，女性）
a．ダイナミックCT．造影前（①）と平衡相（④）で肝内は均一であるが，動脈優位相（②）と門脈優位相（③）で多発性の微小な淡い結節性濃染がみられる（矢印）．後者で濃染はより鮮明である．矢頭は海綿状血管腫．
b．MRI T1強調像で微小な高信号結節の多発を認める（矢印）．
c．CTAPで多数の微小な濃染結節がびまん性に認められる．
d．切除標本組織像．数mm大の微小結節がびまん性にみられ（※），NRHと診断された．一部に数cm大の結節がみられた（矢印）．結節の内部には門脈枝がみられ，また類洞の拡張がみられる．周辺の微小な結節との組織学的な差異はみられない．（HE染色，ルーペ像）

一で小さい．結節を構成する肝細胞は，肝細胞索がやや厚くなり，構成する肝細胞の核には異型は認めない．結節の中央には，末梢門脈枝が存在することが多い．様々な全身性疾患に合併して生じる．Felty症候群，関節リウマチ，SLE，結節性多発動脈炎などの自己免疫性疾患やIPHに合併する報告が多いが，リンパ増殖性疾患など血液疾患や，薬剤，うっ血性心不全，糖尿病，PSCなどNRHの基礎疾患は多岐にわたる．病因は不明であるが，末梢門脈細枝とその領域の萎縮，その周囲の門脈領域の代償性の過形成変化との説が有力である．しばしば門脈圧亢進症を伴う．

【画像】
　個々の結節通常は最大で数mmとされ，したがって，画像上肝は無所見である場合も多い．微小結節の集簇や，やや大きな結節がみられることがある．総論（→94頁）で述べたように，結節の大きさについて明確な記載はなく，数cm大の

NRHも存在するとの報告もある．本書では，結節性病変として個別に認識できる場合をNRH様結節として総論と他項に記載したが，微小なびまん性の結節と画像所見は類似する．（図Ⅲ-59→112頁，図Ⅷ-30）

G. 脈管系疾患・循環障害　▶びまん性門脈血行異常

先天性門脈大循環短絡（門脈欠損を含む）
congenital porto-systemic shunt（CPS）

【病理・病態】
　形態や種類については総論（→3頁）で述べた．わが国では生後数日後の先天性ガラクトース血症の検査で，約3万人に1人の頻度でCPSが発見される．臨床所見としては，脳淡蒼球のマグネシウム沈着，高アンモニア血症，肝性脳症，門脈-肺高血圧症やチアノーゼ，低血糖などがみられる．多脾症や種々の先天性心血管障害，膵・胆管

奇形を合併する頻度が高い．門脈には組織学的に様々な変化がみられる．mild type では小門脈域は広くみられるが細門脈枝は変形・狭小化を示し（図Ⅰ-4→6頁），moderate type では細門脈枝は壁の平滑筋は増加し内腔は閉塞，severe type では門脈域は減少・縮小し細門脈枝は認めない（図Ⅰ-3→5頁）．FNH，HCA，肝細胞癌，肝芽細胞腫の合併が報告されている．最近の免疫組織学的検討で，FNH と種々のタイプの HCA の混在やその肝細胞癌への進展が明らかになりつつある．

【画像】

総論で述べた（→3頁）．シャント量により様々であるが門脈・肝は一般に縮小し，相対的な動脈血流増加（動脈化肝）がみられ，合併する FNH や HCA が描出不良となることがある．（図Ⅰ-3, 4, 6 →5, 6頁）

G. 脈管系疾患・循環障害　▶びまん性門脈血行異常

静脈管開存
patent ductus venosus

総論で述べた（図Ⅰ-6）．

びまん性肝静脈血行異常

肝静脈血行障害の画像については総論で述べた（→75頁）．閉塞部位によって，心血管性（心臓障害や肺高血圧症など），肝上部（suprahepatic）の下大静脈～大型肝静脈（Budd-Chiari 症候群），中心静脈レベルの小型肝静脈（veno-occlusive disease：VOD）に分類される．VOD は中心静脈周囲の肝類洞の障害も共存し，主病変は類洞との見解から近年，後述の sinusoidal obstruction syndrome（SOS）と呼称される傾向にある．

G. 脈管系疾患・循環障害　▶びまん性肝静脈血行異常

心血管性うっ血性肝障害
congestive hepatopathy

【病理・病態】

心臓障害（うっ血性心不全，心タンポナーデ，収縮性心外膜炎，心弁膜症など）や高度肺高血圧症や Fontan 手術後などによる中心静脈圧上昇に伴うもので，肝全体に比較的均一なうっ血性変化がみられる．肝は腫大し，うっ血がより高度の肝実質は暗赤色を呈し，その周辺部のより障害の軽い部分との色調の違いによる網目状構造，ニクズク肝がみられる．ミクロ像では zone 3 中心にうっ血，類洞拡張や破壊，出血などがみられる．慢性化すると線維化が進行し肝硬変に至るが，肝不全や門脈圧亢進症は稀である．FNH，LRN などの合併が報告されているが，免疫染色による分子病理学的検討は十分になされていない．

【画像】

肝腫大，下大静脈・肝静脈の拡張がみられる．肝静脈，下大静脈径の呼吸性変動が減少または消失する．ドップラー US では，右房収縮時の肝静脈血の逆流現象や門脈血流速度減少や逆流が観察される．ダイナミック CT/MRI では，造影剤の肝静脈への逆流や肝実質の不均一濃染，高度の長期うっ血例では，動脈優位相での低吸収/低信号を示す網目状（reticular）構造とその遅延性濃染像がみられる．また肝内肝静脈の濃染の始まりが遅延する．MRI T2 強調像では網目状高信号，Gd-EOB-DTPA 造影 MRI 肝細胞相では網目状低信号がみられる．ニクズク肝を反映する変化である．急性期では門脈域の浮腫やリンパ管拡張を反映して，CT では periportal collar が，MRI T2 強調像では高信号の PAI がみられる．胆嚢や肝十二指腸靱帯内の浮腫も観察される．慢性期には中心性肥大がみられる．（図Ⅰ-12→10頁，図Ⅷ-31, 32）

Budd-Chiari 症候群
〔Budd-Chiari syndrome（BCS），hepatic venous outflow tract obstruction〕

BCS は種々の原因による肝静脈と下大静脈の還流障害に伴う病態の総称で，「肝静脈3主幹，あるいは肝部下大静脈の閉塞ないし狭窄，もしくはこの両者の併存によって門脈圧亢進症などの症状を示す疾患」と定義される．肝静脈に閉塞が限局するものは Chiari 病と呼称されることもある．

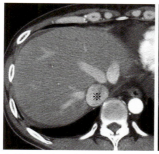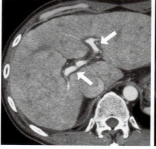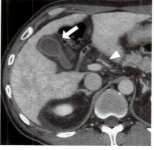

図Ⅷ-31　急性うっ血肝（肺動脈血栓症）
ダイナミックCT．頭側断面の動脈優位相（左）で下大静脈（※），肝静脈の拡張が逆流した造影剤で描出されている．肝門部の門脈優位相（中）で肝内濃染は不均一で網目状の低吸収域がみられる．門脈周囲低吸収（periportal collar）が明瞭である（矢印）．肝内肝静脈の描出が不良である．より尾側の平衡相（右）で胆嚢壁の浮腫（矢印）や肝十二指腸靱帯の濃度上昇がみられ（矢頭），浮腫・リンパ浮腫が考えられる．

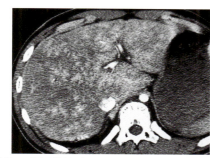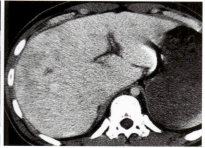

図Ⅷ-32　慢性うっ血肝（単心室・Fontan 手術後）（10歳代，男性）
ダイナミックCT．動脈優位相（左）で不均一な斑状濃染がびまん性に認められる．平衡相（右）で肝は不均一に濃染されている．中心性肥大が認められる．

末梢細肝静脈，近位肝静脈，下大静脈レベルに分類されるが，これらの組み合わせも多い．欧米では一次的血栓症や肝静脈炎による肝内肝静脈血栓症によるものが多く，アジアの開発途上国では近位肝静脈と下大静脈閉塞が中心の膜様閉塞（membranous obstruction）が多い．わが国では近年激減している．肝静脈疾患以外の原因によるものは二次性BCSと呼ばれる．悪性腫瘍による圧排や浸潤によるものが多い．肝静脈閉塞の病理と画像については，総論（→75頁）や前述の心血管性うっ血性肝障害の項で述べた．肝静脈閉塞が肝全体に均一のみられる場合は中心性肥大の形態を呈する．肝静脈血栓・閉塞が不均一にみられた場合は，それぞれの肝静脈還流肝区域の atrophy-hypertrophy complex がみられる．

G. 脈管系疾患・循環障害　▶びまん性肝静脈血行異常　▶Budd-Chiari 症候群

肝内肝静脈血栓症
hepatic vein thrombosis

【病理・病態】

肝静脈血栓の部位，程度や再開通あるいは側副路形成などで，肝実質障害の程度は症例ごとに様々である．血栓症の病因は前記の門脈血栓症と同様で多岐にわたるが，血液疾患，特に myeloproliferative diseases（MPDs）の頻度が高い．また，複数の要因が原因であることもある．明らかな局所的原因がみられない特徴がある．急激な発症や緩徐な進行など様々で，また肝障害も無症状から劇症肝不全まで様々である．劇症型や急性発症では肝細胞壊死や黄疸の所見がみられる．

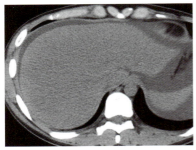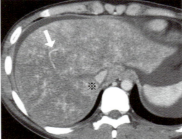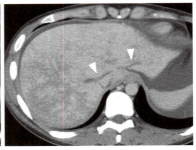

図Ⅷ-33　Budd-Chiari症候群（肝静脈血栓閉塞，急性期）（20歳代，女性）
ダイナミックCT．造影前（左）で肝は全体に低吸収を示し，門脈優位相（中）で肝は不均一な斑状濃染と地図状低吸収域を示し，内部の門脈は狭小化している（矢印）．平衡相（右）でも不均一な濃染は持続し，肝静脈は描出されず近位部静脈内には血栓による鋳型状低吸収域がみられる（矢頭）．下大静脈は狭小化している（※）．腹水がみられる．

【画像】

　急性期では近位の太い肝静脈内に血栓がみられ，肝腫大が観察される．下大静脈は肝の中心腫大特に尾状葉肥大のために狭小化することが多い．USとドップラーUSでは，太い肝静脈内血栓・狭小化・索状化や血流の消失・逆流や乱流，肝実質不均一エコー，肝内あるいは肝被膜下から肝静脈近位部や横隔膜・肋間静脈への側副路形成，肝静脈近位端の"spider-web"状構造，肝静脈波の平坦化などがみられる．急性期では単純CTでびまん性低吸収あるいは不均一な地図状，索状や網目状の低吸収域がみられる．この低吸収部はMRI T1強調像で低信号，T2強調像で高信号を示す．浮腫や肝細胞壊死，前記のニクズク肝を反映する所見である．ダイナミックCT/MRIでは，障害の軽い部分が不均一な濃染を示す．逆行性肝静脈造影で，肝静脈は閉塞し細かい蜘蛛の巣状の脈管腔（fine "spider-web" network pattern）が描出されるのが特徴である．亜急性期から慢性期では肝の画像所見は，次項の肝静脈・下大静脈膜様閉塞と類似する．（**図Ⅷ-33**）

G. 脈管系疾患・循環障害　▶びまん性肝静脈血行異常
　　▶Budd-Chiari症候群

肝静脈・下大静脈膜様閉塞
membranous obstruction of the inferior vena cava (MOVC)

【病理・病態】

　病態生理は横隔膜直下，肝静脈入口部近傍の下大静脈の膜様物による肝静脈および下大静脈の慢性の還流障害である．先天性ではなく，後天的な器質化血栓症によるものと考えられている．閉塞部位により**表Ⅷ-2**のように分類される．わが国では膜様物による横隔膜直下の肝部下大静脈の閉塞（肝部下大静脈膜様閉塞）が多い．急性発症はなく，慢性のうっ血状態による肝硬変・肝後性門脈圧亢進症で発症する．尾状葉の肝静脈は右・中・左肝静脈とは別に直接下大静脈に流入するため，肝内の血流は尾状葉に向かい，尾状葉は腫大する．後下肝静脈がみられる場合は，還流域である後区域が腫大する．閉塞肝静脈と開存肝静脈間には肝内側副血行路が生じ，開存する後下肝静脈へ流入することが多い．下大静脈の閉塞に伴い奇静脈系，椎骨静脈叢，腹壁静脈などの側副血行路の

表Ⅷ-2　肝部下大静脈膜様閉塞の分類

Ⅰa型	横隔膜直下に膜様閉塞があり，肝静脈主幹は開存
Ⅰb型	膜様閉塞があるが，左右肝静脈は閉塞
Ⅰ'a型	横隔膜直下の肝部下大静脈が狭窄し，肝静脈主幹は開存
Ⅰ'b型	肝部下大静脈が狭窄し，左右肝静脈は閉塞
Ⅰ"型	膜様部が一部開存するもの
Ⅱ型	下大静脈が1/2〜数椎体にわたって完全閉塞
Ⅲ型	膜様閉塞とともに肝部下大静脈の狭窄のみられるもの
Ⅳ型	肝静脈の閉塞のみのもの（Chiari病）

発達をみる．二次的に広範な血栓症を伴うことがある．Budd-Chiari 症候群には FNH や FNH 様結節，LRN，NRH 様結節，肝細胞癌（図Ⅲ-34 → 88 頁）や HCA の合併がこれまで報告されてきた．最近の分子病理学的検討では，従来 LRN や FNH，FNH 様結節とされていたもののいくつかは HCA に分類されること，また HCA としてはすべての subtype の発生がみられることが明らかとなっている．

【画像】

下大静脈や肝静脈近位部に膜様あるいは小区域性閉塞がみられる．肝静脈閉塞は多くの場合均一ではなく，より閉塞の高度な肝区域は萎縮し，いわゆる atrophy-hypertrophy complex を示す．肝硬変に至ると肝表は凹凸不整となる．肝内外の静脈間の側副血行路形成や尾状葉の腫大を認める．下大静脈閉塞例では，奇静脈系や椎骨静脈叢などの肝外側副血行路が描出される．肝静脈・下大静脈血栓が合併することもある．これらの形態的変化は US，CT，MRI で良好に描出される．カラードップラー US ではさらに血流の方向が診断可能で病態の把握に優れている．CT 上膜様部には小斑状の石灰化を認めることが多い．単純 CT や MRI では肝実質には上記の肝静脈血栓症と同様の所見がみられるが，うっ血性障害部の線維化の進行で同部に遅延性濃染が観察される．CTAP では肝内門脈血流の不均一な低下を認める（肝末梢部に高度）．これらは，治療後には一部改善される．網目状・斑状の障害部は Gd-EOB-DTPA 造影 MRI 肝細胞相でより鋭敏に描出され，診断価値が高い．（図Ⅰ-9 → 8 頁，Ⅲ-34，図Ⅷ-34，35）

G. 脈管系疾患・循環障害　▶びまん性肝静脈血行異常　▶ Budd-Chiari 症候群

二次性 Budd-Chiari 症候群
secondary Budd-Chiari syndrome

腫瘍などで肝静脈近位部が広範に閉塞されると，その肝静脈閉塞肝区域に上記と同様のうっ血性肝障害がみられる．種々の程度の肝内肝静脈-肝静脈間の側副路形成がみられる．（図Ⅲ-33 → 88 頁）

G. 脈管系疾患・循環障害　▶びまん性肝静脈血行異常

sinusoidal obstruction syndrome（SOS）

【病理・病態】

総論（→ 75 頁）で概説したが，加えて，障害域は不均一で肉眼では前記のニクズク肝様の変化がみられる．早期では可逆性である．SOS は骨髄移植で最も高頻度にみられるが，悪性腫瘍に対する化学療法・分子標的治療や放射線療法でもみられる．免疫抑制薬による慢性免疫抑制状態やハーブ茶の飲用などでも報告されている．大腸癌に対するオキサリプラチン治療による SOS の報告が増加している（約 40％ に病理学的に観察され，blue liver と呼ばれる）．臨床的には軽度・中等度・高度に分類されるが，高度例では肝腫大，腹水，体重増加や黄疸などが観察される．他の疾患からの除外診断が重要である．

【画像】

総論で概説したが，加えて，高度の場合は上記のうっ血肝と類似のニクズク肝の所見がみられる．また，局所的に強い SOS が腫瘤性病変として描出されることがある．US では淡い高エコーを示し，造影 US クッパー相では集積低下を示す．ダイナミック CT/MRI では淡く濃染されるが，全相で周辺肝に比べ低吸収（信号）を示す（循環が遅いことが原因と考えられる）が，早期や後期濃染を認める場合もあるとされる．MRI では，T1 強調像で軽度低信号，T2 強調像で高信号，高 b 値拡散強調像では等信号を示す．Gd-EOB-DTPA 造影 MRI 肝細胞相では辺縁の不鮮明な低信号を示し一部に造影（取り込み）が認められる点が転移との鑑別診断で重要である．内部に門脈域がみられる点も鑑別点である．FDG-PET では集積亢進はみられない．SOS 肝に NRH 様結節の合併の報告も増加している．（図Ⅲ-35, 36 → 89 頁，図Ⅷ-36, 37）

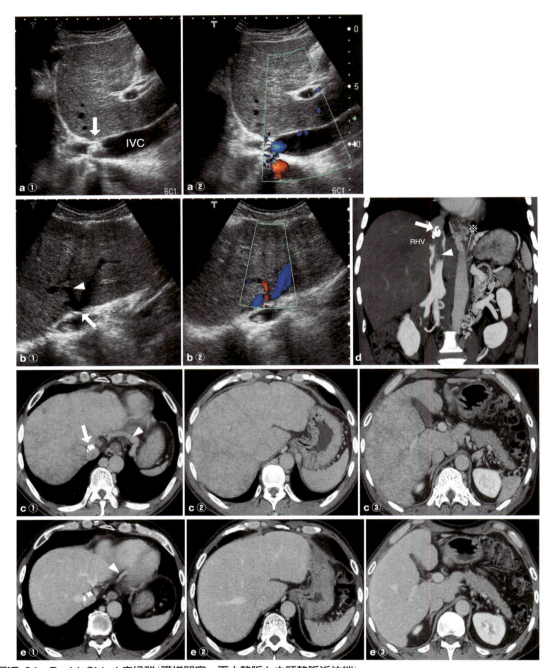

図Ⅷ-34　Budd-Chiari症候群(膜様閉塞，下大静脈と中肝静脈近位端)
a. US(①)で下大静脈の遠位端(心臓側)に膜様の中隔と石灰化による音響陰影が認められる(矢印)．カラードップラーUS(②)で下大静脈内の減弱した逆流血流を認める(IVC内の青)．
b. US(①)で中肝静脈の下大静脈入口部が閉塞し(矢印)，右肝静脈への側副路がみられる(矢頭)．カラードップラーUS(②)では中肝静脈血流は逆流し(赤)，側副路へ流入している．
c. ダイナミックCT平衡相で肝の変形(中肝静脈還流域高度萎縮と他区域の代償性腫大，中心性肥大)がみられる．肝は慢性うっ血による線維化と再生性結節で不均一な濃染を示している．頭側の断面(①)で膜様部の石灰化(矢印)と拡張した肝外肝静脈側副路(矢頭)がみられる．
d. ダイナミックCT門脈優位相の冠状断再構成MIP像で石灰化を伴う膜様物(矢印)による下大静脈閉塞がみられ，右肝静脈(RHV)は還流遅延のために造影がみられない．下大静脈内には血栓による造影欠損が認められる(矢頭)．食道静脈瘤(※)などの門脈大循環短絡が描出されている．
e. 膜様閉塞に対するバルーン拡張術後2年目のダイナミックCT平衡相で肝の不均一な濃染は消失し，肝外肝静脈側副路(矢頭)や門脈大循環短絡は縮小している．

G. 脈管系疾患・循環障害　167

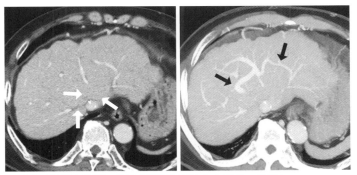

図Ⅷ-35　Budd-Chiari 症候群（下大静脈・肝静脈膜様閉塞）（50 歳代，男性）
ダイナミック CT 平衡相（左）で右・中・左肝静脈の近位部の閉塞がみられ（矢印），肝は中心性肥大を示し，肝表は不整である．同 MIP 像（右）で肝静脈間に肝内側副血行路の発達がみられる（矢印）．肝静脈は最終的に後下肝静脈から下大静脈に還流していた．

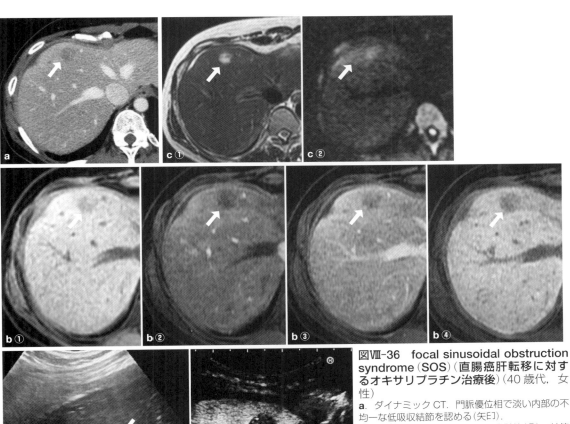

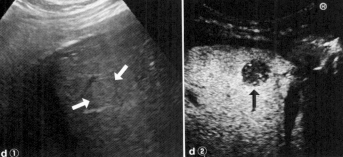

図Ⅷ-36　focal sinusoidal obstruction syndrome（SOS）（直腸癌肝転移に対するオキサリプラチン治療後）（40 歳代，女性）

a．ダイナミック CT．門脈優位相で淡い内部の不均一な低吸収結節を認める（矢印）．
b．Gd-EOB-DTPA 造影 MRI．造影前（①）で結節は不均一な淡い低信号を示す（矢印）．動脈優位相（②）では明らかな濃染は示さないが，移行相（③）で内部濃染がみられる．肝細胞相（④）では淡い低信号を示し，Gd-EOB-DTPA の取り込みが示唆される．
c．MRI．T2 強調像（①）では高信号を示すが，拡散強調像（②：b=800 s/mm²）ではアーチファクトによる周辺肝の軽度高信号がみられるものの，明らかに結節を認識できない（矢印）．
d．US（①）では内部に微小門脈域を有する軽度の高エコー結節として描出され（矢印），ソナゾイド®による造影 US クッパー相（②）では明瞭に低エコー結節として描出された（矢印）． （つづく）

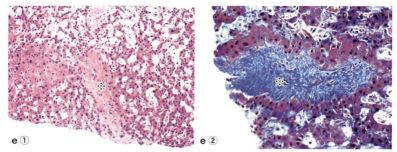

図Ⅷ-36　focal sinusoidal obstruction syndrome（SOS）（直腸癌肝転移に対するオキサリプラチン治療後）（40歳代，女性）（つづき）
e．生検組織像．中心静脈の閉塞（※）と周囲肝細胞の萎縮，類洞拡張，類洞内皮の脱落や類洞内赤血球充満像がみられ，中心静脈や類洞への膠原線維沈着がみられる（②：青色部分）．SOSと診断された．（①：HE染色，×40，②：Masson trichrome染色，×40）

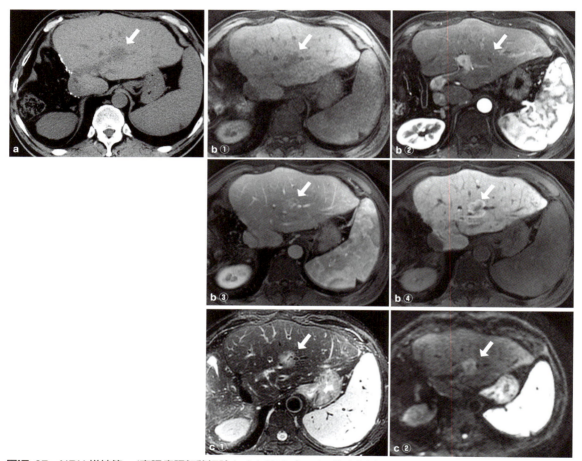

図Ⅷ-37　NRH様結節　（直腸癌肝転移切除とオキサリプラチン治療後）（50歳代，男性）
a．単純CTで残肝に低吸収結節を認める（矢印）．
b．Gd-EOB-DTPA造影MRI．結節（矢印）は動脈優位相（②）では濃染を示さず，門脈優位相（③）で淡く濃染され，門脈支配優位の結節である．肝細胞相（④）ではドーナツ状の高信号を示す．①は造影前．
c．MRI．脂肪抑制T2強調像（①）で結節は高信号を示し内部に門脈枝がみられる（矢印）．拡散強調像（②：b=800 s/mm²）でも高信号を示す（矢印）．

G. 脈管系疾患・循環障害 ▶その他

遺伝性出血性毛細血管拡張症
hereditary hemorrhagic telangiectasia(HHT)

【病理・病態】

Rendu-Osler-Weber病とも呼ばれる．常染色体優性遺伝性疾患で10万人に10～20人の頻度である．遺伝子変異からHHT-1，HHT-2の2型に分類される．粘膜・皮膚や内臓臓器の小血管拡張や動静脈奇形がみられる(angiodysplastic lesions)．肝病変は8～31%に合併すると報告されている．毛細管拡張(telangiectasia)，動脈瘤形成，血管腫や動静脈奇形，動脈門脈奇形あるいは短絡，門脈-肝静脈短絡などの多彩な血管病変がみられる．FNHやNRH様結節など肝過形成結節を合併する．きわめて稀に肝細胞癌合併の報告がある．

【画像】

肝動脈は著明に拡張・蛇行し，末梢細血管拡張・動脈門脈短絡・動脈肝静脈短絡や門脈肝静脈短絡などの多彩な変化が肝全体に広範にみられる．門脈・肝静脈拡張もみられる．肝実質の濃染は不均一で斑状濃染が広範にみられる．これらの所見はUS(特にドップラーや造影US)やダイナミックCT/MRIでも良好に描出される．門脈圧亢進症による肝外門脈大循環短絡がみられることがある．(図Ⅷ-38, 39)

低酸素肝炎
hypoxic hepatitis, ischemic hepatitis, shock liver

【病理・病態】

肝細胞の生存に不十分な肝臓の門脈・肝動脈両者の血液循環障害による病態で，循環血液量の減少のみならず，酸素分圧低下をきたす病態でも発生するのでhypoxic hepatitisと呼称される．ischemic hepatitisやshock liverは血圧低下などが明らかな場合に用いられてきた．肝酵素の急激なかつ高度の上昇を認める(通常AST，ALT＞1,000 U/L)．血圧低下は約半数で認めないかあるいは一過性である．先行する肝うっ血が重要な病

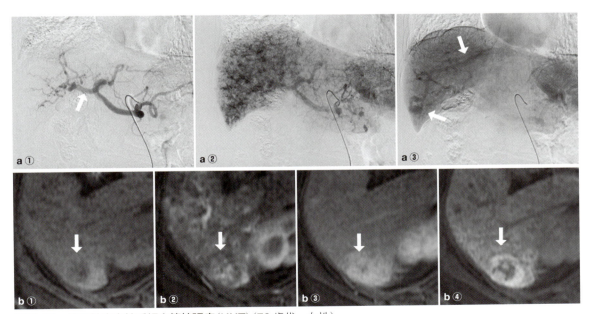

図Ⅷ-38 遺伝性出血性毛細血管拡張症（HHT）（70歳代，女性）
a. 腹腔動脈造影動脈相(①)で肝動脈の拡張と蛇行がみられ(矢印)，後期動脈相(②)で不整形な斑状の濃染や造影剤の溜り(pooling)が肝内にびまん性にみられる．毛細管相(③)で肝静脈の早期描出と瘤状拡張がみられる(矢印)．
b. Gd-EOB-DTPA造影MRI．肝実質は動脈優位相(②)で不均一な不整形の斑状・結節状の濃染を示し，肝細胞相(④)でも不均一な信号強度を示す．S7の結節(矢印)は造影前(①)で低信号，動脈優位相で強く濃染し，移行相(③)でも濃染は増強し，肝細胞相で強いドーナツ状の高信号を示す．FNHの所見である．

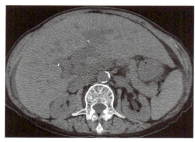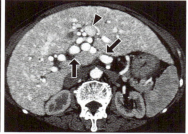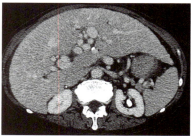

図Ⅷ-39　遺伝性出血性毛細血管拡張症（HHT）（70歳代，女性）
ダイナミックCT．動脈優位相（中）で肝動脈は著明に拡張・蛇行し（矢印），肝には不整形の小斑状濃染や微小なpoolingがびまん性にみられる．門脈の早期描出もみられる（矢頭）．平衡相（右）では肝の濃染は均一化する．肝門部に拡張した動脈，門脈がみられる．中心性肥大もみられる．左：造影前．

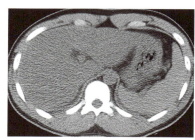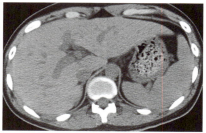

図Ⅷ-40　熱中症（20歳代，男性）
発症時の単純CT（左）で肝は低吸収を示し，肝内脈管が同定できない．治癒後（3か月後）の単純CT（右）では肝の濃度は正常化し，肝内脈管が良好に同定できる．

因の1つと考えられている．大多数に心拍出量減少と右心圧上昇がみられる．肝類洞環流圧が上昇し，結果として門脈循環が阻害されることが重要な病因と考えられている．これに低血圧が加わると（一過性であっても），肝細胞壊死が惹起される．心疾患，敗血症，肺高血圧症や高度呼吸器疾患，熱中症などで高頻度にみられる．基本的には小葉中心性（中心静脈周囲）の凝固壊死であるが，循環障害の程度に応じて亜広汎～広汎壊死をきたす．

【画像】
単純CTで広範で均一な肝実質の低吸収化を認める．肝細胞壊死・浮腫を反映する．脂肪肝との鑑別は超音波診断で低エコーとなる点で可能である．またspared areaは認めない点も鑑別点である．（図Ⅷ-40）

G. 脈管系疾患・循環障害　▶その他

HELLP症候群
HELLP syndrome

【病理・病態】
妊娠の重篤な合併症でhemolysis（H），elevated liver（EL）enzymesとlow platelet（LP）を伴う．妊娠の0.2～0.6％にみられ，重篤な子癇前症（preeclampsia；妊娠高血圧症候群）の10～20％に認められる．病因は不明であるが，胎盤の発育異常が考えられている．肝細胞障害性のある胎盤由来のFasL（CD95L）の発現がみられ，これに加えて，血栓性微小血管異常（thrombotic microangiopathy）による門脈循環障害で肝細胞障害が進行する．病理学的は肝細胞壊死，出血，梗塞などがみられる．肝破裂（出血）に伴う腹腔内出血や肝梗塞がみられることがある．

【画像】
肝腫大，肝周囲液体貯留あるいは血腫，妊娠時

H. 代謝異常・遺伝性疾患

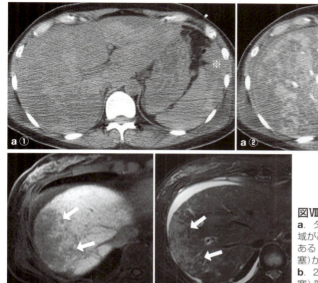

図Ⅷ-41　HELLP 症候群（30 歳代，女性）
a．ダイナミックCT．造影前（①）で肝内に広範な地図状低吸収域がみられる．高吸収域を含む腹水がみられ腹腔内出血の所見である（※）．門脈優位相（②）で低吸収域が広範に残存し肝壊死（梗塞）が考えられる．
b．20 日後の回復期の MRI．脂肪抑制 T1 強調像（①）で壊死（梗塞）部は低信号，脂肪抑制 T2 強調像（②）では高信号を示す（矢印）．腹水がみられる．

脂肪肝などがみられる．CT では，periportal collar がみられる．microangiopathy による浮腫やリンパ浮腫などが考えられる．また，肝内血腫や肝周囲血腫がみられる．虚血性変化（梗塞）はダイナミック CT 全相で区域性あるいは地図状の低吸収域を示す．出血急性期では，ダイナミック CT で造影剤の血管外漏出（活動性出血）がみられ，動脈塞栓術の適応となる．虚血（梗塞）部は T1 強調像で淡い低信号，T2 強調像で淡い高信号を示す．MRI では血腫の特異診断が可能である．（図Ⅷ-41）

H. 代謝異常・遺伝性疾患

H. 代謝異常・遺伝性疾患　▶金属代謝異常

鉄過剰症（ヘモクロマトーシス，ヘモジデローシス）
hemochromatosis, hemosiderosis

【病理・病態】

　体内に過剰の鉄が沈着する病態で鉄蓄積病（iron storage disease）とも呼ばれる．長期にわたる過剰の鉄沈着により実質臓器の機能障害をきたし，皮膚の色素沈着，肝硬変，糖尿病などの多彩な症候を呈する場合をヘモクロマトーシスと呼び，鉄の過剰沈着があっても組織の破壊や臓器の機能障害を伴わない場合をヘモジデローシスとして区別することもある．生体では鉄は鉄結合蛋白であるフェリチンとヘモジデリンに結合して肝細胞や Kupffer 細胞に貯蔵される．肝細胞には大部分はヘモジデリンとして沈着する．成因により遺伝性（特発性）と続発性に大別される．特発性ヘモクロマトーシスは遺伝性の稀なもので，先天性の鉄代謝異常である．続発性は鉄の経口・非経口の過剰によるものや慢性肝疾患に伴うものなどがある．前者は輸血や鉄過剰性貧血などにみられるもので老廃した赤血球に由来し，主として Kupffer 細胞やマクロファージに蓄積し，毒性は低い（reticuloendothelial pattern；肝，脾，骨髄などの網内系に蓄積する）．後者はウイルス性肝炎，アルコール性肝炎や NFALD にみられ，肝細胞・類洞に主として蓄積する（parenchymal pattern；脾，骨髄には蓄積はみられない）．肝細胞におけ

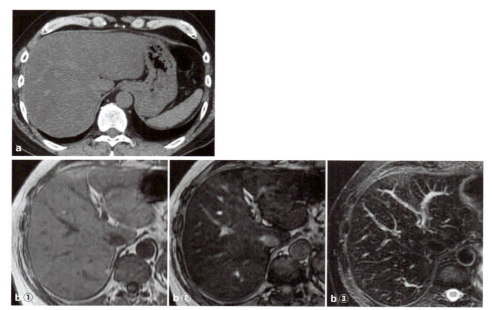

図Ⅷ-42 脂肪肝とヘモクロマトーシス〔アルコール性肝障害〕（50歳代，男性）
a．単純CTで肝腫大と肝濃度低下（肝内脈管同定困難）を認める．脂肪肝の所見である．
b．MRI．T1強調像 in phase（①）に比べ opposed phase（②）で肝の信号強度は低下し脂肪沈着の診断が可能である．脂肪抑制T2強調像（③）でも肝の信号の低下がみられ，鉄沈着が示唆される．

る鉄過剰は肝腫大と肝機能異常をもたらし，最終的には肝硬変へと進行する．肝臓の線維化と肝硬変は，肝臓の鉄濃度と密接に関連する．肝硬変に至った場合，肝細胞癌を合併することがある．

【画像】

USでは特徴的所見はみられない．単純CTでは肝実質の吸収値が均一に上昇する（72 HU以上でヘモクロマトーシスとすると感度63％，特異度96％）．脂肪肝を合併していると吸収値は上昇しないことがある．Wilson病，金コロイド治療，長期のアミオダロン投与などで肝実質のCT値は増加しヘモクロマトーシスと類似する．dual energy CTによる定量が可能となっている．MRI所見については，総論（→39，49頁）で述べた．鉄沈着の評価にはMRIが第一選択の画像診断法といえる．脂肪肝と混在し画像が修飾されることがある．T1強調像 opposed phase で脂肪による信号低下を，脂肪抑制T2強調像やT2*像で強い信号低下を認めることなどで，混在の診断が可能となる．

網内系の鉄沈着が主体の場合は肝・脾・骨髄の吸収値・信号強度に変化がみられる．肝細胞に鉄沈着の多い特発性や慢性肝疾患に伴うものでは，脾臓や骨髄の信号は変化しない．（図Ⅱ-9→44頁，図Ⅷ-42）

H．代謝異常・遺伝性疾患　▶金属代謝異常

Wilson病
Wilson's disease

【病理・病態】

肝レンズ核変性症（hepatolenticular degeneration）とも呼ばれ，肝硬変と錐体外路症状および緑色ないし褐色の角膜輪（Kayser-Fleischer輪）を主徴とする先天性の代謝異常である．肝臓に過剰な銅沈着を示す常染色体劣性遺伝性疾患であり，肝細胞における貯蔵能を超えると，自由銅は緩徐に血中に排泄され，脳，眼や腎に蓄積する．ATP7B遺伝子（Wilson ATPase をエンコードする）の変異が原因である．Wilson ATPase は肝細胞内でのセルロプラスミン生成と銅の胆道への排

泄に必須で，その変異により，銅は肝細胞に過剰に滞留し，血中のセルロプラスミンや銅は減少する．肝では，銅沈着は終末門脈周囲の肝細胞に優位にみられ，肝細胞の脂肪沈着（脂肪肝），グリコーゲンの充満による核の膨化，単核細胞の浸潤，門脈域周囲結合織の増加などがみられる．その結果，肝は慢性肝炎から肝硬変に陥る．大結節性肝硬変を呈するが，小結節状のこともある．肝炎や劇症型肝炎を認めることがある．腫瘍性病変として，LRN，siderotic nodule，結節性脂肪沈着，異型結節や肝細胞癌，胆管細胞癌などがみられる．

【画像】

初期では画像上無所見あるいは脂肪肝の所見などを示す．肝硬変例では大結節性の再生結節を反映して，肝表結節状不正，内部不均一〜粗大結節多発を認める．USでは，一般に不均一な内部エコーを呈し，時に高エコーあるいは低エコーの結節性病変が肝内に多発して認められる．CT/MRIでは，肝内に網目状の線維性隔壁に囲まれたびまん性の再生結節がみられる．再生結節は，線維性隔壁に対し，単純CTで高吸収を示し，T1強調像では高〜軽度低信号をT2強調像では低信号を示す．これらにより肝実質は"honeycomb pattern"を呈するが，MRIでより明瞭に描出される．ダイナミックCT/MRIでは隔壁は遅延性濃染を示し，平衡相で隔壁は再生結節に対して高吸収（高信号）となり，honeycomb patternがより明瞭に描出される．門脈域の浮腫によるCTでのperiportal collarやT2強調像での高信号PAIもしばしばみられる．銅沈着の画像所見については総論（→39, 49頁）で述べた．Wilson病の画像における銅沈着の影響については，CT吸収値の増加やT1の延長への寄与の可能性がある．（図Ⅱ-29 →59頁）

H. 代謝異常・遺伝性疾患

アミロイドーシス
amyloidosis

【病理・病態】

細線維構造をもち不溶性蛋白であるアミロイドが細胞間に沈着することで機能障害を引き起こす疾患の総称である．アミロイドはCongo red染色でオレンジ色に陽性に染まり，偏光下で複屈折性により緑色調となる特徴がある．電顕的に直径7〜15 nmの細線維構造を示す．各種アミロイド蛋白（AL，AA，ATTR，β2-ミクログロブリンなど）に対する特異抗体を用いた免疫組織化学でアミロイド蛋白の種類を同定する．全身性と臓器に限局する限局性とに大別され，多発性骨髄腫や原発性マクログロブリン血症を伴わない場合に原発性と呼ばれる．多くの症例で血清中にM蛋白，あるいは尿中にBence Jones蛋白（BJP）がみられる．

肝のアミロイドーシスは実質臓器の中では，脾，腎に次いで3番目に多い．肝実質ではDisse腔に沈着し，進行すると隣接する肝細胞を圧排し，萎縮させる．高率に肝動脈枝・門脈枝の血管壁に沈着し血管内腔の狭小化をきたし，血行障害による二次的な肝細胞の萎縮を生じることもある．さらに血管壁の透過性亢進により細胞外への蛋白質の漏出も起こる．自然発生の肝内外出血をみる場合があり，肝生検には腹腔内出血のリスクがある．肝や肺には限局性結節性アミロイドーシスがみられることがある．大型胆管や胆管周囲腺にも沈着し，胆管狭窄をきたすことがある．

【画像】

肝腫大が認められる．肝鎌状間膜を頂点とする非対称性で三角形状の肝腫大の形態を呈する特徴がある（原因は不明）．USでは肝は腫大し不均一な内部エコーを示す．単純CTでは，より顕著な沈着部位は低吸収域として描出される．MRI T1強調像でやや低信号を示し，T2強調像では明らかな変化を認めないか低信号を示すとされる．ダイナミックCT/MRIの動脈優位相や門脈優位相では濃染を示さず，より明らかな低吸収（低信号）

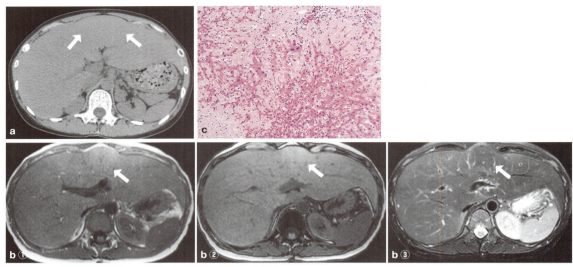

図Ⅷ-43 原発性肝アミロイドーシス（30歳代，女性）
a．単純CTで肝腫大と肝のびまん性の吸収値低下を認める（肝内脈管が不明瞭）．肝鎌状間膜を頂点とする非対称性で三角形状の肝腫大の形態を呈している（矢印）．
b．MRI．T1強調像in phase（①）とopposed phase（②）で脂肪沈着は認めず，鎌状靱帯部はやや高信号を示す（矢印）．脂肪抑制T2強調像（③）で肝に明らかな信号異常は認めない．鎌状靱帯部は軽度の低信号を示し（矢印），形状は腫瘤状で過形成性変化が推察される．
c．生検でアミロイドの沈着が広範にみられ，肝細胞索の減少と類洞の消失がみられる．（HE染色，×100）

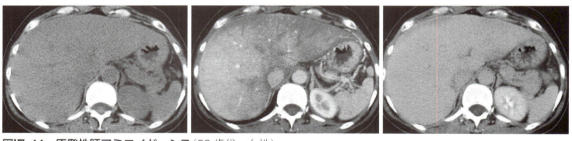

図Ⅷ-44 原発性肝アミロイドーシス（50歳代，女性）
ダイナミックCT．造影前（左）で肝腫大と肝内脈管狭小化，左葉により強い低吸収を認める．門脈優位相（中）で肝の濃染は不均一で，左葉には強い地図状低吸収域がみられるが，平衡相（右）では肝濃染は均一である．

域として描出される．平衡相では低吸収（低信号）域は不鮮明となる傾向があり，アミロイドに造影剤が染み出し残存する可能性がある．同時に脾にも沈着を認める場合，脾においても同様の所見を認める．石灰化を伴うことがある．骨スキャン用核種である^{99m}Tc-MDP，^{99m}Tc-PYPが，肝や脾のアミロイド沈着部に集積することが知られている．その機序は完全には解明されていないが，石灰沈着との関連が推察されている．FDG-PETで集積を認めたとの報告がある．超音波あるいはMRエラストグラフィで肝硬度の上昇が認められる．（**図Ⅷ-43, 44**）

大型胆管病変はMRCP/ERCPでPSC様の所見を呈することがある．

H．代謝異常・遺伝性疾患

ポルフィリン症
porphyria

【病理・病態】

ポルフィリン代謝の異常により，ポルフィリン

やその前駆物質が骨髄，肝，皮膚に増加し，多彩な症状を呈する疾患である．肝性ポルフィリン症の主な病型としては，急性間欠性ポルフィリン症，晩発性皮膚ポルフィリン症，先天性骨髄性ポルフィリン症などがある．晩発性皮膚ポルフィリン症が臨床的に最も頻度の高い病型で，肝臓の uroporphyrinogen decarboxylase の活性低下がその原因と考えられている．20％が常染色体優性遺伝を示すが，他の80％は散発性で遺伝子異常を伴わず，アルコール摂取やウイルス感染（C型肝炎ウイルスなど）が要因となり活性が低下する．中年男性でアルコール多飲者に発病しやすい．組織学的には，針状封入体が肝細胞内にみられ，脂肪沈着，鉄沈着や門脈域の炎症細胞浸潤などがみられる．また線維化から肝硬変が30％前後でみられる．晩発性皮膚ポルフィリン症や急性間欠性ポルフィリン症などで肝細胞癌の合併が報告されている．

【画像】

肝内に数cm大の多発性結節病変が検出されることがあるが，腫瘍による圧排性変化はなく，内部に門脈域が通常の配置で存在する特徴がある．USでは高エコー，特に辺縁にリング状のより高エコーを伴う，不整な円形から楕円形の結節を認める．ドップラーUSでは内部に門脈・肝静脈が通常の分布で認められる．単純CTでは描出されないかあるいは淡い低吸収域を示す．ダイナミックCT/MRIでは濃染を示さない．MRI T1強調像で高信号，脂肪抑制T2強調像で等信号，opposed phase での信号低下などがみられる．最近の脂肪と鉄沈着の定量評価で，肝における均一な脂肪沈着と不均一な鉄沈着がみられ，結節部にはより軽度の鉄沈着が認められることが明らかにされている．生検所見では，結節部には macrovesicular fat 沈着と軽度の鉄沈着がみられ，周辺肝には microvesicular fat 沈着とより高度の鉄沈着がみられたと報告されている．しかしながら特異な分布の原因ついては解明されていない．（図Ⅷ-45）

H. 代謝異常・遺伝性疾患

糖原病
glycogen storage disease

【病理・病態】

グリコーゲンの分解過程に先天的な酵素障害が存在することから，グリコーゲンの蓄積または構造異常が生じる代謝性疾患である．肝細胞はびまん性に腫大し，増加したグリコーゲンのために淡明化する．また脂肪肝を認める．酵素欠損により9型に分類されている．Ⅰ型（von Gierke 病）は常染色体劣性遺伝症で10万人に1人の頻度とされる．グルコース-6-リン酸（glucose-6-phosphate：G6P）はG6Pトランスポーター（transporter）によってミクロソーム内に取り込まれ，そこに局在するグルコース-6-ホスファターゼ（G6Pase）の作用によってグルコースと無機リン酸に分解される．それらは次いでミクロソーム外に搬出される．この一連の過程における異常に，G6Paseの欠損症（Ⅰa型），G6P transporter（G6PT）欠損症（Ⅰb型）およびⅠc型，Ⅰd型がある．

HCAは25年以上の経過観察で70〜80％に認められる．小さくて多発性である．10％前後で肝細胞癌への転化がみられる．HCAのサブタイプとしては，inflammatory HCA が約半数で β-catenin-activated HCA が30％，残りが unclassified HCA で，HNF1α inactivated HCA はみられないとする最近の報告がある．一方，肝実質の遺伝子発現は HNF1α inactivated HCA と類似し興味深い．HCAから肝癌への転化や胆管細胞癌（図Ⅰ-8 → 7〜8頁）がみられる．

【画像】

肝腫大と脂肪肝の所見がみられる．USでは腫大した肝の内部エコーは増強し，深部での減衰がみられる．肝細胞の二次的な脂肪沈着に加えて，グリコーゲンそのものの影響も考えられている．単純CTでは肝の吸収値は周囲の臓器と比較して，低・等・高と様々である．グリコーゲンの蓄積は吸収値を増加させるとされ，脂肪は逆に低下させる．この両者の沈着の割合に全体の吸収値が左右されるためと考えられている．MRI所見に

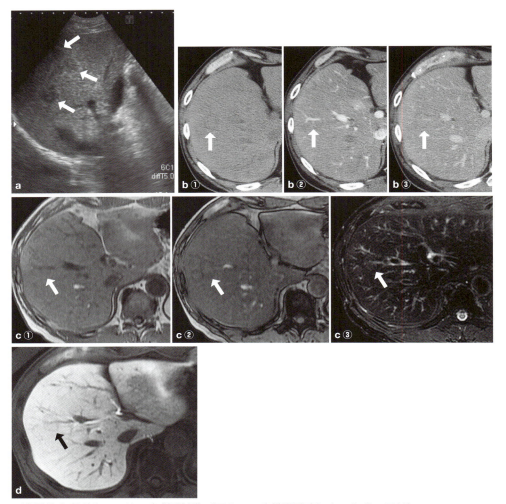

図Ⅷ-45　晩発性皮膚ポルフィリン症（疑診例）〔アルコール性肝障害〕（50 歳代，男性）
a．US で肝全体は高エコーであるが，より高エコーな辺縁を有する結節性病変が多発している（矢印）．結節の内部は周辺肝に比べやや低エコーである．
b．ダイナミック CT．造影前（①）で淡いリング状の低吸収域がみられる（多発結節の一部）（矢印）．動脈優位相（②）で周辺肝と等吸収で，平衡相（③）でリング状の低吸収域が淡く認められる（矢印）．内部に微小門脈の貫通が観察される．
c．MRI．T1 強調像 in phase（①）に比べて opposed phase（②）で肝の信号低下がみられ，脂肪肝の所見である．結節周囲により強いリング状の信号低下を認め，より高度の脂肪沈着が考えられる（矢印）．脂肪抑制 T2 強調像（③）では肝の信号強度は低く鉄沈着が考えられるが，結節は相対的に淡く高信号に描出され（矢印），相対的に鉄沈着が軽度であることが予想される．
d．Gd-EOB-DTPA 造影 MRI 肝細胞相で淡いリング状低信号が描出されているが，結節全体は周辺肝とほぼ等信号である（矢印）．内部に門脈がみられる．

ついてのまとまった報告はない．グルコースが蓄積するために，FDG-PET で肝実質に強い集積が認められる特徴がある．Ⅰ型において HCA や肝細胞癌が併発した場合，通常は周囲肝よりも低吸収域として描出されるが，肝の脂肪沈着が高度な場合は相対的に高吸収の腫瘍として検出される．
（図Ⅰ-8，Ⅱ-10 → 45 頁）

H．代謝異常・遺伝性疾患
その他の代謝異常・遺伝性疾患

- Gaucher 病：常染色体劣性遺伝形式をとる遺伝性疾患で，ライソゾーム酵素である s-glucocerebrosidase が欠損することにより，網内系細胞，特に肝と脾のマクロファージに s-gluco-

cerebroside が蓄積する病気である．肝脾腫がみられる．

- **体質性黄疸（congenital hyperbilirubinemia）**：体質性黄疸は，肝細胞における先天性のビリルビン代謝異常に基づく黄疸である．黄疸以外の肝機能検査は概ね正常である．高非抱合型（間接）ビリルビン血症と高抱合型（直接）ビリルビン血症とに大別される．前者はビリルビンのグルクロン酸抱合能低下や欠如によるもので Gilbert 症候群，Crigler-Najjar 症候群などがあり，後者には，抱合型ビリルビンの胆汁中排泄障害をきたす Dubin-Johnson 症候群（胆管への有機アニオンの排泄トランスポーター MRP2 の障害）と，肝細胞への取り込みが障害される Rotor 症候群（肝細胞への有機アニオンの取り込みトランスポーターである OATP1B1 と OATP1B3 の両者の障害）とが含まれる．Gd-EOB-DTPA や indocyanine green（ICG）も同じトランスポーターの基質であり，Rotor 症候群では ICG の排泄が強度に遅延することから，肝細胞相で十分な肝実質の信号増強が得られないことが予想される．一方，Dubin-Johnson 症候群では ICG 試験は正常であり，肝細胞相で通常の信号増強が得られると考えられる．高ビリルビン血症を伴わない無症候性の ICG 排泄障害例で，OATP1B3 の発現がみられず Gd-EOB-DTPA 造影 MRI 肝細胞相で十分な肝濃染が得られなかった症例の報告がある．こうしたトランスポーターの欠如や遺伝子学的亜型が，Gd-EOB-DTPA 造影 MRI を修飾することで新しい病態の発見につながる可能性がある．

- **囊胞性線維症（cystic fibrosis）**：遺伝性疾患で原因遺伝子は cystic fibrosis transmembrane regulator（CFTR）である．門脈域の炎症細胞浸潤と細胆管反応がみられ，細胆管内に好酸性の分泌物を認める．肝腫大，進行例では胆汁性肝硬変に至る．その他，体質性黄疸やライソゾーム貯留症，アミノ酸代謝異常などがあるが，特異的な画像所見は報告されていない．

I．びまん性肉芽腫性肝疾患

肉芽腫は組織球や多核巨細胞が集簇し，その周囲をリンパ球，形質細胞と線維組織が取り囲む局所的な炎症性病変である．慢性の抗原曝射の結果生じるものと考えられている．肝固有のものとしては PBC などがあり，全身性の反応としてはサルコイドーシス，薬剤性肝障害，感染症や異物などが原因となる．修飾されたマクロファージ（類上皮細胞）の集簇がみられる類上皮肉芽腫（epithelioid granuloma），脂肪肉芽腫（lipogranuloma），異物肉芽腫，リンパ組織球性肉芽腫（lymphohistiocytic granuloma）などに分類される．類上皮肉芽腫は非乾酪性と乾酪性に分類され，前者は PBC，サルコイドーシス，薬物性肝障害などで，後者は結核症などでみられる．

I．びまん性肉芽腫性肝疾患

サルコイドーシス
sarcoidosis

【病理・病態】

多臓器にわたり非乾酪性類上皮肉芽腫を形成する原因不明の全身疾患である．縦隔リンパ節，肺，皮膚，眼，肝臓，脾臓が好発部位で，病理学的には 70〜80％で肝病変がみられる．肺・皮膚・眼病変が明らかでない症例がある．疾患感受性のある宿主が何らかの抗原物質に曝露されて誘導される過敏性免疫反応が病因として考えられている．血清 angiotensin converting enzyme（ACE）の上昇が約 60％にみられる．主に肝小葉辺縁部から門脈域内に非乾酪性類上皮細胞肉芽腫を認める．肉芽腫は孤立性の明瞭なものから癒合性まで様々で，癒合性結節には強い線維化がみられる．肉芽腫は消退の過程で硝子化，瘢痕化す

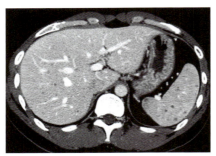

図Ⅷ-46　肝・脾サルコイドーシス（30歳代，男性）
ダイナミックCT門脈優位相で肝と脾に微小な低吸収結節が多発している．非特異的な乏血性充実性腫瘤所見である．

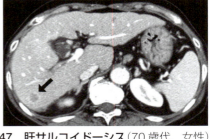

図Ⅷ-47　肝サルコイドーシス（70歳代，女性）
ダイナミックCT門脈優位相で肝は変形を示し肝表は不整で肝硬変の所見である．肝細胞癌の合併がみられる（矢印）．切除標本で門脈域にサルコイドーシス病変がびまん性にみられた．

る．高度な場合は，門脈域の線維化で門脈や胆管消失がみられ，末梢域にZahn梗塞がみられる．肝硬変や門脈圧亢進症，馬鈴薯肝様形態を示すことがある．太い胆管に発生し，PSCに類似することがある．肝細胞癌やBudd-Chiari症候群（肝静脈壁の広範な肉芽形成）の合併も報告されている．

【画像】

　肝の形態的変化は認めないことが多いが，肝硬変の形状や馬鈴薯肝様変形まで様々な形態を示す．大半のmicroscopic lesionsは画像では描出されない．癒合し一定の大きさに達した病変は結節性病変として描出される．高率に脾臓に同様の結節性病変を認める．描出される肝内結節は単発から無数まで様々である．小結節が区域性に集簇することもある．円形から不整形と様々である．大きな病変では内部に門脈域を認めることがある．

　広範な門脈域病変を伴う場合は，USは粗造な肝内エコーを示す．CTでperiportal collar，MRI T2強調像で高信号PAIがみられることがある．門脈域肉芽腫形成やリンパ浮腫などが考えられる．結節として描出される場合は，USでは非特異的低～高エコー結節を呈する．単純CTでは低吸収を呈する．MRIではT1強調像で等信号，T2強調像で低～高信号，拡散強調像で高信号を示す．T2強調像で低信号は線維化を反映，高信号は炎症によるリンパ球浸潤，浮腫などを反映するとされる．ダイナミックCT/MRIの動脈優位相では淡い濃染を示すかあるいは明らかな濃染を示さず，門脈相優位相から平衡相で遅延性濃染を認める．Gd-EOB-DTPA造影MRI肝細胞相では明瞭な低信号から淡い低信号まで様々で，内部の線維による遅延性濃染の持続あるいは肝実質の混在・遺残による濃染が考えられる．FDG-PETでは集積を示すので悪性腫瘍（特に悪性リンパ腫）との鑑別に留意が必要である．時に石灰化を呈することがある．（図Ⅵ-10→130頁，図Ⅷ-46～49）

　比較的太い胆管に発生した病変では，胆管癌やPSCと類似する所見がみられる．脾腫やその他の門脈圧亢進症の所見を認める．

I. びまん性肉芽腫性肝疾患
その他のびまん性肉芽腫症

　薬剤性肝障害や感染症によるびまん性肉芽腫は一般に画像では描出されず，肝腫大などの非特異的な所見がみられることが多い．局所的に病変がある大きさに達すれば，限局性肝病変として画像診断の対象となる．

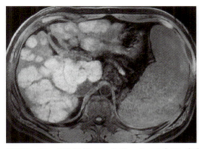
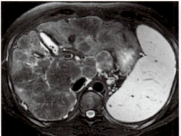
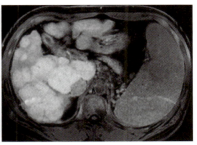

図Ⅷ-48　肝サルコイドーシス（40歳代，男性）
MRI．脂肪抑制T1強調像（左）で肝に多発性の粗大な大小の結節とこれらの間の隔壁状・地図状の低信号域を認める．結節は相対的に高信号である．脂肪抑制T2強調像で結節は相対的低信号を示し，隔壁は高信号を示す．診断的部分切除で隔壁状部分には門脈域を中心にサルコイド結節の多発と高度の線維化がみられた．結節様部分は再生性結節であった．Gd-EOB-DTPA造影MRI肝細胞相（右）で結節部は濃染されている．隔壁部も淡く濃染されているが，線維組織の遅延性濃染か遺残肝細胞の取り込みか判断できない．いわゆる馬鈴薯肝の形状，組織像である．

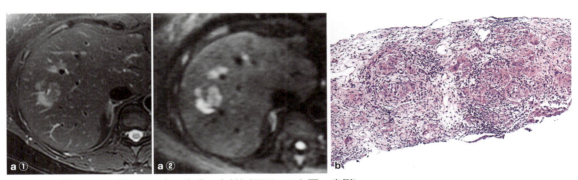

図Ⅷ-49　肝サルコイドーシス（40歳代，女性）（図Ⅵ-10と同一症例）
a． MRI．脂肪抑制T2強調像（①）で不均一な高信号を，拡散強調像（②：b＝800 s/mm²）でも高信号を示す（矢印）．
b． 生検組織像．非乾酪性類上皮細胞肉芽腫を認める．（HE染色，×40）．

J. 薬剤性肝障害・中毒性肝障害

【病理・病態】

　薬剤（健康食品なども含まれる）による直接的または間接的な肝障害で発症機序から中毒性，特異体質性に分類される．中毒性は薬物自体またはその代謝産物が肝毒性をもち，用量依存性である．特異体質性はアレルギー性と代謝性にさらに分類され，薬物性肝障害の多くはこれに属する．臨床病理学的に下記に分類される．

- **急性肝細胞障害型**：炎症反応を伴う急性肝炎型と，炎症反応の乏しい肝壊死型がある．急性肝炎型には胆汁うっ滞を伴うものと伴わないものがあり，前者は炎症反応が比較的軽微な場合が多く，後者は肝細胞壊死や炎症が強い．高度例では急性肝不全に至る．イソニアジド，モノアミン酸化酵素阻害薬，抗てんかん薬（フェニトインなど），抗菌薬（スルホンアミドなど）が炎症を伴う肝壊死を，アセトアミノフェン，コカイン，四塩化炭素などが炎症反応の乏しい広汎性肝壊死を惹起する．

- **慢性肝細胞障害型**：肝障害が6か月以上持続する．慢性肝炎型では門脈域の炎症とインターフェイス肝炎がみられる．自己抗体が陽性となり，自己免疫性肝炎と類似することがある．

- **胆汁うっ滞型**：胆汁うっ滞は小葉中心部にみられ，肝細胞内胆汁あるいは毛細胆管内胆汁栓としてみられる．慢性化し胆管消失症候群に至る

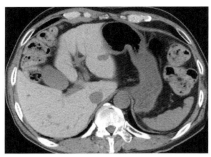

図Ⅷ-50　アミオダロン肝〔肥大型心筋症〕(60歳代，男性)
肝は脾や肝内脈管に対し均一に高吸収を示す．

場合がある．パラコートでは直接的胆管障害がみられる．

- **肉芽腫性肝炎型**：肉芽腫を伴う壊死・炎症反応がみられる．アレルギー反応によるものでは好酸球浸潤を伴う．感染，サルコイドーシスやPBCとの鑑別が必要である．イソニアジド，フェニトイン，アロプリノールなどでみられる．
- **脂肪肝・脂肪性肝炎型**：大滴性脂肪化はステロイド，ニトロフラントイン，メトトレキサート，タモキシフェン，非ステロイド系抗炎症薬など多様な薬剤でみられる．脂肪性肝炎はNASHと類似の組織像を示し，抗不整脈薬アミオダロンによるものがよく知られている．アミオダロンは抗不整脈薬の1つで，頻拍性不整脈に対し広く投与されている．イリノテカン，オキサリプラチン，メトトレキサートなどの抗がん薬でもみられる．
- **血管病変**：薬物によるSOS，ペリオーシス，肝静脈血栓症，血管炎などが知られている．肝内血行障害によるNRHの報告もある．経口避妊薬によるBudd-Chiari症候群やオキサリプラチンによるSOSの報告が多くみられる．

【画像】

特異的なものはなく，上記の臨床病理学的変化やその重症度，脂肪化など肝細胞変性の程度に応じた画像変化が認められる．

肝細胞障害型では軽度では画像上，特に所見を認めないことが多い．急性肝炎様の病態では，肝腫大，肝縁の鈍化，CTでの門脈周囲低吸収域などがみられる．亜広汎，広汎性肝壊死などを伴う重症型の場合，肝細胞壊死の強い部分はCT上，境界不明瞭な低吸収域を呈する．劇症型では肝の萎縮・変形をきたすことがある．肝細胞の脂肪変性をきたす場合は，脂肪肝と同じく肝実質濃度が低下する．胆汁うっ滞型では特に所見がみられないが，慢性に経過しPBC類似の病態に至ると肝縁の鈍化，脾腫などの所見を呈する．SOS，Budd-Chiari症候群，NRHについてはそれぞれの項を参照されたい．

アミオダロンにはヨード基が含有されているために単純CTで高吸収に描出されるが，脂肪肝が合併すると吸収値は低下する．肝硬変に至る場合がある．(図Ⅷ-50)

IX 限局性・腫瘤性肝病変

A. 画像上の偽病変・偽腫瘍

　画像診断上の肝の偽病変（pseudolesion）は画像診断のみで描出され，病理学的に明らかな実質変化を伴わないものと定義される．局所的な血行の差異によるものが多い．画像診断上の肝の偽腫瘍（pseudotumor）は腫瘍様に描出される肝実質性変化と定義されるが，炎症性腫瘤などにも広義に使用される場合がある．肝腫瘤性病変の画像診断においては，まず画像上の偽病変・偽腫瘍を除外する必要がある．これらの画像診断の基本的な考え方は，内部に網内系の存在を証明すること，門脈域あるいは門脈血流を証明すること，正常肝細胞および胆道系の存在を証明することなどであるが，肝癌の境界病変や早期肝癌ではこれらがみられ，肝癌ハイリスクグループでは鑑別が困難な場合がある．

A. 画像上の偽病変・偽腫瘍
偽病変，偽腫瘍
pseudolesion, pseudotumor

　肝動脈門脈短絡（arterio-portal shunt：AP shunt），区域性濃染（segmental staining, transient attenuation difference）や third inflow 流入肝区域の濃染などが代表的な偽病変である．これらについては総論に記述したが（→70～73頁），加えて，肋骨による肝実質圧排，多血性肝腫瘍からの流出血流還流域（コロナ濃染）や腫瘤周辺の微小な AP shunt 域，圧迫された肝実質などが多血性偽病変を示す．またこれらの部位に spared area や稀に限局性脂肪肝などの偽腫瘍が観察されることがある．

A. 画像上の偽病変・偽腫瘍　▶偽腫瘍
脂肪肝内非脂肪化領域
focal spared area（focal sparing）

　総論に記述した（→71頁）．脂肪肝内の局所的門脈血流欠損域にみられることが多い．third inflow 部（図II-17 →51頁，III-31 →87頁）や，肝内門脈閉塞あるいは AP shunt 域の存在する肝区域にみられることが多い（図I-8 →7～8頁，II-10 →45頁，III-32 →87頁，図IX-1）．この場合は原因となる肝疾患が見逃されることがあり，非典型的部位に spared area をみた場合は注意深い検索が必要である．また，腫瘍周辺の門脈血流欠損域や多血性腫瘍周辺の腫瘍血流ドレナージ域でも spared area がみられる（peritumoral sparing）（図IX-2, 3）．SPIO や Gd-EOB-DTPA 造影 MRI 肝細胞相では基本的に描出されず，腫瘍性病変との鑑別に有用である．

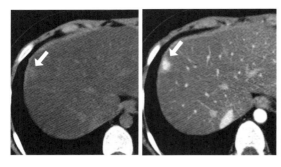

図IX-1 脂肪肝内の小海綿状血管腫に伴うAP shunt域のfocal sparing
ダイナミックCT. 造影前(左)で楔状の相対的高吸収域が認められる(矢印). 動脈優位相(右)で微小な造影剤のpoolingと周辺の楔状濃染を認め, 海綿状血管腫とAP shuntの所見である. AP shunt域は造影前の高吸収域と一致し, focal sparingであることがわかる.

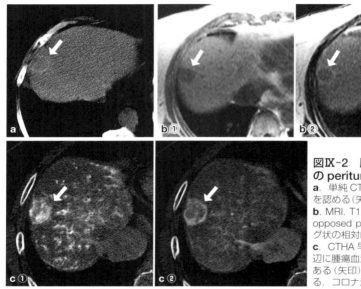

図IX-2 脂肪肝内の多血性肝癌血流ドレナージ域のperitumoral sparing
a. 単純CTで高度の脂肪肝内にリング状の相対的高吸収域を認める(矢印).
b. MRI. T1強調像in phase(①)で低信号腫瘤を認め(矢印), opposed phase(②)では肝の信号が低下し腫瘤周辺にリング状の相対的高信号が明瞭である(focal sparing, 矢印).
c. CTHA早期相(①)で腫瘤は強く濃染し, 後期相(②)で周辺に腫瘍血流のドレナージ域に一致するコロナ濃染が明瞭である(矢印). このコロナ濃染域にfocal sparing域が一致する. コロナ濃染域は門脈血流が欠損する.

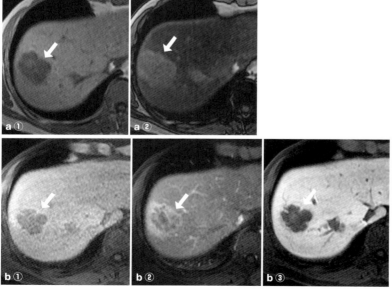

図IX-3 脂肪肝内の直腸癌肝転移周囲のperitumoral sparing
a. MRI. T1強調像in phase(①)で低信号腫瘤を認める(矢印). opposed phase(②)では肝実質の信号低下がみられるが, 腫瘤とその周囲を取り囲む領域の信号は低下しない(矢印). peritumoral sparingの所見である.
b. Gd-EOB-DTPA造影MRI. 造影前(①)で腫瘤は低信号を示す(矢印). 動脈優位相(②)では腫瘤濃染は軽度であるが周囲肝により強い濃染がみられる(矢印). 腫瘍周辺の微小なAP shuntsによるものが考えられ, 同部は門脈血流が欠如する. 肝細胞相(③)では腫瘤のみが低信号域を示す(矢印).

A. 画像上の偽病変・偽腫瘍　▶偽腫瘍

限局性脂肪肝
focal fatty liver, focal fatty change

総論（→73頁）に記述した．限局性脂肪肝もthird inflow 域，特に inferior veins of Sappey（傍臍静脈），異所性右胃静脈還流域に好発する（図II-18 → 52頁，III-28, 29 → 59頁）．アルコール性肝硬変やポルフィリン症では多発性結節性の限局性脂肪肝がみられることがある（図II-19 → 52頁，図VIII-45 → 176頁）．限局性脂肪肝は脂肪含有肝腫瘍，すなわち，異型結節，肝細胞癌や血管筋脂肪腫などと鑑別する必要がある．一般的には，前記の好発部位や形態，早期濃染を示さないこと（一部で，多血性偽病変を示すが），早期濃染内部に門脈域や門脈血流がみられること，third inflow の流入血管の同定，SPIO や Gd-EOB-DTPA 造影 MRIで周辺肝と同等の取り込みがみられること，などで鑑別できる．しかしながら，これらの特徴の多くは異型結節，早期肝癌や高分化型肝癌でもみられ（図II-21 → 54頁），特に肝細胞癌のハイリスクグループでは常に留意する必要がある．Gd-EOB-DTPA 造影 MRI 肝細胞相では，早期肝癌や高分化型肝癌を含めた肝細胞癌はほとんどが低信号を示すので，重要な鑑別点である．ただし，高度の脂肪化では Gd-EOB-DTPA 造影 MRI 肝細胞相で軽度低信号を示すことがある．小結節状の脂肪沈着が多発して認められる場合は，びまん性肝細胞癌，転移性肝癌，多発性微小膿瘍や胆管過誤腫症などと類似する（図II-19）．MRI T1 強調像 opposed phase での脂肪の証明が鑑別に有用である．AP shunt や門脈閉塞肝区域（図IX-4），腫瘍の流出血流域やインスリノーマ肝転移の周囲に限局性脂肪肝がみられることがある（図IX-5, 6）．

A. 画像上の偽病変・偽腫瘍　▶偽腫瘍

過形成性変化
hyperplastic change

肝細胞には種々の過形成性・再生性結節性変化がみられる（総論参照→94頁）．これらは広義の"偽腫瘍"と考えられるが，"腫瘤性病変"として分類されている病態はそれぞれの項で述べる．

肝障害後の部分的代償性肥大（図I-18 → 12頁，図VIII-24 → 157頁，VIII-48 → 179頁）や，肝硬変における異所性右胃静脈流入域の過形成性変化（図III-23, 24 → 84頁）などを"偽腫瘍"として，肝細胞性腫瘍や腫瘍類似病変との鑑別が必要である．局所

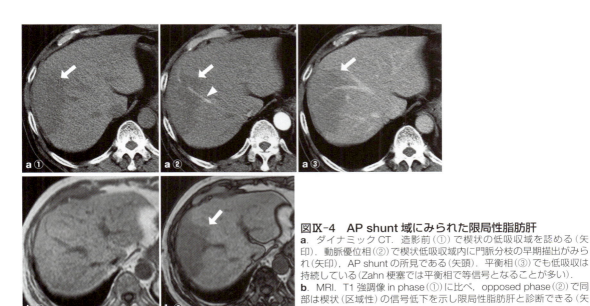

図IX-4　AP shunt 域にみられた限局性脂肪肝
a．ダイナミック CT．造影前（①）で楔状の低吸収域を認める（矢印）．動脈優位相（②）で楔状低吸収域内に門脈分枝の早期描出がみられ（矢印），AP shunt の所見である（矢頭）．平衡相（③）でも低吸収は持続している（Zahn 梗塞では平衡相で等信号となることが多い）．
b．MRI．T1 強調像 in phase（①）に比べ，opposed phase（②）で同部は楔状（区域性）の信号低下を示し限局性脂肪肝と診断できる（矢印）．

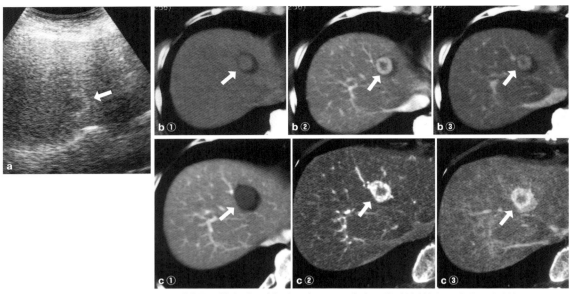

図Ⅸ-5　胃癌肝転移周辺ドレナージ域限局性脂肪肝（脂肪肝内のより高度の脂肪沈着）（50歳代，女性）
a． USで肝は高エコーを示すが，腫瘍周辺により強いリング状高エコー域が認められる（矢印）．
b． ダイナミックCT．造影前（①）で肝は低吸収を示すが，腫瘍周囲はより強い低吸収を示す（矢印）．動脈優位相（②）で腫瘍は強い濃染を示す（矢印）．平衡相（③）でも腫瘍周囲に低吸収域が残存している（矢印）．
c． CTAP（①）では腫瘍と周囲低吸収域を含めて低吸収（門脈血流欠損）を示す（矢印）．CTHA早期相（②）では腫瘍のみが強く濃染し（矢印），CTHA後期相（③）ではドレナージ域のコロナ濃染が認められる（矢印）．コロナ濃染域と腫瘍周辺の低吸収域が一致するのがわかる．
（Miyayama S, et al. Peritumoral fatty infiltration of the liver associated with venous drainage from metastatic liver tumor. AJR Am J Roentgenol 182：533-534, 2004 より引用）

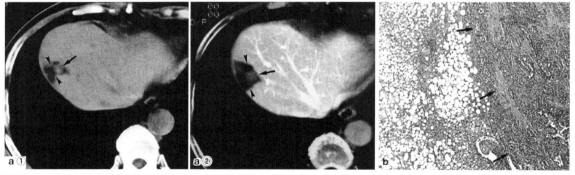

図Ⅸ-6　膵神経内分泌腫瘍肝転移周囲の限局性脂肪肝（60歳代，女性）
a． 単純CT（①）で小腫瘍（矢印）を取り囲む楔状の強い低吸収域を認める（矢頭）．CTAP（②）で腫瘍（矢印）を取り囲む楔状の門脈血流欠損域がみられる（矢頭）．腫瘍による門脈枝閉塞あるいは門脈枝へのドレナージが考えられる．
b． 切除標本組織像．神経内分泌腫瘍と周辺肝実質の高度脂肪沈着が認められる．免疫染色でインスリン産生が認められた．
（Hoshiba K, et al. Fatty infiltration of the liver distal to a metastatic liver tumor. Abdom Imaging 22：496-498, 1997 より引用）

脂肪肝と同様に，異型結節や早期の高分化型肝癌と画像は類似し，肝硬変例では鑑別に留意する（図Ⅲ-23→84頁）．同様に，流入静脈の証明や，Gd-EOB-DTPA造影MRI肝細胞相の所見が有用である．過形成性変化は等〜軽度高信号を示すのに対し（図Ⅲ-24→84頁），腫瘍性病変は高率に低信号に描出される（図Ⅵ-5→127頁）．

A. 画像上の偽病変・偽腫瘍 ▶偽腫瘍
局所性鉄沈着
focal iron deposition

MRI技術の進歩で，新たなタイプの局所性鉄沈着による偽腫瘍が存在する可能性が明らかになりつつある．1990年代に筆者らは，CTAPで門脈血流が低下した肝実質領域（多くはAP shunt領域）に一致して肝実質に鉄沈着が生じることを報告した．外傷などによる出血後やアルコール性肝硬変やポルフィリン症などで不均一な鉄沈着をきたし，限局性病変を示すことがある．最近，6point-dixon法であるIDEAL IQを用いた血液疾患に伴うヘモジデローシス患者の検討で，S4背側のthird inflowの好発部位に一致して鉄沈着のspared areaが生じることが報告されている．

B. 非腫瘍性肝腫瘤

B. 非腫瘍性肝腫瘤
単純性肝嚢胞
simple hepatic cyst

【病理・病態】

組織学的には低円柱状，立方状から平坦な単層上皮で覆われ，基底膜を有する．壁は薄い線維組織で構成される．高齢者に多くみられることから，後天的な要因による変化も考えられている．症状は認めないが，きわめて大きい場合は周辺臓器の圧迫症状がみられることがある．多嚢胞肝では同様の嚢胞が多発する．

【画像】

USでは無エコーで後方エコーの増強が明瞭に認められ，CTでは円形で辺縁の鮮明・平滑で内部が均一な低吸収域を示し，CT値は0に近い．T1強調像で均一な低信号，T2強調像では均一な著明高信号を示す．造影を認めない．MRCPで明瞭に描出される．高b値拡散強調像では信号は低下し，ADC値は高値を示す．（図Ⅰ-19→17頁，Ⅱ-4→42頁）

内部に出血や膿瘍などを合併する場合はUSで内部エコーがみられ，CT値は高くなり，MRIで内部の信号強度が様々に変化しcomplicated cystと総称される．高b値拡散強調像では高信号を示すようになる．嚢胞内出血後の血腫の器質化過程で血管新生が誘導され，ダイナミックCT/MRIで壁在腫瘍と類似することがある．壊死性腫瘍，MCN，IPNBや乏血性充実性腫瘍などとの鑑別に留意する必要がある．（図Ⅰ-21→19頁，図Ⅸ-7，8）

B. 非腫瘍性肝腫瘤
線毛性前腸性肝嚢胞
ciliated hepatic foregut cyst

【病理・病態】

発生期に前腸を覆う線毛上皮の遺残によるもので，縦隔のbronchogenic cystと同様のものが肝に発生したものである．単房性の辺縁の明瞭な嚢胞で，内面は線毛性（ciliated）・粘液産生性の円柱ないしは立方上皮で覆われている．また，嚢胞壁には線維組織に囲まれた豊富な平滑筋が認められる．肝S4，S8腹側面被膜下に好発する．内容液は粘液性で，様々な濃度の蛋白や脂肪成分を含有する．高濃度のカルシウム成分を含むことがある．大きさは平均3 cm（1〜12 cm）である．

【画像】

本症は1990年に筆者らによって初めて画像所見が報告された疾患である．画像所見は内部の粘

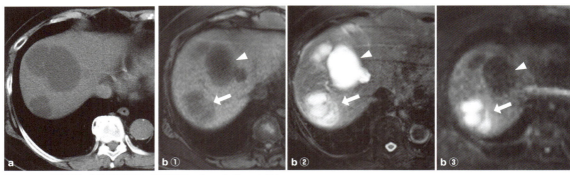

図Ⅸ-7 肝嚢胞感染性膿瘍〔胆嚢炎〕(70歳代,女性)
a. 単純CTで以前から多発性嚢胞を認めていた.脂肪肝の所見もみられる.
b. MRI.脂肪抑制T1強調像(①)で背側の嚢胞(矢印)は腹側の嚢胞(矢頭)に比べて内部の信号がやや高く不均一である.脂肪抑制T2強調像(②)ではやや弱い不均一高信号を示すが,嚢胞との鑑別は困難である(矢印).拡散強調像(③:b=1,000 s/mm²)では腹側の嚢胞は低信号化し嚢胞の所見である(矢頭).一方,背側の嚢胞は高信号を示し,内容吸引で膿瘍と診断された(矢印).

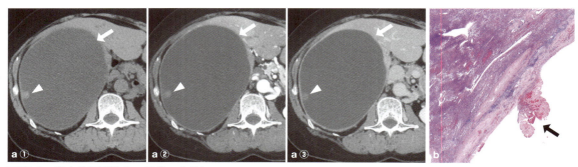

図Ⅸ-8 出血性肝嚢胞(50歳代,女性)
a. ダイナミックCT.造影前(①)で大きな嚢胞を認めるが,内部の吸収値は漿液に比べてやや高い(矢印).小さな壁在の軟部濃度の腫瘤を認める(矢頭).動脈優位相(②)と平衡相(③)で壁在腫瘤は淡く濃染される(矢頭).嚢胞性病変の内部は造影されない.
b. 切除標本組織像.内部に出血を有する嚢胞と診断された.壁在の器質化血栓がみられ,内部に微小血管(血管腔)増生が認められた(矢印).(HE染色,ルーペ像)

液とその含有物で差異がある.USでは通常の肝嚢胞と同様に無エコーである場合と,内部にエコーを伴う場合があるが,後者でも後方エコーの増強などの嚢胞の所見がみられる.単純CTでは周辺肝に比べ低〜等吸収結節として描出される.造影CT/MRIでは増強されない.MRI T1強調像では高濃度の粘液により軽度低〜高信号を示す.T2強調像で通常の肝嚢胞と同様の均一な高信号を示す.内部の高濃度蛋白とより低濃度部分がニボーを形成することがあり,この場合は仰臥位で背側はT1強調像で相対的高信号,T2強調像で相対的低信号を示す.拡散強調像所見も肝嚢胞と類似し,拡散制限は軽度で高ADC値を示す.complicated cystや壁在腫瘍の明確ではないMCNとの画像所見のみでの鑑別は時に困難である.(図Ⅸ-9,10)

B. 非腫瘍性肝腫瘤 ▶胆管性嚢胞性病変

胆汁性嚢胞,胆汁漏
biloma, bile leakage

【病理・病態】

肝臓内外を問わず胆道外に逸脱した胆汁が被包化され,限局して貯留したものである.胆管の外傷性あるいは壊死による破綻と胆道内圧の上昇で形成される.原因としては総胆管結石をはじめとする種々の原因による胆道閉塞や外傷(手術を含む),胆嚢炎の破裂,膿瘍や肝梗塞あるいは胆管を栄養する肝動脈障害に伴う胆管障害などがあ

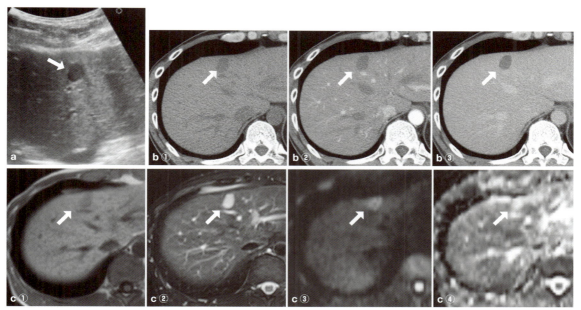

図IX-9　線毛性前腸性肝嚢胞（30歳代，男性）
a．USで後方エコーの増強を伴う低エコー腫瘤を認める（矢印）．内部に均一な淡いエコーが認められる．
b．ダイナミックCT．造影前（①）でS4に辺縁の鮮明な淡い低吸収腫瘤を認め，動脈優位相（②）と平衡相（③）で明らかな造影がみられない（矢印）．
c．MRI．脂肪抑制T1強調像（①）では淡い低信号を示し，脂肪抑制T2強調像（②）で著明な高信号を示し，拡散抑制像（③：b＝800 s/mm²）では高信号，ADC map像（④）でも高信号を示す（矢印）．

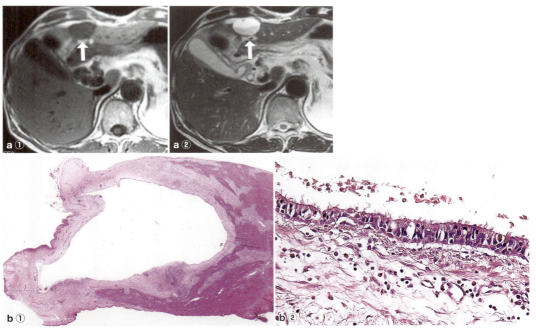

図IX-10　線毛性前腸性肝嚢胞（60歳代，男性）
a．MRI．T1強調像（①）でS4に軽度の低信号腫瘤を認め，腹側がより低信号である（矢印）．T2強調像（②）では腫瘤は高信号で，腹側がより高信号である（矢印）．蛋白濃度の異なる内容液が分離した状態が考えられる．
b．切除標本組織像．胆管とは交通のない嚢胞（①）と多層性で線毛を有する内皮（②）が認められた．（①：HE染色，ルーペ像，②：HE染色，×200）

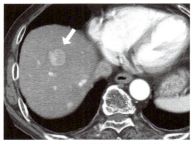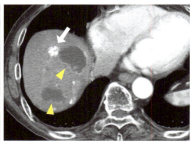

図Ⅸ-11 胆汁性囊胞（肝動脈化学塞栓療法後）（60歳代，男性）
ダイナミックCT動脈優位相．術前（左）は肝細胞癌の濃染を認める（矢印）．肝動脈化学塞栓療法後1か月の動脈優位相（右）ではリピオドール®の肝細胞癌への集積がみられ（矢印），同時に周辺に非正円形の壁濃染を有する囊胞性病変が認められる（矢頭）．

る．その他，肝癌に対する肝動脈化学塞栓療法（TACE），動注化学療法やradiofrequency ablation（RFA）や肝移植後の肝動脈血栓症などにも合併する．膿瘍を合併しやすい．

【画像】
　画像所見は単純性肝囊胞と類似するが，胆管障害や閉塞を伴うことが多いために近辺の肝内胆管の拡張を伴うことが多い．また形状が肝囊胞に比し，いびつであることも多い．直接胆道造影，Gd-EOB-DTPA造影MRI肝細胞相や胆道シンチグラフィでの造影剤や核種の流入で確定診断できる．Gd-EOB-DTPA造影MRIでは，疑われる場合は造影剤注入数時間後に撮像するとより診断能が向上する．臨床的に肝膿瘍との鑑別が問題となることが多いが，膿瘍壁は不整で厚い点が異なる．感染・膿瘍を合併する場合は周辺の楔状濃染などを伴い，より膿瘍に類似する．（図Ⅰ-23 → 20頁，Ⅲ-11 → 78頁，図Ⅸ-11）

B. 非腫瘍性肝腫瘤　▶胆管性囊胞性病変
肝内結石症
hepatolithiasis

　各論「Ⅷ-F」を（→148頁）参照．

B. 非腫瘍性肝腫瘤　▶胆管性囊胞性病変
胆管周囲囊胞
peribiliary cyst

【病理・病態】
　肝門部の太い胆管周囲にみられ，胆管周囲付属腺（peribiliary gland）の貯留囊胞と考えられている．大きさは顕微鏡レベルから1cm前後で2cm以上の大きさになることもあり，内容は漿液で胆汁成分は含まない．組織学的に単層の上皮で覆われた囊胞が多発する．周囲に軽度の線維性結合織を伴うが，固有の壁はない．多囊胞肝や肝硬変（特にアルコール性）に高頻度に合併する．その他の慢性肝疾患や門脈圧亢進症，ductal plate malformationなどにもみられる．肝硬変例では進行とともに数や大きさが増大する．胆管周囲付属腺には膵組織が潜在的にみられ，アルコール性膵炎・肝障害で膵炎と同様の病態が発生し，胆管周囲囊胞が高頻度にみられる．通常無症状であるが，時に大きな胆管周囲囊胞が肝内胆管の通過障害をきたすことがある．

【画像】
　肝門部胆管周囲に多発する小囊胞の集簇として認められる．総論で述べたように（→16頁），海綿状の微小囊胞性変化の集簇する病態と画像が類似する部分がある．USでは微小囊胞の集簇像に加えて，海綿状構造を反映して帯状の高エコー域として描出される．CT, MRIでも門脈周囲に微小囊胞の集簇像がみられるが，顕微鏡レベルの囊胞

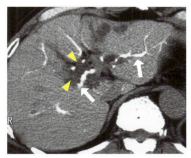

図IX-12　胆管周囲囊胞
drip infusion cholangiography で肝門部胆管は良好に描出されるが（矢印），周囲の胆管周囲囊胞には造影剤の流入がみられない（矢頭）．胆管は囊胞によって圧排され広狭不整を示す（矢印）．

の集簇ではCTではperiportal collar, MRI T2強調像では高信号のPAI類似の所見を示す．ダイナミックCT/MRIでは基本的に造影されないが，微小囊胞間の隔壁の濃染で全体が淡い濃染を示すことがある．肝門部門脈周囲に両側性に存在する点で胆管拡張と異なるが，胆管の圧排性狭窄による胆管拡張が混在することがある．MRCPでは全体像や小囊胞の集簇が明瞭に描出される．ERCPやGd-EOB-DTPA造影MRI肝細胞相で造影されない点が胆管拡張やCaroli病との鑑別に有用である．（図I-27 → 22頁，図IX-12）

B. 非腫瘍性肝腫瘤　▶胆管性囊胞性病変
多囊胞性胆管過誤腫
multicystic biliary hamartoma

【病理・病態】
　病理組織学的に，胆管様構造・胆管周囲付属腺・線維性結合織からなる腫瘤で，数cm大が多い．胆汁様内容物を含み，胆管との交通はみられない．肉眼所見は蜂巣状構造を示す．各囊胞構造の大きさは微視的から10 mm大前後に及ぶ．肝実質が胆管様構造間に介在することがある．肝鎌状間膜付着部近傍の被膜周囲に好発するが，他部位にもみられる．画像検査で偶然発見される．同様の病態が，microcystic variant of biliary cystadenoma, solitary bile duct hamartomaなどの異なる疾患名で報告されている可能性がある．

【画像】
　USでは囊胞性の低エコー域の集簇を認めるが，微視的な囊胞集簇部分や線維性隔壁は高エコーを示す．単純CTでは微小低吸収域の集簇を示し，MRI T1強調像で低信号，T2強調像では著明高信号の蜂巣状腫瘤を呈する．ダイナミックCT/MRIでは内部隔壁構造が漸増性に濃染する．石灰化を伴うことがある．周辺の微小囊胞間には肝実質が介在し，SPIOの取り込みがみられる．Gd-EOB-DTPA造影MRI肝細胞相でも辺縁部への取り込みがみられる可能性がある．比較的大きな囊胞の集簇を示す場合があり，部分的なCaroli病，囊胞型IPNB，多房性MCN，胆管周囲囊胞，エキノコッカス症，リンパ管腫などとの鑑別が必要であるが，胆管との交通の有無や，蜂巣状構造，発生部位などで総合的に診断する．（図IX-13）

B. 非腫瘍性肝腫瘤　▶胆管性囊胞性病変
ductal plate malformation 関連囊胞性病変

　胆管過誤腫や部分的Caroli病，多囊胞肝が限局性腫瘤性病変としてみられることがある．画像所見については前述した（→153頁）．

B. 非腫瘍性肝腫瘤　▶血管性腫瘤
門脈-肝静脈短絡
porto-venous shunt

　正確な頻度は不明であるが，肝腫瘤として描出される血管性病変の中では最も多い．単発性のものから無数に多発するものまで様々である．成因は先天性，慢性肝疾患，外傷，肝生検の既往などが考えられているが明らかではない．無症状のものが多いが，短絡量により肝性脳症を呈する場合もある．FNHやHCAを併発することがある．
　画像上は拡張した門脈枝と囊状の短絡部，肝静脈枝との連続性が認められる．USで門脈と肝静脈に連なる屈曲・蛇行する拡張した血管腔を証明することで診断は一般に容易である．ドプラー

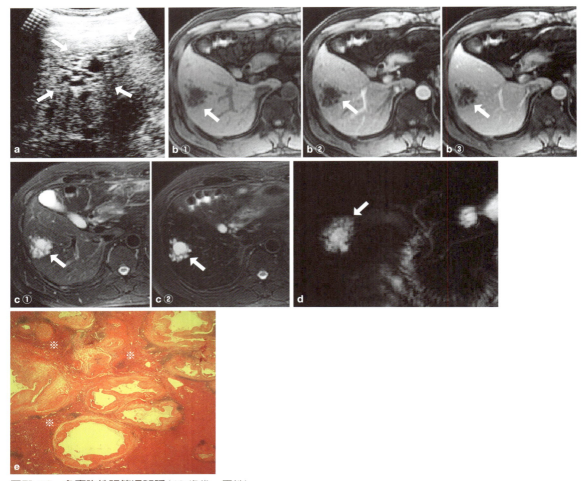

図Ⅸ-13 多嚢胞性胆管過誤腫（40歳代，男性）
a. USでは大小種々の嚢胞腔よりなる腫瘤で嚢胞腔の大きなものは無エコー，小さなものは海綿状構造に伴う高エコーを示す（矢印）．
b. ダイナミックMRI（Gd-DTPA）．造影前（①）で明瞭で微小な低信号収域の蜂巣状集簇を認め，動脈優位相（②）と平衡相（③）では隔壁部分が淡く濃染する（矢印）．微小嚢胞の集簇であることがわかる．
c. MRI．脂肪抑制T2強調像（①）では微小な著明高信号結節の集簇を示し，微小嚢胞の集簇であることがわかる（矢印）．SPIO投与後T2強調像（②）では周辺の微小嚢胞間にSPIOが取り込まれ肝実質の介在が診断できる（矢印）．
d. MRCPでも明瞭に微小嚢胞構造の集簇がみられる（矢印）．
e. 切除標本組織像．線維性壁構造を有する微小嚢胞の集簇と嚢胞間に介在する肝実質（※）が認められる．（HE染色，×10）

USを用いれば診断はより確実となる．造影CTやMRIでも良好に描出できる．限局性肝内シャントでは周辺肝は門脈血流の区域性減少のため萎縮する．びまん性の肝内シャントでは末梢萎縮と中心性肥大がみられる．（図Ⅰ-5→6頁）

B. 非腫瘍性肝腫瘤　▶血管性腫瘤

門脈瘤
portal vein aneurysm

肝硬変にみられることが多い．門脈血栓，門脈形成異常，脾腫，うっ血性心不全なども原因となる．門脈内圧の亢進により門脈が拡張し，脆弱になった壁が突出したものが多いと考えられる．合併する門脈血栓や門脈圧亢進症の診断が重要である．

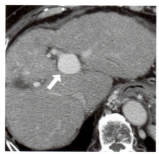

図IX-14　門脈瘤〔C型肝硬変〕（70歳代，男性）
ダイナミックCT門脈優位相で左門脈の瘤状拡張を認める（矢印）．

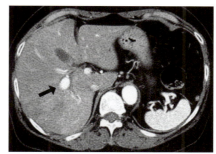

図IX-15　肝内仮性動脈瘤〔菌血症〕（50歳代，女性）
ダイナミックCT動脈優位相で肝内に大動脈と同濃度の円形濃染を認める（矢印）．動脈と連続する血管腔が示唆される．臨床的に菌血症に伴う血管炎の破綻による仮性動脈瘤と診断された．経過観察で消失した．

USやダイナミックCT/MRIで診断は容易である．（図IX-14）

B. 非腫瘍性肝腫瘤　▶血管性腫瘤

肝動脈瘤
hepatic artery aneurysm

真性動脈瘤と仮性動脈瘤がある．真性瘤は動脈硬化，線維筋性異形成などでみられる．原因不明の場合もある．仮性瘤は外傷，医原性（手術，穿刺），血管炎，腫瘍などでみられる．肝内動脈瘤は肝穿刺や外傷に伴う仮性動脈瘤がほとんどである．嚢状瘤または瘤径2 cm以上の場合，破裂の危険性があり，予防的処置が必要と考えられている．仮性瘤は破裂の危険が大きく，基本的にすべてが治療の対象となる．

ダイナミックCTや動脈造影で詳細に描出される．これらは，動脈瘤の性状診断，親動脈の同定や部位診断に有用である．（図Ⅲ-12 → 79頁，図Ⅷ-27 → 159頁，図IX-15）

炎症性肝腫瘤

限局性の炎症性肝腫瘤は膿瘍（abscess），肉芽腫（granuloma）と炎症性偽腫瘍（inflammatory pseudotumor）に分類される．

B. 非腫瘍性肝腫瘤　▶炎症性肝腫瘤

化膿性肝膿瘍
pyogenic liver abscess

【病理・病態】

細菌が肝内の局所で増殖し，これらに対して動員された好中球に由来した分解酵素により中心部から融解して，膿を満たした空洞を形成した状態をいう．空洞の辺縁は，慢性炎症細胞浸潤（類上皮細胞性組織球，リンパ球，好酸球，好中球）と線維性組織がみられる．病期によって組織学的所見は変化する．単発性と多発性があり，大きさは様々で，単房性と多房性の場合がある．原因菌としては *Escherichia coli* や *Klebsiella* などが多い．経胆道性感染，経門脈性感染，経動脈性感染や医原性などが原因として挙げられる．経門脈性では孤立性が多く，経胆道性の場合は多発しやすい．菌血症の場合は多発微小膿瘍を示す．経門脈性の多くは骨盤内や消化管の炎症が先行する．稀に膿瘍内にガスの発生がみられることがある．ガス産生菌や腸管との瘻孔形成が原因である．

【画像】

画像所見は時期や重症度で様々であるが，内部の膿瘍腔とその周辺の炎症性変化が基本的な所見である．膿瘍腔は，初期（急性期）は辺縁不整であるが，その後鮮明化し，形状は円形となる．膿瘍腔は単房性あるいは多房性を示すが，微小な膿瘍（小さな低吸収域）が集簇して大きな膿瘍を形成す

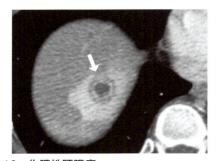

図Ⅸ-16　化膿性肝膿瘍
ダイナミックCT動脈優位相で，中心部の膿瘍腔は低吸収を示し，その周辺の被膜様構造はリング状に濃染し，さらにその周囲は浮腫状の低吸収を呈し，周辺肝実質には区域性の濃染がみられる（矢印）（double-target sign）．

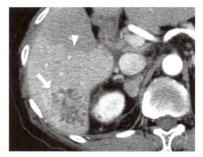

図Ⅸ-18　化膿性肝膿瘍（総胆管結石術後）（60歳代，女性）
ダイナミックCT動脈優位相で，微小な膿瘍腔が集簇し蜂巣状を呈し，隔壁や壁は濃染している（矢印）（cluster sign）．後区域は区域性の濃染を示している（矢頭）．

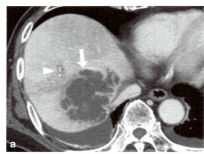
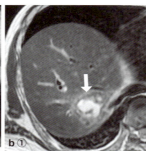
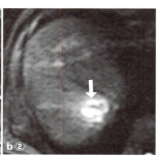

図Ⅸ-17　化膿性肝膿瘍〔糖尿病〕（70歳代，男性）
a．ダイナミックCT門脈優位相で多房性の膿瘍貯留を認める（矢印）．壁や中隔壁は不整で遅延性濃染を示す．門脈周囲低吸収域（periportal collar）もみられ（矢頭），胆管炎の合併が考えられる．
b．MRI．脂肪抑制T2強調像（①）で腫瘤は高信号を示すが，内部の膿瘍腔はより高度の高信号を示す（矢印）．拡散強調像（②：b＝800 s/mm^2）でも膿瘍腔は著明な高信号を示す（矢印）．治癒期で**a**に比べ膿瘍は縮小している．

ることがある（cluster sign）．（図Ⅰ-29→23頁，図Ⅸ-16～18）

USでは内部に液体の存在を示す無エコー領域とその周辺の充実性部分の混在を認めることが多い（図Ⅸ-19）．膿瘍腔を含めて全体が充実性を示すこともある．内部にガスによる強い高エコーをみる場合もある．単純CTでは，中心部の液化した膿による強い低吸収とその周囲の炎症反応による軽度の不鮮明な低吸収域の二重構造を示す（図Ⅰ-29）．ダイナミックCT/MRI動脈優位相で二重の的様構造（double-target sign）がみられる．中心部の膿貯留部分は濃染されず，その外側部の壁（炎症性変化）は軽度の濃染を示し，さらにその外側に薄い低吸収帯がみられる（図Ⅰ-29，図Ⅸ-16）．最外層の低吸収帯は肝実質部分の類洞の狭小化や炎症性浮腫を反映すると考えられる．平衡相では膿貯留腔の周辺は遅延性濃染を示し，最外層の低吸収帯は周辺肝と等吸収となる（図Ⅰ-29）．このため膿瘍腔は鮮明な低吸収域として描出され，その範囲が明確となる．内部にガスが存在すればCTで強い低吸収として容易に認定できる（図Ⅸ-20）．動脈優位相では周辺に楔状の一過性の濃染がみられることが多く，門脈閉塞（血栓）や胆管炎などによる区域性濃染と考えられる（図Ⅰ-29，図Ⅸ-16，18）．MRI T1強調像で低信号，T2強調像では，膿瘍全体は高信号を示すが膿瘍腔はより高度の高信号を示す．膿瘍腔は拡散強調像で高信号を示し，ADC値は低下する．肝囊胞との鑑別に有用であるが，悪性腫瘍とADC値は重複する（図Ⅸ-7, 17）．胆管炎に合併することが

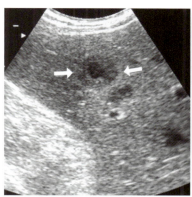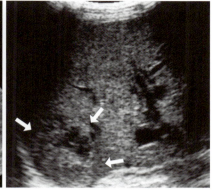

図IX-19　化膿性肝膿瘍
US．低〜無エコーの周囲にやや低エコーの充実性部分が認められる（左：矢印）．不整形の低〜無エコーの集簇と周辺のやや高エコーの混在した腫瘤がみられる（右：矢印）．

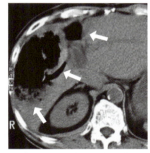

図IX-20　化膿性肝膿瘍〔糖尿病〕（60歳代，女性）
単純CTで低吸収域に囲まれたガスの集簇がみられる（矢印）．

多く，胆管炎の所見の共存も診断に有用である（図V-3 → 116頁，図VIII-12 → 148頁，IX-17）．肝膿瘍の初期や治療後などでは膿瘍腔は明確ではなく，充実性腫瘤の所見を示す（炎症性偽腫瘍類似）（図II-25 → 58頁）．

B．非腫瘍性肝腫瘤　▶炎症性肝腫瘤
アメーバ性肝膿瘍
amoebic liver abscess

【病理・病態】

　Entamoeba histolytica の経口感染によって生じる．熱帯・亜熱帯地方にみられ，わが国では海外渡航者や男性同性愛者などにみられる．腸管，主として大腸より経門脈性に肝臓に侵入する．膿瘍が進行すると中心は液化して空洞化し，周辺に壊死層，炎症細胞浸潤層および線維層が取り囲む

ようになる．肝内には大きな病巣を1個認めることが多いが，多発することもある．また，膿瘍が破裂して肺や腹膜腔に膿瘍を形成することがある．

【画像】

　画像所見は基本的には特異性がなく，細菌性肝膿瘍と類似する．CTでは濃染される壁構造が認められ，またその外側に浮腫による低吸収帯を認めることが多いとされる．（図IX-21）

B．非腫瘍性肝腫瘤　▶炎症性肝腫瘤
感染性肝肉芽腫
（慢性肝膿瘍，肉芽性肝膿瘍）
chronic abscess

【病理・病態】

　肝内に肉芽腫を形成する疾患を肝肉芽腫（hepatic granuloma）と総称する．原因として，細菌・ウイルス・寄生虫・真菌などの感染，肝胆道系疾患に伴うもの，全身性疾患に伴うもの（サルコイドーシスなど），薬剤や化学物質によるものなどがある（前述→177頁）．本項では感染によるものについて記載する．

　細菌性肝膿瘍が慢性化し，強い肉芽の増生を伴うものが多いが，真菌や寄生虫などによる感染でもみられる．また結核性肝膿瘍も慢性の経過をとりやすい．放線菌症はグラム陽性桿菌である *Actinomyces israelii* による感染症で慢性化膿性肉芽

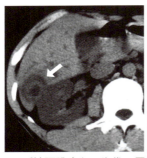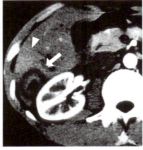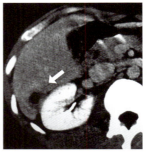

図IX-21　アメーバ性肝膿瘍(30歳代，男性)
ダイナミックCT．造影前CT（左）で中心部は強い低吸収を示し，その周辺に等吸収帯，さらにその周囲に低吸収帯の3層構造が認められる（矢印）．動脈優位相（中）でも3層構造がみられ（矢印），周辺肝実質には区域性の濃染がみられる（矢頭）．平衡相（右）では外層の低吸収帯は等吸収となり，中心部の膿瘍腔のみが非濃染域として描出される（矢印）．

腫性炎症を示す．肝病変は蜂窩状の膿瘍形成が特徴的であり，膿瘍内に1〜2 mmの菌塊を入れている．これらは現在わが国ではきわめて稀な疾患となっている．炎症性偽腫瘍との異同について不明確な点がある．

【画像】

画像所見は病期により差異がある．炎症細胞浸潤の著明な肉芽腫は軽度から中等度の血管増生を示し，ダイナミックCT/MRI動脈優位相で濃染する．その後，線維成分による遅延性濃染が出現し，平衡相まで濃染が持続する．陳旧化すると線維成分が主体となり，動脈優位相では濃染を示さないが，平衡相では遅延性濃染がみられる．USでは高エコーを示すことが多いが特徴はない．MRIではT1強調像で低信号，T2強調像で高信号を呈し腫瘍との鑑別は困難であるが，線維化が高度な病変ではT2強調像で低信号を示すとされる．軽度から中等度の血管増生を伴い，造影CTで周辺肝と同等あるいはより濃染される充実性腫瘍像を示す（図IX-22）．

これらの所見は線維成分の多い肝腫瘍と類似する．活動性病変では，細菌性膿瘍の治癒期（図II-25→58頁）や炎症性偽腫瘍のfibrohistocytic type（図II-23→56頁）と画像所見は類似する．

B．非腫瘍性肝腫瘤 ▶炎症性肝腫瘤
真菌性肝膿瘍
fungal abscess

【病理・病態】

真菌症による肝膿瘍は免疫能低下患者における日和見感染として重要である．AIDS，白血病などの悪性腫瘍の治療や骨髄移植などに合併することが多い．主な起因菌は*Candida*，*Aspergillus*，*Cryptococcus*などがあるが，*Candida*が最も多い．消化管から経門脈性，または気道から肝動脈を経て肝に達する．多発性の微小膿瘍（microabscess）を形成することが多い．また脾や腎など他臓器にも膿瘍を形成する．

【画像】

膿瘍径は小さく，肝両葉に均一に存在することが多く，ダイナミックCT/MRI動脈優位相ではリング状濃染を示し，平衡相では微小膿瘍腔は低吸収を示す．微小で濃染が明らかでない場合も多い．MRI T1強調像で低信号，T2強調像で高度の高信号を示す．画像診断では小多発肝転移巣，白血病細胞浸潤や胆管過誤腫症との鑑別が必要である．（図IX-23）

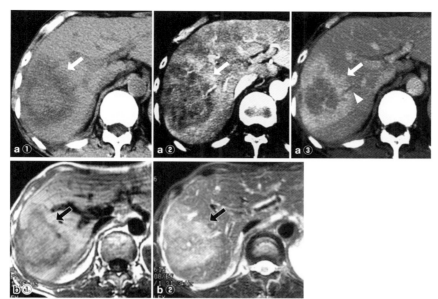

図IX-22 慢性肝膿瘍
a. ダイナミックCT. 造影前（①）で低吸収域に囲まれた腫瘤を認める（矢印）. 動脈優位相（②）で腫瘤内部は不均一に造影され, 周辺に非濃染域を, さらにその周辺に強い濃染域がみられる（矢印）. 平衡相（③）で腫瘤には遅延性濃染がみられ, 周辺肝にはより強い濃染と区域性濃染が一体化して認められる（矢印）. 腫瘤肝門側の門脈枝が平衡相で低吸収を示し門脈内血栓が考えられる（矢頭）. 腫瘤周辺肝の所見は炎症性浮腫と門脈血栓による区域性濃染の両者によるものと考えられる.
b. MRI. T1強調像（①）で腫瘤は等～軽度低信号を示すが, 周辺の低信号域で明瞭に同定できる（矢印）. 脂肪抑制T2強調像（②）では腫瘤と周辺肝はともに高信号を示す（矢印）.

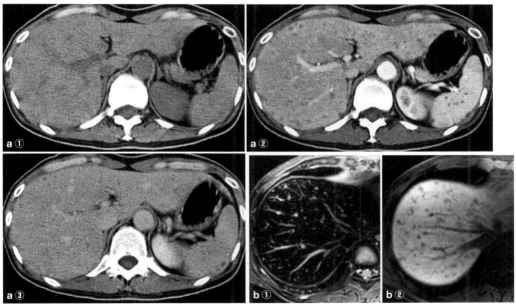

図IX-23 微小肝膿瘍（カンジダ性）〔急性骨髄性白血病〕（50歳代, 女性）
a. ダイナミックCT. 造影前CT（①）で肝と脾に微小な低吸収結節の多発を認め, 動脈優位相（②）で壁が淡く濃染される. 平衡相（③）では微小結節は遅延性濃染を示し同定困難となるか, あるいは内部の微小膿瘍腔が低吸収を示す.
b. MRI. 脂肪抑制T2強調像（①）で内部は明瞭な高信号を示し, Gd-EOB-DTPA造影MRI肝細胞相（②）では微小な低信号結節がびまん性にみられる.

B. 非腫瘍性肝腫瘤　▶炎症性肝腫瘤　▶寄生虫性疾患

エキノコッカス（包虫）症
Echinococcus

【病理・病態】

　単包条虫（*Echinococcus granulosus*）による単包虫症（cystic hydatid disease）と多包条虫（*Echinococcus multilocularis*）による多包虫症（alveolar hydatid disease）がある．わが国では単包虫症は九州地方に散発的な報告をみるのみであるが，多包虫症は北海道を中心にみられる．エキノコッカス症は主にヒツジ，ネズミ，キツネ，イヌなどに寄生する人獣共通感染症であるが，ヒトを中間宿主として感染する．虫卵に汚染された井戸水や植物を経口摂取することにより，腸から門脈を介して肝に達する．

　単包条虫は，幼虫が生着すると清澄な内容液を貯留する小嚢胞となる．その構造は有核の薄い内層（germinal membrane）と厚い外層（chitin 膜）からなり，さらに最外層には宿主の組織反応によって結合織性の被膜（pericyst）が形成される．

　多包条虫は微小嚢胞を形成するが，原頭節は嚢胞壁を破り外に出て連続的な小嚢胞の集塊による蜂巣状の病巣となる．また比較的早期に病巣周辺の肝実質を破壊しつつ浸潤し，門脈や胆管の閉塞をみる．病巣が増大すると血流障害による中心液化（central liquefaction）をきたして巨大な嚢胞を形成する．腹腔内や横隔膜に浸潤性または播種性に病変が進展することがある．

【画像】

　単包虫症は一般に肝嚢胞と同様の所見で特異性はないが，単純 CT での pericyst による低吸収帯，US，CT による壁石灰化，主病巣内の娘嚢胞，内層剝離などがみられることがある（図Ⅸ-24）．

　多包虫症の画像所見は小嚢胞の集塊としての充実性病変と，中心液化による嚢胞性病変によって形成される．これらの周囲には石灰化を含む炎症性肉芽腫が様々な程度にみられ画像所見を修飾する．US では石灰化巣による音響陰影を伴う高エコー，不均一な内部エコーを有する肉芽巣およびその内部の小嚢胞像，中心液化による辺縁の不整

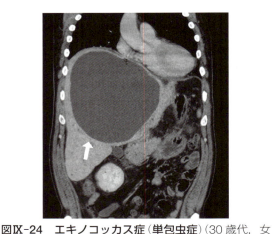

図Ⅸ-24　エキノコッカス症（単包虫症）（30 歳代，女性）
造影 CT 冠状断再構成像．薄壁で内面の平滑な嚢胞性病変を認める（矢印）．

な嚢胞像などが多彩にみられる．CT では石灰化巣は最も明確に描出される．石灰化は充実性病変では結節性で病巣全体に分布する傾向があり，嚢胞性病変では多結節状あるいは塊状で環状配列を示す．充実性病変はあまり造影されない大小不同の円形低吸収域の集合体として描出される．肉芽形成が著しい病巣では脈管や胆管浸潤がみられ悪性腫瘍と類似する．MRI では特に T2 強調像で小嚢胞構造（胞嚢）が明瞭な高信号として描出され，本症に特徴的な病理像を反映するもので診断的価値が高い．（図Ⅱ-15 → 50 頁，図Ⅸ-25）

B. 非腫瘍性肝腫瘤　▶炎症性肝腫瘤　▶寄生虫性疾患

日本住血吸虫症
schistosomiasis japonica

　日本住血吸虫症は甲府盆地，広島県片山地方および筑後川流域に流行した地方病であるが，中間宿主である宮入貝が撲滅され，わが国では新罹患者は認められなくなっている．経皮感染によって血流中に入ったセルカリア（cercaria）は最終的には門脈系に入って成虫になるが，その母虫は大腸壁の細い門脈枝で産卵する．卵は肝内末梢門脈枝を塞栓し石灰化する．門脈周囲の炎症，線維化により門脈圧亢進症，肝硬変を引き起こす．また肝細胞癌も合併しうる．

B. 非腫瘍性肝腫瘤　197

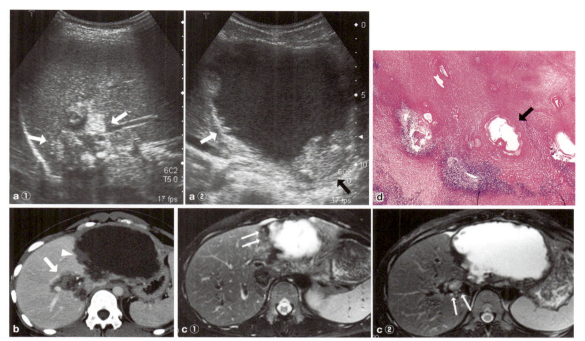

図IX-25　エキノコッカス症（多包虫症）（20歳代，女性）
a. US で右葉に不整形の高エコー腫瘤を認め，内部に小さな無エコー部分が散在する．石灰化を示す高エコー（音響陰影あり）も存在する（①：矢印）．左葉に大きな壁の不整な囊胞性腫瘤を認める（②：矢印）．
b. 造影 CT で，右葉の病変は辺縁不整な地図状の低吸収，内部には小囊胞と石灰化を伴う（矢印）．左葉の病変は壁の不整な囊胞性構造を示す（矢頭）．壁や充実性部分はほとんど造影されない．
c. MRI．脂肪抑制 T2 強調像で左葉と右葉病変の充実性部分は著明な低信号を示し，内部に微小な高吸収がみられる（①，②：矢印）．左葉の腫瘤内部は著明な高信号を示す．
d. 切除標本組織像．左葉の病変の内部には広範な液化壊死がみられ，左葉病変の壁と右葉病変にはクチクラ層に囲まれた微小囊胞（矢印）を認め多包虫と診断された．囊胞周囲には壊死性組織と膠原線維の増生がみられる．（HE 染色，×10）

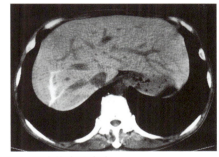

図IX-26　日本住血吸虫症
単純 CT．肝の変形（右葉萎縮と左葉の腫大）と右葉に隔壁様石灰化が認められる．

本症の画像所見はグリソン鞘の線維化と石灰化を反映する．すなわち US では肝実質のエコーは粗造となり，さらに細かい線状エコーが網目ないし魚鱗状パターンを示す．より進行すれば帯状の比較的太い線状エコーが亀甲状パターンを形成する．CT では被膜石灰化，隔壁様石灰化や辺縁陥凹像が特徴である．（図IX-26）

B. 非腫瘍性肝腫瘤　▶炎症性肝腫瘤　▶寄生虫性疾患

肝蛭症
fascioliasis

【病理・病態】

ウシ，ヒツジ，ヤギなどの草食哺乳動物の肝・胆道内に寄生する大型吸虫で，経口感染する．幼虫は小腸壁から腹腔内に移行，肝被膜から肝実質に侵入し，肝実質内を遊走しながら肝内胆管へ移行して成虫となる．肝内胆管に達するまでの急性期（hepatic fascioliasis）とその後の慢性期（biliary fascioliasis）とに分類される．病理像は好酸球を主体とする炎症細胞の浸潤と病変周囲の線維化であり，内部には出血や壊死を認める．biliary fas-

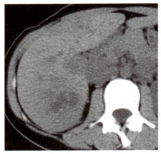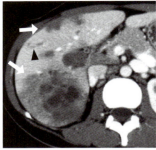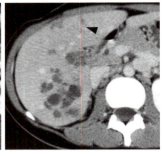

図IX-27　肝蛭症（偽診例）（20歳代，女性）
ダイナミックCT．造影前（左）で内部に強い低吸収域を含む不整形の淡い低吸収腫瘤の多発を認める（矢印）．動脈優位相（中）と平衡相（右）では中心部は濃染されず（膿瘍腔が考えられる），周辺部は動脈優位相で軽度の低吸収を示し平衡相（右）では等吸収となる（遅延性濃染）．大きな病巣は小膿瘍の集簇した形態を示す．腹膜腔に面する肝表に病巣が散在し，同部から肝深部へ連続的に微小病巣が連続している（矢頭）．

cioliasisでは胆管の拡張および不整な壁肥厚，胆囊内の胆泥様所見が認められる．

【画像】
　造影CTでは辺縁部に造影効果を伴う管状，房状，小結節状の低吸収域が集簇して認められる．石灰化を伴うこともある．肝病変の一端が肝被膜周囲に位置する点や虫体の肝内での移動による列状の分布などが特徴的である．充実性部分の画像所見は炎症性肉芽腫や慢性膿瘍と類似する．肝内胆管内に虫体による木の葉状の欠損，狭窄や囊胞状の拡張がみられることがある．（図IX-27）
　寄生虫感染が同定できない場合は，好酸球増多症候群の肝病変（好酸球性肝壊死，好酸球性肝炎）（図II-33→61頁）との異同が問題となるが，報告されている画像は両者で類似するものも多い．

B．非腫瘍性肝腫瘤　▶炎症性肝腫瘤　▶寄生虫性疾患
肝吸虫症
clonorchiasis

　肝吸虫が胆道に寄生することによって起こる疾患で，淡水魚の生食で感染する．わが国では食生活の変化と環境の変化で本症は激減している．中小肝内胆管に虫体が寄生することにより再発性化膿性胆管炎をきたす．門脈域には膿瘍形成や線維化がみられ，長期間持続例ではmacronodular typeの肝硬変となる．また，胆管上皮の過形成から胆管細胞癌への悪性転化をみることがある．

　USでは肝内胆管の拡張が広範にみられ，胆管壁のエコーの増強がみられる．胆管あるいは胆囊内に虫体による紡錘状の音響陰影を伴わない高エコーを認めることがある．CTでは中小の肝内胆管の軽度～中等度の拡張が特徴である．MRCPや胆道造影では肝内胆管の拡張，狭窄，硬化，蛇行などがみられる．また虫体による多数の紡錘形の欠損像が認められれば診断価値が高い．膿瘍や胆管癌の合併に注意が必要である．（図IX-28）

B．非腫瘍性肝腫瘤　▶炎症性肝腫瘤　▶寄生虫性疾患
内臓幼虫移行症
visceral larva migrans

　寄生虫は固有の宿主，中間宿主および媒介物の間でその一生のサイクルを形成しており，一般的には固有宿主以外で成虫となることはない．しかし，固有宿主以外に侵入した幼虫の中には，かなりの期間生存し，組織に移行して種々の症状を生じるものがある．これは内臓幼虫移行症と呼ばれる．人の肝臓へ侵入する幼虫移行症としてはネコ回虫（*Toxocara cati*），イヌ回虫（*Toxocara canis*）やブタ回虫（*Ascaris suum*）などがある．経口摂取ののち小腸壁から門脈あるいは腹腔内を通じて肝に達し，肝に好酸球性肉芽腫を形成する．門脈域や肝表近辺に病巣がみられることが多い．

　ダイナミックCT/MRIでは辺縁の不鮮明な壁濃染を示し，内部に壊死による不染域がみられる

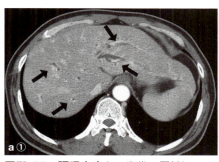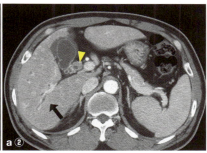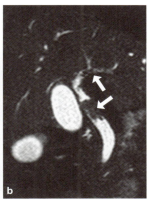

図IX-28 肝吸虫症（50歳代，男性）
a．ダイナミックCT動脈優位相で肝内胆管の軽度の拡張と狭窄が散在し，胆管壁肥厚と濃染が認められる（矢印）．総肝管の壁の肥厚と濃染がみられる（矢頭）．硬化性胆管炎と類似の所見である．
b．2D MRCP像で胆管内に虫体による欠損像（矢印）と狭窄・軽度拡張の混在がみられる．

結節が集簇する．円形から楔状まで様々である．門脈域周辺や肝表に近接してみられることが多い．T2強調像や拡散強調像では高信号を示し，ADC値は低下する．画像診断で多発性充実性腫瘤，内部に液化を伴う膿瘍状，楔状の低吸収域像など様々な報告がある．個々の画像所見は慢性肝膿瘍や肉芽腫あるいは肝梗塞などに類似する．

B．非腫瘍性肝腫瘤 ▶炎症性肝腫瘤 ▶寄生虫性疾患

回虫症
ascariasis

　回虫の胆道内迷入により，胆管炎や肝膿瘍をきたすが，わが国では最近では回虫症が激減しほとんどみられない．

B．非腫瘍性肝腫瘤 ▶炎症性肝腫瘤

炎症性偽腫瘍
inflammatory pseudotumor（ITP）

【病理・病態】
　炎症性偽腫瘍は，病理学的には線維芽細胞（fibroblast）あるいは筋線維芽細胞（myofibroblast）と炎症細胞浸潤で特徴づけられる充実性腫瘤である．炎症細胞としてはポリクローナルなリンパ球とplasma cellが最も多い．肺を中心に様々な臓器でみられる．病因としては様々な感染症や自己免疫疾患などが考えられている．病理・病態のあいまいさから臨床の現場での診断に混乱がみられる．たとえば，画像上の経過から典型的な肝膿瘍の治癒期の肉芽組織と考えられる病変が，生検所見と合わせて"炎症性偽腫瘍"として報告されている例が過去に多くみられ，肝膿瘍を含めた一般的な感染性腫瘤との異同に混乱がみられる．Zenらは，肝膿瘍がみられず前記の病理学的基準に沿った"炎症性偽腫瘍"の病理学的解析を行い，fibrohistiocytic type, plasma cell type, pseudolymphoma typeの3型に分類している．これによると，plasma cell typeは大部分がIgG4関連疾患としてとらえることができるとし，pseudolymphoma typeは，後述する偽リンパ腫として偽腫瘍とは区別すべきであると提唱している．また，これまで炎症性偽腫瘍とされていた疾患の中には，anaplastic lymphoma kinase（ALK）の発現を有し，腫瘍性増殖が証明される炎症性筋線維芽細胞腫（inflammatory myofibroblastic tumor：IMT）が含まれているともされる．Zenらの新しい分類は病態の整理に有用と考えられる．

【画像】
　fibrohistiocytic typeは，炎症の時期や腫瘤内部の炎症細胞と線維化などの割合によって，多血性〜乏血性，またこれらが混在した像まで様々な

画像所見を呈しうる．多血性を呈する場合，腫瘍全体あるいは辺縁部はダイナミックCT/MRIの早期相で濃染を呈し，その後は線維組織による遅延性濃染が平衡相でみられる．MRIではT1強調像で低信号，T2強調像で高信号，拡散強調像でも高信号を呈するが，線維性変化が高度な場合T2強調像で高信号が目立たなくなる．前記の慢性肝膿瘍・肉芽腫と類似し，また病理学的異同も厳密には明確ではない．IgG4関連疾患による偽腫瘍は肝門部門脈周辺に門脈を取り巻くようにみられることが多く，動脈優位相で淡く濃染し，遅延性濃染が平衡相までみられる．（図Ⅱ-23→56〜57頁，Ⅱ-25→58頁，Ⅴ-4→117頁）

B. 非腫瘍性肝腫瘤 ▶血腫
急性期血腫
hematoma

【病理・病態】

ほとんどが交通外傷や生検などによる医原性の肝内出血による．肝細胞癌をはじめとする肝腫瘍の破裂による肝血腫は外傷に次いで多い．HCA，多血性肝転移，preeclampsia，アミロイドーシスなどでも肝内血腫形成がみられることがある．稀な原因として血管炎，ピル服用などがある．門脈，静脈損傷による肝内血腫は外傷でみられるが，死亡率は高い．

【画像】

USでは無〜低エコー領域として描出される．内部に凝血による種々の程度のエコーがみられる．1か月以降は凝血の融解で内部エコーは減少する．血腫壁は不整で凹凸がみられることが多く，形状は円形から楕円形と様々である．外傷によるものでは近位の肝静脈に沿って肝の断裂（laceration）がみられることが多く，この場合は形状がその走行に一致して長円形を示すことがある．単純CTでは辺縁の不整な低吸収域として描出されるが，内部の新鮮な凝血は周辺肝に対し等ないしは高吸収域として描出される．後者は血腫に特異性の高い所見である．活動性動脈性出血はダイナミックCT動脈優位相で造影剤の血管外漏出像として描出される．仮性動脈瘤が存在すれば同部は動脈と同様の濃度に造影される．血管外漏出が動脈優位相で同定できず門脈優位〜平衡相で描出されれば，非動脈性の出血の可能性がある．血腫腔は全相で造影されず，造影CTでは全体が低吸収域として描出される．MRIでは総論（→39, 49頁）で述べたように，血腫の特異的診断が可能である．MRIが施行される時期は亜急性期が多いが，血腫内では凝血の形成時期に差異があるため，MRIでは独特の層構造がみられる．亜急性期では最外層にすべてのパルス・シーケンスで低信号を示すリングがみられ，ヘモジデリンあるいはフェリチンによるものと考えられる．その内層に

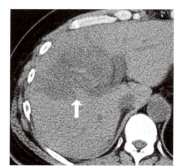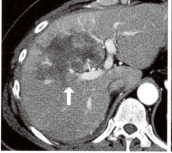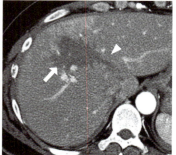

図Ⅸ-29　外傷性肝挫傷・血腫（30歳代，男性）
ダイナミックCT．造影前（左）で不整形の淡い低吸収域を認め，内部に等〜軽度高吸収域が混在する（矢印）．肝の裂傷・挫滅と血腫の所見である．動脈優位相（中：肝門部断面，右：頭側断面）で裂傷と血腫部分は造影されない（矢印）．裂傷は中肝静脈に沿っていることがわかる（矢頭）．

メトヘモグロビンによると考えられる T1 強調像での高信号帯が認められる．（図 II-8 → 44 頁，II-30 → 60 頁，図 IX-29）

B. 非腫瘍性肝腫瘤 ▶ 血腫
陳旧性肝内血腫
chronic hematoma

【病理・病態】

保存的に治療された肝内血腫は，一般には数か月〜数年で吸収されると考えられている．しかしながら，発症後長期間を経て発見されることがあり，新鮮な血腫と異なり厚い被膜で覆われ，内部は変性した血液成分やフィブリンからなる．壁の石灰化をみることもある．

【画像】

US や単純 CT では内部が充実性に描出されることが多く，また石灰化が認められることも多い．ダイナミック CT/MRI では遅延性濃染を示す不整な（線維性）壁構造を示し，内部は造影されない．また，内部は亜急性期や慢性期のメトヘモグロビンやヘモジデリンの混在により複雑な信号を示す．辺縁に血管新生（血栓の器質化による）を伴い壁在腫瘍様に描出されることがあり，この場合は増大傾向を示す chronic expanding hematoma を伴うことがある．（図 I-21 → 19 頁，図 IX-30）

B. 非腫瘍性肝腫瘤 ▶ 肝梗塞・壊死
Zahn 梗塞
Zahn's infarction

Zahn 梗塞については総論で述べた（→ 71 頁，図 I-8 → 7〜8 頁，III-8 → 69 頁）．

B. 非腫瘍性肝腫瘤 ▶ 肝梗塞・壊死
肝壊死（壊死性肝梗塞）
hepatic infarction

【病理・病態】

病因については総論で述べた（→ 49，70 頁）．非梗塞部との境界は明瞭である．組織学的には梗塞巣の中心部は凝固壊死を示し，それを囲むように多核白血球の浸潤からなる炎症反応が認められる．辺縁部には代償性の充血と壊死細胞と生存細胞の混在ならびに偽胆管の増生が認められる．内

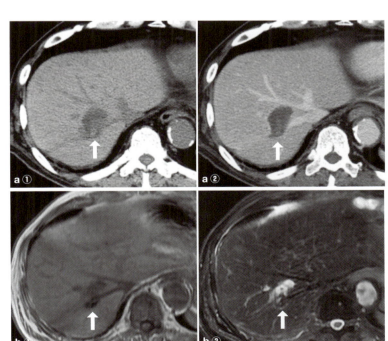

図 IX-30 陳旧性肝内血腫（臨床診断例）（40 歳代，女性）
a． ダイナミック CT．造影前（①）で低吸収腫瘤を認め，背側部分はやや高吸収である（矢印）．平衡相（②）で腫瘤は造影されず，辺縁に被膜様構造による遅延性濃染がみられる（矢印）．
b． MRI．T1 強調像（①）で腫瘤は低信号を示すが，背側部分はより強い低信号を示す（矢印）．脂肪抑制 T2 強調像（②）で腫瘤は強い高信号を示し，一方，背側部分は低信号を示す（矢印）．内部には液状部分とヘモジデリンの混在が考えられる．

部に出血，胆汁漏や感染を伴うこともある．

【画像】

　US では梗塞巣は不均一な低，高エコーの混在を示す．単純 CT では境界不鮮明な楔状の低吸収域を示す．また出血を伴うと内部に高吸収域を伴うこともある．ダイナミック CT/MRI では壊死巣は濃染されず辺縁は鮮明となる．壊死巣にガス像を認めることがある．MRI 像は梗塞後の期間や出血，感染，胆汁漏などで様々であるが，基本的に T1 強調像では低信号，T2 強調像では高信号を示す．肝動脈閉塞による場合は，肝被膜下は肝外動脈から肝被膜動脈網と isolated artery を介する側副血行路により壊死を免れていることも多い．Zahn 梗塞の所見と混在することも多い．（図 II-30 → 60 頁，II-31 → 61 頁，III-12 → 79 頁）

B. 非腫瘍性肝腫瘤　▶肝梗塞・壊死

虚血性偽小葉壊死
anoxic pseudolobular necrosis, focal ischemic necrosis, infarcted regenerative nodules

【病理・病態】

　再生結節が凝固壊死あるいは出血性壊死をきたしたものである．慢性期では周辺に炎症性変化や線維化を伴う．剖検肝ではしばしば認められる．壊死性再生結節はしばしば集簇し，画像で認知しうる結節状（3～30 mm 大）となり，またこうした結節状壊死部は多発性でびまん性にみられるが，限局した肝区域に集簇することも多い．肝被膜下に多い傾向がある．胃・食道静脈瘤破裂，肝癌破裂や敗血症性ショックなどの循環障害後にみられることが多い．

【画像】

　US では非特異的低エコー結節として描出される．ダイナミック CT/MRI では小結節性で低吸収（低信号）を示し，内部は造影されないが，陳旧化すると周辺の炎症反応部や線維化は早期あるいは遅延性の濃染を示すことがある．MRI T1 強調像では等～淡い低信号を示し，T2 強調像では高信号を示す．陳旧化すると中心部の高信号（水分の多いあるいは出血性凝固壊死）を取り囲むやや高信号と，さらにその外層の高信号（血管の多い炎症・線維化部分）の縁取りのターゲット状構造をみることがある（後述の壊死結節に類似）．一般状態が改善されると修復される場合が多く，経過で自然縮小・消失を認める．（図 II-32 → 61 頁）

B. 非腫瘍性肝腫瘤　▶肝梗塞・壊死

壊死結節
solitary necrotic nodule

【病理・病態】

　壊死結節とは，完全壊死組織がコラーゲンや弾性線維を含み炎症細胞浸潤を伴う厚い硝子化した被膜に取り囲まれたものである．solitary coagulative necrosis や fibrosing necrotic nodule などとも呼ばれる．外傷，血管腫の変性，寄生虫などの陳旧性炎症，肝硬変における再生結節壊死などの結果と考えられているが，原因不明の良性の病態である．壊死は凝固壊死が多いが，液化壊死と混在する場合もある．多結節が癒合した形状を示す場合もある．臨床的意義に乏しいが，画像診断で描出されると乏血性腫瘍や壊死性腫瘍との鑑別が問題となる．

【画像】

　ダイナミック CT/MRI では内部は造影されず，周辺の線維性被膜は遅延性濃染を示す．MRI T1 強調像では低信号，T2 強調像では高信号を示すが，液化壊死を含む場合は，T2 強調像で内部により強い高信号がみられる．拡散強調像でも高信号を示す．肝細胞癌ハイリスクグループでは壊死性の被膜を有する肝細胞癌との鑑別が困難である．（図 I-30 → 23 頁，図 IX-31）

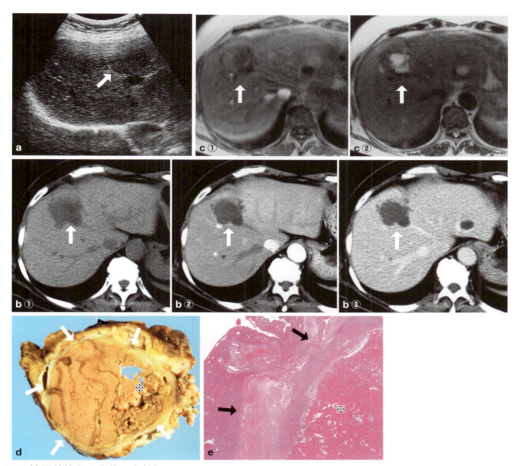

図IX-31 壊死結節（50歳代，女性）
a．US で肝 S4 に境界がやや不明瞭，内部は不均一な軽度低エコー腫瘤を認める（矢印）．
b．ダイナミック CT．造影前（①）で不整形低吸収を示し，内側がより低吸収である（矢印）．動脈優位相（②）と平衡相（③）で内部に造影効果はみられないが，辺縁は平衡相で淡く造影されている（矢印）．
c．MRI．T1 強調像（①）で外側は等～低信号，内側は低信号を示し，T2 強調像（②）で外側は低信号，内側は高度の高信号を示す（矢印）．
d．切除標本肉眼像．広範な凝固壊死がみられるが，内側部（※）は液化傾向が強い．周辺に薄い被膜様構造がみられる（矢印）．
e．組織像で内部の凝固壊死（※）と辺縁の膠原線維主体の被膜（矢印）が認められる．（HE 染色，×2.5）

B．非腫瘍性肝腫瘤 ▶肝梗塞・壊死

好酸球性肝壊死
eosinophilic hepatic necrosis

　hypereosinophilic syndrome で，肝の好酸球浸潤と実質や門脈域に限局性に壊死がみられることがある．ダイナミック CT/MRI では全相で，門脈域を中心に区域性あるいに地図状，巣状の低吸収（低信号）域がみられる．MRI T1 強調像では低信号，T2 強調像では等～高信号を示す．肝蛭症や内臓幼虫移行症などとの異同が明確でない点がある．（図II-33 → 61頁）

B．非腫瘍性肝腫瘤 ▶肝細胞性腫瘍類似病変

限局性結節性過形成
focal nodular hyperplasia（FNH）

【病理・病態】

　FNH は良性結節の中では，海綿状血管腫に次いで 2 番目に多い．成人剖検例の 0.8％にみられるとされる．わが国では男女比に著しい差を認めない．15 歳以下の小児例も少なくない．偶然発見されるものが多く，HCA のように腫瘍内あるいは腹腔内出血による急性症状を呈することはきわめて稀である．FNH は，非硬変肝に発生する

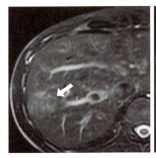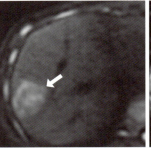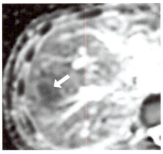

図Ⅸ-32　限局性結節性過形成（FNH）（図Ⅰ-32と同一症例）
MRI. 脂肪抑制T2強調像（左）で軽度高信号．拡散強調像（中：b＝800 s/mm²）で高信号を示し，ADC map像（右）で低信号を示す（矢印）．

ポリクローナルな非腫瘍性病変である．形状はほぼ正円形であるが，分葉状あるいは長円形でいびつなこともある．通常，単発であるが多発性のこともある．境界は明瞭であるが，被膜を伴わない．有茎性発育を示すこともある．内部には出血および壊死は認めない．稀に限局的な脂肪沈着がみられることがある．典型的には結節中央部に星芒状中心瘢痕（central stellate scar）を認め，そこより線維性組織が隔壁を形成するように結節内へ放射状に伸びている．中心瘢痕には，通常1本あるいはそれ以上の大きな動脈および胆管増生を認めるが，門脈枝は認めない．Kupffer細胞が様々な程度に存在する．肝細胞には胆汁うっ滞がみられる．FNHの病因は確立されていないが，限局的な血行異常に伴い生じる肝細胞の過形成反応によると考えられている．癌化は生じないとされる．経過で増大あるいは消退することがある．FNHの分子病理学的背景については総論で述べたが（→123頁），glutamine synthetase（GS）と肝細胞膜トランスポーターOATP1B3の地図状の高発現がみられる．GSの地図状発現はHCAや肝細胞癌との鑑別に重要である．

従来telangiectatic FNHとされていたものは，近年の分子病理学的解析により，inflammatory HCAに分類される．

【画像】
USでは低エコーで均一な腫瘤像が多いが，等あるいは高エコーのこともある．これらのエコーパターンが混在したものもみられる．中心瘢痕は軽度高エコーを呈する．ソナゾイド®による造影USは，中心瘢痕からの車輻状の血行動態や腫瘍濃染および還流肝静脈の描出に優れ，またクッパー相で取り込みがみられる．単純CTでは，軽度低吸収域あるいは等吸収域を示す．一方，中心瘢痕はより低吸収域として描出される．MRI T1およびT2強調像の信号強度は周辺肝と類似する特徴がある．しかしながら，T1で軽度低信号，T2で軽度の高信号を示すことも多い．内部の信号は中心瘢痕部を除けば均一であることが多いが，T1強調像でGd-EOB-DTPA造影MRI肝細胞相に類似したリング状高信号を示すことがある．胆汁うっ滞が原因として考えられる．高b値の拡散強調像で軽度の高信号を示し，ADC値は周辺肝に比べ低く，悪性腫瘍やHCAとの鑑別における有用性は低い．（図Ⅰ-32→25頁，Ⅱ-12→45頁，Ⅲ-55〜57→108〜110頁，図Ⅸ-32）

FNHは多血性腫瘍であり，拡張した栄養動脈が中心瘢痕内から線維性隔壁を通じ車輻状（spork-wheel pattern）に腫瘍に分布する特徴がある．腫瘍濃染は瘢痕を除けば均一である．さらに，腫瘍からの流出血流は肝静脈へ還流する．この血行動態をドップラーや造影US，ダイナミックCT/MRIなどで描出することは診断価値が高い．これらについては総論で述べた（→93頁）．ダイナミックCT/MRIでは，動脈優位相で中心瘢痕から車輻状に腫瘍に分布する栄養動脈が描出され強い濃染がみられるが，濃染は平衡相まで持続し，低吸収化（wash out）はみられず等吸収を示

すことが多い．さらに，腫瘍周辺の肝静脈枝が他部位よりもより強く造影される．これらの典型像は比較的大きな病変では描出可能であるが，小病変（2～3 cm 以下）では明瞭でない場合も多い．また，肝静脈への還流がより速い場合は，平衡相で腫瘍は軽度の低吸収化を示し wash out と類似することがある．さらに，周辺に集簇した栄養動脈枝や肝静脈枝によると思われるリング状濃染が，薄いコロナ濃染と類似することがあるので注意が必要である．中心瘢痕は，平衡相では遅延性濃染を示す．（図 I-32，II-12，III-55～57，VI-11 → 130頁）

SPIO 造影 MRI では，SPIO の取り込みがみられ，T2 や T2*強調像では周辺肝と等信号を示すが中心瘢痕は相対的高信号を示す．ソナゾイド造影 US のクッパー相でも取り込みがみられる．Gd-EOB-DTPA 造影 MRI 肝細胞相で 90％ は等～高信号を呈するとされる．OATP1B3 発現は背景肝に比して同等～高発現を示す．均一に濃染された腫瘍内に星芒状の中心瘢痕が低信号に描出されるが，約半数で中心瘢痕周辺の広い低信号域がみられ，ドーナツ状あるいはリング状の高信号腫瘍として描出される．ドーナツ状濃染の機序についての推論は総論に記載した（→ 123頁）．こうしたリング状・ドーナツ状の高信号は FNH の40％にみられたとする報告が欧米からなされており，FNH に特異性の高い所見とも考えられる（NRH 様結節でもみられる）．さらに，周辺にリング状の等信号がみられる場合は，腫瘍全体が低信号と誤認され，他の肝腫瘍と誤診される危険がある．他の画像による腫瘍の全体像と比較して判断する必要がある．（図 I-32，II-12，VI-11）

FNH には通常被膜はみられないが，前述のように周辺の脈管の集簇などが被膜様に描出されることがある．T2 強調像で高信号に描出され，門脈優位相や平衡相で濃染する．Gd-EOB-DTPA 造影 MRI 肝細胞相では，集簇する流出静脈（微小肝静脈）が辺縁を縁取る低信号帯を示すことがある．その他，石灰化や脂肪成分がみられることがある．

B. 非腫瘍性肝腫瘤 ▶肝細胞性腫瘤類似病変
FNH 様結節
FNH-like lesion

FNH と類似の肝細胞性結節が硬変肝にみられる場合は FNH 様結節と呼ばれる（→ 94頁）．

特にアルコール性肝硬変に高頻度にみられるが（図 IX-33），最近の分子病理学的な解析から，従来 FNH 様結節とされていたものの中に，後述する inflammatory HCA と同様の免疫染色所見を示すものが多くみられることが判明している．serum amyloid A（SAA）陽性腫瘍と呼称されている．

B. 非腫瘍性肝腫瘤 ▶肝細胞性腫瘤類似病変
結節性再生性過形成様結節（NRH 様結節）
NRH-like lesion

総論で述べた（→ 94頁）．NRH がみられる肝に主としてみられる 1～数 cm 大の肝細胞性結節性病変で，組織像と血行動態が NRH と類似する．本書では NRH 様結節として記載した．Gd-EOB-DTPA 造影 MRI の普及後，類似の結節が一般的な肝硬変にも高頻度で認められることが明らかとなっている．画像診断上は早期肝癌，高分化型肝癌や HCA との鑑別が重要である．

画像所見のまとまった報告はなされていない．筆者らの経験では，CTAP で中心部に微細な門脈枝がみられ，車輻状に腫瘍辺縁部に造影剤が分布し濃染し，CTHA では低吸収で濃染はみられない．ダイナミック CT/MRI では動脈優位相で相対的に低吸収/低信号を呈し，門脈優位相で内部に淡い濃染がみられ，平衡相で等吸収/等信号となる．T1 強調像で高～等信号，T2 強調像で等～軽度高信号，拡散強調像で軽度の高信号を示すことが多い．Gd-EOB-DTPA 造影 MRI 肝細胞相では中心部に低信号を有する特徴的なリング/ドーナツ状の高信号を呈する．動脈優位相以外は FNH と類似する．US で非特異的な淡い低エコー結節として描出されるが，同定できないことも多い．網内系を保持し，SPIO やソナゾイド

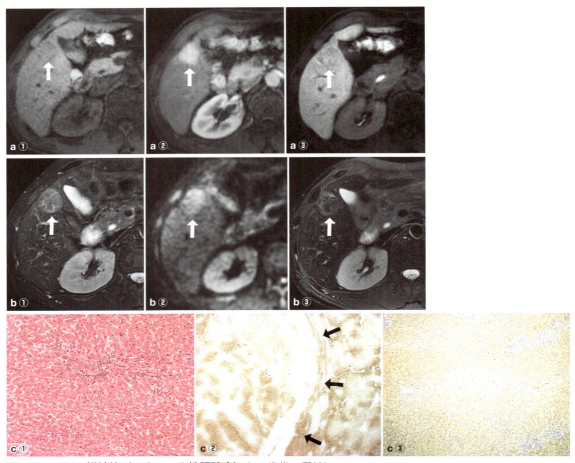

図IX-33　FNH様結節〔アルコール性肝障害〕（40歳代，男性）
a. Gd-EOB-DTPA造影MRI．腫瘤は造影前（①）では等～軽度低信号，動脈優位相（②）では強い濃染を示し，肝細胞相（③）でほぼ等信号を示す（矢印）．
b. MRI．脂肪抑制T2強調像（①）では軽度高信号，拡散強調像（②：b＝800 s/mm²）でも高信号を示し，SPIO造影MRI T2強調像（③）では取り込みを認め大半が等信号を示す（矢印）．
c. 切除標本組織像．HE染色（①：×40）では異型のない肝細胞の過形成よりなり，OATP1B3免疫染色（②：×10）では周辺肝と同等の地図状発現を認め（矢印），SAA免疫染色（③：×40）では発現を認めない．FNH様結節と診断された．

の取り込みを認める．（図III-59→112頁，図IX-34，35）

B. 非腫瘍性肝腫瘤　▶その他

放射線肝障害（放射線肝炎）
radiation hepatitis

　放射線肝障害は，照射野に一致した限局性の異常を示し限局性肝病変を呈する．急性放射線肝炎は1.2～5.5 Gyの放射線照射後2～6週で生じるとされる．放射線照射によるVODあるいはSOSを主体とする病態で，急性期（3か月以内）と慢性期（3か月以上）に分類される．急性期には中心静脈の閉塞やうっ血，出血壊死などがみられる．慢性期ではうっ血は減少するものの，血管障害や門脈域，実質の線維化が進行する．
　単純CTでは照射野に一致する低吸収域を示す．ダイナミックCT/MRI所見は時期によって異なるが，動脈優位相で淡く濃染し，その後線維成分による遅延性濃染が平衡相までみられる．MRI T1強調像で低信号に，T2強調像で高信号に描出される．Gd-EOB-DTPA造影MRI肝細胞相では，照射範囲は低信号域として鋭敏に描出

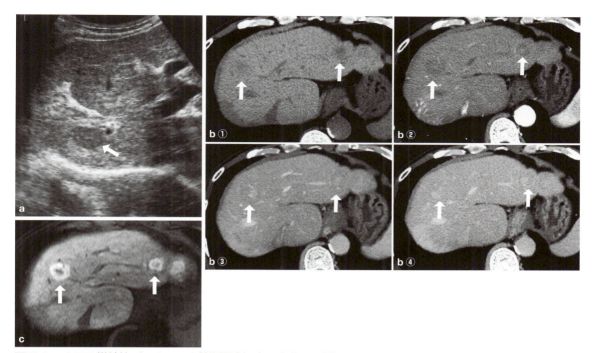

図Ⅸ-34　NRH様結節〔アルコール性肝硬変〕（60歳代，男性）
a．USで軽度低エコー結節を認める（矢印）．
b．ダイナミックCT．造影前（①）で多発性の低吸収結節を認める（矢印）．動脈優位相（②）で中心部に淡い濃染を認め，門脈優位相（③）から平衡相（④）で結節内に濃染が広がっている．門脈血流支配優位の所見である．
c．Gd-EOB-DTPA造影MRI肝細胞相でドーナツ状濃染（高信号）を示す（矢印）．

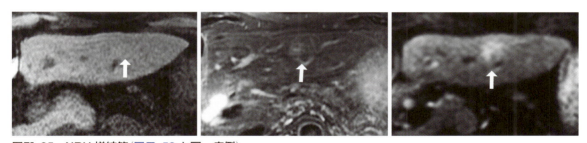

図Ⅸ-35　NRH様結節（図Ⅲ-59と同一症例）
MRI．脂肪抑制T1強調像（左）で腫瘤は等信号，脂肪抑制T2強調像（中）で軽度高信号，拡散強調像（右：b＝800 s/mm²）で軽度高信号を示す（矢印）．

される．中心静脈周囲に発現するOATPの産生が早期に障害されることが原因と考えられる．最近の定位放射線治療などのピンポイントな治療では，障害域は類円形を示すことがあり，腫瘍の残存と類似することがある．（図Ⅸ-36）

B．非腫瘍性肝腫瘤　▶その他

肝紫斑病
peliosis hepatis

【病理・病態】

肝実質内に血液貯留腔（peliotic cavity，1 mm～数cm）がびまん性に多発するが，局所的な場合もある．内皮の被覆がなく肝類洞と連続する．類洞拡張では内皮の被覆がみられ，本症と区別され

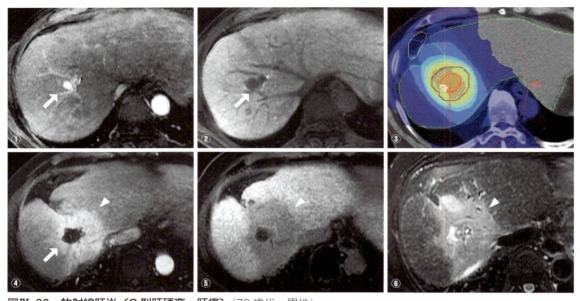

図IX-36 放射線肝炎〔C型肝硬変，肝癌〕（70歳代，男性）
Gd-EOB-DTPA造影MRI動脈優位相（①）で濃染する肝細胞癌を認め（矢印），肝細胞相（②）で同部は明瞭な低信号を示す（矢印）．同腫瘍に対し回転型強度変調放射線治療（VMAT）60 Gy/10回/15日を施行した（③）．照射後6か月のGd-EOB-DTPA造影MRI動脈優位相（④）で腫瘍濃染は消失している（矢印）．周辺の照射野は萎縮し，動脈優位相で濃染を，肝細胞相（⑤）では取り込み低下を，T2強調像（⑥）では高信号を示す（矢頭）．放射線肝炎の所見である．

る．原因としては，類洞壁破壊，類洞レベルの流出障害，中心静脈拡張などが考えられている．悪性腫瘍・結核，ステロイド・ホルモン剤などの薬剤，感染症（特にAIDSにおける B. henselae や B. quintana 感染）などとの関連が報告されているが，原因不明も多い．原因薬剤中止や感染症治療に伴い縮小することもある．肉眼病理像は海綿状血管腫に類似している．しかし，血管腫では内皮の被覆があり，肝類洞と直接の連続がないことや，血管腔の間に線維性間質が存在するのに対し，peliosis hepatis では各微小血管腔を隔てているのは肝細胞索である点が異なる．通常は無症状で，偶然に発見される．肝内あるいは腹腔内破裂の報告がある．

【画像】

海綿状構造を有する肝腫瘍の画像所見については総論で述べた（→16頁）．USでは高エコーを示す．内部は不均一で等～低エコーを示すこともある．単純CTでは低吸収を示し，MRI T1強調像では低信号，T2強調像では明瞭な高信号を示す．

ダイナミックCT/MRIでは動脈優位相で造影剤の多彩なpooling像がみられ，その後持続性濃染がみられる．血液腔への流入血管が門脈であるものは動脈優位相で濃染を示さず，門脈相と平衡相で濃染を示す．動脈支配のものは海綿状血管腫と類似するが，血管腔間の肝実質の厚いものは，非特異的な充実性腫瘤像を示すこともある．病理学的に多彩な病変が肝紫斑病には内包されており，画像所見の報告は多彩である．（図IX-37）

局所的な類洞拡張（sinusoidal dilatation）も画像が類似し，peliosis hepatis として報告されている症例でも類洞拡張との差異が病理学的に厳密に検討されていないものが少なくない．（図IX-38）

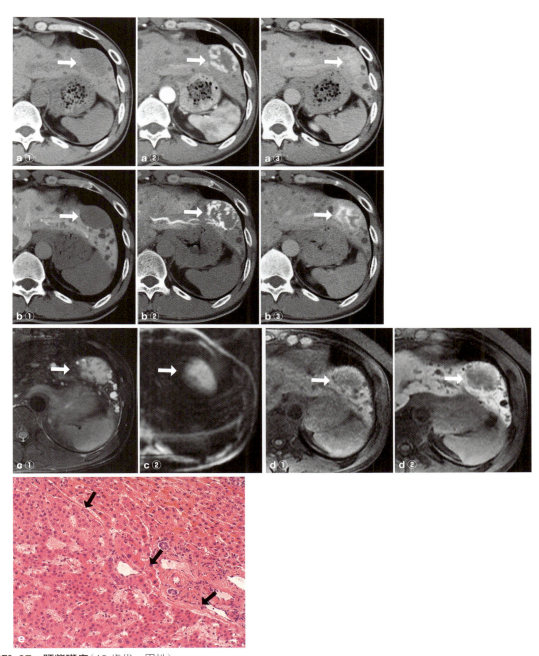

図IX-37 肝紫斑病（40歳代 男性）
a． ダイナミックCT．造影前（①）で低吸収，動脈優位相（②）で腫瘍辺縁に濃染を認め，濃染は内部に広がり，平衡相（③）では全体の濃染が持続する（矢印）．吸収値はいずれの相でも大動脈に類似し，海綿状血管腫と類似の造影剤のpoolingが考えられる所見である．小嚢胞の多発がみられる．
b． CTAP（①）で腫瘍は門脈血流欠損を示し，CTHA早期相（②）では辺縁中心に造影剤のpoolingがみられ，後期相（③）で内部に造影剤は拡散する（矢印）．
c． MRI．脂肪抑制T2強調像（①），拡散強調像（②：b＝800 s/mm²）でともに明瞭な高信号を示す（矢印）．
d． Gd-EOB-DTPA造影MRI．造影前（①）で低信号を示す（矢印）．肝細胞相（②）でも低信号を示すが，辺縁部は索状に高信号を示し内部は淡い低信号を示す（矢印）．介在する肝細胞による取り込みを示唆する所見と考えられる．
e． 切除標本組織像．結節には肝細胞の過形成変化と内部にpeliotic changesがみられた（矢印）．（HE染色，×100）

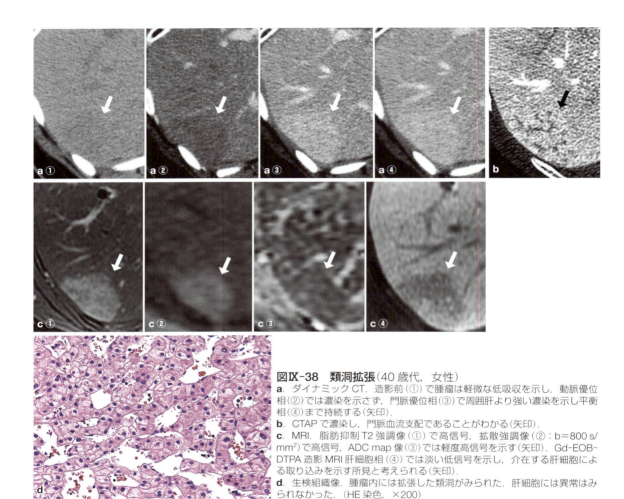

図Ⅸ-38　類洞拡張（40歳代，女性）
a．ダイナミックCT．造影前（①）で腫瘤は軽微な低吸収を示し，動脈優位相（②）では濃染を示さず，門脈優位相（③）で周囲肝より強い濃染を示し平衡相（④）まで持続する（矢印）．
b．CTAPで濃染し，門脈血流支配であることがわかる（矢印）．
c．MRI．脂肪抑制T2強調像（①）で高信号，拡散強調像（②：b＝800 s/mm²）で高信号，ADC map像（③）では軽度高信号を示す（矢印）．Gd-EOB-DTPA造影MRI肝細胞相（④）では淡い低信号を示し，介在する肝細胞による取り込みを示す所見と考えられる（矢印）．
d．生検組織像．腫瘤内には拡張した類洞がみられた．肝細胞には異常はみられなかった．（HE染色，×200）

B．非腫瘍性肝腫瘤　▶その他

偽リンパ腫
pseudolymphoma

【病理・病態】

　偽リンパ腫は反応性リンパ増殖（reactive lymphoid hyperplasia）とも呼称される．良性の非特異的な病変で，ポリクローナルなリンパ球の胚中心を有する濾胞の集合体である．皮膚，肺，眼窩や小腸などでみられ，肝では稀である．肝では腫瘤周辺の門脈域にも高度のリンパ球浸潤がみられる．病因は明らかでないが，慢性炎症に対する免疫反応が考えられている．好発年齢は60歳前後で，女性に多い（報告例の90％前後）．悪性腫瘍，自己免疫疾患や肝疾患に合併することが多い．前述の炎症性偽腫瘍のpseudolymphoma typeは，本疾患と同一と考えられる．以前は，低悪性度群悪性リンパ腫（mucosa-associated lymphoid tissue lymphoma：MALToma）も含まれた概念であったが，MALTomaでは免疫組織学的にポリクロナリティがみられず，腫瘍に分類される．

【画像】

　USでは非特異的な低エコーを示す．ソナゾイド造影USのクッパー相では取り込みはみられない．単純CTでは周辺肝に対し低吸収，動脈優位相では軽度の濃染を示し，平衡相では等〜淡い低吸収を示す．動脈優位相から腫瘤周囲に濃染がみ

B. 非腫瘍性肝腫瘤　211

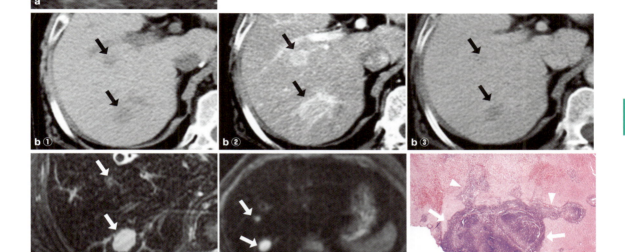

図Ⅸ-39　偽リンパ腫〔抗リン脂質抗体症候群，大動脈炎症候群〕（60歳代，女性）
a．US で明瞭な低エコー結節の多発を認める（矢印）．
b．ダイナミック CT．造影前（①）でいずれの結節も淡い低吸収を呈する（矢印）．動脈優位相（②）で腫瘤は淡い濃染を示し，周囲肝にも楔状・リング状の濃染がみられる（矢印）．平衡相（③）では低吸収を示す（矢印）．
c．MRI．脂肪抑制 T2 強調像（①）と拡散強調像（②：b＝800 s/mm²）で強い高信号を示す（矢印）．
d．同様の画像を示した別症例の切除標本組織像．リンパ球の胚中心を有する濾胞の集合体を認める（矢印）．結節周囲の門脈域には，リンパ球浸潤が認められ門脈不明瞭化がみられる（矢頭）．動脈血流増加，楔状濃染はこうした病理学的変化を反映したものと推察される．（HE 染色，ルーペ像）．

られる特徴がある．門脈域浸潤による周辺微小門脈血流障害による動脈血行増加が機序として考えられている．しかしながら，この濃染は，CTHA では高頻度に観察されるものの，ダイナミック CT/MRI では十分に描出されないことも少なくない．MRI T1 強調像では低信号，T2 強調像では高信号を示し非特異的であるが，拡散強調像では強い高信号を示す．Gd-EOB-DTPA 造影 MRI 肝細胞相では低信号を示す．大きな病変では腫瘤内部に門脈域がみられることがある（門脈血流は欠損）．腫瘤内部はいずれの画像でも均一である．FDG-PET では高集積を呈することが多い．（図Ⅸ-39）

B. 非腫瘍性肝腫瘤 ▶その他

髄外造血
extramedullary hematopoiesis

　髄外造血は骨髄以外で代償的に血液細胞を産生する病態である．骨髄増殖症などの様々な血液疾患による血球産生の欠如に合併する．肝，脾やリンパ節に高頻度にみられる．通常は顕微鏡的レベルの造血巣であるが，肝では門脈域に沿った，あるいは腫瘤状の充実性病変として認められる．

　単純CTでは低吸収を示し，MRI T1強調像では低信号，脂肪抑制T2強調像では高信号を示す．T1強調像 opposed phase では信号低下を示さない．内部は均一である．ダイナミックCT/MRIの動脈優位相では淡く濃染し，平衡相まで持続する．（図V-6 → 118頁）

B. 非腫瘍性肝腫瘤 ▶その他

confluent hepatic fibrosis

【病理・病態】

　明確な定義はないが，肝実質の局所的な強い線維化で，肝炎，肝硬変，門脈血行障害，虚血，Zahn 梗塞，胆管障害などの終末像と考えられる．肝硬変で肝被膜下，特に中肝静脈還流域（内側区と右葉前区域の腹側）に高頻度に認められる．

【画像】

　病変は収縮性で内部や近辺の肝内脈管は病変部に集束する．肝表に近い場合は，肝表の陥凹がみられる．単純CTでは楔状あるいは地図状の低吸収域を示し，MRI T1強調像では低信号，T2強調像では高信号を示す．（図IX-40, 41）

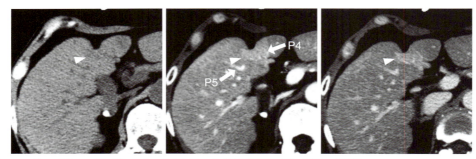

図IX-40　confluent hepatic fibrosis〔アルコール性肝硬変〕（60歳代，男性）
ダイナミックCT．造影前（左）で楔状の淡い低吸収域と肝表の強い陥凹を認める（矢頭）．同部は動脈優位相（中）で淡く濃染し，門脈優位相から平衡相（右）へと濃染は増強する．線維組織における遅延性濃染の所見である．肝内門脈前下区域枝（P5）と内側区域枝（P4）が病変部に集束し同部に強い萎縮が存在することがわかる．中肝静脈末梢部も同部に集束している．
（Ozaki K et al. Confluent hepatic fibrosis in liver cirrhosis : possible relation with middle hepatic venous drainage. Jpn J Radiol 31 : 530-537, 2013 より引用）

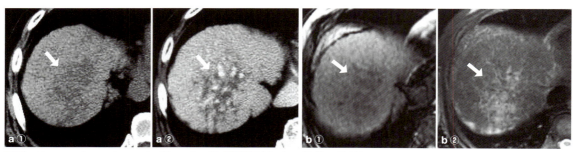

図IX-41　confluent hepatic fibrosis〔C型肝硬変〕（60歳代，男性）
a． ダイナミックCT．造影前（①）で地図状の低吸収域を認め，平衡相（②）で同部は不均一な遅延性濃染を示す（矢印）．動脈優位相では明らかな濃染はみられなかった．
b． MRI．T1強調像（①）で低信号域として，脂肪抑制T2強調像（②）では高信号域として描出される（矢印）．

C. 原発性肝腫瘍

C. 原発性肝腫瘍 ▶上皮性腫瘍 ▶肝細胞性腫瘍

肝細胞腺腫
hepatocellular adenoma(HCA)

【病理・病態】

欧米においては比較的頻度が高いが，日本を含めてアジアでの発症は少ない．世界的には経口避妊薬を使用する20～40歳代の女性に多い（85%）が，わが国では小児や男性例の頻度が相対的に高い．薬剤では蛋白同化ステロイドなどがリスクファクターとなる．糖原病や若年発症成人型糖尿病（MODY3）との関連が報告されている．門脈血行障害などにも合併する．単発から多発と様々であるが，10個以上が多発する場合は肝細胞腺腫症（adenomatosis）と呼称される．典型的には被膜はないか，あっても薄い．内部には脂肪沈着，うっ血像，壊死像，線維化などが様々な程度で認められる．正常肝にみられ，硬変肝には生じないとされている．腫瘍細胞は異型や核分裂像は少なく，正常肝細胞に比して大きく淡明で索状もしくは小腺管状に配列する．通常，腫瘍内には門脈域や中心静脈が認められない．Kupffer細胞はわずかに存在するとされる．腫瘍出血や腹腔内破裂の合併と，頻度は低いものの癌化がみられる点で臨床的に重要である．

HCAは遺伝子学的，臨床病理学的に以下の4つのサブタイプに分類され，2010年のWHO分類にも明記された（表IX-1）．すなわち，HNF1α inactivated HCA, inflammatory HCA, β-catenin activated HCAとunclassified HCAの4型である．HNF1α inactivated HCAは，欧米では，全体のおおよそ35～50%を占めるとされ，*HNF1A*遺伝子（HNF1αをコードする）の不活化により，免疫組織化学上liver fatty binding protein(L-FABP)の腫瘍内発現は周囲肝に比して明らかに減弱する．このサブタイプは女性に多く，腫瘍細胞のびまん性脂肪化が特徴である．adenomatosisで多い亜型とされ，同一遺伝子の異常で生じるMODY3との関連も報告されている．inflammatory HCAは全体の45～55%程度の頻度である．免疫組織化学上serum amyloid A(SAA)

表IX-1 肝細胞腺腫の亜分類別の特徴（WHO分類）

	H-HCA	I-HCA	b-HCA
頻度（欧米）	35～50%	40～55%	15～18%
変異遺伝子	*HNF1A*(encoding HNF1α)	*IL6ST*(gp130) *STAT3* *GNAS* *CTNNB1*(10%)	*CTNNB1*(encoding β-catenin)
免疫組織化学的特徴	L-FABP減弱	SAA陽性 CRP陽性	GSのびまん性高発現 β-cateninの核内発現
臨床学的特徴	女性に多い	肥満，飲酒と関連 男性例も多い	男性例も多い 癌化率が高い
組織学的特徴	びまん性の脂肪化 炎症細胞浸潤が少ない 細胞異型が少ない	炎症細胞浸潤 細胆管反応 類洞拡張 異常動脈増加 背景肝の脂肪化	瘢痕 細胞異型がやや高度 時に壊死，出血，瘢痕 軽度の類洞拡張

H-HCA：HNF1α inactivated hepatocellular adenoma (HCA), I-HCA：inflammatory HCA, b-HCA：β-catenin activated HCA, HNF1α：hepatocyte nuclear factor 1α, L-FABP：liver fatty binding protein, SAA：serum amyloid A, GS：glutamine synthetase
〔Bioulac-Sage P et al. Focal nodular hyperplasia and hepatocellular adenoma. WHO classification of tumors of the digestive system. 4th ed. Bosman F, et al. (eds). IARC, Lyon, p198-204, 2010より引用改変〕

表Ⅸ-2 肝細胞腺腫の亜分類別の画像所見の特徴

	H-HCA	I-HCA	b-HCA
血流	・動脈優位相で軽度〜中等度の濃染	・動脈優位相より強く濃染 ・平衡相での持続濃染	・動脈優位相で不均一な濃染
特徴的所見	・T1強調像（out of phase）でびまん性信号低下 ・内部均一 ・FDG-PET高集積	・T2強調像で高信号 ・T2強調像で腫瘤辺縁高信号（atoll sign）	・瘢痕を有することが多い
EOB-MRI（肝細胞相）	・低信号	・低信号	・等〜高信号

やC-reactive protein（CRP）などの炎症関連蛋白の発現を腫瘍細胞に認めるのが特徴である．以前telangiectatic FNHと診断されていたものがこの亜型に分類される．β-catenin mutationも約10％で併存する．肥満や，脂肪肝との関連が報告されている．組織学的には限局性あるいはびまん性の炎症が存在し，類洞拡張やうっ血，peliotic area，細胆管増生，限局性の脂肪沈着がみられることもある．β-catenin mutationが併存する症例では癌化する可能性があるとされる．β-catenin activated HCAは全体の10〜18％と低い頻度である．CTNNB1遺伝子（β-cateninをコードする）の変異によりβ-cateninの活性化を認め，免疫組織化学上β-cateninの核内発現とGSのびまん性高発現が認められる．男性発症，単発が多く，癌化のリスクが高い亜型である．組織学的には，脂肪化が少なく，炎症細胞浸潤も目立たない．病理学上は高分化肝細胞癌との鑑別が難しい症例も多い．unclassified HCAは免疫組織化学的にこれらに分類されないHCAで，頻度は10％以下である．

【画像】

HCAの亜分類別の画像所見は表Ⅸ-2に示すような特徴が報告されている．

- HNF1α inactivated HCA：腫瘍内のびまん性の脂肪化を反映し，USでは高エコーを示す．単純CTでは明瞭な低吸収を示す．ダイナミックCT/MRIでは動脈優位相で軽度から中等度の濃染を示し，平衡相で低吸収化する（wash out）．T1強調像で等〜高信号，脂肪抑制T2強調像で軽度低〜高信号を示し，T1強調像opposed phaseでびまん性の信号低下を認める．拡散強調像では拡散制限は軽度とされる．内部は均一なことが多い．Gd-EOB-DTPA造影MRI肝細胞相では低信号が示す．HNF1α inactivated HCAはFDG-PETで高い集積を認め，悪性腫瘍と類似することが報告されている．筆者らはその原因として，グルコーストランスポーター2（GLUT2），ヘキソキナーゼ4（HK4）の高発現によるグルコースの取り込みとリン酸化の亢進に加えて，これをendoplasmic reticulumに取り込むグルコース-6-リン酸トランスポーター1（G6PT1）の不活性化によるグルコース集積が原因と考えられる免疫染色結果を報告した．HNF1αはG6PT1の活性化を制御する転写因子であることが報告されており，画像と分子病理学的関連を示す結果として興味深い．他のHCAでは集積は軽微である点から，悪性腫瘍との鑑別に際しては留意する必要がある．（図Ⅸ-42, 43）

- inflammatory HCA：T2強調像で高信号を示すが，約30％で腫瘤辺縁のtelangiectasiaを反映し，より明瞭な高信号域（atoll sign）を認める特徴がある．拡散強調像で高信号を示し，ADC値は低い（拡散制限が強い）．また，動脈優位相での強い濃染とwash outが認められるが，濃染は持続する傾向がある．T1強調像opposed phaseでは10〜30％で脂肪沈着を示唆する部分的あるいは不均一な低下を示す．Gd-EOB-DTPA造影MRI肝細胞相では低信

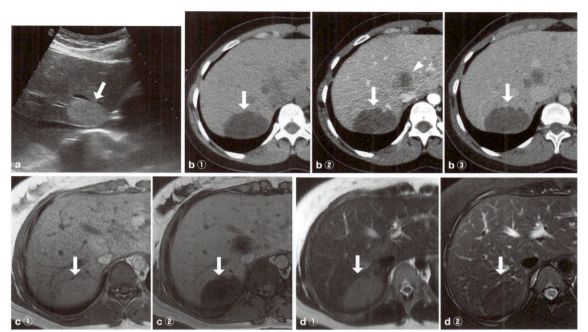

図Ⅸ-42　肝細胞腺腫（HNF1α inactivated HCA）（経口避妊薬服用）（30歳代，女性）
a．US．均一な高エコーを示す（矢印）．
b．ダイナミックCT．造影前（①）で腫瘤は均一な高度低吸収を示し，動脈優位相（②）と平衡相（③）で淡く造影される（矢印）．同様の小病変が多発している（矢頭）．本例は adenomatosis であった．
c．MRI．T1強調像 in phase（①）で軽度高信号を示し，opposed phase（②）では著明な信号低下を示す（矢印）．
d．MRI．非脂肪抑制T2強調像（①）では高信号を，脂肪抑制T2強調（②）では軽度低信号を示す（矢印）．他の多発腫瘍も同様の所見を示した．

号を示すことが多いが，等信号を示す例や辺縁に高信号部がみられる症例なども経験され，inflammatory HCA の特徴の1つの可能性もある．ただし，これらの所見の解釈には今後の症例の蓄積が必要であると思われる．FDG-PET では明らかな集積はみられない．（図Ⅲ-54 → 107頁，図Ⅸ-44）

- **β-catenin activated HCA**：内部に約70%で瘢痕を認めるとされ，画像診断上有用な所見である．限局性の脂肪化や出血，壊死が時にみられる．動脈優位相では不均一な濃染を呈することが多い．MRIではT1，T2強調像での信号強度は様々であるが，内部は不均一なことが多い．Gd-EOB-DTPA の取り込みトランスポーターである OATP1B3 が等～高発現しており，Gd-EOB-DTPA 造影MRI肝細胞相では等～高信号を呈する特徴がある．この OATP1B3 の高発現は inflammatory HCA のβ-catenin mutation 部でも予想され，HCN の癌化の可能性の予測に臨床上重要と考えられる．（図Ⅵ-12 → 131頁，図Ⅸ-45）

- **unclassified HCA**：画像上特異性に乏しく，出血や脂肪がみられることがある．内部不均一なことが多い．Gd-EOB-DTPA 造影MRI肝細胞相では75%（6/8症例）で低信号を呈したと報告がある．

US所見は HNF1α inactivated HCA 以外は非特異的である．SPIO などの網内系造影剤の取り込みがみられる場合がある（図Ⅸ-44）．MRI高b値拡散強調像やADC値では，HNF1α inactivated HCA 以外は明瞭な拡散制限がみられ，悪性腫瘍との鑑別は困難である（図Ⅸ-44）．SPIO 造影 MRI では取り込みは低下，高信号に描出される

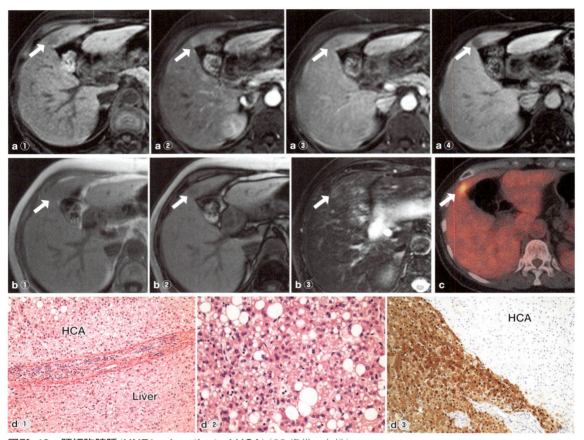

図IX-43　肝細胞腺腫（HNF1α inactivated HCA）（60歳代，女性）
a．Gd-EOB-DTPA造影MRI．造影前（①）で腫瘤は低信号を示し，動脈優位相（②）では濃染し，門脈優位相（③）では軽度低信号を示す（wash out）（矢印）．肝細胞相（④）では低信号を示す（矢印）．
b．MRI．T1強調像in phase（①）では等信号で同定が困難であるが，opposed phase（②）では信号が低下し結節として同定できる（矢印）．脂肪抑制T2強調像（③）では軽度の高信号を示す（矢印）．
c．FDG-PET/CT早期相で明瞭な集積がみられる（矢印，SUV max 5.2）．後期相ではSUV max 4.8であった．
d．切除標本組織像．薄い被膜を有するHCAと診断された（①：HE染色，×40）．腫瘍内には脂肪滴が多数認められた（②：HE染色，×200）．L-FABP染色（③：×40）でHCAに発現はみられなかった．

点がFNHとの鑑別点の1つとなるが（図II-12→45頁），HCAでも等信号で描出されない場合もある（図IX-44）．HCAでは腫瘍破裂（出血）が重篤な合併症として知られている．この場合は血腫で画像が修飾されるので周辺の残存腫瘍の画像所見から診断する必要がある．（図IX-46）

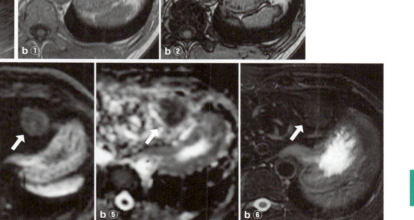

図IX-44　肝細胞腺腫（inflammatory HCA）（40歳代，男性）（図III-54と同一症例）
a．US．等～軽度高エコーの腫瘤を認め，周辺に低エコー帯（halo）がみられる（矢印）．切除標本では明らかな被膜形成はなく，halo は圧排された肝実質と考えられる．
b．MRI．T1強調像 in phase（①）で高信号，opposed phase（②）で等信号を示し，軽度の脂肪成分の存在が示唆される（矢印）．脂肪抑制T2強調像（③）では高信号を示すが，辺縁部がより高信号である（atoll sign）（矢印）．拡散強調像（④：b＝800 s/mm²）で高信号，ADC map 像（⑤）では低信号がみられ拡散抑制の所見である（矢印）．SPIO造影後の脂肪抑制T2強調像（⑥）で信号低下がみられる（矢印）．

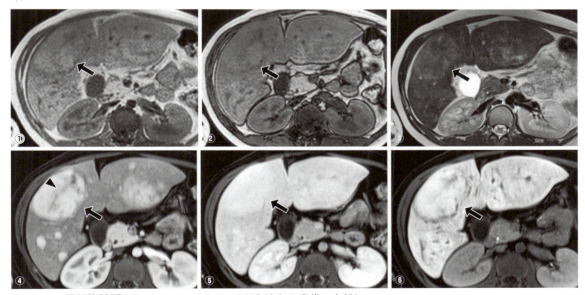

図IX-45　肝細胞腺腫（β-catenin activated HCA）（10歳代，女性）
MRI．多発性肝腫瘤が認められる（adenomatosis）．最大の腫瘤はT1強調像 in phase（①）で軽度高信号を示し，opposed phase（②）でも同様である（矢印）．T2強調像（③）では不均一な高信号を示す（矢印）．Gd-EOB-DTPA造影MRI動脈優位相（④）では腫瘤は強い濃染を示す（矢印）．濃染は移行相（⑤）から肝細胞相（⑥）まで持続的に観察され（矢印），動脈優位相での濃染の遷延とGd-EOB-DTPAの取り込みの両者による効果が考えられる．動脈優位相で内部に瘢痕様低信号域がみられ，移行相では遅延性濃染で不明瞭化している（矢頭）．生検でβ-catenin activated HCAと診断された．他の腫瘤も同様の画像所見を示している．
（Courtesy of L. Grazioli, University of Brescia, Brescia, Italy）

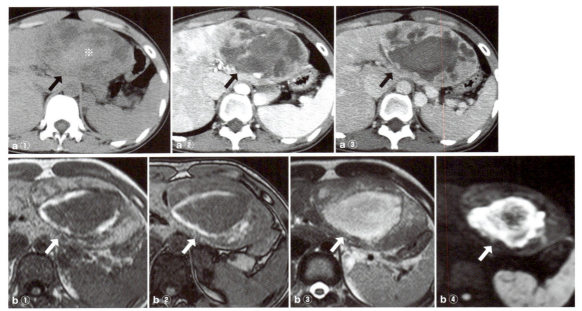

図IX-46　肝細胞腺腫(HNF1α inactivated HCA)(20歳代, 女性)
a. ダイナミックCT. 造影前(①)で外側区に低吸収腫瘍(矢印)と中心部に高吸収域を認める(※). 動脈優位相(②)では辺縁部が淡い濃染を示すが, 高吸収域部分は造影されない(矢印). 平衡相(③)でも同部は造影されず, 血腫の所見である. 壊死部と考えられる低吸収域も散在性に認められる.
b. MRI. T1強調像 in phase(①)で腫瘍辺縁部は等信号を, 中心部は高信号に縁取りされた低信号を示す(矢印). opposed phase(②)では辺縁部に信号低下を認め, 脂肪の存在が示唆されるが, 中心部の信号強度に変化はみられない(矢印). 非脂肪抑制T2強調像(③)では辺縁部は軽度の高信号を示し, 中心部は高信号(外側より高信号)を示す(矢印). 拡散強調像(④)では辺縁部は軽度高信号, 中心部は著明な高信号(外側より高信号)を示す(矢印). 中心部は亜急性期血腫の所見である(周辺部はメトヘモグロビン主体の亜急性期血腫で内部はより新鮮血が考えられる). 切除で内部に血腫を伴うHNF1α inactivated HCAが確認された.

| C. 原発性肝腫瘍　▶上皮性腫瘍　▶肝細胞性腫瘍 |

SAA陽性腫瘍
serum amyloid A positive neoplasm

【病理・病態】

最近の免疫組織化学的研究により, 慢性アルコール肝障害を背景にもつFNH様結節の一部はinflammatory HCAと類似の免疫組織学的背景(SAA発現)を示すことが明らかとなった. しかしながら, HCAは通常, 線維化や肝硬変のない肝臓に発生するとされており, この慢性アルコール肝障害を背景に発生する結節性病変はSAA陽性肝細胞性腫瘍と呼称されている. FNH様結節はSAAが陰性でGSは地図状発現を認め, 一方, SAA陽性腫瘍ではGSは陰性〜弱陽性である. SAA陽性腫瘍とinflammatory HCAの異同については, 最近ヨーロッパから, アルコール性肝硬変にinflammatory HCAが合併することを許容する報告がなされており, 今後は後者で統一される可能性がある.

【画像】

SAA陽性腫瘍についての画像の報告はいまだ少ないが, 筆者らの経験を含めて記述する. 基本的にはinflammatory HCAとほぼ同一である. 多発することが多く, サイズの平均は12.3 mm大と比較的小さなものが多い. 血行動態はHCAや多血性肝癌と類似し, 動脈優位相での濃染とwash outと薄いコロナ濃染がみられる. MRI T1強調像で等〜高信号を, T2強調像で高〜低信号を示す. SPIO造影MRIでは取り込みを認めることが多い. OATP1B3発現は背景肝より低下を呈し, Gd-EOB-DTPA造影MRI肝細胞相で軽度低信号を示す(**図IX-47**). USでは非特異的低エコー結節として描出される.

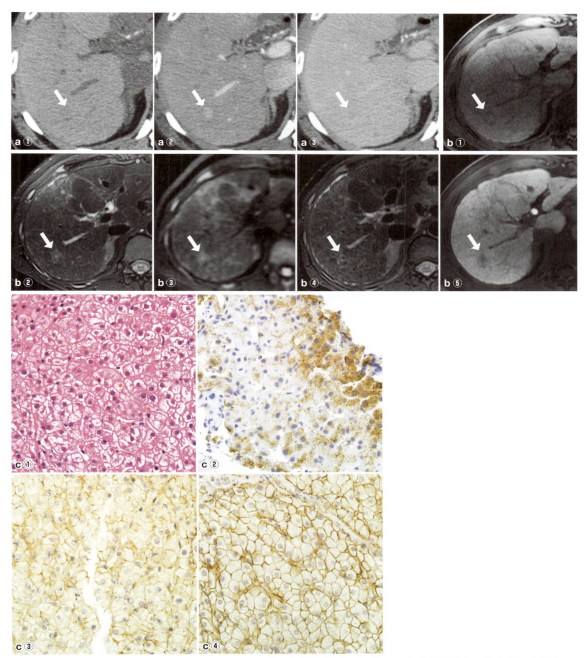

図IX-47　serum amyloid A positive neoplasm（SAA陽性腫瘍）〔アルコール性肝障害〕（40歳代，男性）
a． ダイナミックCT．造影前（①）で結節は淡い低吸収を示し，動脈優位相（②）で濃染し，平衡相（③）で淡い低吸収化（wash out）を認める（矢印）．
b． MRI．脂肪抑制T1強調像（①）で等信号，脂肪抑制T2強調像（②）で軽度高信号，拡散強調像（③：b=800 s/mm^2）で軽度高信号を示す（矢印）．SPIO投与後の脂肪抑制T2強調像（④）で低信号化を認める．Gd-EOB-DTPA造影MRI肝細胞相（⑤）では軽度低信号を示す（矢印）．
c． 生検組織像．細胞異型は認めない（①：HE染色，×200）．SAA免疫染色（②：×100）で発現がみられる（茶色）．OATP1B3免疫染色（×100）で結節部のOATP1B3発現（③）は周囲肝（④）に比べて低下している．SAA陽性腫瘍と診断された．

肝細胞癌（肝癌）
hepatocellular carcinoma（HCC）

肝細胞癌（肝癌）の背景因子としては，肝硬変，B型肝炎ウイルス（HBV），C型肝炎ウイルス（HCV），アルコール性肝障害，NASH，土壌中に含まれるカビ毒であるアフラトキシン（aflatoxin）などが挙げられる．日本肝癌研究会の原発性肝癌追跡調査の第19報（2006～2007年）では，肝癌6,399例中，非癌部が正常であったものは7.9%，慢性肝炎あるいは肝線維症は47.4%，肝硬変は44.7%であった．これらの慢性肝疾患の原因として，2005年時点で，わが国では約70%がC型肝炎ウイルスの持続感染，約15%がB型肝炎ウイルスの持続感染，5%がB型とC型肝炎ウイルス双方の持続感染，残りの10%がnon-B non-C（NBNC）肝炎やアルコール性肝障害，NASHなどであった．しかしながら，ワクチン接種の普及や抗ウイルス療法の進歩などで，わが国の肝癌は2004年をピークに減少しており，また，相対的にNBNC，アルコールやNASHに起因する肝癌の占める割合が増加している．以上から，わが国では，B型慢性肝炎，C型慢性肝炎と肝硬変が肝癌の高危険群，B型肝硬変，C型肝硬変は超高危険群と規定している．こうした高危険群に対して，**表IX-3**のような間隔での腫瘍マーカー測定と画像診断によるスクリーニングが推奨されている．結果として，わが国で2006～2007年に初回に診断された肝癌の最大径は，2cm以下が33%，5cm以下が79%を占めている．

肝癌のスクリーニングや診断過程で様々な肝細胞性腫瘍が検出される．肝癌取扱い規約 第3版（1992年）では，これらの結節は大型再生結節，腺腫様過形成（AH），異型腺腫様過形成（atypical AH），初期の高分化型肝癌，高，中，低および未分化型肝癌に分類された．その後，肝癌取扱い規約 第4版（2000年）で，"初期の高分化型肝癌"は"早期肝細胞癌（early hepatocellular carcinoma）"（早期肝癌）に変更されている．しかしながら，日本での早期肝癌の概念は欧米では"dys-plastic nodule"と診断されることが多く，国際的な混乱が続いた．この問題の解決のために，国際的な検討委員会（international working party）がコンセンサスをまとめ，その結果が2009年に報告されている．この結果を踏まえて，肝癌取扱い規約 第5版（2009年）では，AHは軽度異型結節〔low-grade dysplastic nodule（DN）〕，atypical AHは高度異型結節（high-grade DN），早期肝癌，高分化型肝癌，中分化型肝癌，低分化型肝癌，未分化型肝癌に分類されている．WHO分類もこれに準拠している．病理学的特徴の要点を以下に示す．

表IX-3 肝癌のサーベイランス

- 超高危険群（B型・C型肝硬変）
  - 3～4か月ごとの超音波検査
  - 3～4か月ごとのAFP/PIVKA-II/AFP-L3の測定
  - 6～12か月ごとのCT/MRI検査（option）
- 高危険群（B型・C型慢性肝炎，非ウイルス性肝硬変）
  - 6か月ごとの超音波検査
  - 6か月ごとのAFP/PIVKA-II/AFP-L3の測定

- **軽度異型結節（low-grade DN）**：周辺肝組織に比して細胞密度の軽～中等度（2倍程度）の増大はあるが，構造異型はみられない．細胞はやや小型になるために核胞体比が軽度増加し，核は軽度の大小不同を示す．また，索状構造が周囲肝細胞よりも目立つ．

- **高度異型結節（high-grade DN）**：部分的に細胞密度の高度（2倍以上）な部分を有する，あるいは，わずかの構造異型を有する結節で，癌か否かの判定が困難な境界病変（borderline lesion）といえるものである（画像診断では，"境界病変"は早期肝癌や一部の高分化型肝癌などを含むより広義の範囲の結節に対し，あいまいに使用されている）．

- **早期肝癌（early HCC）**：細胞密度の増大（2倍以上）に加え，腺房様あるいは偽腺管構造，索状配列の断裂，不規則化などの構造異型が領域性をもってみられるもの，あるいは間質への浸潤を有するもので，細胞個々の異型は乏しいが一般に細胞は小型化して核胞体比が増大する．

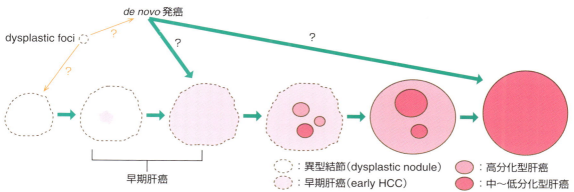

図IX-48 肝細胞癌多段階発癌

しばしば脂肪化，淡明細胞化を伴う．癌細胞は隣接する肝細胞索を置換するように増殖し，境界は不明瞭である（小結節境界不明瞭型）．腫瘍内に門脈域が残存する．

- **高分化型肝癌（well differentiated HCC）**：早期肝癌と類似の高分化型肝癌でも，膨張型発育を示し，境界の明瞭な単純結節型を示し，結節内の門脈域が明瞭ではない場合は"高分化型肝癌"とされる．中分化型肝癌に近いものまで組織像は多彩である．
- **中分化型肝癌（moderately differentiated HCC）**：腫瘍細胞は数層〜それ以上の厚さの索状構造をとり，豊富な好酸性胞体を有し，核は大きく，核質に富み，核胞体比は正常肝細胞と大差ない．偽腺管構造をしばしば伴う．
- **低分化型肝癌（poorly differentiated HCC）**：腫瘍細胞は明瞭な索状構造をとることなく充実性に増殖し，スリット状の血液腔や少数の血管が介在する．腫瘍細胞の好酸性は目立たず，核胞体比は大きい．異形性の著しい単核，多核の巨細胞をはじめ，腫瘍細胞の多形性が目立つ．

C. 原発性肝腫瘍 ▶上皮性腫瘍 ▶肝細胞性腫瘍 ▶肝細胞癌

多段階発癌
multistep hepatocarcinogenesis

【病理・病態】

　肝癌の発生にはいわゆる *de novo* 発癌と，DNから早期肝癌，高分化型肝癌，中分化型肝癌から低分化型肝癌への多段階発癌が考えられている（図IX-48）．また基本的にDNと類似した組織像を示すdysplastic fociの存在も知られており，このような病変と *de novo* 発癌あるいは通常型のDNへの進展も考えられている．こうした多段階発癌は病理学的に結節内で不均一かつ連続的に発現し，より悪性度の高い肝癌へと多段階的に進展する．早期肝癌とDN，特にhigh-grade DNとの病理学的鑑別診断は時に容易ではなく（組織学的連続性），またこれらは一般的に混在することが知られている（結節内組織学的不均一性）．この場合，たとえば大半がDNと診断される結節内に早期肝癌と診断される部分が少しでも存在すれば，この結節の病理診断は"早期肝癌"と定義される．

【画像】

　前記のように，DN内に部分的に早期肝癌部分が存在すれば病理学的には結節全体が早期肝癌と診断される．しかしながら，画像所見はDNを反映するものと考えられる（図III-37 → 96頁）．この病理診断と画像所見の乖離が長い間にわたって早期肝癌の画像診断の研究に大きな障壁となってきた（図IX-49）．特に生検診断との対比による解析の不確実性が今日もなお解決が困難な問題である．いずれにしても，画像診断によるDN，早期肝癌や高分化型肝癌のピンポイント診断は理論的に困難である．画像診断の立場からは生検診断例も含めて多数例で比較解析し，"DN型"，"早期肝

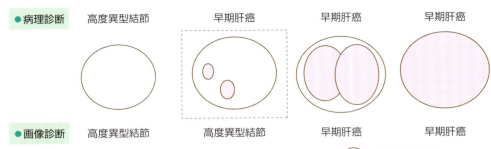

図Ⅸ-49　異型結節・早期肝癌における病理診断と画像診断の乖離
肝癌の多段階発癌過程における肝細胞性結節内の病理組織像は不均一である．異型結節内に一部でも早期肝癌に一致する（超）高分化肝癌巣がみられる結節（点線囲みのような結節）の結節全体の病理診断は"早期肝癌"である．しかしながらその画像は全体として高度異型結節を反映すると考えられる．

癌型"，"高分化肝癌型"といった画像所見を確立し臨床的に対応することが重要であろう．そしてこのような画像所見と結節の生物学的悪性度の関連を解析することが臨床的に有用である．

多段階発癌を描出する画像診断法としては，各種血流画像，MRI信号強度，SPIO造影MRI，拡散強調像や造影USなどが一般臨床で応用されてきたが，近年Gd-EOB-DTPA造影MRIの有用性が確認され，大きな変革がみられている．

①結節内血流画像による多段階発癌の評価
　総論に詳述した（→90頁，図Ⅲ-37～47 → 96～103頁）．

②MRI信号強度による評価
　T2強調像ではDNは低信号に描出されることが多く，一方，中分化型肝癌はほぼすべてが高信号を示す．高分化型肝癌は約半数が等信号を示し，残りは低信号あるいは高信号を示す．早期肝癌は等信号を示すことが多い（図Ⅱ-5, 6 → 42, 43頁，図Ⅸ-50～52）．DNの多くが低信号に描出される原因は明らかではないが，細胞密度が増加し相対的に類洞が減少することや鉄沈着などが一因と考えられる．鉄沈着の場合はT2強調像で低信号となりgradient echo法ではより高度な低信号となる（図Ⅱ-27 → 59頁）．T1強調像ではDNはほとんどが高信号に描出され，高分化型肝癌も多くは高信号を示すが，多血性小肝癌でも約1/3が高信号に描出される（図Ⅱ-6，図Ⅸ-50, 51）．T1強調

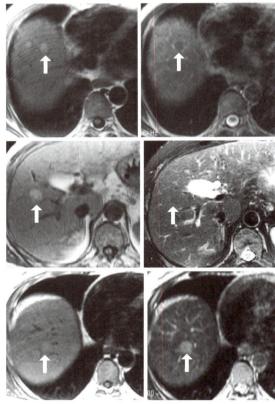

図Ⅸ-50　多段階発癌における肝細胞性結節性病変と信号強度
MRI T1強調像（左列），T2強調像（右列）．高度異型結節（上段，矢印）はT1強調像で高信号，T2強調像で低信号を示す．早期肝癌（中段，矢印）はそれぞれ高信号，等信号を示し，中分化型肝癌（下段，矢印）は高信号，高信号を示す．

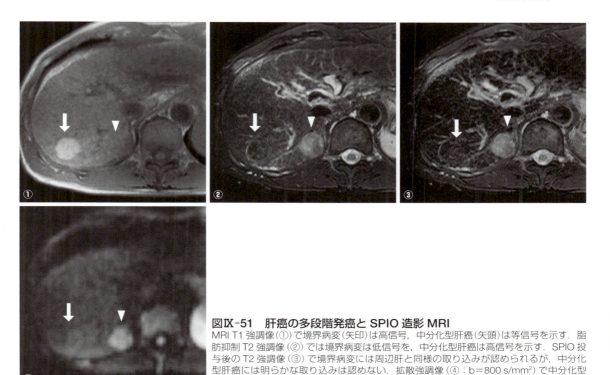

図IX-51 肝癌の多段階発癌とSPIO造影MRI
MRI T1強調像（①）で境界病変（矢印）は高信号，中分化型肝癌（矢頭）は等信号を示す．脂肪抑制T2強調像（②）では境界病変は低信号を，中分化型肝癌は高信号を示す．SPIO投与後のT2強調像（③）で境界病変には周辺肝と同様の取り込みが認められるが，中分化型肝癌には明らかな取り込みは認めない．拡散強調像（④：b＝800 s/mm²）で中分化型肝癌は高信号を示すが，境界病変は等信号で同定が困難である．

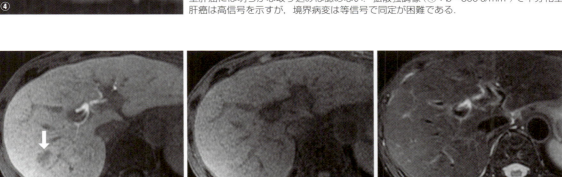

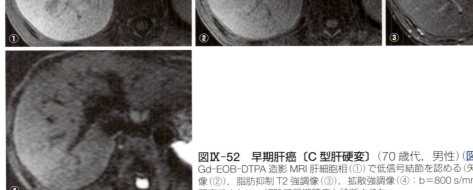

図IX-52 早期肝癌〔C型肝硬変〕（70歳代，男性）（図VI-5と同一症例）
Gd-EOB-DTPA造影MRI肝細胞相（①）で低信号結節を認める（矢印）．脂肪抑制T1強調像（②），脂肪抑制T2強調像（③），拡散強調像（④：b＝800 s/mm²）では結節は等信号で同定できない．切除で早期肝癌と診断された．

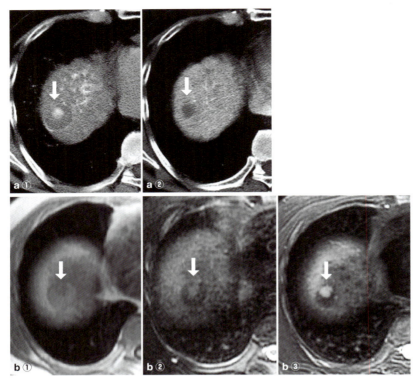

図Ⅸ-53　肝癌乏血性境界病変内多血性肝癌巣（hypervascular focus）
a．CTHA早期相（①）で乏血性境界病変内に濃染する微小結節を認める（矢印）．CTAP（②）では多血性部分のみが低吸収域（門脈血流欠損域）として描出される（矢印）．
b．MRI．T1強調像（①）では腫瘍全体が軽度高信号を示すが，多血性部分は相対的にやや低信号である（矢印）．脂肪抑制T2強調像（②）では腫瘍は低信号を示し，多血性部分は周辺肝とほぼ等信号を示す（矢印）．SPIO投与後の脂肪抑制T2強調像（③）では境界病変部と肝実質はより低信号化し，多血性部分は相対的に明瞭な高信号域として描出される（矢印）．

像で高信号を示す病理学的背景としては，腫瘍内血洞の減少，脂肪沈着，銅沈着などが一因として考えられている．径5mm前後以上の多血性肝癌を内包する乏血性境界病変例ではT2強調像で低信号結節内に等あるいは高信号部を認めることがある（**図Ⅸ-53**）．

　腫瘍の悪性度が高くなるにつれて拡散が制限され拡散強調像で高信号化を示し，ADC値は低下する．DNや早期肝癌では拡散強調像での高信号化は認められないが（**図Ⅸ-51**），高分化型肝癌では等〜軽度高信号を呈し（**図Ⅱ-6**），中〜低分化型肝癌では明瞭な高信号を呈することが多い（**図Ⅱ-5**）．ADC値と腫瘍分化度には相関がみられる．高いb値（1,000 s/mm²）を用いてADCを算出した検討では，分化度が低下するにつれてADCは有意に低下し，特にDN/高分化型肝癌と，中分化/低分化型肝癌との間で有意な差が認められている．拡散強調像で検出される病変は組織異型の進んだ高分化型肝癌からで，多血化が出現する段階とほぼ一致するものと思われる．拡散強調像はDNや早期肝癌，高分化型肝癌の検出に優れているとはいえないが，進行癌の検出や悪性度診断には有用である．

③網内系造影剤（SPIO造影MRI）による評価

　組織学的に，DNでは周辺肝に比べKupffer細胞が約半数で増加，他の半数では同等であるのに対し，中分化型肝癌では80%以上で明らかな減少を示す．一方，高分化型肝癌は約1/3で減少し，残りの2/3はほぼ同等である．SPIO造影MRIでは，これを反映して，多段階発癌で悪性度の増加に伴って周辺肝に対して相対的に信号強度が上昇する（取り込みが低下する）が（**図Ⅸ-51**，

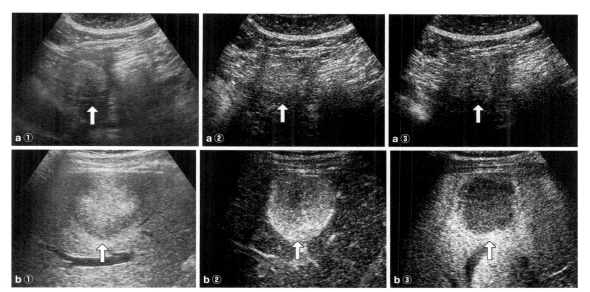

図IX-54 肝癌の造影 US
ソナゾイドによる造影 US．
a．高分化型肝癌は造影前（①）では高エコーを示し，血管相（②）で周辺肝と類似した造影を示し，クッパー相（③）では造影の持続を認める（矢印）．
b．中分化型肝癌は造影前（①）では高エコーを示し，血管相（②）で強く造影され，クッパー相（③）では低エコーを示す（ソナゾイドの取り込み低下）（矢印）．

53），DN，早期肝癌，高分化型肝癌の間に所見の重複が大きい．しかしながら，SPIO 造影 MRI でわずかな高信号を示せば肝癌の可能性が高い．

④造影 US による評価

現在わが国で使用されている超音波造影剤ソナゾイドは，シェルに内包された難溶性ガス perflubutane の微小な気泡（2～3μm 径）が成分で Kupffer 細胞に貪食される．静脈注入直後 2～3 分の vascular phase でのリアルタイムな血流・脈管評価と，10 分後から数時間持続するクッパー相（Kupffer phase, post-vascular phase）での網内系機能評価が可能である．DN では，動脈相での血流は周辺肝に比べ軽度減少しているが，門脈相での血流は背景肝とほぼ同等であり，クッパー相でも周辺肝と同等の取り込みを示す．高分化型肝癌では動脈相での血流は減少または軽度増加しており，腫瘍血管径は背景肝と同等で細く均一である．門脈相での血流は軽度減少している．クッパー相では背景肝と比較して軽度の取り込み低下（軽度低エコー）を示す（図IX-54）．中分化型肝癌では動脈相で明瞭な高エコーを呈し，拡張蛇行した腫瘍血管が増生し辺縁から内部に入り込むようなバスケット状を呈する．門脈相では血流が減少し，低エコーとなる（wash out）．クッパー相では一部取り込みが残存することもあるが，一般に明瞭な低エコー（defect）を呈する（図IX-54）．低分化型肝癌になると腫瘍血管は減少に転じ，動脈相での血流が中分化肝癌に比べ低下する．腫瘍血管は太く分布が不均一で，口径不整や途絶を示す．クッパー相では明瞭な低エコーとなる．

クッパー相所見と分化度との関連を評価した検討では，周辺肝と等エコーとなる病変には DN と高分化型肝癌が含まれ，低エコーを示す病変は全例が高分化～中，低分化型の癌であり，また，Kupffer 細胞数は，等エコー群と比較して低エコー群で有意に低下していると報告されている．SPIO 造影 MRI と同様の有用性と限界がある．

⑤ Gd-EOB-DTPA 造影 MRI による評価

総論に詳述した（→120頁）．図IX-55 に肝細胞相の典型像を示す．

図IX-56 に各種診断法における多段階発癌に伴う結節性病変の描出能を比較して示す．肝癌発癌

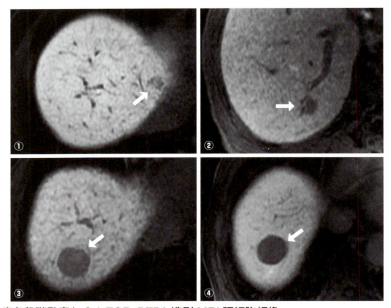

図IX-55　肝細胞癌多段階発癌とGd-EOB-DTPA造影MRI肝細胞相像
異型結節(①)は等信号で描出されないかあるいは軽度の信号低下を認め，辺縁は不鮮明である(矢印)．早期肝癌(②)は大半(80〜90%)が低信号を示すが内部に造影を認める(矢印)．辺縁は不明瞭である．高分化型肝癌(③)は低信号を示すが内部に軽度の造影(取り込み)を認めることが多く，辺縁は鮮明である(矢印)．中分化型肝癌(④)や低分化型肝癌は明瞭な低信号を示し辺縁が鮮明である．中分化型肝癌の10%前後は明らかな高信号を示す．同時に観察される血行動態と併せて悪性度診断を行う．

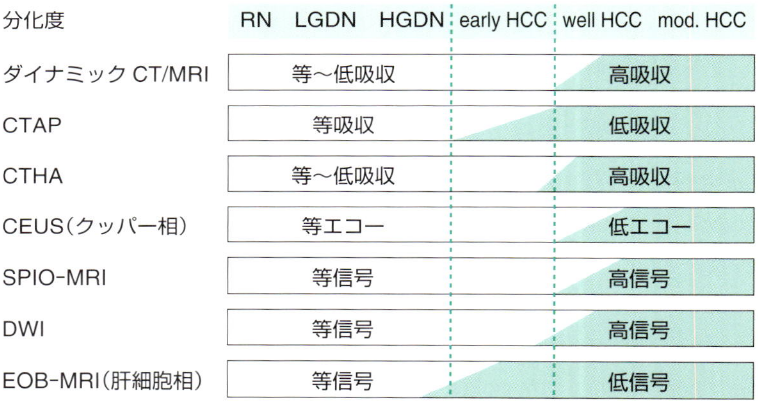

分化度	RN	LGDN	HGDN	early HCC	well HCC	mod. HCC
ダイナミックCT/MRI	等〜低吸収				高吸収	
CTAP	等吸収				低吸収	
CTHA	等〜低吸収				高吸収	
CEUS(クッパー相)	等エコー				低エコー	
SPIO-MRI	等信号				高信号	
DWI	等信号				高信号	
EOB-MRI(肝細胞相)	等信号				低信号	

図IX-56　肝細胞癌多段階発癌の描出能の比較
ダイナミックCT/MRIでの多血化(高吸収/高信号化)は高分化型肝癌(well HCC)，CTAPでの結節内門脈血流低下(低吸収化)は早期肝癌(early HCC)，CTHAでの結節内動脈血流増加(高吸収化)はearly HCCからwell HCCに移行する段階，造影超音波診断(CEUS)のクッパー相での取り込み低下(低エコー化)も同様にearly HCCからwell HCCへ移行する段階，SPIO造影MRIでの造影剤の取り込み低下(高信号化)はwell HCC，MRI拡散強調像(DWI)での高信号化はearly HCCからwell HCCへ移行する段階，Gd-EOB-DTPA造影MRIの肝細胞相での取り込み低下(低信号化)は一部の高度異型結節(HGDN)からearly HCCのレベルで一般的に観察される．
RN：再生結節，LGDN：軽度異型結節，mod.HCC：中分化型肝癌．

の初期変化はCTAPによる結節内門脈血流変化とCTHAでの乏血結節描出，Gd-EOB-DTPA造影MRI肝細胞相の信号低下が最も鋭敏である．病変全体がより鮮明にとらえられる点ではGd-EOB-DTPA造影MRIが優れている．一方で，結節内の微細な血流変化による質的診断や予後推定には動注CTや造影USが優れるので，適宜組み合わせることで精密な診断が可能となる．

C. 原発性肝腫瘍 ▶上皮性腫瘍 ▶肝細胞性腫瘍 ▶肝細胞癌

早期肝癌
early HCC

【病理・病態】

病理所見については前述した．肉眼病理所見は"小結節境界不明瞭型"を示し，また周辺肝細胞に対して置換型の増殖を示す．したがって，画像では辺縁の不明瞭な非特異的腫瘤像を示す．しばしば脂肪沈着がみられる．内部に門脈域が存在し，門脈血流で主として栄養される．

【画像】

肉眼形態は"小結節境界不明瞭型"を示し，辺縁の不鮮明な非正円形の形状を示す（図Ⅲ-40，41→98頁，Ⅵ-5→127頁，図Ⅸ-57）．血流画像とGd-EOB-DTPA造影MRI所見については総論で述べた（→90, 121頁）．MRI，SPIO造影MRI，ソナゾイド造影US所見については前述した．加えて，脂肪沈着が早期肝癌の画像を修飾し，診断と鑑別に重要である〔図Ⅱ-21（→54頁）の脂肪化高分化型肝癌と類似〕．USでは低〜高エコーと様々であるが，脂肪沈着が強い例では非特異的な高エコーを示す．単純CTでは描出されない（等吸収）ことも多いが（図Ⅲ-40），描出される場合は非特異的な低吸収を示し，脂肪沈着例では強い低吸収を示す．MRI T1強調像ではほとんどが等〜高信号を示すが，脂肪沈着例ではT1強調像opposed phaseで信号低下を認める．前述の限局性脂肪肝と画像所見は類似し，肝癌のハイリスクグループでは鑑別が重要となる．third inflowによる限局性脂肪肝は流入静脈を確認できれば鑑別は可能である．また，Gd-EOB-DTPA造影MRI肝細胞相で比較的明瞭な低信号を示せば早期肝癌の可能性が高い．DNでも同様の所見がみられるが，筆者らの経験では，より淡く不鮮明で小さい傾向がある．一方，乏血性高分化型肝癌も同様の所見を示すが，辺縁が鮮明で明瞭な低信号を示す傾向がある．

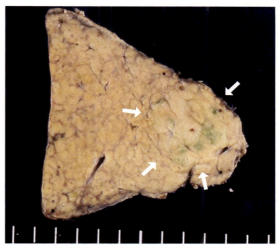

図Ⅸ-57　早期肝癌の肉眼病理像（小結節境界不明瞭型）
通常は2cm以下で既存の肝構造を破壊しない（内部に門脈域を有する），辺縁の不明瞭な結節である．癌細胞は隣接する肝細胞索を置換するように発育する．

C. 原発性肝腫瘍 ▶上皮性腫瘍 ▶肝細胞性腫瘍 ▶肝細胞癌

高分化型肝癌
well differentiated HCC

早期肝癌と中分化型肝癌の中間あるいは混合した多彩な画像所見と呈する．総論で述べたように（→90頁），高分化型肝癌は基本的に動脈支配であるが門脈支配域も混在し，また動脈性血管新生や腫瘍血洞の発達の程度が弱く，画像上は乏血性から中分化型肝癌相当の濃染まで様々である．乏血性結節内に小濃染巣を示すのも特徴の1つである．その他の画像でもnodule in nodule像を認める場合は高分化型肝癌の可能性が高い．（図Ⅱ-6→43頁，図Ⅱ-21→54頁，図Ⅱ-27→59頁，Ⅲ-41→98頁，Ⅵ-7→128頁，図Ⅸ-53）

C. 原発性肝腫瘍 ▶上皮性腫瘍 ▶肝細胞性腫瘍 ▶肝細胞癌

中分化型肝癌，低分化型肝癌
moderately/poorly differentiated HCC

【病理・病態】

進行肝細胞癌の肉眼分類としては，剖検例に基づいたEggelの結節型，塊状型，びまん型の3型がある．わが国では結節型がほとんどで，肝癌

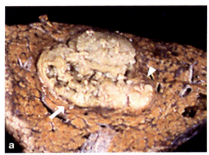
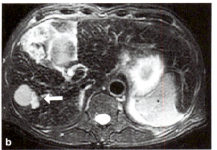

図IX-58　肝細胞癌（単純結節周囲増殖型）
a．肉眼病理像．単純結節型肝癌（矢印）の周囲に種々の程度の浸潤増殖（矢頭）を伴う．
b．SPIO造影MRI T2強調像で肉眼形態が明瞭に描出されている（矢印）．

取扱い規約　第5版（2008年）で，前記の早期肝癌における"小結節境界不明瞭型"に加えて，単純結節型（1個の境界明瞭な癌結節よりなり周囲への癌の浸潤を認めないもの），単純結節周囲増殖型（単純結節型肝癌の周囲に種々の程度の浸潤増殖を伴うもの），多結節癒合型（小さな癌結節が数個集合して1個の癌結節を形成しているもの），浸潤型（周囲に浸潤性に発育し境界が不規則なもの）に分類される．結節型肝癌の多くには線維性被膜および隔壁が認められ，他の肝腫瘍との重要な鑑別点となる．被膜，隔壁ともに比較的小さい時期から形成され，径2 cmを超える段階ですでに70〜80％に認められる．

　進行した肝細胞癌では門脈腫瘍塞栓が高頻度にみられる．腫瘍径が小さい場合でも近辺の小門脈枝に腫瘍塞栓（浸潤）がみられることが少なくない．肝静脈内にも腫瘍塞栓が形成され，時に下大静脈から右心房にまで進展することがある．胆管に浸潤発育し胆管拡張を伴うこともある．

　肝癌は組織学構築の特徴によって，索状型，偽腺管型，充実型，硬化型に分類される．索状型とは，腫瘍細胞が内皮細胞の並ぶ血液腔によって分けられた種々の厚さの索状の構造を示すもので，わが国の肝癌では最も多い．偽腺管型は，大小種々の大きさの腺管様構造を示すもの，充実型は腫瘍細胞が充実性に増殖し間質としての類洞様の血液腔が少ないものである．硬化型は，腫瘍細胞索が大量の線維性間質によって取り囲まれた構造をとるもので，これらの中では最も低頻度とされる．これらは多彩に混在して認められることが多く，量的に優勢な組織型をもって表現される．

【画像】
　血流画像とGd-EOB-DTPA造影MRI所見については総論で述べた（→90, 121頁）．MRI，SPIO造影MRI，ソナゾイド造影US所見については前述した．これら以外の画像所見について述べる．

　肉眼所見の描出は肝癌の診断に有用である．単純結節型は形状としては非特異的であるが被膜やモザイク構造を伴う場合が多く，この場合は特異性の高い所見となる．単純結節周囲増殖型と多結節癒合型は肝癌の診断に特異性が高い．特に，CTHA後期相やSPIO造影MRI，造影USクッパー相，Gd-EOB-DTPA造影MRI肝細胞相などで明瞭に描出される．被膜や隔壁は1.5 cm大以下の病巣では未発達で，画像で描出される頻度は著しく低くなる．被膜やモザイク構造は高分化型あるいは低分化型肝癌でもみられるが，高分化型肝癌では未発達あるいは低発達状態で，低分化型肝癌では低分化部分の浸潤性・破壊性発育のために，画像で描出される頻度は低い．浸潤型は低分化型肝癌や硬化型肝癌，後述の中間型肝癌などでみられ，辺縁が不整で被膜形成はみられない．（図I-31→24頁，I-33→26頁，III-42→99頁，図IX-58, 59）

　エコーレベルは低エコーなものが多いが，高エ

C. 原発性肝腫瘍　229

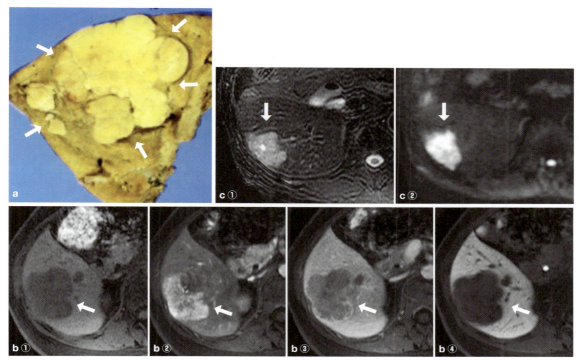

図Ⅸ-59　肝細胞癌(多結節癒合型)〔B型慢性肝炎〕(70歳代, 男性)
a. 肉眼病理像. 小さな癌結節が数個集合して1個の癌結節を形成している(矢印). 組織学的に低分化型肝癌部分が優勢であった.
b. Gd-EOB-DTPA造影MRI. 造影前T1強調像(①)で腫瘤は低信号を示し, 腫瘍の輪郭は鮮明に描出されている(矢印). 動脈優位相(②)と門脈優位相(③)で内部に濃染の程度の異なる結節が癒合して認められる(矢印). 肝細胞相(④)では腫瘍の輪郭と分布が明瞭である(矢印).
c. MRI(bよりやや頭側の断面). 脂肪抑制T2強調像(①), 拡散強調像(②: b=800 s/mm^2)でともに明瞭な高信号を示す(矢印).

コーなものも少なくなく, 一定していない. 等エコーで認識が困難なものや, 被膜による低エコーのhaloでのみ認識されるものもある. 高, 低エコーが混在するものもある. 高エコーの原因としては, 脂肪沈着, 淡明細胞化, 偽腺管や血洞の増加などが報告されている. 後方エコーの増強もみられる. 単純CTでは非特異的な低吸収を示すが, 脂肪を含む場合は明瞭な低吸収を示す. MRIの信号強度については前述した. 加えて, T2強調像では腫瘍内血洞や偽腺管構造, 小壊死・出血などにより点状の不均一なより高信号域が高頻度にみられる.（図Ⅰ-31, Ⅰ-42 → 33頁, Ⅱ-20 → 53頁）

中分化型肝癌では腫瘍血管新生や腫瘍内に拡張した血洞が多数みられ, 血流画像では強い濃染を示す. ダイナミックCT/MRIでは, 動脈優位相で強く濃染され, また発達した腫瘍栄養動脈や腫瘍内血洞が描出される. 門脈優位相では, 腫瘍周辺に腫瘍からの流出血流が描出されはじめ(コロナ濃染), 腫瘍濃染は拡大し辺縁は不鮮明となる. 平衡相では腫瘍から周辺肝への造影剤の流出が終了し, 再度低吸収化する(wash out). 造影USでもこうした結節内血流は鋭敏に描出される. CTHAでは最も鋭敏に動脈血流の評価が可能で, またコロナ濃染もほぼ全例で描出可能で, 微小な多血性肝癌の最も精度の高い質的診断法である.（図Ⅰ-31, Ⅲ-42, Ⅲ-47 → 102頁）

Gd-EOB-DTPA造影MRI肝細胞相では低信号を示すが, 約10〜15%でOATP1B3の高発現により周囲肝と等〜高信号を示す. モザイク構造の一部が高信号を示すことがあり, 中分化型肝癌に高頻度に観察され肝癌に特異性の高い所見である.（図Ⅰ-42, Ⅱ-13 → 46頁, Ⅵ-4 → 126頁）

門脈内あるいは肝静脈内腫瘍塞栓も肝細胞癌に比較的特異的であり，また予後の推定や治療法の決定に重要である．門脈本幹から亜区域枝根部レベルの腫瘍栓は，USやCTで血管腔内の鋳型上の充実性腫瘍像として認められる．単純CTでは血管腔の低吸収域内にやや吸収値の高い低吸収域として描出され，動脈優位相では強く造影され，平衡相では造影された脈管内に相対的低吸収域として描出される．USでは血栓との鑑別が困難な場合があるが，ドップラーUSでの血流信号や造影CTで造影される点で血栓と区別される．ただし，大きな腫瘍栓の先端部は壊死傾向が強く造影されない場合があり，また血栓と混在する場合も多い．MRIでも同様に脈管内の充実性腫瘍像として描出されるが，撮像法の差異や種々の血流 artifacts のために腫瘍栓本体の診断は必ずしも容易ではない．腫瘍栓には脈管周囲より豊富な動脈枝が分布し，かつ高頻度に AP shunt を形成する．AP shunt は，腫瘍栓内の血洞を介して門脈に短絡すると考えられるが，腫瘍栓の長軸方向に血洞が分布することが多く，動脈造影で糸を束ねたような線状の造影剤の滞留（pooling）がみられる．これは "thread and streaks sign" と呼ばれる．ダイナミックCT/MRIやドップラーUSでも描出される．末梢レベルの腫瘍栓も基本的には前記と同様の所見を示すが，脈管腔が狭くその診断は困難となる．末梢レベルの門脈腫瘍栓の診断にはCTAPが最も鋭敏で，腫瘍の肝門側よりはじまる楔状の門脈血流欠損として描出される．これらに加えて，総論で述べたような門脈閉塞肝区域の画像所見がみられる（→71頁）．肝静脈腫瘍栓でも太いレベルでは同様の所見が認められる．下大静脈から右房に進展し，また離断して肺動脈腫瘍塞栓をきたすことがある．（図Ⅰ-36→28頁，図Ⅸ-60〜63）

低分化型肝癌では前記のように動脈血流が減少し，中分化型肝癌に比べ乏血性となる．腫瘍血管は拡張し不整や途絶がみられる．出血壊死などの変性を伴うようになる．腫瘍の境界は不整で被膜は不明瞭となり，また結節周囲増殖型，多結節癒合型や浸潤型の発育形態を示すことが多く，脈管浸潤，胆管浸潤，肝内転移をきたす頻度が高い．強い拡散制限がみられ，FDG-PETで強い集積がみられる．（図Ⅲ-43→100頁，図Ⅸ-59, 64）

C. 原発性肝腫瘍 ▶上皮性腫瘍 ▶肝細胞性腫瘍 ▶肝細胞癌

病理学的亜型を伴う肝癌
HCC with atypical histological features

・高度の脂肪沈着を伴う肝癌

総論や前述のように，肝細胞癌には種々の程度の脂肪沈着を伴う．特に早期肝癌や高分化型肝癌では高頻度に脂肪沈着が認められる．脂肪沈着は中分化型肝癌においても少なからず認められる．脂肪沈着は小肝癌では全体に認められることもあるが，一部のみにみられることも多い．モザイク構造のそれぞれのコンポーネントで脂肪沈着の程度に差異がみられることも少なくない．高度の脂肪沈着を示す場合は他の脂肪性腫瘤との鑑別が必要である．

画像所見については総論（→47頁）で述べた．高度の脂肪沈着を伴う肝癌部分は乏血性のことが多い．（図Ⅱ-20, 21→53, 54頁，図Ⅸ-65）

・硬化型肝癌

線維性間質の多い肝癌は硬化型と呼称される（線維性間質が30％以上を占める）．頻度は約3％で，硬化型肝癌の発生には stem cell feature を有する細胞が関与するとの報告があるが，他の組織型の肝癌と比較して有意な予後の差異はないとされる．

線維性間質が優勢な部分は，ダイナミックCT/MRI動脈優位相では乏血性で平衡相では遅延濃染を示す．一方，線維間質の少ない肝癌部分は動脈優位相での濃染と wash out を示す．コロナ様濃染は薄い傾向がある．後述する胆管細胞癌や混合型肝癌，細胆管癌などとの鑑別は困難なことが少なくない．T2強調像では線維間質部も含めて高信号を示し，非特異的である．線維性瘢痕の収縮により肝表に癌臍がみられることがある．（図Ⅰ-33→26頁，図Ⅸ-66）

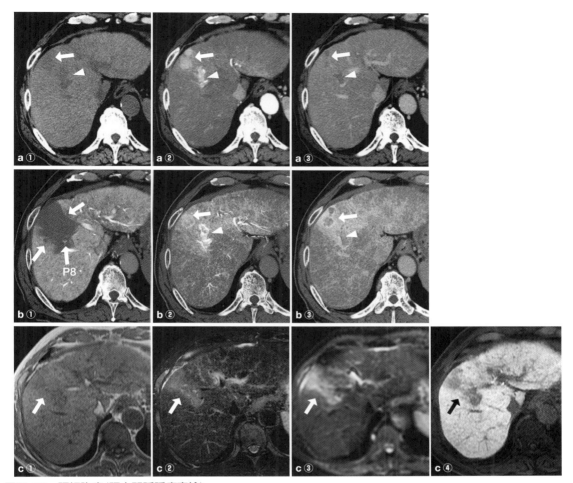

図Ⅸ-60　肝細胞癌(肝内門脈腫瘍塞栓)
a． ダイナミックCT．造影前(①)でS8肝表部に低吸収域を認め，動脈優位相(②)で濃染を，平衡相で低吸収化(wash out)を示し，肝癌の所見である(矢印)．この肝門側に造影前で低吸収域がみられ，同部は動脈優位相で門脈枝(P8)に沿った濃染を示し，平衡相(③)で低吸収化する(矢頭)．P8内に鋳型状に発育した門脈腫瘍塞栓である(矢頭).
b． CTAP(①)でP8肝門側を頂点とした楔状の門脈血流欠損域がみられ(矢印)，肝癌はこの門脈血流欠損域に埋没している．肝癌から肝門側へ腫瘍塞栓が進展したことを示す所見である．CTHA早期相(②)で肝癌(矢印)とP8門脈腫瘍塞栓(矢頭)は濃染し，後期相(③)で低吸収化を示し，明瞭に同定できる．
c． MRI．門脈閉塞肝区域はT1強調像 in phase(①)で淡い低信号，脂肪抑制T2強調像(②)と拡散強調像(③：b＝800 s/mm²)で高信号を示し，腫瘍塞栓と末梢の肝癌はこの区域性信号と一体となり同定できない(矢印)．Gd-EOB-DTPA造影MRI肝細胞相(④)では門脈閉塞肝区域は軽微な低信号を示し(矢印)，内部に肝癌と腫瘍塞栓がより低信号に同定できる．

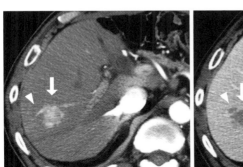

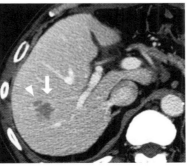

図Ⅸ-61　肝細胞癌(微小肝内門脈腫瘍塞栓)〔C型肝硬変〕(70歳代,男性)
ダイナミックCT．動脈優位相(左)で腫瘍濃染(矢印)とその辺縁を走る微小門脈の早期出現(AP shunt)を認める(矢頭)．門脈優位相(右)で腫瘤は低吸収化(wash out)を示し(矢印)，AP shuntを認めた門脈枝内に鋳型状の低吸収化した腫瘍塞栓がみられる(矢頭).

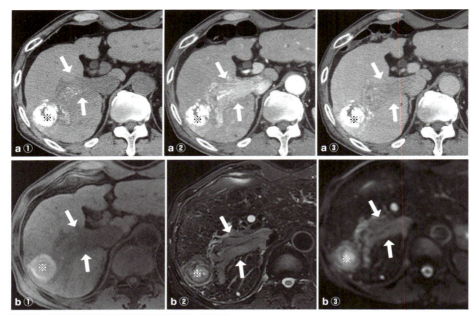

図Ⅸ-62　肝細胞癌（肝静脈腫瘍塞栓）（60歳代，男性）
a．ダイナミックCT．造影前（①）で肝動脈化学塞栓術後の肝癌内リピオドール集積が認められる（※）．同部から下大静脈へ低吸収域が連続している（矢印）．動脈優位相（②）で内部に多数の線状の濃染が集簇し下大静脈に達している（矢印）．腫瘍塞栓内栄養動脈・流出静脈によるthread and streaks signである．平衡相（③）では低吸収化を認める（矢印）．
b．MRI．T1強調像 in phase（①）で腫瘍塞栓は低信号（矢印），脂肪抑制T2強調像（②）と拡散強調像（③：b＝800 s/mm²）では高信号を示す（矢印）．

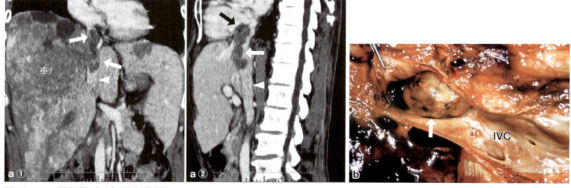

図Ⅸ-63　肝細胞癌（右房内進展）
a．ダイナミックCT門脈優位相の冠状断（①），矢状断（②）再構成像．肝右葉にびまん性に肝癌を認め（※），連続して下大静脈（矢頭）から右房に腫瘍塞栓による相対的低吸収域を認める（矢印）．
b．剖検標本肉眼像．肝静脈から下大静脈（IVC），右房への腫瘍塞栓が確認された（矢印）．

- **広範な壊死・出血を伴う肝癌**

　肝癌は内部に壊死や出血を伴うことが少なくない．多くの場合，周辺の非壊死部の所見で診断が可能であるが，小肝癌で壊死が高度な場合は診断が困難となる．広範な自然壊死をきたす小肝癌には通常厚い被膜が認められる．凝固壊死が多く，USでは高エコーである場合が多い．周辺に被膜による低エコーのhaloがみられることがある．造影CT，造影MRIや動脈造影では内部は造影されず，被膜による周辺の濃染がみられる．稀に

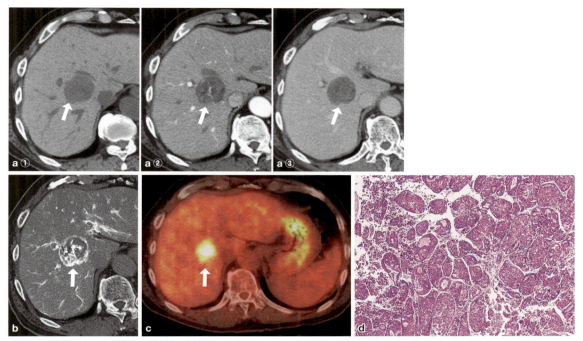

図Ⅸ-64　低分化型肝癌（70歳代，男性）
a．ダイナミックCT．造影前（①）で腫瘍は低吸収を示す（矢印）．動脈優位相（②）では腫瘍内に拡張した不整な腫瘍血管が認められるにも関わらず，腫瘍濃染は淡い（矢印）．平衡相（③）で淡い濃染の持続がみられる（矢印）．
b．CTHA早期相で不整な太い腫瘍血管の増生がみられるが，腫瘍濃染は軽微である（矢印）．
c．FDG-PET/CTで腫瘍部に強い集積が認められる（早期，SUVmax 8.3）（矢印）．
d．切除標本組織像．低分化型肝癌が認められた．（HE染色，×40）

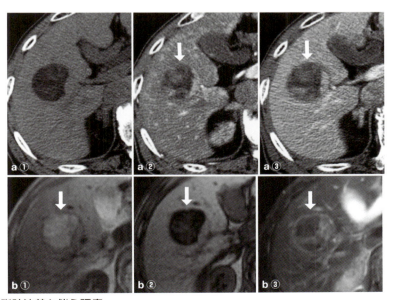

図Ⅸ-65　高度の脂肪沈着を伴う肝癌
a．ダイナミックCT．造影前（①）で腫瘍内部には高度の低吸収域と軽度の低吸収域がモザイク状に混在している（矢印）．高度低吸収域の濃度は胆嚢内腔より低く，脂肪沈着が示唆される．動脈優位相（②）と門脈優位相（③）では内部はモザイク状に濃染されるが，高度低吸収域部の濃染は軽微である（矢印）．
b．MRI．T1強調像 in phase（①）で高信号，opposed phase（②）では著明な信号低下（低信号）を認める（矢印）．脂肪抑制T2強調像（③）では等信号部分と高信号部分がモザイク状に混在している（矢印）．

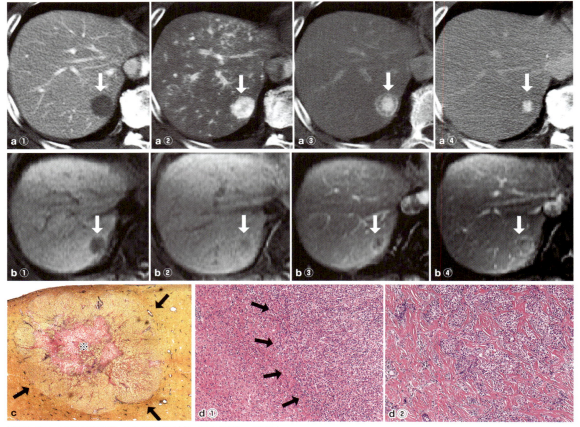

図Ⅸ-66　硬化型肝癌〔C 型肝硬変〕（70 歳代，男性）
a. 動注 CT．CTAP（①）で明瞭な門脈血流欠損を認める（矢印）．CTHA 早期相（②）で腫瘍辺縁部は明瞭な濃染を示し，中心部はやや弱い濃染を示す（矢印）．CTHA 後期相（③）では周辺部の濃染は消退し周辺に薄いコロナ濃染（ドレナージ）がみられ，同時に中心部には遅延性濃染がみられる（矢印）．さらに 5 分後の CTHA 超後期相（④）では中心部の濃染の持続がみられる．
b. ダイナミック MRI（Gd-DTPA）．造影前（①）で明瞭な低信号を示し，動脈優位相（②）で腫瘍は濃染され等信号となるが，中心部は低信号である（矢印）．門脈優位相（③）で wash out とコロナ濃染がみられ（矢印），平衡相（④）では内部に遅延性濃染を認める（矢印）．
c. 切除標本組織像．単純結節型で被膜形成はみられず（矢印），内部に向かって線維性間質が増加し，中心部には強い線維化が認められる（※）．（EVG 染色，ルーペ像）
d. 切除標本組織像．腫瘍辺縁部は索状型肝細胞癌で置換性発育がみられ（①）（矢印右が腫瘍部），中心部には広範に線維性間質と線維化が認められた（②）．中分化型の硬化型肝細胞癌が優位な肝癌と診断された．（HE 染色，×100）

液化壊死がみられるが，この場合は US で無エコー域が内部にみられる．MRI では，合併する出血やその他の影響で信号強度は様々であるが，陳旧化すると T2 強調像で低信号となるとされる．壊死部に広範な出血を伴う場合は，前述した血腫の画像所見が主体となり肝癌の診断が困難な場合がある．以上の所見は，他の壊死性腫瘍，壊死結節，膿瘍，血腫，局所的肝壊死（肝梗塞，虚血性偽小葉壊死など），complicated cyst，乏血性肝腫瘍など多くの疾患との鑑別が必要である．

（図Ⅰ-30 → 23 頁，Ⅱ-8 → 44 頁）

・**Gd-EOB-DTPA 造影 MRI 肝細胞相で等/高信号を示す多血性肝癌（高信号肝癌）**

高信号肝癌の分子・遺伝子学的背景や生物学的特徴については総論に記載した（→122 頁）．腫瘍のほぼ全体が等〜高信号を示す肝癌は，高〜中分化型肝癌の 10〜15％ 程度存在する．単純結節型で被膜を有するものが多い．相対的に分化度が高く，偽腺管型が多く，門脈浸潤の頻度が低い．低信号を示す肝癌と比較し，術後生存率は有意に良

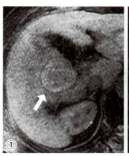 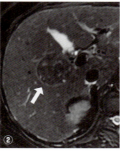 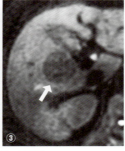

図Ⅸ-67　中分化型肝癌〔C型肝硬変〕（60歳代，女性）（図Ⅵ-1 と同一症例）
MRI. 脂肪抑制T1強調像(①)で軽度高信号，脂肪抑制T2強調像(②)で軽度低信号，拡散強調像(③：b＝800 s/mm²)で低信号を示す（矢印）．

好である．

　ダイナミックCT/MRIでは動脈優位相で明瞭な濃染を示し，門脈優位相や平衡相でwash outとコロナ濃染を示すことが多い．高頻度に被膜やモザイク構造が観察される．乏血性の境界病変から発生することが多く，高信号の周辺に境界病変あるいは高分化型肝癌による低信号帯がみられることがある．また，低信号肝癌に比べて，拡散制限が弱くADC値が相対的に高い傾向がある．（図Ⅰ-42 → 33頁，Ⅵ-1，2 → 125頁，Ⅵ-7，8 → 128頁，図Ⅸ-67）

・**偽腺管構造の著明な肝癌**

　内部に著明な偽腺管構造を伴う肝癌は，微視的に内部に水分を含有する海綿状構造を有し，総論で述べたように（→16頁），画像所見は血流画像を除いて海綿状血管腫と類似する．USで高エコー，単純CTでは明瞭な低吸収，MRIではT1強調像で低信号，T2強調像で著明な高信号を示す．拡散強調像でも高信号を示すが　ADC値は周辺肝より高値で，一般的な肝癌に比べ拡散制限が軽度である．偽腺管構造とOATP1B3高発現肝癌（高信号肝癌）の間には有意の相関があり，Gd-EOB-DTPA造影MRI肝細胞相で取り込みを認め，さらには等～高信号を示すことがある．ただし，偽腺管構造が著明であっても明らかな取り込みを認めない場合もある．ダイナミックCT/MRI所見は通常の肝癌と同じであるが，偽腺管構造が顕著な部分は動脈優位相での濃染の程度は弱い．（図Ⅰ-42 → 33頁，図Ⅸ-68）

・**石灰化を伴う肝癌**

　肝細胞癌に石灰化を伴うことが稀にみられる．壊死部にみられるdystrophic calcificationで，その形態は非特異的である．（図Ⅰ-30 → 23頁）

・**淡明細胞（clear cell）を主体とする肝癌**

　癌細胞の細胞質内の50％以上に多量の脂肪あるいはグリコーゲンを含有する淡明細胞様の癌細胞が主体の肝癌である．単純CTで明瞭な低吸収を示し，T1強調像opposed phaseで信号低下を認める．脂肪沈着の著明な肝癌と画像は類似するが，ダイナミックCT動脈優位相で脂肪沈着部分も含めて濃染を示すことがある．その他，血管筋脂肪腫や肝細胞腺腫などとの鑑別も必要である．（図Ⅸ-69）

・**peliotic changeを伴う肝癌**

　腫瘍内部にpeliosisに類似した癌細胞で直接境界される血洞が顕著な肝癌である．海綿状血管腫やpeliosisに類似した造影剤のpooling像や持続性濃染がみられる．他の画像も類似するが，肝癌内に部分的に認められる場合が多く，多くは肝癌の診断が可能である．T2強調像，拡散強調像で高信号を示すが，ADC値は高い特徴がある．小肝癌で広範囲に認められる場合は，海綿状血管腫あるいは血管肉腫などとの鑑別が必要である．（図Ⅸ-70）

・**著明な銅沈着を伴う肝癌**

　肝細胞癌の21～42％に銅沈着がみられること

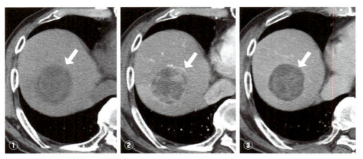

図IX-68　偽腺管型肝癌（図I-42と同一症例）
ダイナミックCT．造影前（①）で部分的にやや強い低吸収域を含む腫瘤を認め，動脈優位相（②）で不均一な軽度の濃染を示し，平衡相（③）では低吸収化がみられる（矢印）．

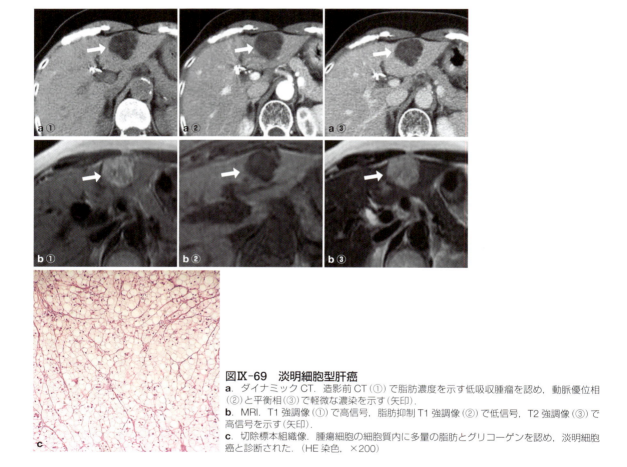

図IX-69　淡明細胞型肝癌
a．ダイナミックCT．造影前CT（①）で脂肪濃度を示す低吸収腫瘤を認め，動脈優位相（②）と平衡相（③）で軽微な濃染を示す（矢印）．
b．MRI．T1強調像（①）で高信号，脂肪抑制T1強調像（②）で低信号，T2強調像（③）で高信号を示す（矢印）．
c．切除標本組織像．腫瘍細胞の細胞質内に多量の脂肪とグリコーゲンを認め，淡明細胞癌と診断された．（HE染色，×200）

が報告されている．総論で述べたように（→49頁），著明な銅沈着を伴う肝癌は単純CTで周辺肝実質より高吸収域として描出される．CT値は最高70HU程度を示す．石灰化や出血を伴わない腫瘍で，単純CTで高吸収結節として描出されるものは肝癌以外には報告されていない．診断価値の高い所見であるが，周辺肝に脂肪肝が存在する場合には特異性のある所見ではなく注意が必要

C. 原発性肝腫瘍　237

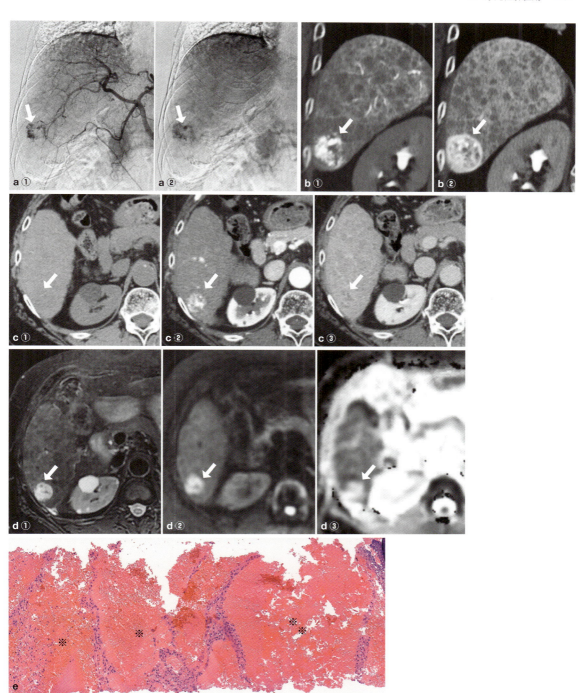

図Ⅸ-70　peliotic change を伴う肝癌
a. 動脈造影動脈相（①）で腫瘍内部に造影剤の小粒状・斑状の溜り（pooling）を認め，毛細管相（②）では造影剤の腫瘍内での広がりがみられる（矢印）．
b. CTHA 早期相（①）でも造影剤の pooling がみられ，後期相（②）では腫瘍内での造影剤の広がりと周辺の薄いコロナ濃染が認められる（矢印）．
c. ダイナミック CT．造影前（①）で腫瘍は軽度の低吸収を示すが，大動脈腔に比べ高吸収である（矢印）．動脈優位相（②）で腫瘍は濃染を示すが内部に強い造影剤の pooling が認められる．内部の濃染は平衡相（③）まで持続する（矢印）．
d. MRI．脂肪抑制 T2 強調像（①）で強い高信号，拡散強調像（②：b＝800 s/mm²）で高信号，ADC map 像（③）でも高信号を示す（矢印）．
e. 生検組織像．腫瘍細胞が露出する大きな血洞（peliotic change）（※）が散在する．（HE 染色，×10）

である．血腫（凝血）を伴う病変，石灰化腫瘍などが鑑別の対象となる．（図Ⅱ-28 → 59頁）

- 肉腫様変化を伴う肝癌

肝細胞癌の約4％に肉腫様変化がみられることが知られている．その割合が大きくなれば画像所見が修飾される．肝癌に対する治療後にみられる頻度が高いとされる．肝細胞癌成分と肉腫様成分が様々な割合で混在する．癌肉腫との病理学的な差異が問題となる．肉腫様肝癌細胞は形態は肉腫様の紡錘形を呈するが，免疫染色では上皮性を示す．一方，癌肉腫は免疫マーカーで間葉系の特徴を示し，特定の肉腫への分化が確認できるものに対して診断される．腫瘍大半が上皮性マーカーを示す肉腫様細胞からなる場合は未分化癌，通常型肝細胞癌部分がみられれば"肉腫様変化を伴う肝細胞癌"とする．出血や壊死を伴うことが多い．

画像は構成成分の多寡で様々であるが，出血や壊死を伴わない肉腫様変化が著明な部分は乏血性でダイナミックCT/MRIで造影効果は弱い．低分化型肝癌，未分化肝癌，胆管細胞癌，転移性肝癌や間葉系悪性腫瘍に類似する．肝癌ハイリスクグループや肝癌の経過中にこのような所見がみられれば疑う必要がある．肉腫様変化を認める肝癌は遠隔転移をきたしやすく，TACEに抵抗し，臨床的悪性度が高い．（図Ⅸ-71,72）

- 類洞置換型発育を示すびまん性肝細胞癌

低分化型肝癌が肝類洞内にびまん性に発育し，急性肝不全をきたすことがある．ダイナミックCT/MRIでびまん性，非結節性の低吸収域を示し，肝壊死やびまん性の再生結節壊死に画像が類似する．同様の悪性腫瘍の広範な類洞内発育による肝不全は，乳癌や肺小細胞癌の肝転移や悪性リンパ腫などでみられることがある．（図Ⅸ-73）

- 胆管内発育を示す肝細胞癌

肝細胞癌は胆管内に発育し肝内胆管拡張を示すことがある．剖検例では6.1％にみられるとされる．同時に門脈腫瘍栓を伴う場合が多いが，伴わない場合もある．胆管内の充実性腫瘍として認められ，胆管内に鋳型状に発育する場合が多く，直接胆道造影やMRCPでは拡張した胆管内に辺縁の平滑な鋳型状の欠損として認められる．胆管癌は胆管造影では締め付け閉塞を示すことが多く，両者の重要な鑑別点となる．ただし胆管内発育型の胆管癌は胆管内腔に突出する乳頭状の形態を示し，肝癌の胆管内発育に類似することがあるが，表面の凹凸が鑑別点となる．肝癌の胆管内発育は

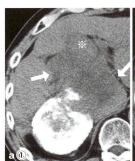
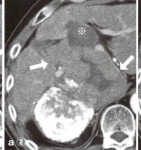
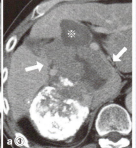
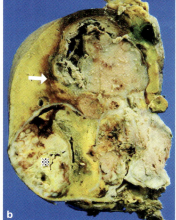

図Ⅸ-71　肉腫様変化を伴う肝癌
a．ダイナミックCT．造影前（①）で，リピオドールの集積した肝動脈化学塞栓療法（TACE）後の肝癌に連続して淡い低吸収腫瘤を認め，動脈優位相（②）で周辺肝より淡く造影され平衡相（③）まで持続する（矢印）．腹側に造影前で高吸収を示し造影されない部分を認め，出血壊死の所見である（※）．中心部にも壊死（非濃染域）がみられる．
b．切除標本肉眼像．不整形の腫瘍と内部に出血・壊死の散在が認められる．※はTACE後の肝癌．

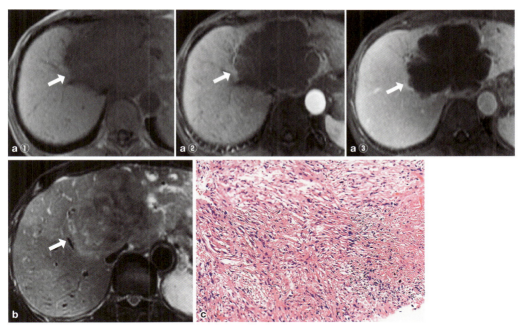

図IX-72 肉腫様肝癌〔B型慢性肝炎〕（50歳代，男性）
a．ダイナミックMRI（Gd-DTPA）．造影前（①）で明瞭な低信号を示し，動脈優位相（②）で辺縁部のみが線状に濃染され，平衡相（③）でも内部に濃染はみられない（矢印）．
b．脂肪抑制T2強調像で内部は不均一な軽度の高信号を示す（矢印）．
c．切除標本組織像．辺縁部には異型紡錘形細胞の増生と壊死の混在がみられる．肉眼所見で内部に広範な壊死がみられた．（HE染色，×100）

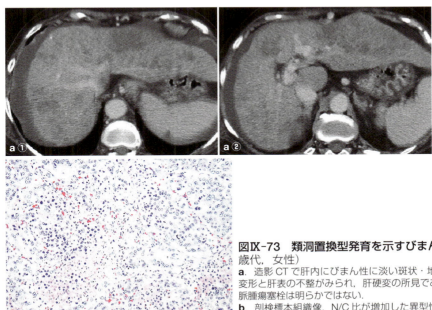

図IX-73 類洞置換型発育を示すびまん性肝癌〔C型肝硬変〕（70歳代，女性）
a．造影CTで肝内にびまん性に淡い斑状・地図状の低吸収域を認める．肝に変形と肝表の不整がみられ，肝硬変の所見である．腹水，脾腫もみられる．門脈腫瘍塞栓は明らかではない．
b．剖検標本組織像．N/C比が増加した異型性の目立つ単核，多核の肝癌細胞が肝細胞索・類洞に浸潤性に増殖している．（HE染色，×100）

しばしば胆道出血をきたすが，この場合は凝血塊が鋳型状に胆道内腔を占め，腫瘍部との鑑別が困難となる．CTでは凝結は高吸収に描出され，MRIでは凝血と腫瘍の鑑別が可能である．（図I-38→29頁）

●肝癌の分子病理学的・遺伝子学的分類と画像

肝癌の画像と分子病理学的あるいは遺伝子学的背景の関連は今後の個別化医療に重要であるが，総論（→134頁）で概説したように十分に解明されていない．

いくつかの免疫染色マーカーと肝癌の予後不良の関連が明らかにされてきている．cytokeratin 19（CK19），epithelial cell adhesion molecule（EpCAM）などがこの代表的なもので，胆管細胞や肝前駆細胞に発現するが肝細胞には発現がみられない．これらは"肝幹細胞（stem cell, stemness）"や肝前駆細胞様の特徴を有する肝癌の亜型に関連する．CK19発現がみられる肝癌は，わが国では10～14％と報告されている．CK19発現肝癌は，発現がみられないものに比べて，予後が不良で分化度が低い．EpCAMは発癌，腫瘍の高度の浸潤性発育やAFP産生を促進するとされ，肝癌の15～40％に発現がみられる．CD133も肝前駆細胞マーカーとされる．癌関連遺伝子では，β-catenin変異やWnt/β-catenin pathwayが肝癌に多くみられる．β-cateninの核内発現は細胞増殖を促進するが，最近の研究では進行肝癌にはみられないことも明らかにされている．TP53変異は肝癌では2番目に高頻度に発現がみられ，予後不良の因子である．Ki-67は腫瘍の核分裂の増加を反映し，腫瘍の生物学的悪性度の指標となる．これらの分子・遺伝子の発現を基にした肝癌の亜型分類が現在進行中であるが，いまだ確立されていない．現在，肝幹細胞マーカーの発現がみられる肝癌（stem cell系肝細胞癌）とこれらの発現がみられない成熟肝細胞（mature hepatocyte）のマーカーが主体の肝癌（mature hepatocyte系肝細胞癌）について画像との関連が検討されている．

● stem cell系肝細胞癌

CK19, EpCAMやCD133発現肝癌は，これらの発現がみられない肝癌に対し生物学的悪性度が高く，予後は不良である．浸潤性発育を示し，脈管浸潤の頻度が高く，間質の線維組織が多い．硬化型肝癌や混合型肝癌と形態，生物学的特徴，免疫染色マーカーなどが類似し，一連のスペクトラムが考えられている．臨床的には，血清AFP値が高く予後不良である．通常型肝癌からの形質転換による発現も考えられている．ダイナミックCT/MRIでは動脈優位相でより乏血性で，浸潤性発育を示す（図Ⅸ-74）．

● mature hepatocyte系肝細胞癌

mature hepatocyte系肝細胞癌はstem cell系肝細胞癌とは相反する性状，特徴を有するものと理解され，個別に検討はなされていない．しかしながら，筆者らの検討では，Gd-EOB-DTPA造影MRI動脈優位相で濃染し，肝細胞相で等～高信号を呈する高信号肝癌（OATP1B3高発現肝癌）は，典型的なmature hepatocyte系肝細胞癌の1つである．前述のように生物学的悪性度が低く予後がよい．

C. 原発性肝腫瘍　241

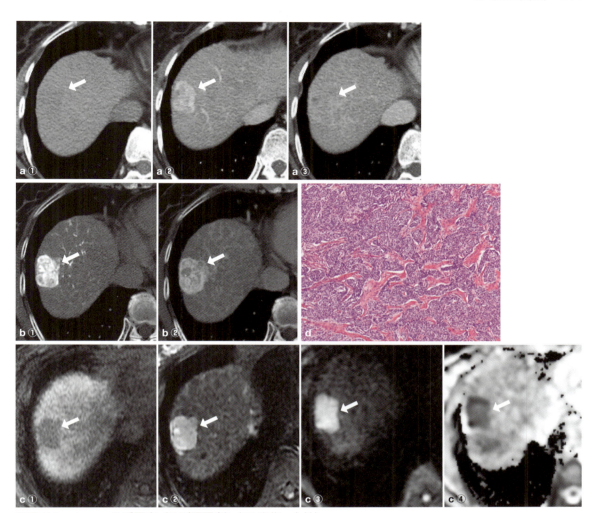

図IX-74　stem cell 系肝癌〔B 型肝硬変〕(60 歳代, 女性)
a. ダイナミック CT. 造影前(①)で淡い不整形低吸収, 動脈優位相(②)で内部がやや低吸収な不均一な濃染, 平衡相(③)で内部に遅延性濃染が認められる(矢印).
b. CTHA 早期相(①)で不均一な濃染を示し, 後期相(②)では周辺に軽度のコロナ濃染と内部に遅延性濃染が認められる(矢印).
c. MRI. 脂肪抑制 T1 強調像(①)で低信号, 脂肪抑制 T2 強調像(②)で高信号, 拡散強調像(③：b=800 s/mm²)で明瞭な高信号, ADC map 像(④)では低信号を示す(矢印).
d. 切除標本組織像. 腫瘍内部の組織像で, 腫瘍細胞間に線維組織が豊富である. 免疫染色で HP-1 focal, AFP＋, CK7＋＋＋, CK19＋＋, NCAM＋, EpCAM＋で, stem cell の性状が優位な肝癌と考えられた. (HE 染色, ×100)

C. 原発性肝腫瘍 ▶上皮性腫瘍 ▶肝細胞性腫瘍

成人型小児肝癌
liver cell carcinoma, adult type

　正常肝に発生することもあるが，B型肝炎，先天性胆道閉鎖症，遺伝性チロシン血症，糖原病Ⅰ型（von Gierke病），長期ステロイド使用との合併が知られている．糖原病Ⅰ型に合併するのは通常HCAであるが，その悪性化例の報告がある．また，Budd-Chiari症候群，von Recklinghausen症候群，家族性大腸ポリポーシスとの合併が報告されている．この中で，わが国で頻度的に多く問題となるのは，B型肝炎に合併した症例である．画像所見は一般的な肝癌と同様であるが進行したものが多い．小児肝腫瘍でAFP高値の所見があれば肝芽腫か成人型肝癌を考える．成人型肝癌は，5歳以下では頻度が低く，さらに1歳以下ではほとんどみられない．

C. 原発性肝腫瘍 ▶上皮性腫瘍 ▶肝細胞性腫瘍

肝芽腫
hepatoblastoma

【病理・病態】

　小児腹部充実性腫瘍の中ではWilms腫瘍，神経芽腫に次いで3番目の頻度で，小児原発性肝腫瘍の中では最も多い（5歳以下で，おおよそ100万人に4人の頻度）．90％が5歳以下で新生児からみられる．肝細胞癌と同様に肝静脈，門脈浸潤をきたす．上皮性成分で構成される上皮型と，上皮性成分と間葉系組織が混在する混合型とに大別される．上皮・間葉混合型では間葉成分として，線維性組織，類骨様組織，紡錘形細胞などがみられる．奇形腫様組織が含まれることもある．肝芽腫は，Beckwith-Wiedemann症候群，Gardner症候群，家族性大腸腺腫症，糖原病ⅠA型，trisomy 18などに合併することがある．adenomatous polyposis coli（APC）やp57KIP2, AXIN1, β-catenin, wingless/WNT signal pathwayなどの遺伝子変異が報告されている．大半でAFP高値を認め，診断とともに治療経過のモニタリングとしても役立つ．

【画像】

　組織学的亜型の存在で画像は多彩である．USでは高エコーが多いとされる．上皮型は比較的均一で混合型は不均一である．出血や壊死を反映する無エコー部や中隔様の低エコーがみられることがある．単純CTでは境界明瞭な低吸収腫瘍を示し，50％以上の症例で斑点状，不明瞭な石灰化をきたす．粗大な石灰化は混合型の類骨を反映することが多い．ダイナミックCT/MRIでは不均一な増強効果を示す（多くは正常肝よりも弱い）．MRI所見は組織型などにより様々である．上皮型はT1強調像で低信号，T2強調像で内部は比較的均一な高信号を示す．混合型は内部不均一で，石灰化，壊死，出血，隔壁などを伴う．前記のように，肝芽腫にはβ-cateninの変異が高率にみられる．一方，総論で述べたように腫瘍内のβ-catenin変異とOATP1B3の高発現には密接な関連があるが，いまだ確認の報告はない．しかしながら，肝芽腫の一部にはGd-EOB-DTPA造影MRI肝細胞相で造影（取り込み）を認めるとする報告がある．（図Ⅸ-75）

C. 原発性肝腫瘍 ▶上皮性腫瘍 ▶肝細胞性腫瘍

fibrolamellar hepatocellular carcinoma

【病理・病態】

　欧米では肝癌の1％とされるが，わが国ではさらに稀な腫瘍で症例報告が散見されるにすぎない．肝硬変のない若年成人（80％が10～20歳代，性差なし）に好発する充実性腫瘍である．肉眼病理像では，辺縁は八つ頭状で周辺肝と明瞭に区別され，線維性被膜を有することが多い．通常単発性であるが，周辺に小さな多発病巣を伴うこともある．割面では中心瘢痕（central scar）とこれより放射状に伸びる線維性の中隔がみられ，FNHと類似している．組織学的には豊富な線維性間質が認められ，それに取り囲まれるように腫瘍細胞集団が存在する．線維は平行に層状に配列するのが特徴で，fibrolamellarと呼称される．肝細胞

C. 原発性肝腫瘍　243

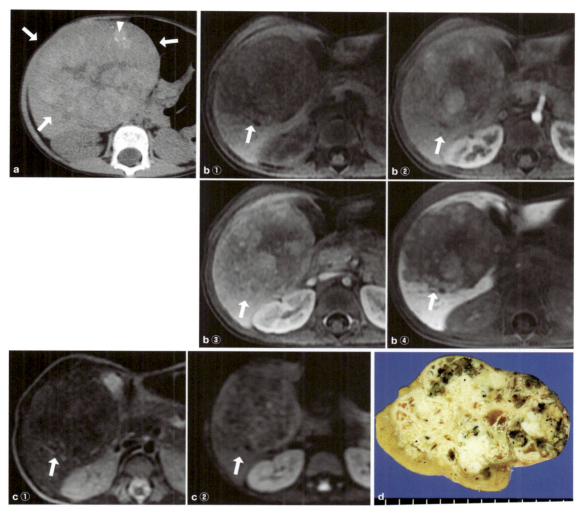

図IX-75　肝芽腫（1歳代，女児）
a．単純CTで不均一な等〜低吸収を示す（矢印）．点状の石灰化も散在する（矢頭）．
b．Gd-EOB-DTPA造影MRI．造影前（①）で不均一な等〜低信号を示し，動脈優位相（②）では不均一に濃染し，門脈優位相（③）で低吸収化（wash out）を示す（矢印）．肝細胞相（④）で低信号を示すが，一部は軽度低〜等信号でGd-EOB-DTPAの取り込みが示唆される（矢印）．
c．MRI．脂肪抑制T2強調像（①）で不均一な軽度高〜等信号を，拡散強調像（②：b＝800 s/mm²）で不均一な高信号を示す（矢印）．
d．切除標本肉眼像．内部は不均一で出血壊死が散見される．組織学的に間葉成分が一部にみられる肝芽腫と診断された．

マーカーであるHepPar1陽性でCK7も陽性を示すとされるが，最近の分子・遺伝子解析では神経内分泌系由来の可能性が示唆されている．血清APP値の上昇は認めない．

【画像】
　USでは比較的均一な高エコーや石灰化を反映する音響陰影を認めるが，非特異的である．単純CTで中心瘢痕はより強い低吸収域として描出され，また同部に石灰化がみられることがある．ダイナミックCT/MRIでは細胞成分部分は動脈優位相で強く濃染し，介在する線維部分は乏血性を示す．平衡相では線維部分は遅延性濃染を示すが，腫瘤全体は低・等・高吸収（信号）と様々とされる．栄養動脈は腫瘍周辺から腫瘍に分布するが，FNHのような中心瘢痕内の動脈から車軸状分布を示すこともある．MRIではT1強調像で低信号を，T2強調像で高信号を示し非特異的であるが，中心瘢痕はT2強調像で低信号を示す点が

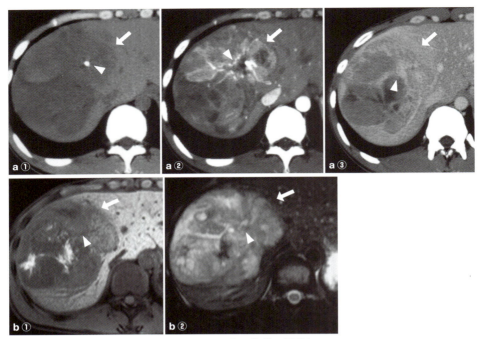

図Ⅸ-76 fibrolamellar hepatocellular carcinoma（20歳代，男性）
a．ダイナミックCT．造影前（①）で内部の不均一なモザイク様の低吸収腫瘤を認め（矢印），中心瘢痕部に小石灰化を認める（矢頭）．動脈優位相（②）では中心瘢痕部から拡張した栄養動脈が腫瘤全体に分布し（矢頭），モザイク様の濃淡のある濃染がみられるが，腫瘤背外側部の濃染は弱い（矢印）．中心瘢痕部は濃染を示さない（矢頭）．平衡相（③）では多血部分は低吸収化しwash outを示す（矢印）．中心瘢痕は遅延性濃染を示す（矢頭）．小壊死部も認められる．
b．MRI．T1強調像（①）では腫瘤は不均一な低信号を示し，脂肪抑制T2強調像（②）では不均一な高信号を示す（矢印）．中心瘢痕部は全体の同定は困難であるが，T1，T2でより低信号を示す（矢頭）．壊死部分はT1で高度高信号，T2で低信号を示し出血壊死の所見である．

FNHとの鑑別点となるとされる．これは中心瘢痕部が血管成分に乏しい線維より形成されているためと考えられる．Gd-EOB-DTPA造影MRI肝細胞相では低信号を示す．（図Ⅸ-76）

C．原発性肝腫瘍 ▶上皮性腫瘍 ▶胆管細胞性腫瘍

肝内胆管腺腫
bile duct adenoma

【病理・病態】

胆管上皮由来の良性腫瘍であり，豊富な線維性間質内に不整な分枝状の細胆管様構造の集簇をみる．様々な程度の炎症や線維化を認める．単発で肝被膜直下にみられることが多い．病変は境界明瞭であり，被膜は有しない．1〜20mm大である．臨床的には無症状であり，手術や剖検にて偶然発見されることが多い．病理学的には胆管過誤腫（von Meyenburg's complex）や細胆管癌との鑑別を要する．胆管細胞癌の発生母地となりうるとの報告もある．

【画像】

USでは高エコーを示し，低エコー縁を伴うこともある．単純CTでは低吸収を示すが，石灰化を伴うことがある．MRI T1強調像で低信号，T2強調像で強い高信号を示す．ダイナミックCT/MRIでは動脈優位相で濃染し，平衡相で線維組織による遅延性濃染がみられる．Gd-EOB-DTPA造影MRI肝細胞相では明瞭な低信号を示す．高b値の拡散強調像とADC map像では高信号を示し，高いADC値を示したと報告されている．その理由として，強いT2 shine through effectが考えられている．腫瘤内部に微視的に多くの囊胞性変化が内包されているためと考えられる．（図Ⅸ-77）

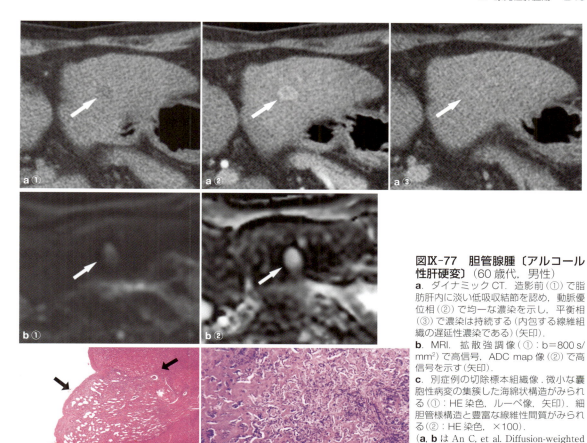

図Ⅸ-77 胆管腺腫（アルコール性肝硬変）（60歳代，男性）
a．ダイナミックCT．造影前（①）で脂肪肝内に淡い低吸収結節を認め，動脈優位相（②）で均一な濃染を示し，平衡相（③）で濃染は持続する（内包する線維組織の遅延性濃染である）（矢印）．
b．MRI．拡散強調像（①：b＝800 s/mm^2）で高信号，ADC map像（②）で高信号を示す（矢印）．
c．別症例の切除標本組織像．微小な囊胞性病変の集簇した海綿状構造がみられる（①：HE染色，ルーペ像，矢印）．細胆管様構造と豊富な線維性間質がみられる（②：HE染色，×100）．
（**a，b**はAn C, et al. Diffusion-weighted MRI in intrahepatic bile duct adenoma arising from the cirrhotic liver. Korean J Radiol 14：769-775, 2013 より引用）

C. 原発性肝腫瘍 ▶上皮性腫瘍 ▶胆管細胞性腫瘍

胆管癌前癌病変
premalignant lesion

【病理・病態】

胆管系の前癌病変としてWHO分類（2010年）ではbiliary intraepithelial neoplasia（BilIN；胆管上皮層内腫瘍）のgrade 3（BilIN-3），intraductal papillary neoplasm of the bile duct（IPNB；胆管内乳頭状腫瘍）を規定した．

・胆管上皮層内腫瘍（BilIN）

顕微鏡下で同定される大型胆管上皮の腫瘍性病変であり，平坦型あるいは微小乳頭状の形態を示し，異型度によりBilIN-1，BilIN-2，BilIN-3に分類される．わが国での肝癌取扱い規約 第6版（2015年）に記載された．わが国ではBilIN-3は上皮内癌として扱われるが，WHO分類では前癌病変とみなされている．これらの病変が通常の画像診断の対象となることはない．

・胆管内乳頭状腫瘍（IPNB）

膵IPMN（intraductal papillary mucinous neoplasm）の胆管カウンターパートとして近年提唱された疾患概念である．従来は，胆管乳頭腫（症），粘液産生胆管腫瘍あるいは胆管腔と交通する胆管囊胞腺腫/腺癌とされていた病態である．膵IPMNと比較すると粘液産生を示す症例が少なく，診断時に癌化していることが多い．WHO分類では異型度によりIPNB with low or intermediate grade intraepithelial neoplasia, with high grade intraepithelial neoplasia, with an associated invasive carcinomaに分類される．ま

た，腫瘍細胞の形態により膵 IPMN と同様 pancreaticobiliary type, intestinal type, gastric type, oncocytic type の 4 型に分類される．膵 IPMN では gastric type が多いが，胆管 IPNB では pancreaticobiliary type が多いとされ，この形質は主膵管型 IPMN で多くみられる．切除できれば比較的予後は良好とされる．IPNB では浸潤癌の合併が予後を左右する．浸潤癌部の組織型は管状腺癌と粘液癌の形態をとることが多い．

【画像】

IPNB は腫瘍が粘液を産生するかどうかにより画像所見が異なり，多彩な肉眼形態をとる（図IX-78）．粘液過剰産生型は，腫瘍の上流および下流側においても胆管がびまん性に拡張するもの（a），胆管が瘤状あるいは囊胞状に拡張し上流や下流の胆管拡張を伴うもの（b），肝門部大型胆管近傍に囊胞を形成するもの（c）に分けられる．粘液非過剰産生型は腫瘍の下流の胆管拡張は認めず，胆管内に乳頭状の腫瘍がみられる（d）．肝門部の大型胆管近傍から憩室状に突出し囊胞を形成するタイプは，胆管周囲付属腺が由来である可能性が考えられ，胆管との交通が明らかではないものも存在する．近傍の胆管の圧排により上流の胆管拡張を伴うことがある．IPNB では胆管内腔あるいは囊胞内に突出する乳頭状，ポリープ状の充実性腫瘍が認められる．ダイナミック CT/MRI では全相で濃染を示す．IPNB は胆管壁に沿って進展する傾向があり，胆管壁の肥厚は目立たないことが多いが，浸潤癌を伴う場合には，胆管壁肥厚がみられる．胆道造影ではで粘液栓のために全体像が描出されない場合が多く，MRCP がその評価に有用である．乳頭状腫瘍が小さく，画像上同定できないこともある．これらの所見は US でも高度に描出され診断価値が高い．（図 I-20 → 18 頁，I-37 → 29 頁，図IX-78〜81）

C. 原発性肝腫瘍 ▶上皮性腫瘍 ▶胆管細胞性腫瘍

粘液性囊胞性腫瘍
mucinous cystic neoplasm of the liver（MCN）

【病理・病態】

肝臓に発生する囊胞性腫瘍で，粘液を産生する上皮より構成され，異型のごく軽度な腺腫から腺癌，浸潤癌まで，多彩な組織像を示す．膵 MCN と同様，内膜下に卵巣様間質が存在することが特徴である．卵巣様間質は，紡錘形細胞の密な増生よりなり，これらの細胞はビメンチン，α-smooth muscle actin など間葉系マーカーが陽性を示すことが多く，幼若な間葉系の細胞と考えられている．また，ホルモンレセプターの免疫組織染色では正常卵巣と同様にエストロゲン，プロゲステロンレセプター発現がみられることが多く，卵巣本来の間質に類似している．これらの特徴から，原子卵巣原基の散布ないし遺残が推測されている．MCN はほとんどが女性（特に中年女性）に発生するが，男性発生例も報告されている．発生部位としては左葉，特に S4 発生の報告が多いが，肝外胆管あるいは胆囊発生の報告もある．囊胞内容は様々で漿液性〜粘液性あるいは血性であることもある．胆管との交通は認めないが，手術標本で交通がみられたとする報告がある．

【画像】

単房性が多いが，多房性を示すこともある．囊胞内腔の娘囊胞（cyst-in-cyst appearance）を示すことがあり，特徴的で診断価値が高い．しばしば壁の石灰化を伴う．囊胞壁には充実性腫瘍を伴うが微小で画像では描出されないことが多い．組織学的には腺腫，上皮内癌と腺癌に分類されるが，画像上これらの鑑別は困難である．壁在腫瘍が画像で明瞭であれば腺癌の可能性が高くなる．US，CT，MRI では基本的に単純性肝囊胞と同様の所見を示すが，内部の粘液や出血で画像は修飾される．壁在性の充実部（mural nodule）や cyst-in-cyst の有無が単純肝囊胞との鑑別に重要である．MRI は囊胞内容液の性状診断に有用で，出血あるいは粘稠な粘液は T1 強調像で高信号を示す．多房性の場合，各囊胞間で蛋白濃度や出血などが

C. 原発性肝腫瘍

粘液過剰産生型

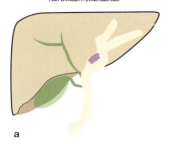
a

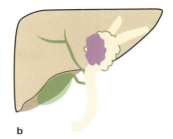
b

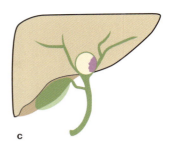
c

粘液非過剰産生型

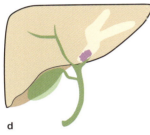
d

図IX-78　胆管内乳頭状腫瘍（IPNB）の主な肉眼形態
(Zen Y, et al : Biliary papillary tumors share pathological features with intraductal papillary mucinous neoplasm of the pancreas. Hepatology 44 : 1333-1343, 2006 より改変)

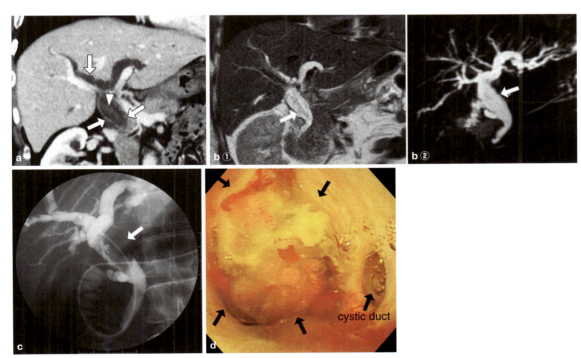

図IX-79　胆管内乳頭状腫瘍（IPNB）（60歳代，男性）
a．ダイナミックCT 門脈優位相冠状断再構成像．胆管のびまん性拡張を認め，胆管壁には濃染する微小な壁在腫瘍がみられる（矢印）．また総胆管内に発育する腫瘍がみられる（矢頭）．
b．MRI．T2強調像（SSFSE）（①）で拡張した総胆管内に乳頭状の肝内発育腫瘍による相対的低信号を認める（矢印）．MRCP（②）では胆管のびまん性拡張が明瞭であるが，腫瘍は部分容積効果のため不明瞭である（矢印）．
c．ERCPでは総胆管内乳頭状腫瘍に加えて，周辺の粘液塊による大きな造影欠損が認められる（矢印）．
d．胆道内視鏡像で粘液で拡張した総胆管内に，内腔に乳頭状に発育する腫瘍を認める（矢印）．

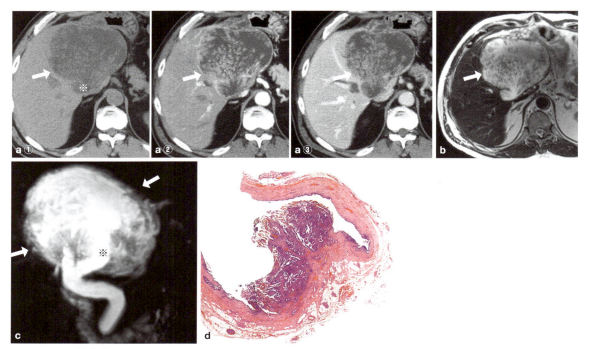

図IX-80 胆管内乳頭状腫瘍（IPNB）（40歳代，男性）
a．ダイナミックCT．造影前（①）で左肝門部胆管（※）の囊胞状拡張を認め，内部は水分濃度と索状・斑状の軟部濃度が混在する（矢印）．動脈優位相（②）で囊胞性腫瘍内に背側壁から腫瘍全体に発育する乳頭状の腫瘍濃染がみられ，濃染は平衡相（③）まで持続する（矢印）．
b．MRI T2強調像で腫瘍は著明な高信号を示し，乳頭状腫瘍は内部にやや低信号域として描出されている（矢印）．
c．MRCPで左肝門部胆管（※）の囊胞状拡張であることがわかる（矢印）．総肝管，総胆管の拡張がみられる．
d．切除標本組織像．囊胞状に拡張した左肝門部胆管内腔に発育した乳頭状腫瘍が認められた．乳頭状腫瘍の間質には線維成分と血管がみられ，遅延性・持続性濃染の原因と考えられた．（HE染色，ルーペ像）

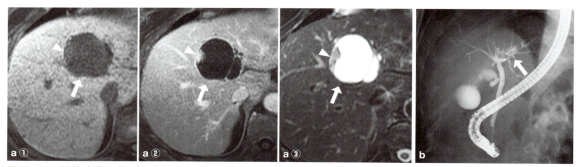

図IX-81 胆管内乳頭状腫瘍（IPNB）（70歳代，女性）
a．MRI．脂肪抑制T1強調像（①）で辺縁の鮮明な著明低信号，脂肪抑制T2強調像（③）では著明な高信号を示す（矢印）．肝囊胞と類似の所見である．右側壁にT1軽度低信号，T2軽度高信号部分を認め，同部はGd-DTPAによるダイナミックMRI動脈優位相（②）で濃染し，壁在の乳頭状腫瘍の所見である（矢頭）．腫瘍は多房性であるが，周辺胆管との連続性はみられない．
b．ERCPでは腫瘍による圧排性変化はみられるが（矢印），腫瘍内への造影剤の流入は認めない．

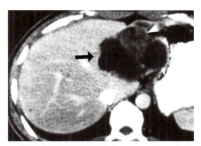

図IX-82　粘液性嚢胞性腫瘍（MCN）（40歳代，女性）
ダイナミックCT門脈優位相で左葉に多房性嚢胞性病変を認め（矢印），一部の嚢胞内に壁在腫瘍濃染（矢頭）がみられる．切除標本で，卵巣様間質がみられ，MCN（腺癌）と診断された．

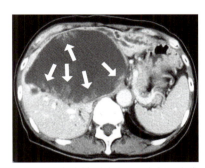

図IX-83　粘液性嚢胞性腫瘍（MCN）（60歳代，女性）
ダイナミックCT門脈優位相で嚢胞性病変に多数の壁在腫瘍濃染を認める（矢印）．肝内胆管は軽度の拡張を示すが，腫瘍による圧排性変化で，胆管との交通は明らかではなかった．切除標本で卵巣様間質が認められ，MCNと診断された．壁在腫瘍は，粘液を豊富に有する円柱状〜立方状の腫瘍細胞の乳頭状増殖で低〜高度異型細胞が混在していた．

異なると，CTの吸収値やMRIの信号強度が異なり，stained glass appearanceやmosaic patternを呈することがある．（図I-22 → 20頁，I-25, 26 → 21頁，図IX-82, 83）

出血性嚢胞における器質化血腫は時に脈管新生を伴うのでmural nodule様にみえ，MCNと鑑別が困難なことがある（図I-21 → 19頁，図IX-8 → 186頁）．IPNBとは胆管との交通性，胆道拡張の有無などが異なるが，胆管周囲付属腺に由来し胆管拡張を伴わないIPNBとの鑑別は困難な場合がある．

C. 原発性肝腫瘍 ▶上皮性腫瘍 ▶胆管細胞性腫瘍

肝内胆管癌（胆管細胞癌）
intrahepatic cholangiocarcinoma（ICC），cholangiocellular carcinoma（CCC）

【病理・病態】

　肝内胆管上皮あるいは肝内胆管周囲付属腺から発生する悪性腫瘍である．肝内胆管は左右肝管の肝側にはじまり，大型胆管（区域胆管から主要分枝），隔壁胆管（80〜200μm），小葉間胆管（〜80μm），細胆管（bile ductile）に分類される．大型胆管周囲には付属腺が分布する．小型胆管は隔壁胆管と小葉間胆管に分類され，小葉間胆管は細胆管（bile ductule）を介して肝細胞の毛細胆管ネットワークに連続する．肝内大型胆管に発生するものを肝門型肝内胆管癌（perihilar ICC），肝内小型胆管あるいは細胆管から発生するものを末梢型胆管癌（peripheral ICC）と呼称する場合がある．しかしながら，肝門型肝内胆管癌と，肝門近辺から発生した末梢型胆管癌の大型胆管浸潤との鑑別は困難であることが多く，これらは傍肝門胆管癌（perihilar cholangiocarcinoma）として扱われつつある．

　肝内胆管癌の多くは正常肝にみられるが，約10%は慢性肝疾患が背景にみられる．一部は，肝内結石症，PSC，Caroli病，肝吸虫症などの慢性持続性胆管炎から発生する．慢性肝疾患では特にC型肝硬変に合併する頻度が高い．肝内胆管癌は原発性肝癌では肝細胞癌に次ぐ2番目の頻度であり5%前後を占める．中年以降の高齢者に多く，性差は明らかではない．しかしながら，PSCや胆道形成異常に合併する場合は若年者でもみられる．わが国も含めて世界的に増加傾向にある．

　わが国の肝癌取扱い規約 第6版（2015年）では肝内胆管癌の肉眼型を腫瘤形成型（mass forming type），胆管浸潤型（periductal infiltrating type），胆管内発育型（intraductal growth type）の3基本型に分類しており（図IX-84），WHO分類にも取り入れられている．

　腫瘤形成型（図I-8 → 7〜8頁，I-35 → 28頁，I-40 → 31頁，II-26 → 58頁，III-53 → 106頁）：肝実質内

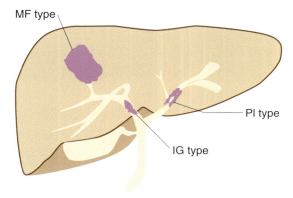

図Ⅸ-84　肝内胆管癌（胆管細胞癌）の発育形式
MF type：mass-forming type（腫瘤形成型），PI type：periductal infiltrating type（胆管浸潤型），IG type：intraductal growth type（胆管内発育型）

に明瞭な類円形の限局性腫瘍を形成しているもので癌部・非癌部の境界は明瞭である．

胆管浸潤型（図Ⅲ-8→69頁）：胆管周囲の血管・結合織を巻き込みつつ，胆管の長軸方向へ樹枝状進展を示しているもので，しばしば末梢胆管の拡張がみられる．

胆管内発育型（図Ⅰ-37→29頁）：胆管内腔へ乳頭状・顆粒状の発育を示すが，時に表層拡大進展あるいは胆管内腫瘍栓の形態を示すものである．

腫瘤形成型はわが国では6割を占める．周辺部には viable な腫瘍細胞と比較的豊富な血管増生が，中心部は高度の線維化や硝子化がみられる．中心壊死がみられることもある．線維性被膜はみられない．肝被膜直下に存在する場合は癌臍を形成する．胆管浸潤型でも進行すれば腫瘤を形成する．肝内発育型胆管癌と前記の IPNB の異同は現在明確にされていない．IPNB の癌化したものは本型に含まれるものと考えられるが，一般には粘液過剰産生を伴わない胆管内鋳型状発育が主体のものが含まれる．今後の病理の整理が望まれる．

組織学的には胆管上皮に似た上皮で覆われた腺腔を形成し，線維性間質が発達している．ほとんどが腺癌であり，しばしば粘液産生がみられる．異型度に応じて高分化型，中分化型，低分化型腺癌に分けられる．腺癌以外の特殊型として腺扁平上皮癌，肉腫様癌，粘液癌，粘表皮癌，印環細胞癌，扁平上皮癌，小細胞癌などがあるが，いずれもきわめて稀なものである．肝内胆管癌は肝細胞癌と比べてリンパ節転移が高率にみられる．

【画像】
- 腫瘤形成型

分葉状腫瘍を形成することが多く，高頻度に胆管浸潤をきたし末梢胆管拡張を伴う．肝被膜下近くに腫瘍が存在する場合は desmoplastic reaction による癌臍を伴うことがある．内部に比較的大きな門脈域を取り込んで発育することがある．（図Ⅰ-35→28頁，Ⅰ-40→31〜32頁）

US では特徴的所見に乏しく，小型のものは低エコー結節のものが多いとされる．大型では高〜低エコーの多彩な所見を呈すようになる．単純 CT では低吸収腫瘍として描出され，内部の線維化・壊死・硝子化部分はより低吸収を示す．MRI では T1 強調像で低信号，T2 強調像・拡散強調像で高信号を呈し拡散制限がみられる．壊死を伴う場合は T2 強調像で著明高信号を伴うことがある．（図Ⅱ-26→58頁，Ⅳ-1→114頁）

血行動態，血流画像については総論に記載した（→92頁）．ダイナミック CT/MRI の動脈優位相では通常乏血性あるいは辺縁リング状濃染を示す．リング状濃染は，腫瘍辺縁部の腫瘍細胞に富んだ部分の濃染と腫瘍周辺肝実質の濃染の2種類があるが，両者が混在する場合もある．CTHA では両者の区別は可能であるが，ダイナミック CT/MRI では区別が困難な場合が多い．平衡相では中心部は遅延性濃染を示すのに対し，腫瘍周辺濃染は低吸収化する．慢性肝疾患を背景にした肝内胆管癌では腫瘤形成型が多く，さらに小型あるいは肝硬変合併の腫瘤形成型肝内胆管癌では多血性腫瘍を形成する頻度が高く，しばしば wash out を認め，肝細胞癌に類似することがある．Gd-EOB-DTPA 造影 MRI 肝細胞相では明瞭な低信号を示すが，中心部の線維組織の遅延性濃染が強い場合はターゲット状に描出されることがある．FDG-PET では明瞭な集積がみられる．（図Ⅰ-8→7頁，Ⅰ-35，Ⅰ-40，Ⅲ-53→106頁，図Ⅸ-85）

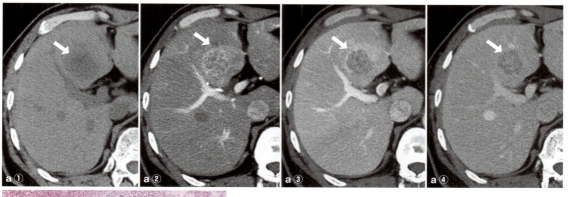

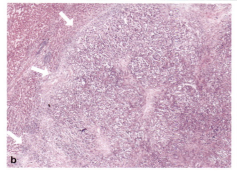

図IX-85　肝内胆管癌〔原発性硬化性胆管炎（PSC）〕（60歳代，男性）
a．ダイナミックCT．腫瘤は造影前（①）で低吸収，動脈優位相（②）で全体の濃染，門脈優位相（③）で低吸収化（wash out）と周辺にコロナ濃染を認める（矢印）．平衡相（④）では中心部に軽度の遅延性濃染がみられるが，肝癌との鑑別は困難である（矢印）．
b．切除標本組織像．低分化胆管細胞癌と診断された．線維性間質は軽微であった（矢印）．（HE染色，×40）

• 胆管浸潤型

　末梢肝内胆管拡張はほぼ必発である．癌部胆管は充実性壁肥厚と内腔の狭窄を認める．USでは胆管拡張とその近位の胆管狭窄部の壁肥厚像や小腫瘤影を示す．単純CTやMRIでも同様の形態的画像を示すが，MRI T2強調像や拡散強調像では，非腫瘍部胆管に比べ腫瘍部は高信号を示し病変検出に有用である．ダイナミックCT/MRIでは動脈優位相で淡く濃染し，平衡相まで漸増性に遅延性濃染を示す．MRCPが胆管狭窄部の範囲診断に有用であるが，詳細な質的診断やドレナージには内視鏡的胆管造影や経皮経肝的胆道造影が必要である．胆管炎の併発や胆管ドレナージチューブが挿入された状態では正確な病変の広がりの診断が困難になる．胆管浸潤型肝内胆管癌は伴走する門脈に浸潤しやすく，末梢肝区域にしばしば区域性濃染やZahn梗塞，胆汁うっ滞の所見や肝実質の萎縮を伴うことがある．（図III-8 → 69頁，図IX-86）
　PSCやIgG4関連硬化性胆管炎による限局性狭窄などと画像が類似するので，総合的に診断する必要がある．癌が否定できない場合は組織診あるいは細胞診が重要である．

• 胆管内発育型

　胆管内に発育する乳頭状，ポリープ状あるいは鋳型状の充実性腫瘤がみられる．胆管は腫瘍部で拡張し，上流の拡張を認める場合と認めない場合がある．これらは特にUSやMRCPで良好に描出される．ダイナミックCT/MRIでは腫瘍は動脈優位相で淡く濃染し平衡相でも濃染は持続あるいは軽減する傾向にある（線維成分に乏しく遅延性濃染は軽微である）．（図I-37 → 29頁，図IX-87）

• 粘液癌

　胆管細胞癌の亜型の1つで特徴的な画像を示す．組織学的に豊富な粘液性間質内に索状の癌細胞が存在する．海綿状構造に類似し，USでは高エコーを，単純CTでは明瞭な低吸収を，MRIでは水分や粘液貯留に類似した信号強度を示す．ダイナミックCT/MRIでは動脈優位相で腫瘍辺縁の濃染がみられ，平衡相にかけて内部に濃染が

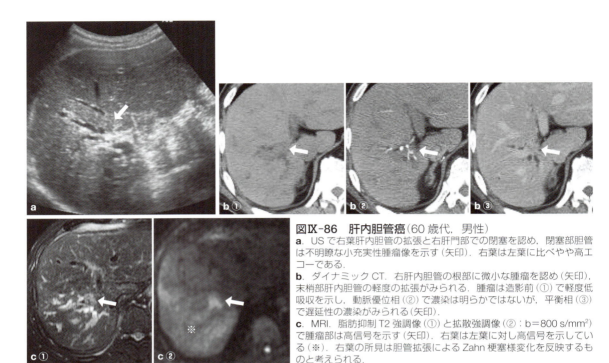

図IX-86　肝内胆管癌(60歳代，男性)
a．USで右葉肝内胆管の拡張と右肝門部での閉塞を認め，閉塞部胆管は不明瞭な小充実性腫瘤像を示す(矢印)．右葉は左葉に比べやや高エコーである．
b．ダイナミックCT．右肝内胆管の根部に微小な腫瘤を認め(矢印)，末梢部肝内胆管の軽度の拡張がみられる．腫瘤は造影前(①)で軽度低吸収を示し，動脈優位相(②)で濃染は明らかではないが，平衡相(③)で遅延性の濃染がみられる(矢印)．
c．MRI．脂肪抑制T2強調像(①)と拡散強調像(②：b＝800 s/mm²)で腫瘤部は高信号を示す(矢印)．右葉は左葉に対し高信号を示している(※)．右葉の所見は胆管拡張によるZahn梗塞様変化を反映するものと考えられる．

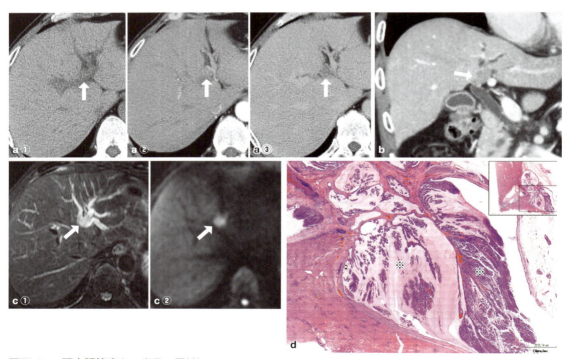

図IX-87　肝内胆管癌(50歳代，男性)
a．ダイナミックCT．平衡相(③)で左肝管内に鋳型状に造影される充実性腫瘤を認める(矢印)．同部は動脈優位相(②)で淡く濃染し平衡相で低吸収化する(矢印)．①：造影前．
b．門脈優位相冠状断再構成像で左肝管内に鋳型状の充実性腫瘤がみられる(矢印)．左葉肝内胆管の拡張がみられる．
c．MRI．脂肪抑制T2強調像(①)と拡散強調像(②：b＝800 s/mm²)で腫瘍は高信号を示す(矢印)．高b値拡散強調像では拡張胆管は高信号を示さず，腫瘍の全体像が明瞭である．
d．切除標本組織像．胆管内腔に乳頭状に発育する高分化癌部分を含む腫瘍がみられる(※)．壁外浸潤はみられなかった．右上の囲みは全体像．(HE染色，×10)

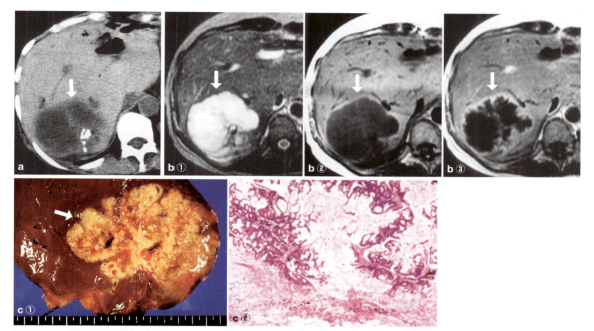

図IX-88　粘液癌（胆管細胞癌）
a．単純CTで石灰化を含む強い低吸収腫瘤を認める（矢印）．肝には高度の変形・中心性肥大と胆道気腫がみられ，続発性胆汁性肝硬変の所見である．
b．MRI．T2強調像（①）で強い均一な高信号を，T1強調像（②）では強い低信号を示し（矢印），腫瘍内部に豊富な液体成分（粘液）の存在が示唆される．Gd-DTPA造影MRI平衡相（③）で辺縁から内部への漸増性・遷延性の濃染を認める（矢印）．
c．切除標本像．肉眼病理像（①）で腫瘍は充実性であるが（矢印），組織像（②：HE染色）では多量の粘液内に索状・網目状の腫瘍細胞がみられる．

進行し持続する．小病変では海綿状血管腫と類似することがあるので注意が必要である．大腸粘液癌肝転移とも類似する．（図I-43→34頁，図IX-88）

C. 原発性肝腫瘍　▶上皮性腫瘍　▶胆管細胞性腫瘍

細胆管細胞癌（細胆管癌）
cholangiolocellular carcinoma（CoCC），bile ductular carcinoma

【病理・病態】

　肝細胞索と小葉間胆管に存在するHering管または細胆管由来と考えられている．Hering管は，肝細胞からなる毛細胆管と細胆管との境界部に存在（門脈域周囲の肝実質内で微小な管腔を形成）する．近年の研究で，canals of Hering/ductuleには胆管細胞や肝細胞に分化しうるstem cellが存在することが明らかとなっている．Steinerの原著では肝細胞癌，胆管細胞癌成分があるが，細胆管由来の成分が多いものを細胆管癌と提唱した．

Komutaらも同様の報告を行っている．これらをもとに，WHO分類（2010年）では混合型肝癌の亜型の1つに分類されている．しかしながら，肝細胞癌成分が明らかではない例も多く，また細胆管反応と組織像が類似している点から，肝細胞癌成分がみられないものを"bile ductular carcinoma"と呼称することが提唱されている．わが国では，肝癌取扱い規約 第5版（2009年）では胆管系腫瘍の1つとして記載されている．慢性ウイルス性肝炎，アルコール性肝炎，NASH，正常肝などを背景に発生し，予後は胆管癌と肝細胞癌の中間と考えられている．比較的均一な小腺管が密に増殖し豊富な線維性間質を有するが，壊死や粘液産生を伴わない．粘液産生は肝門部胆管から隔壁胆管レベルの胆管細胞までにみられるが細胆管にはみられない．被膜はなく肝細胞索を置換するような浸潤増殖（置換性発育）を示し，大型の門脈域・肝静脈が内部に残存する特徴がある．部分的に肝細

癌や胆管癌成分が混在することがある．免疫染色では，CK19，CK7，EpCAM，NCAM，EMA，MUC1などの胆管細胞・ステム細胞マーカー発現を示す．

【画像】

種々の程度に肝癌成分，胆管癌成分を含むため，これらの多寡に応じて画像所見は様々である．これらがみられない細胆管癌（純型）について以下に記載する．

腫瘍は円形から分葉状形態を示し，ダイナミックCT/MRIでは動脈優位相で全体が軽度から比較的明瞭な濃染を示し，門脈優位相から平衡相にかけて線維組織による遅延性濃染のために造影効果は遷延する．また動脈優位相から腫瘍周辺の早期の流出血流によるリングあるいはコロナ状濃染がみられる特徴がある．腫瘍内に門脈域あるいは肝静脈が貫通する所見がしばしばみられ，腫瘍末梢の胆管拡張は目立たない．MRI T2強調像でリング状の高信号を呈することが多い．腫瘍辺縁のより強い高信号帯は線維化が乏しい腫瘍増殖を反映する．拡散強調像でも高信号を呈する．T1強調像では低信号を呈する．Gd-EOB-DTPA造影MRI肝細胞相では低信号を示す（内部の線維組織による遷延性濃染は軽度残存する）．細胆管癌では肝内胆管癌に比べFDG-PETの集積が弱い．以上の特徴的所見が観察されれば，細胆管癌の診断は可能であるが，小病変では，一般的な画像ではこれらの特徴は描出されない場合も多い．特に，1cm前後では，単純CTで低吸収，造影CT全相で均一に濃染されることから，海綿状血管腫と誤診されるケースもあるので注意が必要である．（図Ⅰ-39 → 30～31頁，図Ⅸ-89）

C. 原発性肝腫瘍　▶上皮性腫瘍

肝細胞癌・胆管細胞癌の混合型腫瘍（混合型肝癌）
combined hepatocellular and cholangiocarcinoma

【病理・病態】

混合型肝癌は肝癌取扱い規約 第6版（2015年）では，「単一腫瘍内に肝細胞癌と肝内胆管癌へ明瞭に分化した両成分が混ざりあったもので，組織学的に肝細胞癌成分は通常の肝細胞癌であり，肝内胆管癌成分は腺癌で粘液産生を伴う」ものとされる．古典的な混合型肝癌の概念である．一方，WHO分類（2010年）では，肝ステム細胞の概念が混合型肝癌に導入されて，前記の混合型肝癌古典型（classical type）に加えて，肝ステムマーカーを有する細胞像が優位な混合型肝癌をtypical subtype（典型的型），intermediate-cell type（中間細胞型），cholangiolocellular subtype（細胆管型）の3つの亜型に分類している．typical subtypeは，成熟した肝細胞類似の腫瘍細胞が索状配列し，この周囲にN/C比の高い腫瘍細胞（ステムセルマーカー陽性）が縁取り，これらの腫瘍細胞は高度の線維性結合組織内に埋もれている．intermediate subtypeは，肝細胞と胆管上皮の中間的な性状を示す腫瘍細胞の増生からなる．索状，充実性あるいはコード状の癌胞巣を示し，これらは著明な線維性間質内に埋もれた形態を示す．cholangiolocellular subtypeは上記の細胆管癌が混在するものであるが，今後は肝内胆管癌として扱われる可能性が高い．これらの亜型の生物学的な異同や，診断上の定義の確立については現在研究が進行中である．

混合型肝癌は頻度的には原発性肝癌の1%以下程度で比較的稀な肝腫瘍であり，予後は通常型肝細胞癌に比して不良とされている．混合型肝癌の診断には腫瘍マーカーも重要で，画像上肝癌が疑われても腺癌の腫瘍マーカー（CEA，CA19-9）が上昇する場合や，逆に画像上肝内胆管癌が疑われても肝癌の腫瘍マーカー（AFP，PIVKAⅡ）が上昇する場合は混合型肝癌を疑う必要がある．予後は腫瘍形成型の肝内胆管癌とほぼ同等で，肝癌に比べ不良である．

【画像】

古典的な混合型肝癌の画像所見は，単一の腫瘍内に肝癌と胆管癌の典型像が併存する．しかしながら，両成分は様々な割合でみられ，また腫瘍内で明瞭に分画されて存在することは少ないために，画像は肝癌に類似するものから腫瘤形成型胆

C. 原発性肝腫瘍　255

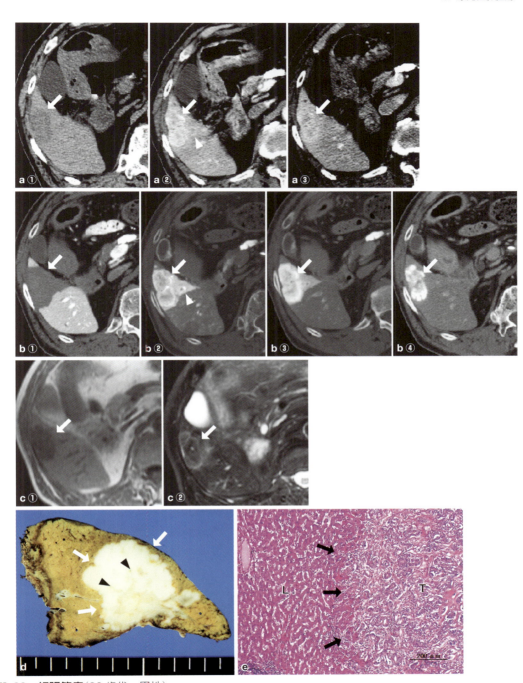

図IX-89　細胆管癌（80歳代, 男性）
a. ダイナミックCT. 造影前（①）で長円形の低吸収腫瘤がみられ, 動脈優位相（②）では全体が濃染し, 平衡相（③）でも濃染は持続する（矢印）. 動脈優位相で腫瘤周辺肝に区域性濃染が認められる（矢頭）. 腫瘤部肝表は陥凹し, "癌臍"の所見である.
b. CTAP（①）で腫瘤と周辺肝の楔状の門脈血流欠損が認められる（矢印）. CTHA早期相（②）で, 腫瘤は辺縁により強い全体の濃染を示し（矢印）, また肝門側の門脈域を頂点とする楔状の濃染が周囲に認められる（矢頭）. CTHA後期相（③）で濃染は持続する（矢印）. 造影剤注入終了後5分後のCTHAで強い遅延性濃染がみられる（矢印）.
c. MRI. T1強調像（①）で低信号, 脂肪抑制T2強調像（②）で辺縁により強い高信号示す（矢印）.
d. 切除標本肉眼像. 辺縁が八つ頭状の, 内部が均一な腫瘤である（矢印）. 内部に門脈域が認められる（矢頭）.
e. 組織像. 腫瘍細胞は細胆管に類似し, 免疫染色も加えて細胆管癌と診断された. 腫瘍細胞と線維性間質が混在し（T）, 辺縁部では内部に比べ腫瘍細胞が密な傾向があった. 腫瘍細胞の置換性発育がみられた（矢印）. L：肝, T：腫瘍.（HE染色, ×100）

管癌に類似するものまで様々である．肝癌の所見を示す腫瘍内に早期濃染が弱く遅延性に濃染する部分が存在する場合，逆に，腫瘤形成型胆管癌の所見を示す腫瘍内に早期濃染し wash out する部分がみられる場合は混合型肝癌が疑われる．しかしながら，画像はしばしば硬化型肝癌，腫瘤形成型肝内胆管癌，細胆管癌などの線維性間質の豊富な肝腫瘍と類似する．（図Ⅸ-90）

intermediate subtype は前述の stem cell 系の肝細胞癌とほぼ同一の概念であり，多彩な画像が予測される．（図Ⅸ-74）

C. 原発性肝腫瘍 ▶非上皮性腫瘍 ▶良性腫瘍

海綿状血管腫
cavernous hemangioma

【病理・病態】

海綿状血管腫（以下，血管腫）は，臨床上最もよく遭遇する肝良性腫瘍である．血管腫はあらゆる年齢層にみられ，女性に多いとされている．無症候性で画像診断で発見されるものがほとんどである．4 cm を超えるものでは，腹痛，腹部不快感，腫瘤触知などを認めることがある．自然破裂は稀である．さらに巨大な血管腫にみられる稀な合併症として，consumptive coagulopathy, thrombocytopenia, hypofibrinogenemia（Kasabach-Merritt 症候群）が報告されている．血管腫は通常単発性であり，多発性は 10％ぐらいとされている．境界は明瞭であるが被膜は有しない．割面はスポンジ様で，暗赤色であることが特徴である．組織学的には，様々な大きさの血管腔からなっており，内腔には扁平化した内皮細胞が配列している．また，血管腔の間には線維性組織がみられる．血管腫の内部には，大きくなるにつれて，新旧の血栓形成，壊死巣，瘢痕組織，石灰化などの様々な変性がみられる．変性・線維化が高度になるといわゆる硬化性血管腫（sclerosing cavernous hemangioma）となる．間質の豊富な線維化と血洞の狭小化が主体のものを sclerosed hemangioma として，通常の海綿状血管腫とは由来が異なるとする報告がある．

【画像】

微視的な海綿状構造の画像所見については総論（→16頁）やその他の項で記述した．

US では海綿状構造を反映し，基本的に腫瘍全体が比較的均一な高エコーを示す．体位変換や圧迫によりエコーパターンが変化することがあり，この所見は血管腫の特徴の1つといえる（カメレオンサイン）．高エコー型は最も多く経験するもので，2 cm 前後以下の小型の血管腫に多い．形状は，正円形であることは少なく非正円形であることが多い．辺縁に帯状の高エコー（marginal strong echo）を認め，内部は等あるいは低エコーのものがあり，内部の血栓形成や瘢痕形成を反映する．大きな血管腫では低・等・高エコーが不規則に混在する．囊胞性の変化や石灰化による acoustic shadow を認めることがある．（図Ⅰ-34 →27頁）

単純 CT では辺縁鮮明な低吸収域として描出される．形状は正円形のこともあるが，楕円形あるいはいびつな場合も多い．大きなものでは地図状と形容される不整な形状を示す場合もある．4 cm を超える大きな血管腫では，血栓形成，壊死や瘢痕形成のために，内部にさらに不規則な低吸収域あるいは隔壁様構造を認めることが多い．また，石灰化や囊胞様変性を認めるものがある．ダイナミック CT では，腫瘍辺縁に点状・斑状の造影剤の pooling（大動脈濃度と類似し，組織の染まりではなく血管腔での造影剤の pooling と考えられる）がみられ（peripheral enhancement），次第に中心部へと濃染され（filling in），濃染が長期に持続する（持続性濃染，prolonged enhancement）．血管腫の濃度は，血管腔を反映して，単純および造影 CT で大動脈腔の濃度と類似する点が診断の有用な根拠となる．腫瘍を介して AP shunt がみられることがある．比較的小さな血管腫に多い．この場合は腫瘍全体が早期に濃染し，持続性濃染の程度が弱い傾向がある．動脈造影でも造影剤の pooling がみられ，綿花状濃染と呼ばれる．腫瘍内の血洞が狭く線維性隔壁部が厚い場合は，動脈優位相が腫瘍濃染と類似することがある．血栓形

C. 原発性肝腫瘍　257

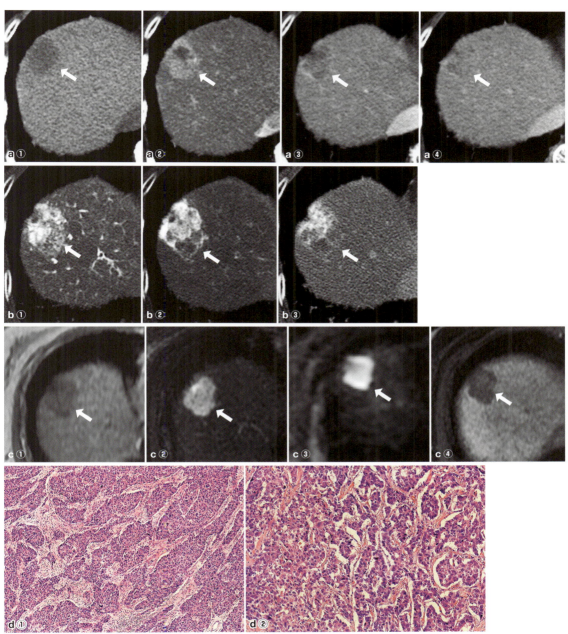

図IX-90　混合型肝癌〔非アルコール性脂肪肝炎（NASH）〕（80歳代，男性）
a. ダイナミックCT．造影前（①）で非特異的低吸収を示す（矢印）．動脈優位相（②）では腫瘍背側は明瞭な濃染を示し，一方，腹側は周辺は濃染を示すが内部は乏血性である（矢印）．門脈優位相（③）から平衡相（④）では，背側は低吸収化（wash out）を示すのに対し，腹側は漸増性に遅延性濃染を示す（矢印）．腹側肝表には陥凹（癌臍）がみられる．
b. CTHA早期相（①）で腫瘍は不均一な内部濃染を示す．後期相（②）では周辺にコロナ濃染がみられるが，腫瘍腹側部に濃染の持続がみられる（矢印）．CTHA 10分後（③）で腫瘍腹側部に濃染が残存し，線維組織における遅延性濃染である（矢印）．
c. MRI．T1強調像（①）で低信号，脂肪抑制T2強調像（②）で高信号を示し，内部は比較的均一である（矢印）．拡散強調像（③：b＝800 s/mm^2）では高信号を示すが，上記の遅延性濃染部分は相対的に低信号である（矢印）．Gd-EOB-DTPA造影MRI肝細胞相（④）では明瞭な低信号を示すが，腹側部分に遷延性濃染による相対的高信号がみられる（矢印）．
d. 切除標本組織像．腫瘍内部は複雑な組織構築を示したが，背側部はやや線維性間質に富む肝細胞癌（①），腹側部分は線維間質に富む胆管細胞癌（②）が主体であった．（HE染色，×100）

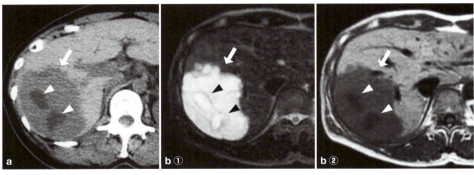

図IX-91 海綿状血管腫
a. 単純 CT で地図状のいびつな低吸収腫瘤を認め（矢印），内部に変性によるより低吸収域を認める（矢頭）．
b. MRI. 脂肪抑制 T2 強調像（①）で腫瘤は著明な高信号を示し（矢印），内部の変性部分はより高信号を示す（矢頭）．T1 強調像（②）では腫瘤は明瞭な低信号（矢印），変性部分はより低信号を示す（矢頭）．

成や瘢痕形成部は造影されないが，線維化がみられる場合は遅延性濃染を示す．（図I-34，II-24 → 57頁，図IX-91〜93）

　血管腫の質的診断，鑑別診断に際し MRI が果たす役割は大きい．T1 強調像にて均一な低信号，プロトン画像ならびに T2 強調像では均一な高信号を示す．T2 強調像での信号強度は，通常脾臓より高いことが目安となる．大きくなるにつれ内部は壊死，血栓，瘢痕形成のため不均一となる．すなわち，T1 強調像で内部により低信号の領域を，T2 強調像で低信号およびより高信号の領域を認める．拡散強調像低 b 値，高 b 値と ADC map 像すべてで高信号を示すが，ADC 値は嚢胞に比べ血管腫では低い．腫瘤内の血流が速い血管腫ほど ADC 値が高い傾向にあるとされる．巨大な血管腫では，血栓，瘢痕形成に加えて出血，嚢胞変性などにより MRI 像は多彩となる．クレフト状の変性（硝子化）あるいは類円形の液状（嚢胞）変性は T1 強調像にてより低信号，T2 強調像にてより高信号となる．瘢痕あるいは高度の線維化は結節状あるいは隔壁様の構造として T1，T2 強調像ともに低信号の領域として描出される．Gd-DTPA の急速静注によるダイナミック MRI では，前述した CT におけると同様な濃染パターンを示す．Gd-EOB-DTPA によるダイナミック MRI では，Gd-DTPA での平衡相に相当する移行相で周辺肝より低信号に描出されることがあるので（pseudo washout），肝癌との鑑別に留意する必要がある．（図I-34，II-14 → 46頁，図IX-91）

　硬化性血管腫は非特異的な充実性腫瘤像を示し，ダイナミック CT/MRI で乏血性であり，遅延性濃染を示す（図IX-94）．肝内胆管癌や陳旧性肉芽腫などの線維成分の多い腫瘤と類似する所見で鑑別が困難となるが，腫瘤辺縁部の一部に前記の海綿状血管腫の所見を認めると確定診断できるので注意深く観察する．血管腫内に単純 CT や MRI でニボーの形成がみられることがある．

C. 原発性肝腫瘍　▶非上皮性腫瘍　▶良性腫瘍

血管筋脂肪腫
angiomyolipoma（AML）

【病理・病態】
　AML は perivascular epithelioid cells（PEC）由来の稀な腫瘍で，PEComa の 1 つである．肝 AML は中年女性に好発し，単発が多い．結節性硬化症との関連は 5% 程度にみられる．被膜を有さない境界明瞭な腫瘍で，組織学的には成熟した脂肪組織，平滑筋や血管がみられ，症例によりこれらの割合が異なる．脂肪の割合は 5〜90% と様々である．免疫染色では HMB45 陽性を示し特異性が高い．組織学的には脂肪，血管，筋の構成比率により 10 種類に分類される．最も頻度の高いものは筋腫型（平滑筋成分が全体の 80% 以上を占めるもの）であり，次いで筋血管腫型（脂肪成分

C. 原発性肝腫瘍　259

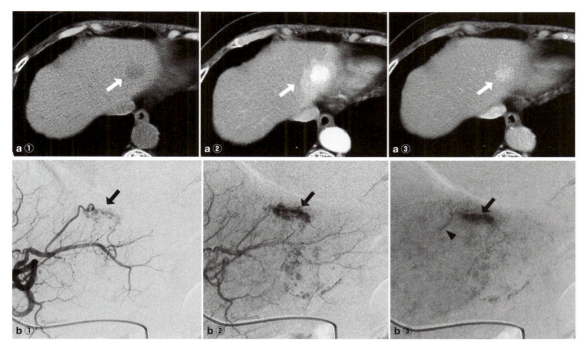

図IX-92　海綿状血管腫
a．ダイナミックCT．造影前（①）で低吸収腫瘤を認める（矢印）．腫瘤は動脈優位相（②）で全体が均一に強く濃染され，平衡相（③）まで持続する（矢印）．腫瘤の濃度は全相で大動脈濃度と類似する．動脈優位相で周辺にAP shuntによる楔状の一過性濃染がみられる．
b．動脈造影像．早期動脈相（①）で腫瘤内に微細粒状の濃染の集簇がみられ，後期動脈相（②）では造影剤のpoolingの集簇による動脈と同濃度の強い濃染がみられ，毛細管相後期（③）まで持続する（矢印）．綿花状濃染と呼称される．周辺に腫瘍を介するAP shuntがみられ，微小な門脈の早期描出がみられる（矢頭）．

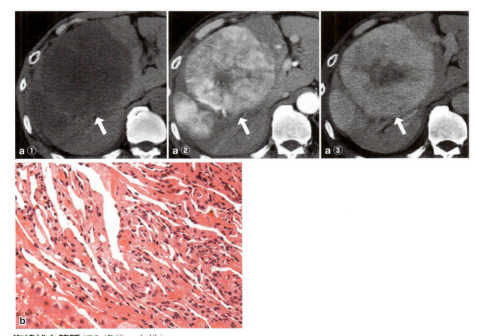

図IX-93　海綿状血管腫（70歳代，女性）
a．ダイナミックCT．造影前（①）で腫瘤は明瞭な低吸収を示し，動脈優位相（②）では広範囲に濃染はみられるが濃度は大動脈より低く，点状・斑状のpooling像は明らかではない（矢印）．平衡相（③）では持続性濃染がみられる（矢印）．造影前と平衡相の濃度は大動脈と類似する．非造影MRI所見は典型的な海綿状血管腫と同じであった．
b．切除標本組織像．血管腔はスリット状で細く，線維性間質が厚い海綿状血管腫がみられた．線維性間質の厚いsclerosed hemangiomaと呼ばれる病態に類似する．（HE染色，×40）

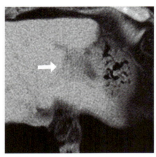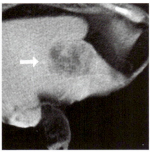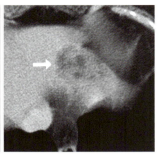

図IX-94　硬化性血管腫(70歳代, 女性)
ダイナミックCT. 腫瘤は造影前(左)で不均一な低吸収を示す(矢印). 動脈優位相(中)で軽度の不均一な内部濃染がみられ, 平衡相(右)で内部の濃染が拡大する(矢印). 造影剤のpoolingはみられない. 切除標本で浮腫性の線維性壊死組織と変性した線維性間質が豊富に認められた.

が20%以下のもの), 通常型(いずれの成分もほぼ均一にみられるもの)が多い. 血管筋脂肪腫のうち脂肪成分が乏しく平滑筋成分主体のものは, 類上皮型血管筋脂肪腫と呼ばれることがある. 良性腫瘍であり基本的に経過観察されるが, 稀に悪性化の報告がある. また多血性悪性腫瘍との鑑別が困難で切除されることも少なくないので, 比較的稀な腫瘍ではあるが, 常に念頭に置いて画像診断を行う必要がある.

【画像】
　腫瘍構成成分の多寡で画像は多彩である. 脂肪成分が多い場合はUSでは高エコーを示すが, 脂肪成分が少ない場合は低エコーに描出される. 単純CTでは脂肪成分の多い部分が明らかな低吸収を示す. MRI T1, T2強調像では脂肪成分が多い部位は軽度の高信号を示すが, 脂肪抑制像では信号は低下する. 肝AMLでは脂肪成分は微量なことが多く, この場合はT1強調像opposed imageで信号低下がみられると脂肪成分の認定が可能となり診断価値が高い. ダイナミックCT/MRIの動脈優位相では強い濃染がみられ, 平衡相まで持続する. 腫瘍の辺縁は全相で鮮明で, wash outやコロナ濃染はみられない. 総論で述べたように(→94頁), 腫瘍からの流出静脈である肝静脈が腫瘍から直接描出されると肝癌との鑑別が可能である. FNHと同様に, 腫瘍周辺に集簇する流出静脈枝や栄養動脈枝が被膜様に描出されることがあるので, 被膜やコロナ濃染と誤認しないことが必要である. 類上皮型血管筋脂肪腫ではT1強調像opposed phaseで信号低下がみられず, 非特異的な多血性腫瘍像を示すが, 血行動態は肝癌と異なる. Gd-EOB-DTPA造影MRI肝細胞相で明瞭な低信号を示す. SPIOやソナゾイドなどの網内系造影剤は集積しないとされるが, Kupffer細胞が存在し集積がみられる場合もあるとされる. 小病変では肝癌との鑑別が困難なことが多く, 画像的・臨床的に疑われる場合は生検を積極的に行う. (図II-22→55〜56頁, 図IX-95〜97)

C. 原発性肝腫瘍　▶非上皮性腫瘍　▶良性腫瘍

小児肝血管内皮腫
infantile hemangioendothelioma

【病理・病態】
　小児の良性肝腫瘍では最も頻度が高い. 女児で生後6か月以内に発症することが多い. 単発または多発で, 皮膚, 肺, 腸, 中枢神経などにもみられ, 皮膚病変との合併頻度は19〜87%と報告されている. 腫瘍は, 血管内皮細胞の増殖と新生血管の増生から形成されている. 大きな場合は内部に線維化, 壊死, 出血が生じる. 無症状から肝腫大, 凝固異常(Kasabach-Merritt症候群), うっ血性心不全, 呼吸困難, 黄疸を呈する場合もある. 破裂により腹腔内出血を呈することもある. 6か月以降に自然消退することが多く, 経過観察が治療方針の基本である. 心不全や凝固異常がある場合, 血管塞栓術や切除が行われる. 石灰化

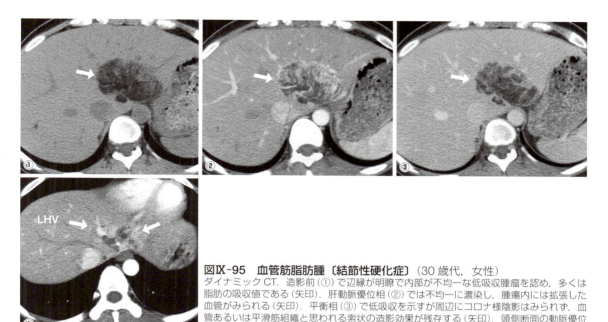

図IX-95 血管筋脂肪腫〔結節性硬化症〕(30歳代, 女性)
ダイナミックCT. 造影前(①)で辺縁が明瞭で内部が不均一な低吸収腫瘤を認め, 多くは脂肪の吸収値である(矢印). 肝動脈優位相(②)では不均一に濃染し, 腫瘍内には拡張した血管がみられる(矢印). 平衡相(③)で低吸収を示すが周辺にコロナ様陰影はみられず, 血管あるいは平滑筋組織と思われる索状の造影効果が残存する(矢印). 頭側断面の動脈優位相(④)で左肝静脈(LHV)の早期の強い描出がみられる(矢印は腫瘍の頭側).

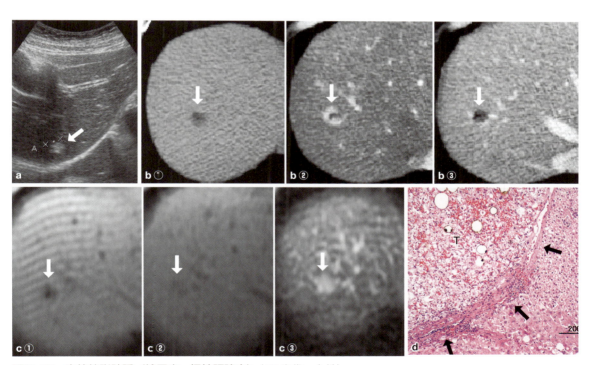

図IX-96 血管筋脂肪腫〔糖尿病, 慢性肝障害〕(40歳代, 女性)
a. US. 1 cm大の特徴のない高エコー結節を認める(矢印).
b. ダイナミックCT. 造影前(①)で結節内部には強い低吸収域と軽度の低吸収域が混在する(矢印). 動脈優位相(②)で周辺を中心に明瞭な濃染を認め, 平衡相(③)で低吸収化する(矢印). 周辺のコロナ濃染は明らかではないが, 小病変で評価は困難である.
c. MRI. T1強調像 opposed phase(①)で強い低信号, in phase(②)で軽度低信号を示し, 脂肪の存在が確認される(矢印). 脂肪抑制T2強調像(③)では高信号を示す(矢印).
d. 切除標本組織像. 肝細胞癌との鑑別が困難で切除された. 組織学的に成熟した脂肪組織, 平滑筋や血管がみられ, 免疫染色でのHMB45陽性と合わせて血管筋脂肪腫と診断された(T). 腫瘍は薄い線維組織で周辺肝と境され, 腫瘍血洞と肝類洞の交通はみられない(矢印). (HE染色, ×40)

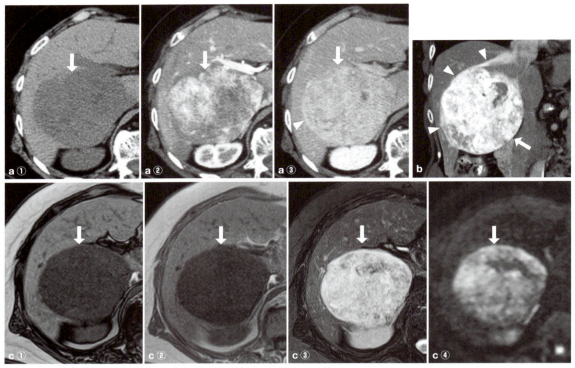

図Ⅸ-97　血管筋脂肪腫（類上皮型血管筋脂肪腫）（70歳代，女性）
a．ダイナミックCT．腫瘤は造影前（①）で低吸収を示す．動脈優位相（②）では不均一に濃染され，平衡相（③）まで持続する（矢印）．平衡相で腫瘤辺縁に被膜様の濃染がみられる（矢頭）．
b．CTHA後期相再構成冠状断像で腫瘍濃染の持続（矢印）と肝静脈への造影剤の早期灌流がみられ，周辺の被膜様濃染は肝静脈に連続している（矢頭）．
c．MRI．T1強調像 opposed phase（①）と in phase（②）で腫瘤の信号強度に変化はみられず，脂肪成分は明らかではない（矢印）．脂肪抑制T2強調像（③）と拡散強調像（④：b=800 s/mm^2）で明瞭な高信号を示す（矢印）．質的診断が困難で切除され，脂肪成分がほとんどみられない類上皮型血管筋脂肪腫と診断された．

は，16％に認めたという報告がみられる．また，腫瘍の消退過程にて石灰化を認めるものもある．

【画像】

腫瘍部でAP shuntや肝動脈-肝静脈短絡（AV shunt）がみられ，高度な場合は，すべての肝内脈管の著明な拡張や腹部大動脈の腹腔動脈分岐部以下での急激な縮小がみられる．USでは，低エコーと高エコーの混在を示し，ドップラーUSでは上記の血行変化が描出される．単純CTでは大動脈や肝内脈管と類似した比較的明瞭な低吸収域としてみられる．ダイナミックCT/MRIでは造影早期では辺縁が増強効果を呈し，中心にかけて増強効果が拡大遷延する．大きな造影剤の早期からのpoolingもみられ，海綿状血管腫と同様な濃染パターンを示すことが多い．また，前記の脈管変化がみられる．MRI像も海綿状血管腫に類似する．石灰化が認められることもある．（図Ⅸ-98）

C．原発性肝腫瘍　▶非上皮性腫瘍　▶良性腫瘍

間葉性過誤腫
mesenchymal hamartoma

【病理・病態】

大部分は2歳以下にみられる．小児の原発性肝腫瘍の約7％を占める．成人発症もみられる．ほとんどが腹部腫瘤あるいは腹部腫大にて発見される．大きさは2〜29 cm，多くは孤立性で境界明瞭であり，有茎性発育を示すものもある．肉眼的には，大小の囊胞を有する線維性腫瘤であり，大きな囊胞には隔壁がみられ，また囊胞内には透明

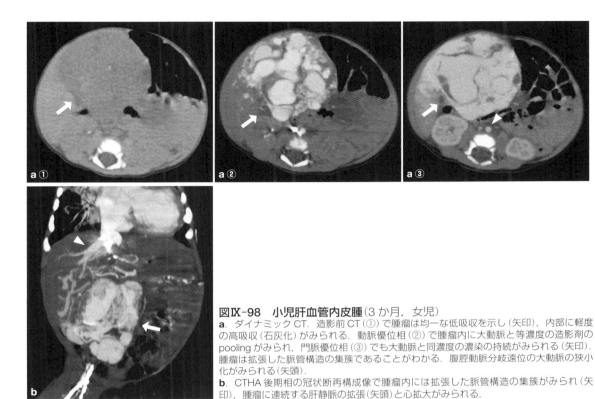

図IX-98 小児肝血管内皮腫（3か月，女児）
a． ダイナミックCT．造影前CT（①）で腫瘤は均一な低吸収を示し（矢印），内部に軽度の高吸収（石灰化）がみられる．動脈優位相（②）で腫瘤内に大動脈と等濃度の造影剤のpoolingがみられ，門脈優位相（③）でも大動脈と同濃度の濃染の持続がみられる（矢印）．腫瘤は拡張した脈管構造の集簇であることがわかる．腹腔動脈分岐遠位の大動脈の狭小化がみられる（矢頭）．
b． CTHA後期相の冠状断再構成像で腫瘤内には拡張した脈管構造の集簇がみられ（矢印），腫瘤に連続する肝静脈の拡張（矢頭）と心拡大がみられる．

で黄色のゼラチン様の液がみられる．線維性の部分は浮腫性で，線維芽細胞様の間葉系細胞の増殖からなり，胆管，肝実質を含んでいる．腫瘍内には不規則な血管を認める．Beckwith-Wiedemann症候群との合併例が報告されている．

【画像】

画像所見は嚢胞と充実性成分の多寡で異なる．USでは，多房性の嚢胞病変として描出されるが，小さな嚢胞からなるものではスイスチーズ様，大きなものでは中隔構造をもった嚢胞として描出される．嚢胞間の線維性成分が厚い壁構造としてみられることもある．CTでは，境界明瞭な嚢胞性腫瘤を示し，線維性の隔壁様構造は乏血性で遅延性濃染を認める．MRI T2強調像では嚢胞性の部分は水分を反映して著明な高信号を示すが，T1強調像では蛋白濃度によって様々な信号強度を示す．一方，充実性部分は線維組織を反映してT1，T2強調像ともに低信号を示すとされる．（図IX-99）

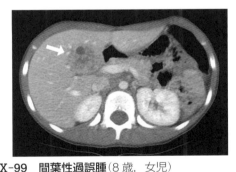

図IX-99 間葉性過誤腫（8歳，女児）
造影CTで，辺縁が鮮明で内部に遅延性濃染を示す充実性部分と嚢胞部分を有する腫瘤を認める（矢印）．
(Courtesy of B. I. Choi, Seoul National University, Seoul, Republic of Korea)

C. 原発性肝腫瘍　▶非上皮性腫瘍　▶良性腫瘍

その他の非上皮性良性腫瘍
other non-epithelial benign tumor

- 脂肪腫(lipoma)

脂肪腫は，境界明瞭であり成熟した脂肪細胞で構成されている．画像所見は脂肪の画像所見を示すが，脂肪腫細胞は脂肪のみを含み水分は含まれないので，脂肪抑制画像では信号は低下するが，T1強調像opposed phaseでは信号は低下しないことに留意する必要がある．opposed phaseでも信号が低下する場合は，他の脂肪含有腫瘍，肝細胞癌やHCA，血管筋脂肪腫などを考える必要がある．

- 骨髄脂肪腫(myelolipoma)

骨髄類似の造血組織と脂肪組織が混在する稀な腫瘍である．主として副腎に生じるが，後腹膜や骨盤腔，胸腔などに生じることもある．肝に発生するmyelolipomaはきわめて稀である．境界明瞭であり，被膜を有するものもある．肝後区域被膜下に好発する．成熟した脂肪細胞および髄外造血組織に類似する骨髄球系の細胞よりなり，両者の構成成分の割合にて画像所見が異なってくる．前述の脂肪腫と髄外造血の混合した画像を示す．出血や石灰化を伴うことがある．

- 神経線維腫(neurofibroma)

肝ではきわめて稀である．多くは多発性のneurofibromatosisに合併する．門脈周囲を縁取るような発育が特徴である．単純CTでは低吸収，T1強調像では低信号，T2強調像では高信号を示す．ダイナミックCT/MRIでは淡い不均一な濃染を示す．

- 神経原性腫瘍(Schwannoma)

神経鞘腫は末梢のSchwann細胞から発生する良性腫瘍である．肝原発の報告は少なく，十数例の報告のみである．まとまった報告は少なく，MRIに関する報告でもT1強調像で低信号，T2強調像で不均一な高信号と非特異的である．

- 平滑筋腫(leiomyoma)

きわめて稀であり，単発で大きく，組織学的には他部位に発生する平滑筋腫と同じである．移植後の免疫用製剤投与やHIVによる免疫抑制状態に合併することがある．免疫抑制に加えて，Epstein-Barrウイルス感染などが病因として考えられている．USでは不均一な低エコーを呈する．単純CTでは低吸収を示し，動脈優位相で濃染し，平衡相まで持続するもの，リング状濃染を示すものなどが報告されている．T1強調像で低信号，T2強調像では高あるいは低信号を示す．造影MRIでは良好に造影される．（図IX-100）

- inflammatory myofibroblastic tumor(IMT)

稀な腫瘍であるが報告は増加している．従来はinflammatory pseudotumorという広い病態に含まれていたが，特徴的な病理・病態がみられることから，現在では独立した腫瘍性病変として認知されている．基本的に良性であるが，再発や転移をきたすことがある．肝IMTはきわめて稀である．若い男性に高頻度にみられるとされる．線維組織，増殖性のmyofibroblastとplasma cellなどの慢性炎症性細胞の浸潤が腫瘍内にみられる．細胞異型は明らかではない．

ダイナミックCT/MRIでは動脈優位相で様々に濃染されるが，平衡相で線維組織による遅延性濃染がみられる．報告されている画像はinflammatory pseudotumorや肉芽腫に類似している．

- リンパ管腫(lymphangioma)

リンパ管の囊胞状拡張で肝ではきわめて稀である．多房性囊胞像を示すことが多い．画像は囊胞と類似する．出血を伴うこともある．（図IX-101）

- solitary fibrous tumor

肝の中皮下組織(submesothelial tissue)を起源とする腫瘍で，やや女性に多く発生する．病理学的には紡錘形細胞と豊富な細血管を特徴とする．インスリン様成長因子(IGF)を産生して低血糖を契機として発見されることがある．境界明瞭な腫瘍で，多血性を呈することが多いとされる．画像ではT2強調像では膠原線維の過多により低～高信号を呈するとされる．大きなものでは中心壊死を伴うことがある．T2強調像で低信号を呈する腫瘍としては，平滑筋腫，硬化性血管腫，炎症性偽腫瘍などが鑑別となる．

C. 原発性肝腫瘍　265

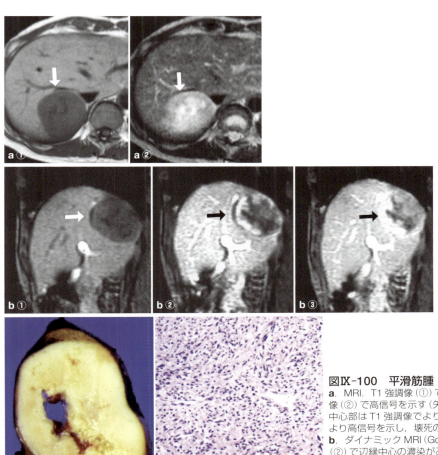

図IX-100　平滑筋腫
a. MRI. T1強調像(①)で辺縁の鮮明な低信号，T2強調像(②)で高信号を示す(矢印)．信号強度は均一であるが中心部はT1強調像でより低信号を示し，T2強調像ではより高信号を示し，壊死の所見である．
b. ダイナミックMRI(Gd-DTPA)矢状断像．動脈優位相(②)で辺縁中心の濃染がみられ，平衡相(③)で内部に濃染の拡大がみられる(矢印)．wash outやコロナ濃染はみられない．①は造影前．
c. 切除標本肉眼像(①)で辺縁の鮮明な腫瘍と中心部の融解壊死が認められる．組織像(②：HE染色，×40)で平滑筋腫と診断された．

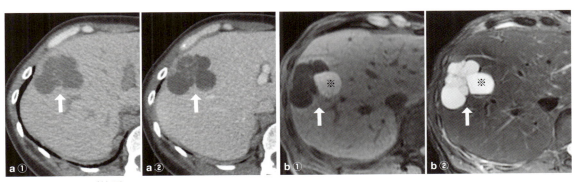

図IX-101　リンパ管腫
a. ダイナミックCT. 造影前(①)で内部に隔壁を有する辺縁の鮮明な水分濃度に近い低吸収腫瘤を認め，平衡相(②)で隔壁のみが濃染される(矢印)．微小な囊胞構造を含む多房性腫瘤である．
b. MRI. 脂肪抑制T1強調像(①)で著明低信号，脂肪抑制T2強調像(②)で著明高信号を示し多房性囊胞性腫瘤である(矢印)．囊胞の一部は双方で高信号を示し，切除標本で出血性変化がみられた(※)．

C. 原発性肝腫瘍 ▶非上皮性腫瘍 ▶悪性腫瘍

血管肉腫
angiosarcoma

【病理・病態】

　血管内皮，リンパ管や血管に由来するきわめて悪性度の高い腫瘍である．肝原発非上皮性悪性腫瘍では最多だが，稀な腫瘍である．トロトラストや塩化ビニルモノマー，アナボリックステロイド，砒素，ラジウムなど種々の化学物質との関連が報告されている．高齢男性に好発する．単発結節からびまん性まで様々な形状を示す．大きさは様々であるが，融合して巨大腫瘍を示すことも多い．腫瘍内部には壊死，出血，血栓化などがみられる．組織学的に海綿型が最も多く，その他，類洞置換型，結節乳頭型や紡錘状細胞増殖型がみられる．進行した状態で発見される場合がほとんどで，肝不全や破裂による腹腔内出血がみられる．

【画像】

　画像上，多発結節型(multinodular)，巨大腫瘤型(massive)，びまん型(micronodular)に分類されるが，しばしば混在する．単純CTでは不均一な低吸収を示し，内部に出血による高吸収部分がみられる．MRI T1強調像では，低信号内に様々な程度の出血による高信号の混在がみられる．T2強調像では高度に不均一な強い高信号を示す．腫瘍内部に液面形成や分画状構造がみられることもある．ダイナミックCT/MRIでは海綿型では海綿状血管腫に類似した濃染パターン，すなわち動脈優位相での周辺の点状のpoolingと門脈優位相から平衡相での内部への濃染の広がりと持続性濃染を示す．海綿状血管腫に比べ，poolingの辺縁が不鮮明となり，また動脈優位相で大動脈濃度に比べて低吸収を示す場合が多いなどの相違点がある．また，腫瘍の辺縁が不整な点や，内部に壊死や出血がみられる点も異なるが，小病変では鑑別が困難なことがある．基本的に動脈支配であるが，稀に部分的にCTAPで濃染するものが報告されている．類洞置換型発育を示す部分が門脈栄養となる可能性がある．（図Ⅸ-102, 103）

C. 原発性肝腫瘍 ▶非上皮性腫瘍 ▶悪性腫瘍

類上皮性血管内皮腫
epithelioid hemangioendothelioma

【病理・病態】

　血管内皮由来の比較的低悪性度の腫瘍で肺，骨，脾臓，リンパ節などにみられる．多中心性に発生(あるいは転移)する場合もある．大部分は成人にみられ，女性に多い．被膜下に好発し，被膜の牽引，陥凹を示す．多発し癒合する傾向がある．腫瘍の中心部には高度の硝子化を伴う線維組織と門脈域の遺残がみられ，辺縁部には腫瘍細胞がみられる．腫瘍細胞はCD31，CD34，第Ⅷ因子など血管内皮マーカーが陽性である．内部には石灰化，出血，壊死などもみられる．腫瘍細胞は微視的レベルで肝類洞や微小血管(門脈，肝静脈)に高度に浸潤する．進行すると肝被膜下で多発病巣は癒合し，末梢門脈は広く閉塞し，末梢の高度の門脈血行障害による中心性肥大がみられる．

【画像】

　被膜下を中心に多くは多発性・融合性に発育し，肝表の陥凹(癌臍様所見)を伴うことも多い．末梢門脈・門脈域に腫瘍進展がみられ，肝に中心性肥大がみられる特徴がある．USでは低エコー腫瘤として描出される．単純CTでは低吸収を示し，石灰化を伴うこともある．MRIでは様々な信号強度が報告されているが，T1強調像では低信号，T2強調像では周辺が軽度高信号で中心部は高度の硝子化を反映してより高信号を示すことが多い(target sign)．target signは拡散強調像でも良好に認められる．ダイナミックCT/MRIでは動脈優位相で周辺に軽度の濃染を認め，平衡相で内部の線維組織による遅延性濃染が認められるが，CTではこれらが描出されず，非特異的な乏血性腫瘤像を示すことも少なくない．Gd-EOB-DTPA造影MRI肝細胞相では低信号を示すが，内部の遅延性濃染でtarget様に描出される．初期の単発例では，胆管細胞癌や転移性肝癌，あるいは肉芽腫と類似する．（図Ⅰ-44→34頁, 図Ⅸ-104）

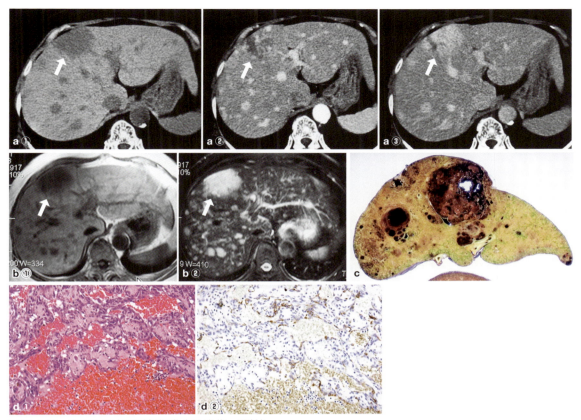

図Ⅸ-102　血管肉腫（多発結節型）（70歳代，男性）

a．ダイナミックCT．造影前（①）で大小の低吸収腫瘤の多発を認め，動脈優位相（②）で明瞭な濃染を示し，平衡相（③）まで濃染は持続する．海綿状血管腫と類似するが，最大径の腫瘤（矢印）の辺縁は不鮮明で，また動脈優位相での濃染は大動脈に比べ弱く，辺縁の鮮鋭な造影剤のpoolingは観察されない．
b．MRI．T1強調像（①）で腫瘤は明瞭な低信号を，脂肪抑制T2強調像（②）で明瞭な高信号を示す（矢印）．T2強調像ではびまん性に病変が存在することがわかる．
c．剖検標本肉眼像．肝内に多発腫瘍をびまん性に認める（茶色の腫瘍）．腫瘍内部には出血壊死が広範にみられる（画像診断時とは異なる）．
d．組織像．腫瘍細胞と不整形の血洞の混在がみられ，CD34陽性で血管肉腫と診断された．（①：HE染色，×100，②：CD34免疫染色，×40）

C. 原発性肝腫瘍　▶非上皮性腫瘍　▶悪性腫瘍

未分化肉腫
undifferentiated sarcoma, embryonal sarcoma

【病理・病態】

　間葉系由来の高度悪性腫瘍で，稀な腫瘍であるが，小児肝原発悪性腫瘍の中では3番目に多い．好発年齢は6～10歳で性差はないが，成人発症の報告も少なくない．充実性腫瘍で紡錘形細胞や多核巨細胞など未分化な間葉系細胞からなる．線維性被膜形成がみられる．成長が早く，内部に豊富な粘液間質や出血壊死による囊胞性変化を伴う．腫瘍充実部は周辺に存在し，乏血性または多血性を示す．組織学的に間葉系過誤腫に類似し，その悪性化病変とするとの報告もある．腹痛，発熱や体重減少がみられる．血清AFP値の上昇は認めない．肺および骨に転移し，予後は不良である．

【画像】

　腫瘤は壁厚の囊胞状構造を示し，辺縁は分葉状であることが多い．USでは充実性で高エコーに描出される．単純CTでは低吸収を示すが，囊胞性部分はより低吸収を示す．MRI T1強調像では低信号を示し，内部に出血による高信号がみられ

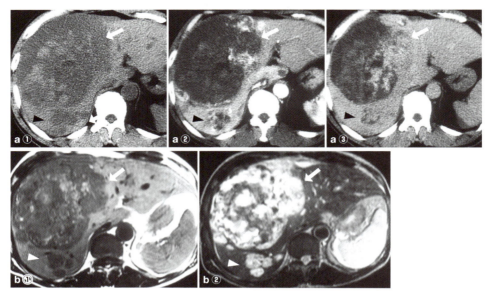

図IX-103 血管肉腫(巨大腫瘤型)(60歳代,男性)
a. ダイナミックCT. 造影前(①)で,内部右側に等吸収域を伴う明瞭な低吸収腫瘤を認める(矢印). 腫瘤の左側には動脈優位相(②)で造影剤のpoolingがみられ,平衡相(③)では濃染の拡大と持続が認められる(矢印). 濃度は全相で大動脈と類似し,海綿状血管腫と類似するが,動脈優位相でのpoolingの形状が不整で辺縁が不鮮明である. 腫瘤右側は濃染を示さず,出血壊死の所見である. 背側に小多発結節がみられ,主腫瘤左側と同様の所見を示す(矢頭).
b. MRI. T1強調像(①)で腫瘤は明瞭な低信号を示すが(矢印,矢頭),出血壊死部分は不均一な高信号と低信号の混在を示す(矢印). 脂肪抑制T2強調像(②)では腫瘤は高信号を,出血壊死部分は著明高信号を含む不均一な高信号を呈している(矢印,矢頭).

る. T2強調像では著明な高信号を示す. ダイナミックCT/MRIでは辺縁の腫瘍細胞部分は濃染し,内部の囊胞性部分は濃染がみられない.(図IX-105)

C. 原発性肝腫瘍 ▶非上皮性腫瘍 ▶悪性腫瘍

その他の非上皮性悪性腫瘍
other non-epithelial malignant tumor

脂肪肉腫,Kaposi sarcoma,平滑筋肉腫,横紋筋肉腫,悪性組織球腫,悪性神経鞘腫,悪性滑膜肉腫,胚細胞腫瘍(germ cell tumors),奇形腫やyolk sac tumorなどがある.

C. 原発性肝腫瘍 ▶上皮性と間葉系の混合型悪性腫瘍

癌肉腫
carcinosarcoma

【病理・病態】
上皮性悪性腫瘍(肝細胞癌,胆管細胞癌)と明確な分化傾向を伴う肉腫成分(骨肉腫,軟骨肉腫,横紋筋肉腫,平滑筋肉腫など)が併存する. 多能性悪性細胞から両方向に分化しつつ発生する説と,肝細胞癌や胆管細胞癌が肉腫に移行する説がある. 肉腫様肝細胞癌との異同が問題となる. 肉腫様肝癌細胞は肉腫様の紡錘形を呈するが,免疫染色では上皮性を示す. 一方,癌肉腫は免疫マーカーで間葉系の特徴を示し,特定の肉腫への分化が確認できるものに対して診断される. 男性,高齢者に多い. 骨肉腫,軟骨肉腫では石灰化(骨化)を認める. 治療は切除術だが,予後は不良である.

【画像】
まとまった報告はなされていない. 多彩な画像が予想される.(図IX-106)

C. 原発性肝腫瘍 ▶上皮性と間葉系の混合型悪性腫瘍

肝芽腫,上皮系と間葉系の混合型
hepatoblastoma, mixed epithelial and mesenchymal type

前述した(→242頁).

C. 原発性肝腫瘍　269

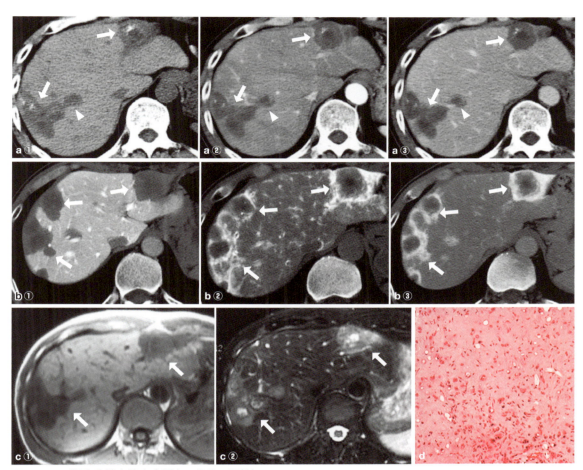

図IX-104　類上皮性血管内皮腫（40歳代，男性）
a. ダイナミックCT. 造影前（①）で腫瘍は肝表部に集簇し明瞭な低吸収を示し，動脈優位相（②）で軽度の内部濃染がみられ，平衡相（③）まで軽度遷延する（矢印）．比較的太い肝内脈管の肝表への近接がみられ中心性肥大の所見である．腫瘍の門脈域に沿った発育がみられる（矢頭）．腫瘍内に石灰化の散在がみられる．
b. 動注CT（aよりやや尾側断面）．CTAP（①）で腫瘍は門脈血流欠損を示すが，肝表の腫瘍は肝門側の門脈を頂点とする楔状の門脈血流欠損内に存在し，近位門脈浸潤の所見である（矢印）．CTHA早期相（②）では腫瘍内の濃染は軽微であるが，後期相（③）では増強がみられ遅延性濃染の所見である（矢印）．肝表の腫瘍には周辺に門脈閉塞による区域性濃染がみられる．
c. MRI. T1強調像（①）で腫瘍は低信号を示す（矢印）．脂肪抑制T2強調像（②）では高信号を示すが，中心部はより高信号を示しtarget状である（矢印）．
d. 生検組織像．腫瘍細胞間に豊富な線維組織がみられる．免疫染色で第Ⅷ因子，CD34が陽性で類上皮性血管内皮腫と診断された．（HE染色，×100）

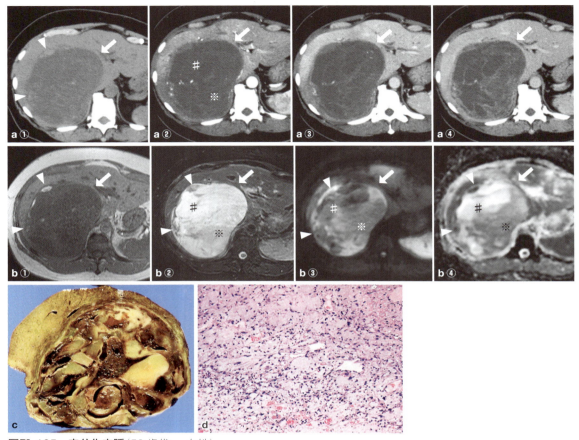

図IX-105 未分化肉腫(50歳代，女性)
a．ダイナミックCT．造影前(①)では腫瘍(矢印)の大部分は低吸収を示すが，一部に高吸収部分が散見される(矢頭)．動脈優位相(②)では造影されない領域を多く認め，隔壁様構造内に拡張した栄養動脈が散見される．隔壁状構造と腫瘍左尾側(※)は門脈優位相(③)から平衡相(④)にかけて漸増性に濃染される．腫瘍の右側から腹側は全相で明らかな濃染を示さず隔壁様構造のみが造影される(♯)．
b．MRI．腫瘍(矢印)は多彩な信号強度を示す．上記の矢頭部分は，T1強調像 in phase(①)で高信号，脂肪抑制T2強調像(②)，拡散強調像(③：b＝800 s/mm²)とADC-map像(④)で低信号を示し血腫が考えられる．※部分は①で低信号，②で高信号，③で軽度高信号，④で軽度高信号を示し，下記の粘液様間質の豊富な充実性腫瘍に合致する所見である．♯部分は①で低信号，②で高信号，③で等～低信号，④で高信号を示し，液体成分を含む囊胞状構造が考えられる．
c．切除標本肉眼像．前記の後，急激な腫瘍内出血がみられ，切除された．被膜を有する多房性腫瘍で，割面は不均一で，出血，壊死や寒天状の粘液性の浸出液を含む囊胞部分と充実部が混在していた．
d．充実部組織像．核異型を示す結合性の低い紡錘形細胞を認める．粘液性間質が多く存在する．免疫染色所見も併せて肝未分化肉腫と診断された．(HE染色，×100)

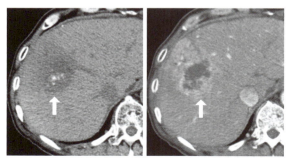

図IX-106 癌肉腫〔C型肝硬変〕(60歳代，女性)
ダイナミックCT．造影前(左)で内部に石灰化を伴う辺縁の不明瞭な低吸収腫瘍を認める(矢印)．動脈優位相(右)で辺縁優位に造影されるが，中心部は造影されず壊死の所見である(矢印)．周辺に浸潤性発育を示し，末梢に門脈浸潤による区域性濃染を伴う．生検で紡錘状細胞の増殖，軟骨成分，腺癌成分を認め，癌肉腫と診断された．

C. 原発性肝腫瘍 ▶その他

神経内分泌腫瘍
neuroendocrine tumor (NET)

【病理・病態】

高分化なものは従来カルチノイド（carcinoid tumor）とも呼ばれてきた．神経外胚葉細胞由来の腫瘍で，消化管（特に虫垂や小腸，直腸），肺，副腎，甲状腺や傍脊椎神経節にみられる．肝原発はきわめて稀である．また，転移性病変の可能性の除外は厳密には困難である．WHO分類では高分化（G1），中分化（G2），低分化（G3）に分けられる．

【画像】

まとまった報告はない．多血性腫瘍でダイナミックCT/MRI動脈優位相で強い濃染を示すことが多いとされる．大きな病変や高悪性度腫瘍では内部に壊死や出血，囊胞形成などが報告されている．（図Ⅸ-107）

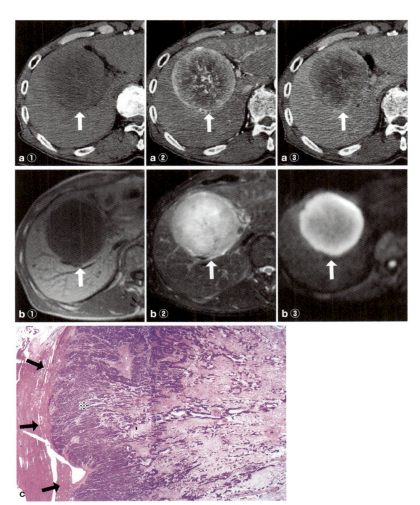

図Ⅸ-107　神経内分泌腫瘍（カルチノイド）（70歳代，男性）
a． ダイナミックCT．造影前（①）で腫瘤は低吸収を示し，動脈優位相（②）で辺縁により高度の濃染がみられ，平衡相（③）では辺縁は等吸収化し内部には軽度の遅延性濃染がみられる（矢印）．コロナ濃染は明らかではない．本例では動脈優位相で栄養動脈の集簇が腫瘤中心部にみられる．
b． MRI．T1強調像 in phase（①）で均一な低信号，脂肪抑制T2強調像（②）で高信号（内部がより高信号），拡散強調像（③：b＝800 s/mm²）で高信号（辺縁がより高信号）を示す（矢印）．
c． 切除標本組織像．腫瘍は薄い線維組織で囲まれ（矢印），腫瘍の辺縁部（※）は細胞成分が豊富で内部には浮腫性の線維組織が豊富にみられる．（HE染色，×10）

C. 原発性肝腫瘍　▶その他
副腎遺残腫瘍
adrenal rest tumor

【病理・病態】

　正常副腎以外に認められる副腎組織は，adrenal rest，副副腎，異所性副腎組織などと呼ばれ，四肢以外の腹腔内，後腹膜，中枢神経，肺をはじめとする様々な部位に存在する．通常は皮質組織からなり，髄質組織をもつことは稀であり，小さく，臨床上問題となることはほとんどない．肝に発生する場合，副腎と連続せず，肝の被膜内にある副腎組織を adrenal rest と呼ぶが，副腎が肝の被膜内に連続して肝内で肝細胞と接している場合は adreno-hepatic fusion と呼ばれる．adrenal rest tumor は組織学的には副腎腺腫であることが多く，ほとんどは非機能性であるが，Cushing 症候群などの内分泌症状を呈したとの報告もある．また稀ではあるが，副腎癌の報告もある．

【画像】

　右後上区域（S7）の右副腎に隣接する肝内にみられる．副腎腺腫と同様に脂肪成分を含むことが多く，単純 CT で低吸収，MRI T1 強調像 opposed phase や脂肪抑制画像で信号低下がみられる．ダイナミック CT/MRI では早期に濃染を認め，平衡相で低吸収化を呈する．肝動脈枝から栄養される．一部で副腎静脈への還流を認めることがある．脂肪を有する多血性腫瘍として肝細胞癌，血管筋脂肪腫や骨髄脂肪腫が鑑別となるが，S7 副腎側に脂肪を含有する腫瘤を認めた場合には必ず考慮すべき疾患である．^{131}I-アドステロール副腎シンチグラフィは確定診断法として重要である．adrenal rest から発生したのか，adreno-hepatic fusion から生じたのかは，画像からは判別が難しい場合もある．（図IX-108）

C. 原発性肝腫瘍　▶その他
悪性リンパ腫
malignant lymphoma

【病理・病態】

　組織学的にホジキンリンパ腫（Hodgkin lymphoma：HL）と非ホジキンリンパ腫（non Hodgkin lymphoma：NHL）に大別されるが大半が NHL であり，わが国における HL の頻度は全悪性リンパ腫のうち 5〜10％程度とされている．NHL は B 細胞および T/NK 細胞の浸潤性を有する単クローン性腫瘍である．ほとんどが B 細胞に由来する．肝外の臓器に発生した悪性リンパ腫が進行し主に門脈域を侵襲する続発性と，原発性肝悪性リンパ腫とがある．続発性肝リンパ腫は HL の約 20％，NHL の 50〜60％にみられるとされる．肝原発性悪性リンパ腫は，肝外リンパ腫病変がないこと，白血病像・骨髄抑制を伴わないことなどで診断される．肝原発悪性リンパ腫は悪性リンパ腫の 1％以下とされ，きわめて稀である．半数はびまん性大細胞型（diffuse large B-cell lymphoma：DLBCL）であり，その他には HL や MALToma などが報告されている．

　リンパ腫細胞の肝内浸潤パターンは，結節性増殖型，門脈域浸潤型や類洞内浸潤型がある．原発性の多くは単発性の比較的大きな結節や多発結節を示し，続発性に比べてびまん性発育の頻度が低い．結節型の境界は明瞭で内部は均一で出血や壊死はみられない．被膜はない．肝硬変，慢性肝疾患（特に C 型肝炎），自己免疫疾患などに合併することが多い．HIV 感染による免疫不全や臓器移植後のシクロスポリンの使用，あるいは関節リウマチに対し長期間投与されたメトトレキサートなどによる免疫不全関連リンパ増殖症に肝悪性リンパ腫が合併することがあり，Epstein-Barr ウイルス陽性例が多い．MALToma は肝リンパ腫の 3％前後を占め，B-cell のモノクローナルな増殖で胚中心を示す．門脈域に沿った発育が中心で，内部に肝実質が介在する．

【画像】

• **結節性増殖型**

　肝原発性では最も多い．US では均一な低エコーを示す．腫瘍内部が均一でエコー反射が少ないためとされる．後方エコーの増強はみられない点が囊胞との鑑別点になる．単純 CT では均一な低吸収を示す．ダイナミック CT/MRI ではすべ

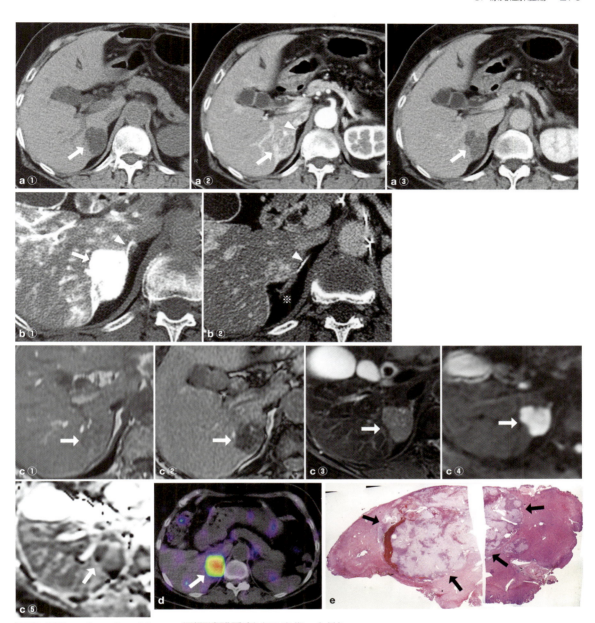

図Ⅸ-108 adrenal rest tumor（副腎遺残腫瘍）（80歳代，女性）
a．ダイナミックCT．腫瘤は造影前（①）で明瞭な低吸収を，動脈優位相（②）で不均一な濃染を，平衡相（③）で低吸収化を示す（矢印）．動脈優位相で副腎静脈への早期還流が疑われる（矢頭）．
b．CTHA早期相（①）で腫瘤全体が強い濃染を示し肝動脈支配であることがわかる（矢印）．また右副腎方向への細静脈枝の早期描出がみられる（矢頭）．CTHA後期相のやや尾側の断面（②）で細静脈枝は右副腎静脈に合流する（矢頭）．※は右副腎．
c．MRI．T1強調像in phase（①）で等〜低信号，opposed phase（②）で低信号，脂肪抑制T2強調像（③）で軽度高信号，拡散強調像（④：b＝800 s/mm²）で高信号，ADC map像（⑤）で等信号を示す（矢印）．
d．¹³¹I-アドステロール副腎シンチグラフィで集積がみられる（矢印）．
e．切除標本組織像．肝内に発育する副腎腺腫が証明された（矢印）．腺腫細胞には脂肪が含まれ，また周辺肝細胞との間に線維性の介在物はみられない．（HE染色，ルーペ像）

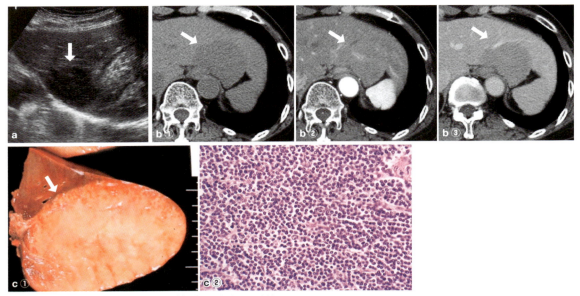

図Ⅸ-109　悪性リンパ腫（肝原発性）（50歳代，男性）
a．US．均一な低エコー腫瘤を認める（矢印）．後方エコーの増強はみられない．
b．ダイナミックCT．腫瘤は造影前（①）で淡い低吸収を示し，動脈優位相（②）で軽度の濃染を示し，平衡相（③）で低吸収化を示す（矢印）．内部は均一である．動脈優位相で腫瘤内を走行する門脈域（動脈，門脈）がみられる．
c．切除標本肉眼像（①）と組織像（②：HE染色，×100）．内部に変性のない均一な腫瘍で（矢印），非ホジキン悪性リンパ腫と診断された．肝以外の病変は明らかではなかった．

ての相で軽度濃染を示すが濃染の程度は周辺肝より軽度である．周辺肝に変化はみられず，腫瘍境界部は無構造である．動脈優位相で腫瘤辺縁部が濃染し，平衡相まで持続するターゲット状濃染を呈する場合がある．MRI T1強調像では均一な低信号，T2強調像では均一な高信号を示す．T2強調像で周辺により高信号帯を認めることもある．拡散強調像では強い拡散制限がみられADC値も低い．Gd-EOB-DTPA造影MRI肝細胞相では低信号を示す．^{18}F-FDG PETでは強い集積がみられる．腫瘤内に肝内脈管の貫通がしばしば観察される（vessel penetrating sign）．（図Ⅰ-41→32頁，図Ⅸ-109）

• **びまん性浸潤型**

門脈域や肝類洞にびまん性に浸潤するもので続発性に多い．特徴的な画像所見はなく，肝腫大が認められるのみの場合も多い．^{18}F-FDG-PETでのびまん性集積が診断の一助となる．（図Ⅸ-110）

• **門脈周囲腫瘤形成型**

門脈域のリンパ管に沿って発育するもので，原発性と続発性の両者でみられる．画像所見は前記と同様であるが，CTでのperiportal collarやMRI T2強調像でのPAIとして認識される病態の1つである．腫瘤像と二次的な門脈域浮腫による変化も加味される．（図Ⅸ-111）

• **ホジキンリンパ腫（HL）**

内部に豊富な肉芽性変化を含むために，動脈優位相での淡い濃染と遅延性濃染を認めることがある．この場合は，胆管細胞癌や肉芽腫などと画像が類似する．

• **MALToma**

前述の偽リンパ腫と悪性リンパ腫結節性増殖型の中間の画像を示す．やや多血で動脈優位相で軽度の濃染を示し，内部は均一で，肝内脈管を内包することがある．筆者らの検討では，Gd-EOB-DTPA造影MRI肝細胞相で低信号を示すが，内部に斑点状（speckled）のGd-EOB-DTPAの取り込みを認めることがある．腫瘍細胞と肝実質が混在するためと考えられる．（図Ⅸ-112）

C. 原発性肝腫瘍 275

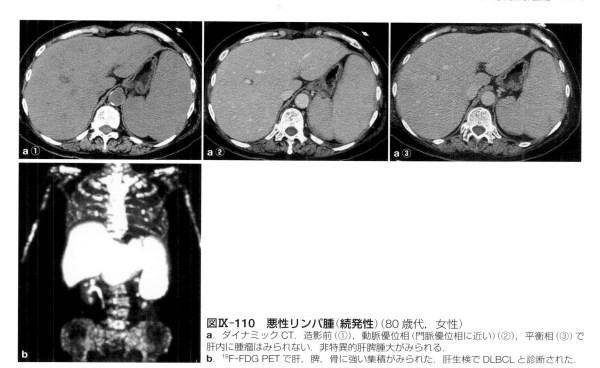

図IX-110 悪性リンパ腫（続発性）（80歳代，女性）
a. ダイナミックCT. 造影前（①），動脈優位相（門脈優位相に近い）（②），平衡相（③）で肝内に腫瘤はみられない．非特異的肝脾腫大がみられる．
b. ^{18}F-FDG PETで肝，脾，骨に強い集積がみられた．肝生検でDLBCLと診断された．

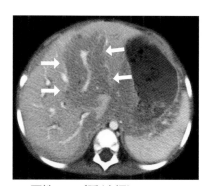

図IX-111 悪性リンパ腫（小児）
ダイナミックCT門脈優位相で左門脈枝周囲に均一な充実性腫瘍を認める（矢印）．

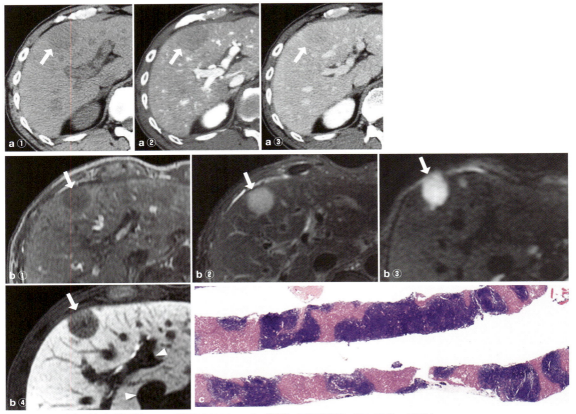

図Ⅸ-112　低悪性度群悪性リンパ腫（MALToma）〔慢性 C 型肝炎〕（70 歳代，男性）
a．ダイナミック CT．腫瘤は造影前（①）で低吸収示し，動脈優位相（②）で軽度濃染を示すが，周辺肝に比べ低吸収である（矢印）．平衡相（③）で内部濃染は持続するが同様に低吸収である（矢印）．内部は均一である．
b．MRI．T1 強調像 in phase（①）で低信号，脂肪抑制 T2 強調像（②）で高信号，拡散強調像（③：b＝800 s/mm²）で明瞭な高信号を示す（矢印）．Gd-EOB-DTPA 造影 MRI 肝細胞相（④）で辺縁の鮮明な低信号を示すが，内部に斑点状（speckled）の取り込みが疑われる（矢頭の門脈や下大静脈に比べ信号強度は肝実質に近い）．
c．生検組織像．MALToma と診断されたが，腫瘍細胞の集簇（濃紺部分）と肝実質（桃色部分）の混在が認められる．（HE 染色，ルーペ像）

D．転移性肝腫瘍

肝臓は代表的な転移性腫瘍の標的臓器の 1 つであり，あらゆる臓器癌からの転移先となる．転移性肝腫瘍の頻度は高く，原発性肝癌の約 20 倍である．肝動脈，門脈を介した血行性の転移が頻度的に多く，リンパ行性は稀である．隣接する臓器癌の直接浸潤や腹膜播種からの肝内への進展もみられる．

D．転移性肝腫瘍

癌肝転移
metastatic liver cancer

【病理・病態】

臨床上遭遇する頻度が最も高いのが，胃，大腸を中心とする消化器由来の腺癌の転移である．次いで肺癌や乳癌の転移が多い．組織像は基本的に原発巣と同様であるが，原発巣と転移巣の細胞異型や構造異型の比率が大きく異なることもある．頻度の高い，線維性間質に富む腺癌肝転移の特徴は，周辺部に比較的血管に富む viable な腫瘍細

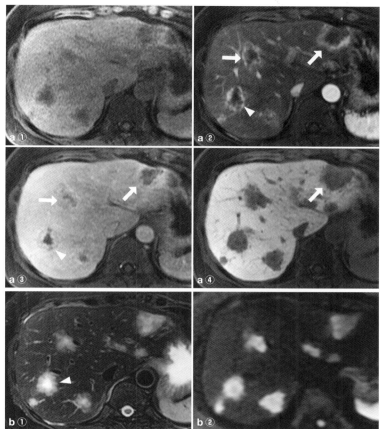

図Ⅸ-113　転移性肝癌（S状結腸癌）（50歳代，女性）
a. Gd-EOB-DTPA造影MRI．造影前（①）で中心部により強い低信号を示す多発腫瘤を認める．それぞれの形状は非正円形でいびつである．動脈優位相（②）で腫瘤の辺縁部がリング状に濃染し，移行相（③）で内部に濃染がみられ，線維組織による遅延性濃染の所見である（矢印）．矢頭の腫瘤の内部は移行相で造影を認めず，壊死が考えられる．外側区の腫瘤の肝表側は陥凹し癌臍の所見である（外側区矢印）．肝細胞相（④）では腫瘤は明瞭な低吸収を示すが，外側区矢印の腫瘤は内部が肝内脈管より高吸収である．線維組織の遅延性濃染によるものである．
b. MRI．脂肪抑制T2強調像（①）で腫瘤は高信号を示すが，矢頭の腫瘤は中心部がより強い高信号を示しtarget状である．前記と合わせて，液状成分の多い壊死が考えられる．拡散強調像（②：b=800 s/mm^2）でも明瞭な高信号を示すが内部は相対的に信号強度が低い．

胞があり，その内部に線維性壊死組織が存在することである．この構造は腫瘤形成型胆管癌に類似しており，画像所見も類似したものとなる．細胞成分が主体の髄様癌でも内部は壊死性になることが多いが，小さいものでは壊死を含まないものもある．

転移性肝癌の形状は原発巣により異なるが，小さなものでは円形，類円形を示すものが多い．大きなものでは不整形，八つ頭型ないしはカリフラワー型の形態を呈する．肝表に凹み（癌臍）が観察されることがあり，線維成分の多い腺癌肝転移の特徴の1つである（図Ⅸ-113）．転移性肝癌は基本的には結節を形成するが，その分布や大きさには疾患によってある程度の特徴がある．たとえば，一般的な膵管癌の肝転移は2 cm前後以下で大きさの揃った結節が肝全体に均一分布することが多く，胆嚢癌では胆嚢床部に集簇する分布が特徴である．また乳癌では微小な結節が密に分布し腫瘤としてはとらえがたいことがある．

【画像】

USでは，低エコーから高エコーまでの様々な像を呈する．一般的には辺縁部に厚い低エコー帯（halo）をもつ例が多く，bull's eye sign，target patternなどと形容される（図Ⅸ-114）．この辺縁低エコー帯は密な腫瘍細胞増殖部分を，内部は腫瘍細胞の減少と壊死性変化や線維化を反映しているものと考えられる．小さな転移の場合は非特異的な低エコーを呈することが多いが，大きくなるに従い，腫瘍内部の線維化，出血や壊死などの影響により内部エコーは多彩となる．腫瘍中心部に不整形の無エコー領域が存在する場合は中心部の液化傾向の強い壊死を反映し，転移性肝腫瘍に比

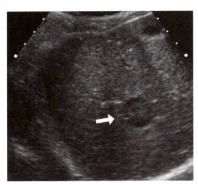

図IX-114 転移性肝癌（乳癌）（60歳代，女性）
USにて辺縁低エコー（bull's eye sign）を呈する肝腫瘤を認める．

較的特徴的な画像である．転移性腫瘍が多数集簇して，腫瘤様にみえず，肝実質エコーが粗造にみえることもあり cluster sign と呼ばれる．充実部分のエコーレベルは低エコーが多く非特異的であるが，粘液癌肝転移などでは高エコーを示す．石灰化が存在すれば，音響陰影を伴う高エコーが認められるが，頻度的には大腸癌の転移が多い．

単純 CT では非特異的な低吸収結節として描出されるが，大腸癌肝転移，特に粘液癌で粒状・砂粒状の石灰化を認めることがある（図I-43→34頁，II-16→50頁）．

MRI では，T1 強調像で低信号，T2 強調像，拡散強調像で高信号を示し（図IX-113），ADC 値は低下する．内部に壊死性変化を伴うことが多く，T2 強調像でより高信号となるために，US と同様の bull's eye sign を示すことがある（図IX-113）．腫瘍内の出血，凝固壊死は T1 強調像では等～高信号を示すことがある．線維化巣や凝固壊死では T2 強調像で信号が低下することがある．

ダイナミック CT/MRI では動脈優位相で周辺の細胞成分の多い部位が濃染を示す（リング状，ドーナツ状）ことが多いが，この原因としては腫瘍周囲肝実質の濃染も考えられている（図III-52→105頁，図IX-113, 115）．門脈優位相から平衡相では，腫瘍周辺部の腫瘍細胞に富む部位は低吸収化するのに対し，中心部の線維性壊死組織は淡い遅延性濃染を示す（図IX-113）．これに対し，細胞成分が多い髄様癌肝転移では比較的強い濃染を示し，平衡相では wash out がみられる（図III-50→104頁，図IX-116）．凝固壊死，融解壊死部などは非造影域となる（図IX-113）．膵癌などでは，早期から周辺に門脈侵襲あるいは微小門脈腫瘍塞栓によると思われる区域性濃染を伴い画像が修飾されることがある（図IX-117）．

SPIO は肝転移の検出度が高く有用とされたが，良好なダイナミック画像が撮像できず，血行動態の評価が難しく画質が不良という欠点がある．Gd-EOB-DTPA 造影 MRI 肝細胞相では微小転移巣の描出が高度に可能であるが，肝内微小脈管に隣接する場合は診断が困難で，また海綿状血管腫などの良性病変と鑑別も困難であるなどの問題がある．T2 強調像や拡散強調像との組み合わせで精密な診断が可能となる（図IX-118）．

原発巣により特徴を有する場合があり，原発巣が未知の場合原発巣の推測に有用である．腎細胞癌，甲状腺癌，NET（膵島細胞腫瘍，カルチノイドなど），絨毛癌などでは多血性転移となる頻度が高い（図IX-119）．胃癌や大腸癌など消化管の粘液を産生する腫瘍の肝転移では石灰化を伴うことがある（図I-43, II-16）．卵巣癌や膵粘液性嚢胞腺癌など悪性嚢胞性腫瘍からの転移では嚢胞性肝転移を示すことがある（図IX-120）．また充実性腫瘍の融解壊死により，嚢胞性転移を示すものに，食道癌，NET，腎細胞癌などが挙げられる（図IX-121）．門脈腫瘍塞栓は髄様癌の転移でみられることがある．膵癌，大腸癌，胃癌などに多い（図IX-122）．胆管内腫瘍塞栓（胆管内発育）も稀ではあるが，大腸癌などでみられることがある（図IX-123）．肝内門脈域のリンパ管に沿った転移・浸潤は肝内門脈に沿った腫瘤像を示す（図V-5→117頁）．胃癌，胆道・胆嚢癌や膵癌に多い．乳癌や肺小細胞癌などで肝類洞を置換するように発育し，高度の場合は肝不全症状で発症することがある．ダイナミック CT/MRI では全相で微小な不整形の斑状・地図状の低吸収域の多発がみられ，びまん性肝細胞壊死などの肝実質障害と類似することがある（図IX-124）．低分化型肝癌などでも同

D. 転移性肝腫瘍　279

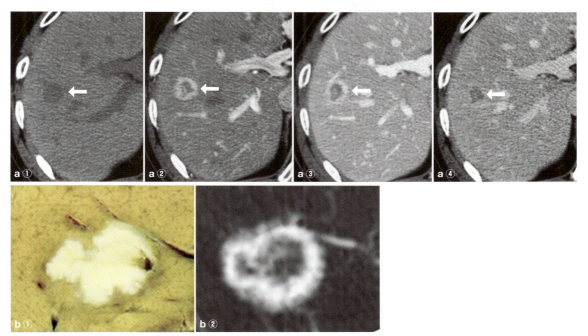

図IX-115　転移性肝癌（大腸癌）（50歳代，男性）
a． ダイナミックCT．造影前（①）で低吸収，動脈優位相（②）で辺縁部のドーナツ状濃染，門脈優位相（③）で内部濃染増強，平衡相（④）で軽度の遅延性濃染を含む低吸収を認める（矢印）．動脈優位相の濃染部の大きさは造影前や平衡相に比べ大きい．
b． 切除標本肉眼像（①）とCTHA早期像（②）を対比すると，腫瘍辺縁部の一部と周辺肝実質の濃染がみられることがわかるが，後者の占める割合がより大きい．

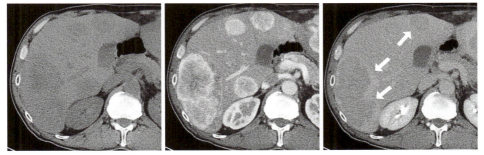

図IX-116　転移性肝癌（直腸癌）（50歳代，男性）
ダイナミックCT．造影前（左）で低吸収腫瘍の多発を認め，いずれも動脈優位相（中）で辺縁により強い明瞭な濃染を示す．平衡相（右）ではいずれも低吸収化（wash out）し，周辺に淡いコロナ濃染（矢印）も観察される．

様の所見がみられることがある．癌の腹膜播種が肝被膜下に成長し，肝内腫瘤像を示すことがある．卵巣癌によくみられる（図I-45→34頁）．

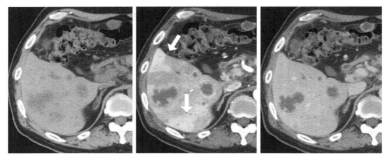

図IX-117 転移性肝癌（膵癌）
ダイナミックCT．内部に壊死を有する転移性腫瘍の多発がみられる．これらとは別に，動脈優位相で楔状濃染がみられる（中：矢印）．同部は造影前（左）と平衡相（右）で異常なく，明らかな腫瘤は認められない．経過で同部に転移性肝癌がみられ，膵癌からの転移性肝癌による末梢門脈腫瘍塞栓が機序として考えられる．

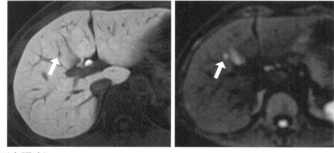

図IX-118 転移性肝癌（大腸癌）
MRI．Gd-EOB-DTPA造影肝細胞相（左）で微小な低信号結節を認めるが，肝内脈管との区別が困難である（矢印）．拡散強調像（右：b＝800 s/mm^2）で結節は明瞭な高信号を示し，両者で微小な転移性肝癌と診断できる（矢印）．

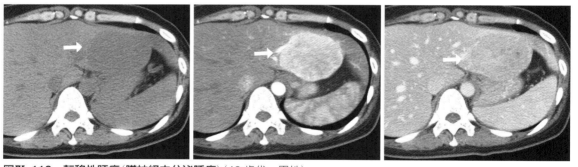

図IX-119 転移性肝癌（膵神経内分泌腫瘍）（40歳代，男性）
ダイナミックCT．造影前（左）で低吸収を，動脈優位相（中）で全体の明瞭な濃染を，平衡相（右）では軽度の低吸収化（wash out）を示す（矢印）．

D. 転移性肝腫瘍　281

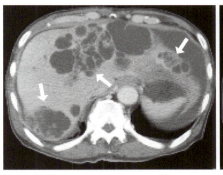
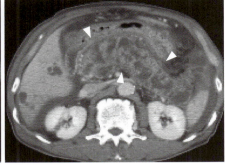

図IX-120　転移性肝癌（膵 intraductal papillary mucinous neoplasm：IPMN）
造影 CT で肝内に多発性の多房性囊胞性腫瘤を認め，一部に壁在腫瘍もみられる（矢印）．膵内に主膵管の拡張と小囊胞性病変が多発し IPMN の所見である（矢頭）．

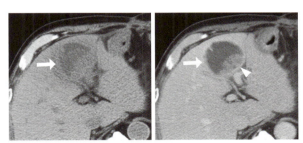
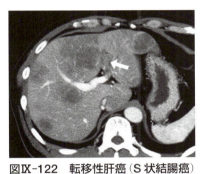

図IX-121　転移性肝癌（食道癌）
単純 CT（左）で不均一な低吸収腫瘤を認める（矢印）．造影 CT（右）で腫瘤は壁薄の囊胞状変性を示し（矢印），背側の一部に濃染される腫瘍残存がみられる（矢頭）．

図IX-122　転移性肝癌（S 状結腸癌）（60 歳代，男性）
ダイナミック CT 動脈優位相で多発性肝転移がみられ，同時に左門脈枝内に鋳型状の充実性腫瘍濃染がみられる（矢印）．転移性肝癌による門脈内腫瘍塞栓形成である．

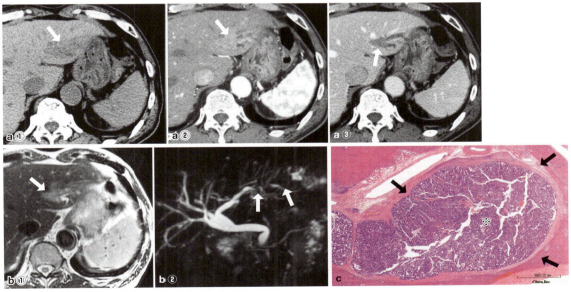

図IX-123　転移性肝癌（大腸癌）（70 歳代，男性）
a．ダイナミック CT．造影前（①）で S2 に限局性胆管拡張が疑われる（矢印）．動脈優位相（②）で S2 の拡張した胆管の肝門側に淡い濃染がみられる（矢印）．門脈優位相（②）で S2 の肝内胆管拡張とその肝門側の内部に鋳型状の充実性腫瘍の濃染がみられる（矢印）．
b．MRI．T2 強調像（①）で S2 の肝門側胆管に一致して高信号を認める（矢印）．胆管拡張による高信号に比べ軽度高信号で，胆管内腫瘍の所見である．MRCP（②）で S2 肝内胆管の閉塞と末梢胆管の拡張がみられる（矢印）．
c．切除標本組織像．胆管内（矢印）に鋳型状に発育する転移性腫瘍（中分化型腺癌）（※）が認められる．（HE 染色，×10）

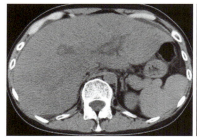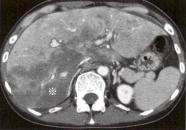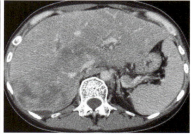

図Ⅸ-124 転移性肝癌（乳癌びまん性肝転移）
ダイナミックCT．造影前（左）で肝腫大と門脈周囲低吸収（periportal collar）を認めるが明らかな腫瘤は指摘できない．動脈優位相（中）で右葉に区域性・地図状の造影不良域を認め（※），また淡い不整な軽度の低吸収域が多発している．平衡相（右）では一部を除いて周辺肝と等吸収となっている．急速な門脈圧亢進と肝不全で死亡した．乳癌の類洞主体のびまん性転移の所見である．

D．転移性肝腫瘍
非上皮性悪性腫瘍の肝転移
liver metastasis from non-epithelial malignant tumor

　消化管由来の消化管間質腫瘍（gastrointestinal stromal tumor：GIST）や悪性リンパ腫などからの転移が臨床的には最も多い．非上皮性悪性腫瘍の肝転移におけるまとまった検討はなされていないが，それぞれの原発巣の画像所見と対比して診断を進めるとよい．

　充実性腫瘍の融解壊死により，囊胞性転移を示すものに，GIST，悪性黒色腫，神経芽細胞腫などが挙げられる（図Ⅸ-125）．悪性黒色腫や肉腫の肝転移は，多血性転移となる頻度が高い．悪性黒色腫の肝転移では，メラニンが存在する場合，MRI T1強調像で高信号，T2強調像で等〜低信号を示す特徴があるが，拡散強調像で高信号を示しADCは低下する（図Ⅸ-126）．

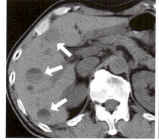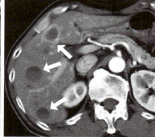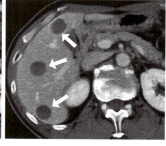

図Ⅸ-125　GIST肝転移
ダイナミックCT．造影前（左）で多発性低吸収腫瘤を認め，内部にニボー形成がみられる（矢印）．動脈優位相（中）で一部に薄い壁濃染を認める以外に濃染はみられない（矢印）．平衡相（右）でも濃染はみられない（矢印）．高度の囊胞変性の所見である．

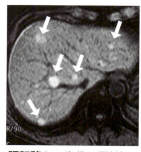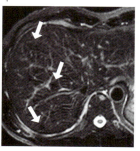

図Ⅸ-126　メラノーマ肝転移（40歳代，男性）
MRI．脂肪抑制T1強調像（左）で高信号結節の多発を認め，同部は脂肪抑制T2強調像（右）で等〜低信号を示す（矢印）．

文献

文献は下記を参考とした．発表から年月を経た original の文献や雑誌については検索・閲覧が困難なものが多く，割愛したものも多数あることをご了解いただきたい．一方で，本書は筆者らの研究グループの総まとめを意図した書籍であることから，筆者らの文献を優先的に引用していることもご了解いただきたい．

全編を通じて病理学的記載は下記を参照した．

中沼安二（編著）．肝臓を診る医師のための肝臓病理テキスト．南江堂，2013

Burt AD, et al (eds). MacSween's Pathology of the Liver, 6th Edition. Elsevier, 2012

中沼安二，坂元亨宇（編）．腫瘍病理鑑別診断アトラス―肝癌．文光堂，2010

総論

I．巨視的病理像と画像

Glenisson M, Salloum C, Lim C, et al. Accessory liver lobes: anatomical description and clinical implications. J Visc Surg. 2014; 151: 451-5.

Kogure K, Kojima I, Kuwano H, et al. Reconfirmation of the anatomy of the left triangular ligament and the appendix fibrosa hepatis in human livers, and its implication in abdominal surgery. J Hepatobiliary Pancreat Sci. 2014; 21: 856-63.

Ibukuro K, Fukuda H, Tobe K, et al. The vascular anatomy of the ligaments of the liver: gross anatomy, imaging and clinical applications. Br J Radiol. 2016 May 31: 20150925.

Lisovsky M, Konstas AA, Misdraji J. Congenital extrahepatic portosystemic shunts (Abernethy malformation): a histopathologic evaluation. Am J Surg Pathol. 2011; 35: 1381-90.

Park JH, Cha SH, Han JK, et al. Intrahepatic portosystemic venous shunt. Am J Roentgenol 1990; 155: 527-8.

Smillie RP, Shetty M, Boyer AC, et al. Imaging evaluation of the inferior vena cava. Radiographics. 2015; 35: 578-92.

Ozaki K, Matsui O, Kobayashi S, et al. Selective atrophy of the middle hepatic venous drainage area in hepatitis C-related cirrhotic liver: morphometric study by using multidetector CT. Radiology. 2010; 257: 705-14.

Ozaki K, Matsui O, Kobayashi S, et al. Morphometric changes in liver cirrhosis: aetiological differences correlated with progression. Br J Radiol. 2016; 89: 20150896.

Jüngst C, Krämer J, Schneider G, et al. Subacute liver failure by pseudocirrhotic metastatic breast cancer infiltration. Ann Hepatol. 2013; 12: 834-6.

Kadoya M, Matsui O, Nakanuma Y, et al. Ciliated hepatic foregut cyst: radiologic features. Radiology. 1990; 175: 475-7.

Chen TC, Nakanuma Y, Zen Y, et al. Intraductal papillary neoplasia of the liver associated with hepatolithiasis. Hepatology. 2001; 34: 651-8.

Itai Y, Ebihara R, Tohno E, et al. Hepatic peribiliary cysts: multiple tiny cysts within the larger portal tract, hepatic hilum, or both. Radiology. 1994; 191: 107-10.

Terayama N, Matsui O, Hoshiba K, et al. Peribiliary cysts in liver cirrhosis: US, CT, and MR findings. J Comput Assist Tomogr. 1995; 19: 419-23.

Rousseau C, Ronot M, Sibileau E, et al. Central element in liver masses, helpful, or pitfall? Abdom Imaging. 2015; 40: 1904-25.

Kozaka K, Sasaki M, Fujii T, et al. A subgroup of intrahepatic cholangiocarcinoma with an infiltrating replacement growth pattern and a resemblance to reactive proliferating bile ductules: 'bile ductular carcinoma'. Histopathology. 2007; 51: 390-400.

II．微視的病理像と画像

Ichikawa T, Haradome H, Hachiya J, et al. Diffusion-weighted MR imaging with a single-shot echoplanar sequence: detection and characterization of focal hepatic lesions. AJR Am J Roentgenol. 1998; 170: 397-402.

Lewis S, Dyvorne H, Cui Y, Taouli B. Diffusion-weighted imaging of the liver: techniques and applications. Magn Reson Imaging Clin N Am. 2014; 22: 373-95.

Huwart L, Sempoux C, Salameh N, et al. Liver fibrosis: noninvasive assessment with MR elastography versus aspartate aminotransferase-to-platelet ratio index. Radiology. 2007; 245: 458-66.

Motosugi U, Ichikawa T, Koshiishi T, et al. Liver stiffness measured by magnetic resonance elastography as a risk factor for hepatocellular carcinoma: a preliminary case-control study. Eur Radiol. 2013; 23: 156-62.

Matsui O, Kadoya M, Kameyama T, et al. Adenomatous hyperplastic nodules in the cirrhotic liver: differentiation from hepatocellular carcinoma with MR imaging. Radiology. 1989; 173: 123-6.

Kadoya M, Matsui O, Takashima T, et al. Hepatocellular carcinoma: correlation of MR imaging and histopathologic findings. Radiology. 1992; 183: 819-25.

Shinmura R, Matsui O, Kobayashi S, et al. Cirrhotic nodules: association between MR imaging signal intensity and intranodular blood supply. Radiology. 2005; 237: 512-9.

Queiroz-Andrade M, Blasbalg R, Ortega CD, et al. MR imaging findings of iron overload. Radiographics. 2009; 29: 1575-89.

Westphalen AC, Qayyum A, Yeh BM, et al. Liver fat: effect of hepatic iron deposition on evaluation with opposed-phase MR imaging. Radiology. 2007; 242: 450-5.

Kitagawa K, Matsui O, Kadoya M, et al. Hepatocellular carcinoma with excessive copper accumulation: CT and MR findings. Radiology. 1991; 180: 623-8.

Ebara M, Fukuda H, Hatano R, et al. Relationship between copper, zinc and metallothionein in hepatocellular carcinoma and its surrounding liver parenchyma. J Hepatol. 2000; 33: 415-22.

Kawamori Y, Matsui O, Kadoya M, et al. Differentiation of hepatocellular carcinomas from hyperplastic nodules induced in rat liver with ferrite-enhanced MR imaging. Radiology. 1992; 183: 65-72.

Imai Y, Murakami T, Yoshida S, et al. Superparamagnetic iron oxide-enhanced magnetic resonance images of hepatocellular carcinoma: correlation with histologic grading. Hepatology. 2000; 32: 205-12.

Delfaut EM, Beltran J, Johnson G, et al. Fat suppression in MR imaging: techniques and pitfalls. Radiographics. 1999; 19: 373-82.

Lee SS, Lee Y, Kim N, et al. Hepatic fat quantification using chemical shift MR imaging and MR spectroscopy in the presence of hepatic iron deposition: validation in phantoms and in patients with chronic liver disease. J Magn Reson Imaging. 2011; 33: 1390-8.

Hayashi N, Miyati T, Minami T, et al. Quantitative analysis of hepatic fat fraction by single-breath-holding MR spectroscopy with T_2 correction: phantom and clinical study with histologic assessment. Radiol Phys Technol. 2013; 6: 219-25.

Terada T, Kadoya M, Nakanuma Y, Matsui O. Iron-accumulating adenomatous hyperplastic nodule with malignant foci in the cirrhotic liver. Histopathologic, quantitative iron, and magnetic resonance imaging in vitro studies. Cancer. 1990; 65: 1994-2000.

Li W, Zhao X, Zhan Q, et al. Unique CT imaging findings of liver in Wilson's disease. Abdom Imaging. 2011; 36: 69-73.

Cheon JE, Kim IO, Seo JK, et al. Clinical application of liver MR imaging in Wilson's disease. Korean J Radiol. 2010; 11: 665-72.

Gabata T, Matsui O, Kadoya M, et al. Delayed MR imaging of the liver: correlation of delayed enhancement of hepatic tumors and pathologic appearance. Abdom Imaging. 1998; 23: 309-13.

Yoshikawa J, Matsui O, Kadoya M, et al. Delayed enhancement of fibrotic areas in hepatic masses: CT-pathologic correlation. J Comput Assist Tomogr. 1992; 16: 206-11.

Ⅲ．肝および肝腫瘤性病変の血流と画像・病理

Demachi H, Matsui O, Takashima T. Scanning electron microscopy of intrahepatic microvasculature casts following experimental hepatic artery embolization. Cardiovasc Intervent Radiol. 1991; 14: 158-62.

Demachi H, Matsui O, Kawamori Y, et al. The protective effect of portoarterial shunts after experimental hepatic artery embolization in rats with liver cirrhosis. Cardiovasc Intervent Radiol. 1995; 18: 97-101.

Saxena R, Theise ND, Crawford JM. Microanatomy of the human liver — Exploring the hidden interfaces. Hepatology. 1999; 30: 1339-46.

Takasaki S, Hano H. Three-dimensional observations of the human hepatic artery (Arterial system in the liver). J Hepatol. 2001; 34: 455-66.

McCuskey RS. Morphological mechanisms for regulating blood flow through hepatic sinusoids. Liver. 2000; 20: 3-7.

Yamamoto K, Sherman I, Philips MJ, et al. Three-dimentional observation of the hepatic arterial terminations in rat, hamster and human liver by scanning electron microscopy of microvascular casts. Hepatology. 1985; 5: 452-6.

Ekataksin W. The isolated artery: an intrahepatic arterial pathway that can bypass the lobular parenchyma in mammalian livers. Hepatology. 2000; 31: 269-79.

Rappaport A. The structural and functional unit in the human liver (liver acinus). Anat Rec. 1958; 130: 673-89.

Matsumoto T, Kawakami M. The unit concept of hepatic parenchyma - a re-examination based on angioarchitectural studies. Acta Pathol Jpn. 1982; 32: 285-314.

Kobayashi S, Nakanuma Y, Matsui O. Intrahepatic peribiliary vascular plexus in various hepatobiliary diseases: a histological survey. Hum Pathol. 1994; 25: 940-6.

Yamamoto K, Kobayashi T, Phillips MJ. Perinodular arteriolar plexus in liver cirrhosis. Scanning electron microscopy of microvascular cast. Liver. 1984; 4: 50-4.

Matsui O, Takashima T, Kadoya M, et al. Segmental staining on hepatic arteriography as a sign of intrahepatic portal vein obstruction. Radiology. 1984; 152: 601-6.

Miyayama S, Matsui O, Zen Y, et al. Portal blood supply to locally progressed hepatocellular carcinoma after transcatheter arterial chemoembolization: Observation on CT during arterial portography. Hepatol Res. 2011; 41: 853-66.

Matsui O, Kadoya M, Suzuki M, et al. Work in progress: dynamic sequential computed tomography during arterial portography in the detection of hepatic neoplasms. Radiology. 1983; 146: 721-7.

Matsui O, Takahashi S, Kadoya M, et al. Pseudolesion in segment IV of the liver at CT during arterial portography: correlation with aberrant gastric venous drainage. Radiology. 1994; 93: 31-5.

Sappey C. Recherches sur quelques veines portes accessoires. Comput Rendus Seances Memoires Soc Biol. 1859; 11: 3-13.

Bookstein JJ, Cho KJ, Davis GB, Dail D. Arterioportal communications: observations and hypotheses concerning transsinusoidal and transvasal types. Radiology. 1982; 142: 581-90.

Yoshida K, Matsui O, Miyayama S, et al. Isolated arteries originating from the intrahepatic arteries: anatomy, function, and importance in intervention. J Vasc Interv Radiol. 2018; 29: 531-37.e1.

Ozaki K, Kobayashi S, Matsui O, et al. Extrahepatic arteries originating from hepatic arteries: analysis using CT during hepatic arteriography and visualization on digital subtraction angiography. Cardiovasc Intervent Radiol. 2017; 40: 822-30.

Lautt WW. Regulatory processes interacting to maintain hepatic blood flow constancy: Vascular compliance, hepatic arterial buffer response, hepatorenal reflex, liver regeneration, escape from vasoconstriction. Hepatology Research. 2007; 37: 891-903.

Stueck AE, Wanless IR. Hepatocyte buds derived from progenitor cells repopulate regions of parenchymal extinction in human cirrhosis. Hepatology. 2015; 61: 1696-707.

Itai Y, Murata S. Saida Y, Minami M. Central zone and peripheral zone of the liver based on portal and hepatic arterial blood supply: imaging approach to deformity of cirrhotic liver. Jpn J Clin Radiol. 1994; 39: 1553-9.

Itai Y, Matsui O. Blood flow and liver imaging. Radiology. 1997; 202: 306-14.

Terada T, Ishida F, Nakanuma Y. Vascular plexus around intrahepatic bile ducts in normal livers and portal hypertension. J Hepatol. 1989; 8: 139-49.

Couinaud C. The parabiliary venous system. Surg Radiol Anatomy. 1988; 10: 311-31.

Battaglia DM, Wanless IR, Brady AP, Mackenzie RL. Intrahepatic sequestered segment of liver presenting as focal fatty change. Am J Gastroenterol. 1995; 90: 2238-9.

Ohtani O. The microvascularization of the liver, the bile duct and the gallbladder. In Biopathology of the Liver. Chapter 7, pp83-97. Springer, 1988

Yoshimitsu K, Honda H, Kuroiwa T, et al. Unusual hemodynamics and pseudolesions of the noncirrhotic liver at CT. Radiographics. 2001; 21: S81-96.

Yoon KH, Matsui O, Kadoya M, et al. Pseudolesion in segments II and III of the liver on CT during arterial portography caused by aberrant right gastric venous drainage. J Comput Assist Tomogr. 1999; 23: 306-9.

Gabata T, Matsui O, Kadoya M, et al. Aberrant gastric venous drainage in a focal spared area of segment IV in fatty liver: demonstration with color Doppler sonography. Radiology. 1997; 203: 461-3.

Kobayashi S, Matsui O, Gabata T. Pseudolesion in segment IV of the liver adjacent to the falciform ligament caused by drainage of the paraumbilical vein: demonstration by power Doppler ultrasound. Br J Radiol. 2001; 74: 273-6.

Ito K, Awaya H, Mitchell DG, et al. Gallbladder disease: appearance of associated transient increased attenuation in the liver at biphasic, contrast-enhanced dynamic CT. Radiology. 1997; 204: 723-8.

Matsui O, Kadoya M, Yoshikawa J, et al. Aberrant gastric venous drainage in cirrhotic livers: imaging findings in focal areas of liver parenchyma. Radiology. 1995; 197: 345-9.

Arai K, Matsui O, Takashima T, et al. Focal spared areas in fatty liver caused by regional decreased portal flow. AJR Am J Roentgenol. 1988; 151: 300-2.

Matsui O, Kadoya M, Takahashi S, et al. Focal sparing of segment IV in fatty livers shown by sonography and CT: correlation with aberrant gastric venous drainage. AJR Am J Roentgenol. 1995; 164: 1137-40.

Kawamori Y, Matsui O, Takahashi S, et al. Focal hepatic fatty infiltration in the posterior edge of the medial segment associated with aberrant gastric venous drainage: CT, US and MR findings. J Comput Assist Tomogr. 1996; 20: 356-9.

Ueda K, Matsui O, Kadoya M, et al. Pseudolesion in segment IV of the liver on MRI: prevalence and morphology in 250 cirrhotic livers compared with 250 normal livers. J Comput Assist Tomogr. 1999; 23: 63-8.

Kobayashi S, Matsui O, Kadoya M, et al. CT arteriographic confirmation of focal hepatic fatty infiltration adjacent to the falciform ligament associated with drainage of inferior vein of Sappey: a case report. Radiat Med. 2001; 19: 51-4.

Yoshikawa J, Matsui O, Takashima T, et al. Focal fatty change of the liver adjacent to the falciform ligament: CT and sonographic findings in five surgically confirmed cases. AJR Am J Roentgenol. 1987; 149: 491-4.

Irie T, Tsushima Y, Terahata S, et al. Influence of liver cirrhosis on pseudolesions in liver at CT during arterial portography. J Comput Assist Tomogr. 1996; 20: 914-8.

Karçaaltincaba M, Idilman I, Celik A: Focal sparing of iron and fat in liver tissue in patients with hemosiderosis: diagnosis with combination of R2* relaxometry and proton density fat fraction calculation by MRI. Diagn Interv Radiol. 2011; 17: 323-7.

Hoshiba K, Demachi H, Miyata S, et al: Fatty infiltration of the liver distal to a metastatic liver tumor. Abdom Imaging. 1997; 22: 496-8.

Miyayama S, Nishida H, Matsui O. Peritumoral fatty infiltration of the liver associated with venous drainage from metastatic liver tumor. AJR Am J Roentgenol. 2004; 182: 533-4.

Takayasu K, Moriyama N, Muramatsu Y, et al. Intrahepatic venous collaterals forming via the inferior right hepatic vein in 3 patients with obstruction of the inferior vena cava. Radiology. 1985; 154: 323-8.

Kanazawa S, Wright KC, Kasi LP, et al. Preliminary experimental evaluation of temporary segmental hepatic venous occlusion: angiographic, pathologic, and scintigraphic findings. J Vasc Interv Radiol. 1993; 4: 759-66.

Murata S, Itai Y, Satake M, et al. Changes in contrast enhancement of hepatocellular carcinoma and liver: effect of temporary occlusion of a hepatic vein evaluated with spiral CT. Radiology. 1997; 202: 715-20.

DeLeve LD, Valla DC, Garcia-Tsao G. Vascular disorders of the liver. Hepatology. 2009; 49: 1729-64.

Arakawa Y, Shimada M, Utsunomiya T, et al. Oxaliplatin-related sinusoidal obstruction syndrome mimicking metastatic liver tumors. Hepatology Research. 2013; 43: 685-9.

Han NY, Park BJ, Sung DJ, et al. Chemotherapy-induced focal hepatopathy in patients with gastrointestinal malignancy: gadoxetic acid–enhanced and diffusion-weighted MR imaging with clinical-pathologic correlation. Radiology. 2014; 271: 416-25.

Ward J, Guthrie JA, Sheridan MB, et al. Sinusoidal obstructive syndrome diagnosed with superparamagnetic iron oxide-enhanced magnetic resonance imaging in patients with chemotherapy-treated colorectal liver metastases. J Clin Oncol. 2008; 26: 4304-10.

Shin NY, Kim MJ, Lim JS, et al. Accuracy of gadoxetic acid-enhanced magnetic resonance imaging for the diagnosis of sinusoidal obstruction syndrome in patients with chemotherapy-treated colorectal liver metastases. Eur Radiol. 2012; 22: 864-71.

Rubbia-Brandt L, Lauwers GY, Wang H, et al. Sinusoidal obstruction syndrome and nodular regenerative hyperplasia

are frequent oxaliplatin-associated liver lesions and partially prevented by bevacizumab in patients with hepatic colorectal metastasis. Histopathology. 2010; 56: 430-9.

Nakamura K, Zen Y, Sato Y, et al. Vascular endothelial growth factor, its receptor Flk-1, and hypoxia inducible factor-1a are involved in malignant transformation in dysplastic nodules of the liver. Human Pathology. 2007; 38: 1532-46.

Matsui O, Kadoya M, Kameyama T, et al. Benign and malignant nodules in cirrhotic livers: distinction based on blood supply. Radiology. 1991; 178: 493-7.

Matsui O, Kobayashi S, Sanada J, et al. Hepatocellular nodules in liver cirrhosis: hemodynamic evaluation (angiography-assisted CT) with special reference to multi-step hepatocarcinogenesis. Abdom Imaging. 2011; 36: 264-72.

Hayashi M, Matsui O, Ueda K, et al. Correlation between the blood supply and grade of malignancy of hepatocellular nodules associated with liver cirrhosis: evaluation by CT during intraarterial injection of contrast medium. AJR Am J Roentgenol. 1999; 172: 969-76.

Ueda K, Terada T, Nakanuma Y, Matsui O. Vascular supply in adenomatous hyperplasia of the liver and hepatocellular carcinoma: a morphometric study. Hum Pathol. 1992; 23: 619-26.

Kitao A, Zen Y, Matsui O, et al. Hepatocarcinogenesis: multistep changes of drainage vessels at CT during arterial portography and hepatic arteriography--radiologic-pathologic correlation. Radiology. 2009; 252: 605-14.

Hayashi M, Matsui O, Ueda K, et al. Progression to hypervascular hepatocellular carcinoma: correlation with intranodular blood supply evaluated with CT during intraarterial injection of contrast material. Radiology. 2002; 225: 143-9.

Shinmura R, Matsui O, Kadoya M, et al. Detection of hypervascular malignant foci in borderline lesions of hepatocellular carcinoma: comparison of dynamic multi-detector row CT, dynamic MR imaging and superparamagnetic iron oxide-enhanced MR imaging. Eur Radiol. 2008; 18: 1918-24.

Asayama Y, Yoshimitsu K, Nishihara Y, et al. Arterial blood supply of hepatocellular carcinoma and histologic grading: radiologic-pathologic correlation. AJR Am J Roentgenol. 2008; 190: W28-34.

Ueda K, Matsui O, Kawamori Y, et al. Hypervascular hepatocellular carcinoma: evaluation of hemodynamics with dynamic CT during hepatic arteriography. Radiology. 1998; 206: 161-6.

Kita K, Itoshima T, Tsuji T. Observation of microvascular casts of human hepatocellular carcinoma by scanning electron microscopy. Gastroenterol Jpn. 1991; 26: 319-28.

Endo T, Kozaka K, Kobayashi S, et al. Hemodynamics and progression of a hypervascular focus in a borderline lesion of hepatocellular carcinoma: analysis by angiography-assisted CT and histopathology. Jpn J Radiol. 2014; 32: 69-79.

Terayama N, Matsui O, Ueda K, et al. Peritumoral rim enhancement of liver metastasis: hemodynamics observed on single-level dynamic CT during hepatic arteriography and histopathologic correlation. J Comput Assist Tomogr. 2002; 26: 975-80.

Xu J, Igarashi S, Sasaki M, et al. Intrahepatic cholangiocarcinomas in cirrhosis are hypervascular in comparison with those in normal livers. Liver Int. 2012; 32: 1156-64.

Kozaka K, Matsui O, Kobayashi S, et al. Dynamic CT findings of cholangiolocellular carcinoma: correlation with angiography-assisted CT and histopathology. Abdom Radiol (NY). 2017; 42: 861-9.

Laumonier H, Cailliez H, Balabaud C, et al. Role of contrast-enhanced sonography in differentiation of subtypes of hepatocellular adenoma: correlation with MRI findings. AJR Am J Roentgenol. 2012; 199: 341-8.

Fukukura Y, Nakashima O, Kusaba A, et al. Angioarchitecture and blood circulation in focal nodular hyperplasia of the liver. J Hepatol. 1998; 29: 470-5.

Miyayama S, Matsui O, Ueda K, et al. Hemodynamics of small hepatic focal nodular hyperplasia: evaluation with single-level dynamic CT during hepatic arteriography. AJR Am J Roentgenol. 2000; 174: 1567-9.

International Working Party. Terminology of nodular hepatocellular lesions. Hepatology. 1995; 22: 983-93.

Wanless IR, Solt LC, Kortan P, et al. Nodular regenerative hyperplasia of the liver associated with macroglobulinemia. A clue to the pathogenesis. Am J Med. 1981; 70: 1203-9.

Yoshida K, Kobayashi S, Matsui O, et al. Hepatic pseudolymphoma: imaging-pathologic correlation with special reference to hemodynamic analysis. Abdom Imaging. 2013; 38: 1277-85.

IV．胆管閉塞と画像

Gabata T, Matsui O, Kadoya M, et al. Segmental hyperintensity on T1-weighted MRI of the liver: indication of segmental cholestasis. J Magn Reson Imaging. 1997; 7: 855-7.

Hashimoto M, Akabane Y, Heianna J, et al. Segmental high intensity on T1-weighted hepatic MR images. Abdom Imaging. 2005; 30: 60-4.

Tam HH, Collins DJ, Wallace T, et al. Segmental liver hyperintensity in malignant biliary obstruction on diffusion weighted MRI: associated MRI findings and relationship with serum alanine aminotransferase levels. Br J Radiol. 2012; 85: 22.

V．門脈域（グリソン鞘）の異常と画像

Lawson TL, Thorsen MK, Erickson SJ, et al. Periportal halo: a CT sign of liver disease. Abdom Imaging. 1993; 18: 42-6.

Matsui O, Kadoya M, Takashima T, et al. Intrahepatic periportal abnormal intensity on MR images: an indication of various hepatobiliary diseases. Radiology. 1989; 171: 335-8.

VI．肝機能画像と病理・分子病理学的背景

Narita M, Hatano E, Arizono S, et al: Expression of OATP1B3 determines uptake of Gd-EOB-DTPA in hepatocellular carcinoma. J Gastroenterol. 2009; 44: 793-8.

Kitao A, Zen Y, Matsui O, et al. Hepatocellular carcinoma: signal intensity at gadoxetic acid-enhanced MR Imaging-correlation with molecular transporters and histopathologic features. Radiology. 2010; 256: 2010: 817-26.

Kitao A, Matsui O, Yoneda Y, et al. The uptake transporter OATP8 expression decreases during multistep hepatocarcinogenesis: correlation with gadoxetic acid enhanced MR imaging. Eur Radiol. 2011; 21: 2056-66.

Sano, K, Ichikawa T, Motosugi U, et al. Imaging study of early hepatocellular carcinoma: usefulness of gadoxetic acid

enhanced MR imaging. Radiology. 2011; 261, 834-44.

Kitao A, Matsui O, Yoneda Y, et al. Hypervascular hepatocellular carcinoma: correlation between biologic features and signal intensity on gadoxetic acid-enhanced MR images. Radiology. 2012; 265: 780-9.

Kitao A, Matsui O, Yoneda N, et al. Hepatocellular carcinoma with β-Catenin mutation: imaging and pathologic characteristics. Radiology. 2015; 275: 708-17.

Kobayashi S, Matsui O, Gabata T, et al. Intranodular signal intensity analysis of hypovascular high-risk borderline lesions of HCC that illustrate multi-step hepatocarcinogenesis within the nodule on Gd-EOB-DTPA-enhanced MRI. Eur J Radiol. 2012; 81: 3839-45.

Kobayashi S, Matsui O, Gabata T, et al. Relationship between signal intensity on hepatobiliary phase of gadolinium ethoxybenzyl diethylenetriaminepentaacetic acid (Gd-EOB-DTPA)-enhanced MR imaging and prognosis of borderline lesions of hepatocellular carcinoma. Eur J Radiol. 2012; 81: 3002-9.

Yoneda N, Matsui O, Kitao A, et al. Hypervascular hepatocellular carcinomas showing hyperintensity on hepatobiliary phase of gadoxetic acid enhanced magnetic resonance imaging: a possible subtype with mature hepatocyte nature. Jpn J Radiol. 2013; 31: 480-90.

Sekine S, Ogawa R, Ojima H, Kanai Y. Expression of SLCO1B3 is associated with intratumoral cholestasis and CTNNB1 mutations in hepatocellular carcinoma. Cancer Sci. 2011; 102: 1742-7.

Ueno A, Masugi Y, Yamazaki K, et al. OATP1B3 expression is strongly associated with Wnt/β-catenin signalling and represents the transporter of gadoxetic acid in hepatocellular carcinoma. J Hepatol. 2014; 61: 1080-7.

Yamashita T, Kitao A, Matsui O, et al. Gd-EOB-DTPA-enhanced magnetic resonance imaging and alpha-fetoprotein predict prognosis of early-stage hepatocellular carcinoma. Hepatology. 2014; 60: 1674-85.

Kitao A, Matsui O, Yoneda N, et al. Gadoxetic acid-enhanced magnetic resonance imaging reflects co-activation of β-catenin and hepatocyte nuclear factor 4α in hepatocellular carcinoma. Hepatol Res. 2018; 48: 205-6.

Parviz F, Matullo C, Garrison WD, et al. Hepatocyte nuclear factor 4α controls the development of a hepatic epithelium and liver morphogenesis. Nat Genet. 2003; 34: 292-6.

Ning BF, Ding J, Yin C, et al. Hepatocyte nuclear factor 4 alpha suppresses the development of hepatocellular carcinoma. Cancer Res. 2010; 70: 7640-51.

Hatziapostolou M, Polytarchou C, Aggelidou E, et al. An HNF4α-miRNA inflammatory feedback circuit regulates hepatocellular oncogenesis. Cell. 2011; 147: 1233-47.

Colletti M, Cicchini C, Conigliaro A, et al. Convergence of Wnt signaling on the HNF4α-driven transcription in controlling liver zonation. Gastroenterology. 2009; 137: 660-72.

Halilbasic E, Claudel T, Trauner M. Bile acid transporters and regulatory nuclear receptors in the liver and beyond. J Hepatol. 2013; 58: 155-68.

Yoneda N, Matsui O, Kitao A, et al. Benign hepatocellular nodules: hepatobiliary phase of gadoxetic acid-enhanced MR imaging based on molecular background. Radiographics. 2016; 36: 2010-27.

Ichikawa S, Motosugi U, Morisaka H, et al. Comparison of the diagnostic accuracies of magnetic resonance elastography and transient elastography for hepatic fibrosis. Magn Reson Imaging. 2015; 33: 26-30.

Kim KW, Lee JM, Klotz E, et al. Quantitative CT color mapping of the arterial enhancement fraction of the liver to detect hepatocellular carcinoma. Radiology. 2009; 250: 425-34.

Taouli B, Koh DM. Diffusion-weighted MR imaging of the liver. Radiology. 2010; 254: 47-66.

Goshima S, Kanematsu M, Kondo H, et al. Diffusion weighted imaging of the liver: optimizing b-value for the detection and characterization of benign and malignant hepatic lesions. J Magn Reson Imaging. 2008; 28: 691-7.

Izuishi K, Yamamoto Y, Mori H, et al. Molecular mechanisms of [18F] fluorodeoxyglucose accumulation in liver cancer. Oncol Rep. 2014; 31: 701-6.

Lee JD, Yun M, Lee JM, et al. Analysis of gene expression profiles of hepatocellular carcinomas with regard to ^{18}F-fluorodeoxyglucose uptake pattern on positron emission tomography. Eur J Nucl Med Mol Imaging. 2004; 31: 1621-30.

Seo S, Hatano E, Higashi T, et al. Fluorine-18 fluorodeoxyglucose positron emission tomography predicts tumor differentiation, P-glycoprotein expression, and outcome after resection in hepatocellular carcinoma. Clin Cancer Res. 2007; 13(2 Pt 1): 427-33.

Ⅶ. 分子・遺伝子と肝画像

Biomarkers Definitions Working Group. Biomarkers and surrogate endpoints: preferred definitions and conceptual framework. Clin Pharmacol Ther. 2001; 69: 89-95.

European Society of Radiology (ESR). ESR statement on the stepwise development of imaging biomarkers. Insights Imaging. 2013; 4: 147-52.

Segal E, Sirlin CB, Ooi C, et al. Decoding global gene expression programs in liver cancer by noninvasive imaging. Nat Biotechnol. 2007; 25: 675-80.

Rutman AM, Kuo MD. Radiogenomics: creating a link between molecular diagnostics and diagnostic imaging. Eur J Radiol. 2009; 70: 232-41.

Lambin P, Rios-Velazquez E, Leijenaar R, et al. Radiomics: extracting more information from medical images using advanced feature analysis. Eur J Cancer. 2012; 48: 441-6.

Aerts HJ, Velazquez ER, Leijenaar RT, et al. Decoding tumour phenotype by noninvasive imaging using a quantitative radiomics approach. Nat Commun. 2014; 5: 4006.

各論

Ⅷ. びまん性肝疾患（A〜E）

Murakami T, Baron RL, Peterson MS. Liver necrosis and regeneration after fulminant hepatitis: pathologic correlation with CT and MR findings. Radiology. 1996; 198: 239-42.

Itai Y, Ohtomo K, Kokubo T, et al. CT and MR imaging of postnecrotic liver scars. J Comput Assist Tomogr. 1988; 12: 971-5.

Sahni VA, Raghunathan G, Mearadji B, et al. Autoimmune hepatitis: CT and MR imaging features with histopathological correlation. Abdom Imaging. 2010; 35: 75-84.

Yasui S, Fujiwara K, Okitsu K, et al. Importance of computed tomography imaging features for the diagnosis of autoimmune acute liver failure. Hepatol Res. 2012; 42: 42-50.

Malik N, Venkatesh SK. Imaging of autoimmune hepatitis and overlap syndromes. Abdom Radiol (NY). 2017; 42: 19-27.

Ito K, Mitchell DG, Gabata T, Hussain SM. Expanded gallbladder fossa: simple MR imaging sign of cirrhosis. Radiology. 1999; 211: 723-6.

Ito K, Mitchell DG, Kim MJ, et al. Right posterior hepatic notch sign: a simple diagnostic MR sign of cirrhosis. J Magn Reson Imaging. 2003; 18: 561-6.

Aguirre DA, Behling CA, Alpert E, et al. Liver fibrosis: noninvasive diagnosis with double contrast material-enhanced MR imaging. Radiology. 2006; 239: 425-37.

Boll DT, Merkle EM. Diffuse liver disease: strategies for hepatic CT and MR imaging. Radiographics. 2009; 29: 1591-614

Martí-Bonmatí L, Alberich-Bayarri A, Sánchez-González J. Overload hepatitides: quanti-qualitative analysis. Abdom Imaging. 2012; 37: 180-7.

Hamer OW, Aguirre DA, Casola G, et al. Fatty liver: imaging patterns and pitfalls. Radiographics. 2006; 26: 1637-53.

Matsubara T, Sato Y, Igarashi S, et al. Alcohol-related injury to peribiliary glands is a cause of peribiliary cysts: based on analysis of clinical and autopsy cases. J Clin Gastroenterol. 2014; 48: 153-9

Zardi EM, De Sio I, Ghittoni G, et al. Which clinical and sonographic parameters may be useful to discriminate NASH from steatosis? J Clin Gastroenterol. 2011; 45: 59-63.

Chen J, Talwalkar JA, Yin M, et al. Early detection of nonalcoholic steatohepatitis in patients with nonalcoholic fatty liver disease by using MR elastography. Radiology. 2011; 259: 749-56.

Bastati N, Feier D, Wibmer A, et al. Noninvasive differentiation of simple steatosis and steatohepatitis by using gadoxetic acid-enhanced MR imaging in patients with nonalcoholic fatty liver disease: a proof-of-concept study. Radiology. 2014; 271: 739-47.

Faria SC, Ganesan K, Mwangi I, et al. MR imaging of liver fibrosis: current state of the art. Radiographics. 2009; 29: 1615-35.

Yin M, Glaser KJ, Talwalkar JA, et al. Hepatic MR elastography: clinical performance in a series of 1377 consecutive examinations. Radiology. 2016; 278: 114-24.

Yoshimitsu K, Mitsufuji T, Shinagawa Y, et al. MR elastography of the liver at 3.0 T in diagnosing liver fibrosis grades; preliminary clinical experience. Eur Radiol. 2016; 26: 656-63.

Yoon JH, Lee JM, Joo I, et al. Hepatic fibrosis: prospective comparison of MR elastography and US shear-wave elastography for evaluation. Radiology. 2014; 273: 772-82.

Wu Z, Matsui O, Kitao A, et al. Hepatitis C related chronic liver cirrhosis: feasibility of texture analysis of MR images for classification of fibrosis stage and necroinflammatory activity grade. PLoS One. 2015; 10: e0118297.

Ⅷ-F. 胆汁うっ滞・胆管系疾患

Beuers U, Gershwin ME, Gish RG, et al. Changing nomenclature for PBC: from 'cirrhosis' to 'cholangitis'. Hepatology. 2015; 62: 1620-2.

Kobayashi S, Matsui O, Gabata T, et al. MRI findings of primary biliary cirrhosis: correlation with Scheuer histologic staging. Abdom Imaging. 2005; 30: 71-6.

Kobayashi S, Matsui O, Gabata T, et al. Intrahepatic periportal high intensity on hepatobiliary phase images of Gd-EOB-DTPA-enhanced MRI: imaging findings and prevalence in various hepatobiliary diseases. Jpn J Radiol. 2013; 31: 9-15.

Wenzel JS, Donohoe A, Ford KL III, et al. Primary biliary cirrhosis: MR imaging findings and description of MR imaging periportal halo sign. AJR Am J Roentgenol. 2001; 176: 885-9.

Arai K, Kawai K, Kohda W, et al. Dynamic CT of acute cholangitis: early inhomogeneous enhancement of the liver. AJR Am J Roentgenol. 2003; 181: 115-8.

Gabata T, Kadoya M, Matsui O, et al. Dynamic CT of hepatic abscesses: significance of transient segmental enhancement. AJR Am J Roentgenol. 2001; 176: 675-9.

Gabata T, Kadoya M, Matsui O, et al. Intrahepatic biliary calculi: correlation of unusual MR findings with pathologic findings. Abdom Imaging. 2000; 25: 266-8.

Safar F, Kamura T, Okamuto K, et al. Magnetic resonance T1 gradient-echo imaging in hepatolithiasis. Abdom Imaging. 2005; 30: 297-302.

Heffernan EJ, Geoghegan T, Munk PL, et al. Recurrent pyogenic cholangitis: from imaging to intervention. AJR Am J Roentgenol. 2009; 192: W28-35.

Erlinger S. Low phospholipid-associated cholestasis and cholelithiasis. Clin Res Hepatol Gastroenterol. 2012; 36 Suppl 1: S36-40.

Ito K, Mitchell DG, Outwater EK, Blasbalg R. Primary sclerosing cholangitis: MR imaging features. AJR Am J Roentgenol. 1999; 172: 1527-33.

Bader TR, Beavers KL, Semelka RC. MR imaging features of primary sclerosing cholangitis: patterns of cirrhosis in relationship to clinical severity of disease. Radiology. 2003; 226: 675-85.

Husarik DB, Gupta RT, Ringe KI, et al. Contrast enhanced liver MRI in patients with primary sclerosing cholangitis: inverse appearance of focal confluent fibrosis on delayed phase MR images with hepatocyte specific versus extracellular gadolinium based contrast agents. Acad Radiol. 2011; 18: 1549-54.

Zen Y, Harada K, Sasaki M, et al. IgG4-related sclerosing cholangitis with and without hepatic inflammatory pseudo-

tumor, and sclerosing pancretitis-associated sclerosing cholangitis. Am J Sur Pathol. 2004; 28: 1193-203.

大原弘隆，中沢貴宏，林 香月，他．IgG4 関連硬化性胆管炎の概念・診断・治療．胆道 2013; 27: 92-9.

Ohara H, Okazaki K, Tsubouchi H, et al. Clinical diagnostic criteria of IgG 4-related sclerosing cholangitis. J Hepatobiliary Pancreat Sci. 2012; 19: 536-42.

Abdalian R, Heathcote EJ. Sclerosing cholangitis: a focus on secondary causes. Hepatology. 2006; 44: 1063-74.

Raynaud P, Tate J, Callens C, et al. A classification of ductal plate malformations based on distinct pathogenic mechanisms of biliary dysmorphogenesis. Hepatology. 2011; 53: 1959-66.

Brancatelli G, Federle MP, Vilgrain V, et al. Fibropolycystic liver disease: CT and MR imaging findings. Radiographics. 2005; 25: 659-70.

Kida T, Nakanuma Y, Terada T. Cystic dilatation of peribiliary glands in livers with adult polycystic disease and livers with solitary nonparasitic cysts: an autopsy study. Hepatology. 1992; 16: 334-40.

厚生労働科学研究費補助金（難治性疾患克服研究事業）「多発肝のう胞症に対する治療ガイドライン作成と試料バンク構築」班．多発性肝嚢胞診療ガイドライン．2013

Choi BI, Yeon KM, Kim SH, et al. Caroli disease: central dot sign in CT. Radiology. 1990; 174: 161-3.

Akhan O, Karaosmanoğlu AD, Ergen B. Imaging findings in congenital hepatic fibrosis. Eur J Radiol. 2007; 61: 18-24.

Tohmé-Noun C, Cazals D, Noun R, et al. Multiple biliary hamartomas: magnetic resonance features with histopathologic correlation. Eur Radiol 2008; 18: 493-9.

Zhou LY, Wang W, Shan QY, et al. Optimizing the US diagnosis of biliary atresia with a modified triangular cord thickness and Gallbladder classification. Radiology. 2015; 277: 181-91.

Kwatra N, Shalaby-Rana E, Narayanan S, et al. Phenobarbital-enhanced hepatobiliary scintigraphy in the diagnosis of biliary atresia: two decades of experience at a tertiary center. Pediatr Radiol. 2013; 43: 1365-75.

Yoon HJ, Jeon TY, Yoo SY, et al. Hepatic tumours in children with biliary atresia: single-centre experience in 13 cases and review of the literature. Clin Radiol. 2014; 69: e113-9.

Matsui O, Kadoya M, Yoshikawa J, et al. Posterior aspect of hepatic segment IV: patterns of portal venule branching at helical CT during arterial portography. Radiology. 1997; 205: 159-62.

Syed MA, Khalili K, Guindi M. Regenerating nodules in arteriohepatic syndrome: a case report. Br J Radiol. 2008; 81: e79-83.

Tsai S, Gurakar A, Anders R, et al. Management of large hepatocellular carcinoma in adult patients with Alagille syndrome: a case report and review of literature. Dig Dis Sci. 2010; 55: 3052-8.

Ⅷ-G．脈管系疾患・循環障害

Ha HK, Lee SH, Rha SE, et al. Radiologic features of vasculitis involving the gastrointestinal tract. Radiographics. 2000; 20: 779-94.

Terayama N, Terada T, Hoso M, Nakanuma Y. Partial nodular transformation of the liver with portal vein thrombosis. A report of two autopsy cases. J Clin Gastroenterol. 1995; 20: 71-6.

Vilgrain V, Condat B, Bureau C, et al. Atrophy-hypertrophy complex in patients with cavernous transformation of the portal vein: CT evaluation. Radiology. 2006; 241: 149-55.

Matsui O, Takashima T, Kadoya M, Kitagawa K. Computed tomography during arterial portography in idiopathic portal hypertension. Radiat Med. 1984; 2: 189-93.

Arai K, Matsui O, Kadoya M, et al. MR imaging in idiopathic portal hypertension. J Comput Assist Tomogr. 1991; 15: 405-8.

Howard ER, Davenport M. Congenital extrahepatic portocaval shunts — the Abernethy malformation. J Pediatr Surg. 1997; 32: 494-7.

Kanazawa H, Nosaka S, Miyazaki O, et al. The classification based on intrahepatic portal system for congenital portosystemic shunts. J Pediatr Surg. 2015; 50: 688-95.

Sempoux C, Paradis V, Komuta M, et al. Hepatocellular nodules expressing markers of hepatocellular adenomas in Budd-Chiari syndrome and other rare hepatic vascular disorders. J Hepatol. 2015; 63: 1173-80.

Gore RM, Mathieu DG, White EM, et al. Passive hepatic congestion: cross-sectional imaging features. AJR Am J Roentgenol. 1994; 162: 71-75.

Boozari B, Bahr MJ, Kubicka S, et al. Ultrasonography in patients with Budd-Chiari syndrome: diagnostic signs and prognostic implications. J Hepatol. 2008; 49: 572-80.

Noone TC, Semelka RC, Siegelman ES, et al. Budd-Chiari syndrome: spectrum of appearances of acute, subacute, and chronic disease with magnetic resonance imaging. J Magn Reson Imaging. 2000; 11: 44-50.

Torabi M, Hosseinzadeh K, Federle MP. CT of nonneoplastic hepatic vascular and perfusion disorders. Radiographics. 2008; 28: 1967-82.

Okuda K, Kage M, Shrestha SM. Proposal of a new nomenclature for Budd-Chiari syndrome: hepatic vein thrombosis versus thrombosis of the inferior vena cava at its hepatic portion. Hepatology. 1998; 28: 1191-8.

Maetani Y, Itoh K, Egawa H, et al. Benign hepatic nodules in Budd-Chiari syndrome: radiologic-pathologic correlation with emphasis on the central scar. Am J Roentgenol. 2002; 178: 869-75.

Gwon D, Ko GY, Yoon HK, et al. Hepatocellular carcinoma associated with membranous obstruction of the inferior vena cava: incidence, characteristics, and risk factors and clinical efficacy of TACE. Radiology. 2010; 254: 617-26.

Ueda K, Matsui O, Kadoya M, et al. CTAP in Budd-Chiari syndrome: evaluation of intrahepatic portal flow. Abdom Imaging. 1998; 23: 304-8.

Han NY, Park BJ, Kim MJ, et al. Hepatic parenchymal heterogeneity on contrast-enhanced CT scans following oxaliplatin-based chemotherapy: natural history and association with clinical evidence of sinusoidal obstruction syndrome. Radiology. 2015; 276: 766-74.

Yoneda N, Matsui O, Ikeno H, et al. Correlation between Gd-EOB-DTPA-enhanced MR imaging findings and OATP1B3 expression in chemotherapy-associated sinusoidal obstruction syndrome. Abdom Imaging. 2015; 40: 3099-103.

Memeo M, Stabile Ianora AA, Scardapane A, et al. Hepatic involvement in hereditary hemorrhagic telangiectasia: CT findings. Abdom Imaging. 2004; 29: 211-20.

Matsumoto S, Mori H, Yamada Y, et al. Intrahepatic porto-hepatic venous shunts in Rendu-Osler-Weber disease: imaging demonstration. Eur Radiol. 2004; 14: 592-6.

Tapper EB, Sengupta N, Bonder A. The incidence and outcomes of ischemic hepatitis: a systematic review with meta-analysis. Am J Med. 2015; 128: 1314-21.

Perronne L, Dohan A, Bazeries P, et al. Hepatic involvement in HELLP syndrome: an update with emphasis on imaging features. Abdom Imaging. 2015; 40: 2839-49.

Menias CO, Elsayes KM, Peterson CM, et al. CT of pregnancy-related complications. Emerg Radiol. 2007; 13: 299-306.

Ⅷ-H. 代謝異常・遺伝性疾患

Queiroz-Andrade M, Blasbalg R, Ortega CD, et al. MR imaging findings of iron overload. Radiographics. 2009; 29: 1575-89.

Westphalen AC, Qayyum A, Yeh BM, et al. Liver fat: effect of hepatic iron deposition on evaluation with opposed-phase MR imaging. Radiology. 2007; 242: 450-455.

Luo XF, Xie XQ, Cheng S, et al. Dual-Energy CT for patients suspected of having liver iron overload: can virtual iron content imaging accurately quantify liver iron content? Radiology. 2015; 277: 95-103.

Akhan O, Akpinar E, Karcaaltincaba M, et al. Imaging findings of liver involvement of Wilson's disease. Eur J Radiol. 2009; 69: 147-55.

Li W, Zhao X, Zhan Q, et al. Unique CT imaging findings of liver in Wilson's disease. Abdom Imaging. 2011; 36: 69-73.

Dohan A, Vargas O, Dautry R, et al. MR imaging features of focal liver lesions in Wilson disease. Abdom Radiol (NY). 2016; 41: 1811-24.

Son YM, Choi JY, Bak CH, et al. ^{18}F-FDG PET/CT in primary AL hepatic amyloidosis associated with multiple myeloma. Korean J Radiol. 2011; 12: 634-7.

Kim SH, Han JK, Lee KH, et al. Abdominal amyloidosis: spectrum of radiological findings. Clin Radiol. 2003; 58: 610-20.

Terada T, Nakanuma Y. Intrahepatic cholangiographic appearance simulating primary sclerosing cholangitis in several hepatobiliary diseases: a postmortem cholangiographic and histopathological study in 154 livers at autopsy. Hepatology. 1995; 22: 75-81

Ishida H, Konno K, Komatsuda T, et al. Multinodular fatty change in the liver in patients with chronic hepatic porphyria. Abdom Imaging. 1999; 24: 481-3.

Chevallier P, Bahadoran P, Buckley MJ, et al. Hepatic multi-nodular focal fatty metamorphosis in acquired porphyria cutanea tarda. Sonographic, CT, and MRI features. Clin Imaging. 1998; 22: 418-21.

Nishiyama M, Sakamoto K, Shinagawa Y, et al. A case of porphyria cutanea tarda of the liver exhibiting multifocal macrovesicular steatosis in the background of microvesicular steatosis, probably caused by uneven iron accumulation. Abdom Radiol (NY). 2017; 42: 1813-18

Calderaro J, Labrune P, Morrcette G, et al. Molecular characterization of hepatocellular adenomas developed in patients with glycogen storage disease type I. J Hepatol. 2013; 58: 350-7.

Sakamoto A, Hayashi H, Sakamoto I, et al. Multiple hepatocellular adenomas in a patient with glycogen storage disease type I: various enhancement patterns in MRI with Gd-EOB-DTPA. Abdom Imaging. 2012; 37: 239-43.

Manca C, Claudin M, Belle A, et al. FDG PET/CT in type I glycogen storage disease. Clin Nucl Med. 2016; 41: e200-1.

Fields TM, Michel SJ, Butler CL, et al. Abdominal manifestations of cystic fibrosis in older children and adults. AJR Am J Roentgenol. 2006; 187: 1199-203.

van de Steeg E, Stránecký V, Hartmannová H, et al. Complete OATP1B1 and OATP1B3 deficiency causes human Rotor syndrome by interrupting conjugated bilirubin reuptake into the liver. J Clin Invest. 2012; 122: 519-28.

Imada S, Kobayashi T, Kitao A, et al. Central bisectionectomy for hepatocellular carcinoma in a patient with indocyanine green excretory defect associated with reduced expression of the liver transporter. Surg Case Rep. 2016; 2: 89.

Ⅷ-I. びまん性肉芽腫性肝疾患

Scott GC, Berman JM, Higgins JL Jr. CT patterns of nodular hepatic and splenic sarcoidosis: a review of the literature. J Comput Assist Tomogr. 1997; 21: 369-72.

Sobic-Saranovic D, Artiko V, Obradovic V. FDG PET imaging in sarcoidosis. Semin Nucl Med. 2013; 43: 404-11.

Karaosmanoğlu AD, Onur MR, Saini S, et al. Imaging of hepatobiliary involvement in sarcoidosis. Abdom Imaging. 2015; 40: 3330-7.

Kojima S, Kojima S, Ueno H, et al. Increased density of the liver and amiodarone-associated phospholipidosis. Cardiol Res Pract. 2009; 2009: 5 98940. (Epub. 2009.sep. 13).

Ⅸ. 限局性・腫瘤性肝病変
Ⅸ-A. 画像上の偽病変・偽腫瘍

Kobayashi S, Matsui O, Gabata T, et al. Radiological and histopathological manifestations of hepatocellular nodular lesions concomitant with various congenital and acquired hepatic hemodynamic abnormalities. Jpn J Radiol. 2009; 27: 53-68.

Kobayashi S, Gabata T, Matsui O. Radiologic manifestation of hepatic pseudolesion and pseudotumor in the third inflow area. Imaging Med. 2010; 2: 519-28.

Itai Y, Moss AA, Goldberg HI. Transient hepatic attenuation difference of lobar or segmental distribution detected by dynamic computed tomography. Radiology. 1982; 144: 835-9.

Kadoya M, Matsui O, Kitagawa K, et al. Segmental iron deposition in the liver due to decreased intrahepatic portal perfusion: findings at MR imaging. Radiology. 1994; 193: 671-6.

Motosugi U, Ichikawa T, Sou H, et al. Distinguishing hypervascular pseudolesions of the liver from hypervascular hepatocellular carcinomas with gadoxetic acid-enhanced MR imaging. Radiology. 2010; 256: 151-8.

Itai Y, Matsui O. "Nonportal" splanchnic venous supply to the liver: abnormal findings on CT, US and MRI. Eur Radiol. 1999; 9: 237-43.

Matsui O, Takashima T, Kadoya M, et al. Staining in the liver surrounding gallbladder fossa on hepatic arteriography caused by increased cystic venous drainage. Gastrointest

Radiol. 1987; 12: 307-12.

Yamashita K, Jin MJ, Hirose Y, et al. CT finding of transient focal increased attenuation of the liver adjacent to the gallbladder in acute cholecystitis. Am J Roentgenol. 1995; 164: 343-6.

Tochio H, Kudo M, Okabe Y, et al. Association between a focal spared area in the fatty liver and intrahepatic efferent blood flow from the gallbladder wall: evaluation with color Doppler sonography. Am J Roentgenol. 1999; 172: 1249-53.

Genchellac H, Yilmaz S, Ucar A, et al. Hepatic pseudolesion around the falciform ligament: prevalence, aberrant venous supply, and fatty infiltration evaluated by multidetector computed tomography and magnetic resonance imaging. J Comput Assist Tomogr. 2007; 31: 526-33.

Ohashi I, Ina H, Gomi N, et al. Hepatic pseudolesion in the left lobe around the falciform ligament at helical CT. Radiology. 1995; 196: 245-9.

Yoshimitsu K, Honda H, Kuroiwa T, et al. Pseudolesions of the liver possibly caused by focal rib compression: analysis based on hemodynamic change. AJR Am J Roentgenol. 1999; 172: 645-9.

Kroncke TJ, Taupitz M, Kivelitz D, et al. Multifocal nodular fatty infiltration of the liver mimicking metastatic disease on CT: imaging findings and diagnosis using MR imaging. Eur Radiol. 2000; 10: 1095-100.

Kanematsu M, Kondo H, Semelka RC et al. Early-enhancing non-neoplastic lesions on gadolinium-enhanced MRI of the liver. Clin Radiol. 2003; 58: 778-86.

Ueda K, Matsui O, Kawamori Y, et al. Differentiation of hypervascular hepatic pseudolesions from hepatocellular carcinoma: value of single-level dynamic CT during hepatic arteriography. J Comput Assist Tomogr. 1998; 22: 703-8.

Yoshimitsu K, Irie H, Kakihara D, et al. Postgastrectomy development or accentuation of focal fatty change in segment IV of the liver: correlation with the presence of aberrant venous branches of the parabiliary venous plexus. J Clin Gastroenterol. 2007; 41: 507-12.

Battaglia DM, Wanless IR, Brady AP, Mackenzie RL. Intrahepatic sequestered segment of liver presenting as focal fatty change. Am J Gastroenterol. 1995; 90: 2238-9.

Gabata T, Kadoya M, Matsui O, et al. Peritumoral spared area in fatty liver: correlation between opposed-phase gradient-echo MR imaging and CT arteriography. Abdom Imaging. 2001; 26: 384-9.

IX-B. 非腫瘍性肝腫瘤

Taouli B, Koh DM. Diffusion-weighted MR imaging of the liver. Radiology. 2010; 254: 47-66.

Kadoya M, Matsui O, Nakanuma Y, et al. Ciliated hepatic foregut cyst: radiologic features. Radiology. 1990; 175: 475-477.

Ansari-Gilani K, Esfeh JM. Ciliated hepatic foregut cyst: report of three cases and review of imaging features. Gastroenterology Report. 2017; 5: 75-78.

Mortele KJ, Ros PR. Cystic focal liver lesions in the adult: differential CT and MR imaging features. Radiographics. 2001; 21: 895-910.

Lee NK, Kim S, Lee JW, et al. Biliary MR imaging with Gd-EOB-DTPA and its clinical applications. Radiographics. 2009; 29: 1707-24.

Terada T, Minato H, Nakanuma Y, et al. Ultrasound visualization of hepatic peribiliary cysts: a comparison with morphology. Am J Gastroenterol. 1992; 87: 1499-502.

Hoshiba K, Matsui O, Kadoya M, et al. Peribiliary cysts in cirrhotic liver: observation on computed tomography. Abdom Imaging. 1996; 21: 228-32.

Itai Y, Ebihara R, Tohno E, et al. Hepatic peribiliary cysts: multiple tiny cysts within the larger portal tract, hepatic hilum, or both. Radiology. 1994; 191: 107-10.

Terayama N, Matsui O, Hoshiba K, et al. Peribiliary cysts in liver cirrhosis: US, CT, and MR findings. J Comput Assist Tomogr. 1995; 19: 419-23.

Zen Y, Terahata S, Miyayama S, et al. Multicystic biliary hamartoma: a hitherto undescribed lesion. Hum Pathol. 2006; 37: 339-44.

Ryu Y, Matsui O, Zen Y, et al. Multicystic biliary hamartoma: imaging findings in four cases. Abdom Imaging. 2010; 35: 543-47.

Gallego C, Velasco M, Marcuello P, et al. Congenital and acquired anomalies of the portal venous system. Radiographics. 2002; 22: 141-59.

Koc Z, Oguzkurt L, Ulusan S. Portal venous system aneurysms: imaging, clinical findings and a possible new etiologic factor. AJR Am J Roentgenol. 2007; 189: 1023-30.

O'Driscoll D, Olliff SP, Olliff JFC. Hepatic artery aneurysm. Br J Radiol. 1999; 72: 1018-25.

Balci NC, Semelka RC, Noone TC, et al. Pyogenic hepatic abscesses: MRI findings on T1- and T2-weighted and serial gadolinium-enhanced gradient-echo images. J Magn Reson Imaging. 1999; 9: 285-90.

Kawamoto S, Soyer PA, Fishman EK, Bluemke DA. Nonneoplastic liver disease: evaluation with CT and MR imaging. Radiographics. 1998; 18: 827-48.

Miller FH, Hammond N, Siddiqi AJ, et al. Utility of diffusion-weighted MRI in distinguishing benign and malignant hepatic lesions. J Magn Reson Imaging. 2010; 32: 138-47.

Mortele KJ, Segatto E, Ros PR. The infected liver: radiologic-pathologic correlation. Radiographics. 2004; 24: 937-55.

Kodama Y, Fujita N, Shimizu T, et al. Alveolar echinococcosis: MR findings in the liver. Radiology. 2003; 228: 172-7.

Proietti S, Abdelmoumene A, Genevay M, Denys A. Echinococcal cyst. Radiographics. 2004; 24: 861-5.

Monzawa S, Uchiyama G, Ohtomo K, Araki T. Schistosomiasis japonica of the liver: contrast-enhanced CT findings in 113 patients. AJR Am J Roentgenol. 1993; 161: 323-7.

Han JK, Choi BI, Cho JM, et al. Radiological findings of human fascioliasis. Abdom Imaging. 1993; 18: 261-4.

Kabaalioglu A, Ceken K, Alimoglu E, et al. Hepatobiliary fascioliasis: sonographic and CT findings in 87 patients during the initial phase and long-term follow-up. AJR Am J Roentgenol. 2007; 189: 824-8.

Yoshida A, Hombu A, Wang Z, Maruyama H. Larva migrans syndrome caused by Toxocara and Ascaris roundworm infections in Japanese patients. Eur J Clin Microbiol Infect Dis. 2016; 35: 1521-9.

Mukund A, Arora A, Patidar Y, et al. Eosinophilic abscesses: a new facet of hepatic visceral larva migrans. Abdom Imaging. 2013; 38: 774-7.

Lim JH. Toxocariasis of the liver: visceral larva migrans. Abdom Imaging. 2008; 33: 151-6.

Ikeda H, Katayanagi K, Kurumaya H, et al. Case of hypereosinophilia-associated multiple mass lesions of liver showing non-granulomatous eosinophilic hepatic necrosis. Gastroenterology Res. 2011; 4: 168-73.

Kakihara D, Yoshimitsu K, Ishigami K, et al. Liver lesions of visceral larva migrans due to Ascaris suum infection: CT findings. Abdom Imaging. 2004; 29: 598-602.

Zen Y, Fujii T, Sato Y, et al. Pathological classification of hepatic inflammatory pseudotumor with respect to IgG4-related disease. Modern Pathology. 2007; 20: 884-94.

Yoon W, Jeong YY, Kim JK, et al. CT in blunt liver trauma. Radiographics. 2005; 25: 87-104.

Wang LX, Liu K, Lin GW, Zhai RY. Solitary necrotic nodules of the liver: histology and diagnosis with CT and MRI. Hepat Mon. 2012; 12: e6212.

Fukui N, Kitagawa K, Matsui O, et al. Focal ischemic necrosis of the liver associated with cirrhosis: radiologic findings. AJR Am J Roentgenol. 1992; 159: 1021-2.

Kim T, Baron RL, Nalesnik MA. Infarcted regenerative nodules in cirrhosis: CT and MR imaging findings with pathologic correlation. AJR Am J Roentgenol. 2000; 175: 1121-5.

Lee S, Choi D, Jeong WK, et al. Frequency, CT findings, and fate of multiple infarcted regenerative nodules in liver cirrhosis after variceal bleeding or septic shock. Abdom Imaging. 2015; 40: 835-42.

Rebouissou S, Couchy G, Liborecht L, et al. The beta-catenin pathway is activated in focal nodular hyperplasia but not in cirrhotic FNH-like nodules. J Hepatol. 2008; 49: 61-71.

Kondo F. Benign nodular hepatocellular lesions caused by abnormal hepatic circulation: etiological analysis and introduction of a new concept. J Gastroenterol Hepatol. 2001; 16: 1319-28.

Grazioli L, Bondioni MP, Haradome H, et al. Hepatocellular adenoma and focal nodular hyperplasia: value of gadoxetic acid-enhanced MR imaging in differential diagnosis. Radiology. 2012; 262: 520-9.

Yoneda N, Matsui O, Kitao A, et al. Hepatocyte transporter expression in FNH and FNH-like nodule: correlation with signal intensity on gadoxetic acid enhanced magnetic resonance images. Jpn J Radiol. 2012; 30: 499-508.

Fujiwara H, Sekine S, Onaya H, et al. Ring-like enhancement of focal nodular hyperplasia with hepatobiliary-phase Gd-EOB-DTPA-enhanced magnetic resonance imaging: radiological-pathological correlation. Jpn J Radiol. 2011; 29: 739-43.

Mohajer K, Frydrychowicz A, Robbins JB, et al. Characterization of hepatic adenoma and focal nodular hyperplasia with gadoxetic acid. J Magn Reson Imaging. 2012; 36: 686-96.

Reshamwala PA, Kleiner DE, Heller T. Nodular regenerative hyperplasia: not all nodules are created equal. Hepatology. 2006; 44: 7-14.

Wanless IR. Micronodular transformation (nodular regenerative hyperplasia) of the liver: a report of 64 cases among 2,500 autopsies and a new classification of benign hepatocellular nodules. Hepatology. 1990; 11: 787-97.

Gentilucci UV, Gallo P, Perrone G, et al. Non-cirrhotic portal hypertension with large regenerative nodules: a diagnostic challenge. World J Gastroenterol. 2011; 17: 2580-4.

Capps GW, Fulcher AS, Szucs RA, Turner MA. Imaging features of radiation-induced changes in the abdomen. Radiographics. 1997; 17: 1455-73.

Okamoto D, Nishie A, Asayama Y, et al. Gadolinium ethoxybenzyl diethylenetriamine pentaacetic acid-enhanced MR finding of radiation-induced hepatic injury: relationship to absorbed dose and time course after irradiation. Magn Reson Imaging. 2014; 32: 660-4.

Takamatsu S, Yamamoto K, Maeda Y, et al. Evaluation of focal liver reaction after proton beam therapy for hepatocellular carcinoma examined using Gd-EOB-DTPA enhanced hepatic magnetic resonance imaging. PLoS One. 2016; 11: e0167155.

Takamatsu S, Kozaka K, Kobayashi S, et al. Pathology and images of radiation-induced hepatitis: a review article. Jpn J Radiol. 2018; 36: 241-56.

Iannaccone R, Federle MP, Brancatelli G, et al. Peliosis hepatis: spectrum of imaging findings. AJR Am J Roentgenol. 2006; 187: W43-52.

Osame A, Fujimitsu R, Ida M, et al. Multinodular pseudolymphoma of the liver: computed tomography and magnetic resonance imaging findings. Jpn J Radiol. 2011; 29: 524-7.

Yoshida K, Kobayashi S, Matsui O, et al. Hepatic pseudolymphoma: imaging-pathologic correlation with special reference to hemodynamic analysis. Abdom Imaging. 2013; 38: 1277-85.

Lee IJ, Kim SH, Kim DS, et al. Intrahepatic extramedullary hematopoiesis mimicking a hypervascular hepatic neoplasm on dynamic- and SPIO-enhanced MRI. Korean J Radiol. 2008; 9: S34-8.

Gupta P, Naran A, Auh YH, Chung JS. Focal intrahepatic extramedullary hematopoiesis presenting as fatty lesions. AJR Am J Roentgenol. 2004; 182: 1031-2.

Kobayashi A, Sugihara M, Kurosaki M, et al. CT characteristics of intrahepatic, periportal, extramedullary hematopoiesis. J Comput Assist Tomogr. 1989; 13: 354-6.

Ohtomo K, Baron RL, Dodd GD, et al. Confluent hepatic fibrosis in advanced cirrhosis: appearance at CT. Radiology. 1993; 188: 31-5.

Brancatelli G, Baron RL, Federle MP, et al. Focal confluent fibrosis in cirrhotic liver: natural history studied with serial CT. AJR Am J Roentgenol. 2009; 192: 1341-7.

Ozaki K, Matsui O, Gabata T, et al. Confluent hepatic fibrosis in liver cirrhosis: possible relation with middle hepatic venous drainage. Jpn J Radiol. 2013; 31: 530-7.

IX-C. 原発性肝腫瘍
［肝細胞性腫瘍］

Bioulac-Sage P, Rebouissou S, Thomas C, et al. Hepatocellular adenoma subtype classification using molecular markers and immunohistochemistry. Hepatology. 2007; 46: 740-8.

Bosman FT, Carneiro F, Hruban RH, Theise ND. WHO Classification of Tumors of the Digestive System, 4th edition. International Agency for Research on Cancer, Lyon, 2010.

Katabathina VS, Menias CO, Shanbhogue AK, et al. Genetics and imaging of hepatocellular adenomas: 2011 update. Radiographics. 2011; 31: 1529-43.

Laumonier H, Bioulac-Sage P, Laurent C, et al. Hepatocellular adenomas: magnetic resonance imaging features as a function of molecular pathological classification. Hepatology. 2008; 48: 808-18.

Laumonier H, Cailliez H, Balabaud C, et al. Role of contrast-enhanced sonography in differentiation of subtypes of hepatocellular adenoma: correlation with MRI findings. AJR Am J Roentgenol. 2012; 199: 341-8.

van Aalten SM, Thomeer MG, Terkivatan T, et al. Hepatocellular adenomas: correlation of MR imaging findings with pathologic subtype classification. Radiology. 2011; 261: 172-81.

Grazioli L, Bondioni MP, Haradome H, et al. Hepatocellular adenoma and focal nodular hyperplasia: value of gadoxetic acid-enhanced MR imaging in differential diagnosis. Radiology. 2012; 262: 520-9.

Yoneda N, Matsui O, Kitao A, et al. Beta-catenin-activated hepatocellular adenoma showing hyperintensity on hepatobiliary-phase gadoxetic-enhanced magnetic resonance imaging and overexpression of OATP8. Jpn J Radiol. 2012; 30: 777-82.

Fukusato T, Soejima Y, Kondo F, et al. Preserved or enhanced OATP1B3 expression in hepatocellular adenoma subtypes with nuclear accumulation of β-catenin. Hepatol Res. 2015; 45: E32-42.

Balci NC, Sirvanci M, Duran C, Akinci A. Hepatic adenomatosis: MRI demonstration with the use of superparamagnetic iron oxide. Clin Imaging. 2002; 26: 35-8.

Agnello F, Ronot M, Valla DC, et al. High-b-value diffusion-weighted MR imaging of benign hepatocellular lesions: quantitative and qualitative analysis. Radiology. 2012; 262: 511-9.

Ozaki K, Harada K, Terayama N, et al. Hepatocyte nuclear factor 1 α-inactivated hepatocellular adenomas exhibit high ^{18}F-fludeoxyglucose uptake associated with glucose-6-phosphate transporter inactivation. Br J Radiol. 2016; 89: 20160265.

Sasaki M, Yoneda N, Kitamura S, et al. A serum amyloid A-positive hepatocellular neoplasm arising in alcoholic cirrhosis: a previously unrecognized type of inflammatory hepatocellular tumor. Mod Pathol. 2012; 25: 1584-93.

Sasaki M, Kondo F, Sawai Y, et al. Serum amyloid A-positive hepatocellular neoplasms in the resected livers from 3 patients with alcoholic cirrhosis. Histol Histopathol. 2013; 28: 1499-505.

Calderaro J, Nault JC, Balabaud C, et al. Inflammatory hepatocellular adenomas developed in the setting of chronic liver disease and cirrhosis. Mod Pathol. 2016; 29: 43-50.

日本肝癌研究会．第19回全国原発性肝癌追跡調査報告（2006～2007）．2016

Kudo M. Surveillance, diagnosis, treatment, and outcome of liver cancer in Japan. Liver Cancer. 2015; 4: 39-50.

日本肝臓学会（編集）．肝癌診療マニュアル，第3版．pp35-37，医学書院，2015

日本肝癌研究会（編集）．臨床・病理 原発性肝癌取扱い規約，第6版．金原出版，2015

International Consensus Group for Hepatocellular Neoplasia. Pathologic diagnosis of early hepatocellular carcinoma: a report of the International Consensus Group for Hepatocellular Neoplasia. Hepatology. 2009; 49: 658-64.

Kudo M, Matsui O, Izumi N, et al. Liver Cancer Study Group of Japan. Surveillance and diagnostic algorithm for hepatocellular carcinoma proposed by the Liver Cancer Study Group of Japan: 2014 update. Oncology. 2014; 87 Suppl 1: 7-21.

Nasu K, Kuroki Y, Tsukamoto T, et al. Diffusion-weighted imaging of surgically resected hepatocellular carcinoma: imaging characteristics and relationship among signal intensity, apparent diffusion coefficient, and histopathologic grade. Am J Roentgenol. 2009; 193: 438-44.

Muhi A, Ichikawa T, Motosugi U, et al. High-b-value diffusion-weighted MR imaging of hepatocellular lesions: estimation of grade of malignancy of hepatocellular carcinoma. J Magn Reson Imaging. 2009; 30: 1005-11.

Inoue T, Kudo M, Maenishi O, et al. Value of liver parenchymal phase contrast-enhanced sonography to diagnose premalignant and borderline lesions and overt hepatocellular carcinoma. Am J Roentgenol. 2009; 192: 698-705.

Kogita S, Imai Y, Okada M, et al. Gd-EOB-DTPA-enhanced magnetic resonance images of hepatocellular carcinoma: correlation with histological grading and portal blood flow. Eur Radiol. 2010; 20: 2405-13.

Channual S, Tan N, Siripongsakun S, et al. Gadoxetate disodium-enhanced MRI to differentiate dysplastic nodules and grade of hepatocellular carcinoma: correlation with histopathology. AJR Am J Roentgenol. 2015; 205: 546-53.

Endo T, Kozaka K, Kobayashi S, et al. Hemodynamics and progression of a hypervascular focus in a borderline lesion of hepatocellular carcinoma: analysis by angiography-assisted CT and histopathology. Jpn J Radiol. 2014; 32: 69-79.

Kobayashi S, Matsui O, Gabata T, et al. Hemodynamics of small sclerosing hepatocellular carcinoma without fibrous capsule: evaluation with single-level dynamic CT during hepatic arteriography. Abdom Imaging. 2008; 33: 425-7.

Hoshimoto S, Morise Z, Suzuki K, et al. Hepatocellular carcinoma with extensive peliotic change. J Hepatobiliary Pancreat Surg. 2009; 16: 566-70.

Li T, Fan J, Qin LX, et al. Risk factors, prognosis, and management of early and late intrahepatic recurrence after resection of primary clear cell carcinoma of the liver. Ann Surg Oncol. 2011; 18: 1955-63.

Liu Z. Clinicopathological and prognostic features of primary clear cell carcinoma of the liver. Hepatol Res. 2008; 38: 291-9.

Honda H, Hayashi T, Yoshida K, et al. Hepatocellular carcinoma with sarcomatous change: characteristic findings of two-phased incremental CT. Abdom Imaging. 1996; 21: 37-40.

Koo HR, Park MS, Kim MJ, et al. Radiological and clinical features of sarcomatoid hepatocellular carcinoma in 11 cases. J Comput Assist Tomogr. 2008; 32: 745-9.

Rich NE, Sanders C, Hughes RS, et al. Malignant infiltration of the liver presenting as acute liver failure. Clin Gastroenterol Hepatol. 2015; 13: 1025-8.

Yoneda N, Sato Y, Kitao A, et al. Epidermal growth factor induces cytokeratin 19 expression accompanied by increased growth abilities in human hepatocellular carcinoma. Lab Invest. 2011; 91: 262-72.

Kumagai A, Kondo F, Sano K, et al. Immunohistochemical study of hepatocyte, cholangiocyte and stem cell markers of hepatocellular carcinoma: the second report: relationship with tumor size and cell differentiation. J Hepatobiliary Pancreat Sci. 2016; 23: 414-21.

Chung GE, Lee JH, Yoon JH, et al. Prognostic implications of tumor vascularity and its relationship to cytokeratin 19 expression in patients with hepatocellular carcinoma. Abdom Imaging. 2012; 37: 439-46.

Mokkapati S, Niopek K, Huang L, et al. β-catenin activation in a novel liver progenitor cell type is sufficient to cause hepatocellular carcinoma and hepatoblastoma. Cancer Res. 2014; 74: 4515-25.

Helmberger TK, Ros PR, Mergo PJ, et al. Pediatric liver neoplasms: a radiologicpathologic correlation. Eur Radiol. 1999; 9: 1339-47.

Stocker JT. Hepatic tumors in children. Clin Liver Dis. 2001; 5: 259-81.

Chung EM, Lattin GE Jr, Cube R, et al. Pediatric liver masses: radiologic-pathologic correlation. Part 2. Malignant tumors. Radiographics. 2011; 31: 483-507.

Meyers AB, Towbin AJ, Geller JI, Podberesky DJ. Hepatoblastoma imaging with gadoxetate disodium-enhanced MRI – typical, atypical, pre- and post-treatment evaluation. Pediatr Radiol. 2012; 42: 859-66.

Ganeshan D, Szklaruk J, Kundra V, et al. Imaging features of fibrolamellar hepatocellular carcinoma. AJR Am J Roentgenol. 2014; 202: 544-52.

Malouf GG, Job S, Paradis V, et al. Transcriptional profiling of pure fibrolamellar hepatocellular carcinoma reveals an endocrine signature. Hepatology. 2014; 59: 2228-37.

Matsuda M, Amemiya H, Kawaida H, et al. Typical fibrolamellar hepatocellular carcinoma in a Japanese boy: report of a case. Surg Today. 2014; 44: 1359-66.

［胆管細胞性腫瘍］

Allaire GS, Rabin L, Ishak KG, Sesterhenn IA. Bile duct adenoma. A study of 152 cases. Am J Surg Pathol. 1998; 12: 708-5.

Tajima T, Honda H, Kuroiwa T, et al. Radiologic features of intrahepatic bile duct adenoma: a look at the surface of the liver. J Comput Assist Tomogr. 1999; 23: 690-5.

Kim YS, Rha SE, Oh SN, et al. Imaging findings of intrahepatic bile duct adenoma (peribiliary gland hamartoma): a case report and literature review. Korean J Radiol. 2010; 11: 560-5.

Zen Y, Fujii T, Itatsu K, et al. Biliary papillary tumors share pathological features with intraductal papillary mucinous neoplasm of the pancreas. Hepatology. 2006; 44: 1333-43.

Katabathina VS, Flaherty EM, Dasyam AK, et al. "Biliary diseases with pancreatic counterparts": cross-sectional imaging findings. Radiographics. 2016; 36: 374-92.

Lim JH, Zen Y, Jang KT, et al. Cyst-forming intraductal papillary neoplasm of the bile ducts: description of imaging and pathologic aspects. AJR Am J Roentgenol. 2011; 197: 1111-20.

Ogawa H, Itoh S, Nagasaka T, et al. CT findings of intraductal papillary neoplasm of the bile duct: assessment with multiphase contrast-enhanced examination using multi-detector CT. Clin Radiol. 2012; 67: 224-31.

Ying S, Ying M, Liang W, et al. Morphological classification of intraductal papillary neoplasm of the bile duct. Eur Radiol. 2018; 28: 1568-78.

Yoon HJ, Kim YK, Jang KT, et al. Intraductal papillary neoplasm of the bile ducts: description of MRI and added value of diffusion-weighted MRI. Abdom Imaging. 2013; 38: 1082-90.

Buetow PC, Buck JL, Pantongrag-Brown L, et al. Biliary cystadenoma and cystadenocarcinoma: clinical-imaging-pathologic correlations with emphasis on the importance of ovarian stroma. Radiology. 1995; 196: 805-10.

Owono P, Scoazec JY, Valette PJ, et al. Hepatobiliary cystic tumors. Clinical, radiological and histopathological study of 7 cases. Gastroenterol Clin Biol. 2001; 25: 414-21.

Maetani Y, Itoh K, Watanabe C, et al. MR imaging of intrahepatic cholangiocarcinoma with pathologic correlation. AJR Am J Roentgenol. 2001; 176: 1499-507.

Kim SJ, Lee JM, Han JK, et al. Peripheral mass-forming cholangiocarcinoma in cirrhotic liver. AJR Am J Roentgenol. 2007; 189: 1428-34.

Kang Y, Lee JM, Kim SH, et al. Intrahepatic mass-forming cholangiocarcinoma: enhancement pattern on gadoxetic acid-enhanced MR images. Radiology. 2012; 264: 751-60.

Hayashi M, Matsui O, Ueda K, et al. Imaging findings of mucinous type of cholangiocellular carcinoma. J Comput Assist Tomogr. 1996; 20: 386-9.

Ueda K, Matsui O, Nobata K, Takashima T. Mucinous carcinoma of the liver mimicking cavernous hemangioma on pre- and postcontrast MR imaging. AJR Am J Roentgenol. 1996; 166: 468-9.

Komuta M, Spee B, Vander Borght S, et al. Clinicopathological study on cholangiolocellular carcinoma suggesting hepatic progenitor cell origin. Hepatology. 2008; 47: 1544-56.

Kozaka K, Sasaki M, Fujii T, et al. A subgroup of intrahepatic cholangiocarcinoma with an infiltrating replacement growth pattern and a resemblance to reactive proliferating bile ductules: 'bile ductular carcinoma'. Histopathology. 2007; 51: 390-400.

Fukukura Y, Hamanoue M, Fujiyoshi F, et al. Cholangiolocellular carcinoma of the liver: CT and MR findings. J Comput Assist Tomogr. 2000; 24: 809-12.

Asayama Y, Tajima T, Okamoto D, et al. Imaging of cholangiolocellular carcinoma of the liver. Eur J Radiol 2010; 75: e120-5.

Motosugi U, Ichikawa T, Nakajima H, et al. Cholangiolocellular carcinoma of the liver: imaging findings. J Comput Assist Tomogr. 2009; 33: 682-8.

Kozaka K, Matsui O, Kobayashi S, et al. Dynamic CT findings of cholangiolocellular carcinoma: correlation with angiography-assisted CT and histopathology. Abdom Radiol (NY). 2017; 42: 861-9.

Nishie A, Yoshimitsu K, Asayama Y, et al. Detection of combined hepatocellular and cholangiocarcinomas on enhanced CT: comparison with histologic findings. AJR Am J Roentgenol. 2005; 184: 1157-62.

de Campos RO, Semelka RC, Azevedo RM, et al. Combined hepatocellular carcinoma-cholangiocarcinoma: report of MR appearance in eleven patients. J Magn Reson Imaging.

2012; 36: 1139-47.

日本肝癌研究会（編集）．臨床・病理 原発性肝癌取扱い規約，第6版．金原出版，2015

Fowler KJ, Sheybani A, Parker RA 3rd, et al. Combined hepatocellular and cholangiocarcinoma (biphenotypic) tumors: imaging features and diagnostic accuracy of contrast-enhanced CT and MRI. AJR Am J Roentgenol. 2013; 201: 332-9.

Park SH, Lee SS, Yu E, et al. Combined hepatocellular-cholangiocarcinoma: gadoxetic acid-enhanced MRI findings correlated with pathologic features and prognosis. J Magn Reson Imaging. 2017; 46: 267-80.

Potretzke TA, Tan BR, Doyle MB, et al. Imaging features of biphenotypic primary liver carcinoma (hepatocholangiocarcinoma) and the potential to mimic hepatocellular carcinoma: LI-RADS analysis of CT and MRI features in 61 cases. AJR Am J Roentgenol. 2016; 207: 25-31.

[非上皮性腫瘍]

Itai Y, Ohtomo K, Araki T, et al. Computed tomography and sonography of cavernous hemangioma of the liver. AJR Am J Roentgenol. 1983; 141: 315-20.

Vilgrain V, Boulos L, Vullierme MP, et al. Imaging of atypical hemangiomas of the liver with pathologic correlation. Radiographics. 2000; 20: 379-97.

Doyle DJ, Khalili K, Guindi M, Atri M. Imaging features of sclerosed hemangioma. AJR Am J Roentgenol. 2007; 189: 67-72.

Itai Y, Ohtomo K, Kokubo T, et al. CT demonstration of fluid-fluid levels in nonenhancing hemangiomas of the liver. J Comput Assist Tomogr. 1987; 11: 763-5.

Itai Y, Teraoka T. Angiosarcoma of the liver mimicking cavernous hemangioma on dynamic CT. J Comput Assist Tomogr. 1989; 13: 910-2.

Tung GA, Vaccaro JP, Cronan JJ, Rogg JM. Cavernous hemangioma of the liver: pathologic correlation with high-field MR imaging. AJR Am J Roentgenol. 1994; 162: 1113-7.

Kim KW, Kim AY, Kim TK, et al. Hepatic hemangioma with arterioportal shunt: sonographic appearance with CT and MRI correlation. AJR Am J Roentgenol. 2006; 187: 406-14.

Doo KW, Lee CH, Choi JW, et al. "Pseudo washout" sign in high-flow hepatic hemangioma on gadoxetic acid contrast-enhanced MRI mimicking hypervascular tumor. AJR Am J Roentgenol. 2009; 193: W490-6.

Miller FH, Hammond N, Siddiqi AJ, et al. Utility of diffusion-weighted MRI in distinguishing benign and malignant hepatic lesions. J Magn Reson Imaging. 2010; 32: 138-47.

Goshima S, Kanematsu M, Kondo H, et al. Hepatic hemangioma: correlation of enhancement types with diffusion-weighted MR findings and apparent diffusion coefficients. Eur J Radiol. 2009; 70: 325-30.

Fricke BL, Donnelly LF, Casper KA, Bissler JJ. Frequency and imaging appearance of hepatic angiomyolipomas in pediatric and adult patients with tuberous sclerosis. AJR Am J Roentgenol. 2004; 182: 1027-30.

Jeon TY, Kim SH, Lim HK, Lee WJ. Assessment of triple-phase CT findings for the differentiation of fat deficient hepatic angiomyolipoma from hepatocellular carcinoma in non-cirrhotic liver. Eur J Radiol. 2010; 73: 601-6.

Zheng RQ, Kudo M. Hepatic angiomyolipoma: identification of an efferent vessel to be hepatic vein by contrast-enhanced harmonic ultrasound. Br J Radiol. 2005; 78: 956-60.

Prasad SR, Wang H, Rosas H, et al. Fat-containing lesions of the liver: radiologic-pathologic correlation. Radiographics. 2005; 25: 321-31.

Yoshimura H, Murakami T, Kim T, et al. Angiomyolipoma of the liver with least amount of fat component: imaging features of CT, MR, and angiography. Abdom Imaging. 2002; 27: 184-7.

Mortele KJ, Vanzieleghem B, Mortele B, et al. Solitary hepatic infantile hemangioendothelioma: dynamic-enhanced MR imaging findings. Eur Radiol. 2002; 12: 862-5.

Roos JE, Pfiffner R, Stallmach T, et al. Infantile hemangioendothelioma. Radiographics. 2003; 23: 1649-55.

Kassarjian A, Zurakowski D, Dubois J, et al. Infantile hepatic hemangiomas: clinical and imaging findings and their correlation with therapy. AJR Am J Roentgenol. 2004; 182: 785-95.

Qian LJ, Zhu J, Zhuang ZG, et al. Spectrum of multilocular cystic hepatic lesions: CT and MR imaging findings with pathologic correlation. Radiographics. 2013; 33: 1419-33.

Anil G, Fortier M, Low Y. Cystic hepatic mesenchymal hamartoma: the role of radiology in diagnosis and perioperative management. Br J Radiol. 2011; 84: e91-4.

Harman M, Nart D, Acar T, Elmas N. Primary mesenchymal liver tumors: radiological spectrum, differential diagnosis, and pathologic correlation. Abdom Imaging. 2015; 40: 1316-30.

Kim KA, Kim KW, Park SH, et al. Unusual mesenchymal liver tumors in adults: radiologic-pathologic correlation. AJR Am J Roentgenol. 2006; 187: W481-9.

Savoye-Collet C, Goria O, Scotté M, Hemet J. MR imaging of hepatic myelolipoma. AJR Am J Roentgenol. 2000; 174: 574-5.

Vyas S, Psica A, Watkins J, et al. Primary hepatic leiomyoma: unusual cause of an intrahepatic mass. Ann Transl Med. 2015; 3: 73.

Lee HH, Lee SY. Case report of solitary giant hepatic lymphangioma. Korean J Hepatobiliary Pancreat Surg. 2016; 20: 71-4.

Koyama T, Fletcher JG, Johnson CD, et al. Primary hepatic angiosarcoma: findings at CT and MR imaging. Radiology. 2002; 222: 667-73.

Heo SH, Jeong YY, Shin SS, et al. Solitary small hepatic angiosarcoma: initial and follow-up imaging findings. Korean J Radiol. 2007; 8: 180-3.

Buetow PC, Buck JL, Ros PR, Goodman ZD: Malignant vascular tumors of the liver: radiologic-pathologic correlation. Radiographics. 1994; 14: 153-66.

Peterson MS, Baron RL, Rankin SC. Hepatic angiosarcoma: findings on multiphasic contrast-enhanced helical CT do not mimic hepatic hemangioma. AJR Am J Roentgenol. 2000; 175: 165-70.

Furui S, Itai Y, Ohtomo K, et al. Hepatic epithelioid hemangioendothelioma: report of five cases. Radiology. 1989; 171: 63-8.

Paolantonio P, Laghi A, Vanzulli A, et al. MRI of hepatic epithelioid hemangioendothelioma (HEH). J Magn Reson Im-

aging. 2014; 40: 552-8.
Lyburn ID, Torreggiani WC, Harris AC, et al. Hepatic epithelioid hemangioendothelioma: sonographic, CT, and MR imaging appearances. AJR Am J Roentgenol. 2003; 180: 1359-64.
Kim EH, Rha SE, Lee YJ, et al. CT and MR imaging findings of hepatic epithelioid hemangioendotheliomas: emphasis on single nodular type. Abdom Imaging. 2015; 40: 500-9.
Buetow PC, Buck JL, Pantongrag-Brown L, et al. Undifferentiated (embryonal sarcoma of the liver: pathologic basis of imaging findings in 28 cases. Radiology. 1997; 203: 779-83.
Mortele KJ, Ros PR. Cystic focal liver lesions in the adult: differential CT and MR imaging features. Radiographics. 2001; 21: 895-910.
Psatha EA, Semelka RC, Fordham L, et al. Undifferentiated (embryonal) sarcoma of the liver (USL): MRI findings including dynamic gadolinium enhancement. Magn Reson Imaging. 2004; 22: 897-900.
Lao XM, Chen DY, Zhang YQ, et al. Primary carcinosarcoma of the liver: clinicopathologic features of 5 cases and a review of the literature. Am J Surg Pathol. 2007; 31: 817-26.
Landen S, Elens M, Vrancken C, et al. Giant hepatic carcinoid: a rare tumor with a favorable prognosis. Case Rep Surg. 2014; 2014: 456509.
Higuma Y, Yamauchi R, Fujimitsu R, et al. Hepatic Hodgkin lymphoma with delayed enhancement on CT and MRI. Radiol Case Rep. 2016; 12: 45-9.
Nagral A, Jhaveri A, Kalthoonical V, et al. Primary liver sinusoidal non-Hodgkin's lymphoma presenting as acute liver failure. J Clin Exp Hepatol. 2015; 5: 341-3.
Tomasian A, Sandrasegaran K, Elsayes KM, et al. Hematologic malignancies of the liver: spectrum of disease. Radiographics. 2015; 35: 71-86.
Rajesh S, Bansal K, Sureka B, et al. The imaging conundrum of hepatic lymphoma revisited. Insights Imaging. 2015; 6: 679-92.

IX-D. 転移性肝腫瘍

Halea HL, Husbanda JE, Gossiosa K, et al. CT of calcified liver metastasis in colorectal carcinoma. Clin Radiol. 1998; 53: 735-41.
Chen MY, Bechtold RE, Savage PD. Cystic changes in hepatic metastases from gastrointestinal stromal tumors (GISTs) treated with Gleevec (imatinib mesylate). AJR Am J Roentgenol. 2002; 179: 1059-62.
Muhi A, Ichikawa T, Motosugi U, et al. Diagnosis of colorectal hepatic metastases: comparison of contrast-enhanced CT, contrast-enhanced US, superparamagnetic iron oxide-enhanced MRI, and gadoxetic acid-enhanced MRI. J Magn Reson Imaging. 2011; 34: 326-35.
Hardie AD, Naik M, Hecht EM, et al. Diagnosis of liver metastases: value of diffusion-weighted MRI compared with gadolinium-enhanced MRI. Eur Radio. 2010; 120: 1431-41.
Nomura K, Kadoya M, Ueda K, et al. Detection of hepatic metastases from colorectal carcinoma: comparison of histopathologic features of anatomical resected liver with results of preoperative imaging. J Clin Gastroenterol. 2007; 41: 789-95.
Senéterre E, Taourel P, Bouvier Y, et al. Detection of hepatic metastases: ferumoxides-enhanced MR imaging versus unenhanced MR imaging and CT during arterial portography. Radiology. 1996; 200: 785-92.
Kinkel K, Lu Y, Both M, et al. Detection of hepatic metastases from cancers of the gastrointestinal tract by using noninvasive imaging methods (US, CT, MR imaging, PET): a meta-analysis. Radiology. 2002; 224: 748-56.
Shimada K, Isoda H, Hirokawa Y, et al. Comparison of gadolinium-EOB-DTPA-enhanced and diffusion-weighted liver MRI for detection of small hepatic metastases. Eur Radiol. 2010; 20: 2690-8.
Chung WS, Kim MJ, Chung YE, et al. Comparison of gadoxetic acid-enhanced dynamic imaging and diffusion weighted imaging for the preoperative evaluation of colorectal liver metastases. J Magn Reson Imaging. 2011; 34: 345-53.
Hale HL, Husband JE, Gossios K, et al. CT of calcified liver metastases in colorectal carcinoma. Clin Radiol. 1998; 53: 735-41.
Vachha B, Sun MR, Siewert B, et al. Cystic lesions of the liver. AJR Am J Roentgenol. 2011; 196: W355-66.
Michael C, Robert B, Paul S. Cystic changes in hepatic metastases from gastrointestinal stromal tumors (GISTs) treated with Gleevec (imatinib mesylate). Am J Roentgenol. 2002; 179: 1059-62.
Isomura T, Kojiro M, Kawano Y, et al. Small multiple carcinoid tumors occurring in the ileum with a pseudocystic liver metastasis. Acta Pathol Jpn. 1980; 30: 137-43.
Lee SY, Chuang JH, Huang CB. Congenital bilateral cystic neuroblastoma with liver metastases and massive intracystic haemorrhage. Br J Radiol. 1998; 71: 1205-7.
Kanematsu M, Kondo H, Goshima S, et al. Imaging liver metastases: review and update. Eur J Radiol. 2006; 58: 217-28.
Tada K, Kokudo N, Seki M, et al. Hepatic resection for colorectal metastasis with macroscopic tumor thrombus in the portal vein. World J Surg. 2003; 27: 299-303.

索引

- 太字の数字は各論（Ⅷ章，Ⅸ章）の独立項目のページを示す．
- fは図（図の説明文，図中の語を含む）を示す．
- 略語表記のある欧語は略語を欧文索引の見出し語とする．

和文

あ

アミオダロン　180
アミオダロン肝　180f
アミロイドーシス　**173**, 174f
アメーバ性肝膿瘍　**193**, 194f
アルコール性肝炎　141
アルコール性肝硬変　52f, 94, 145f, 158f
アルコール性肝疾患　**145**
アロプリノール　180
亜広汎性肝壊死　138-140
悪性滑膜肉腫　268
悪性神経鞘腫　268
悪性組織球腫　268
悪性リンパ腫　16, 32f, **272**, 274f, 275f

い

イソニアジド　179
イリノテカン　180
胃癌肝転移　117f, 184f
異型結節（DN）　90, 96f, 97f, 220
異型胆管上皮（BilIN）　149
異常動脈　90, 97f
異所性右胃静脈還流　51f, 52f, 53f, 73, 83f, 84f
異所性肝　2
異所性左胃静脈還流　87f
移行相　41, 46f
遺伝性出血性毛細血管拡張症（HHT）　**169**, 170f

う

ウイルス性肝炎　138
右肝円索　3, 5f
渦巻き様線維化　152

え

エキノコッカス症　50f, **196**, 197f
エコープラナー法（EPI）　37
エラストグラフィ　132, 146
壊死　49
―― を伴う肝癌　23f, 232
壊死結節　**202**, 203f
壊死性肝梗塞　**201**
壊死性腫瘍　14
炎症性肝腫瘤　191
炎症性偽腫瘍（ITP）　56f, 152, 191, **199**
炎症性筋線維芽細胞腫（IMT）　199, 264

お

オーバーラップ症候群　140
オキサリプラチン　165, 180
横紋筋肉腫　268
音響陰影　47

か

カメレオンサイン　256
カルチノイド　271f
ガドキセト酸ナトリウム（Gd-EOB-DTPA）　40
化学シフト画像　37, 48, 55f
化膿性肝膿瘍　**191**, 192f, 193f
化膿性胆管炎　**148**
仮性動脈瘤　191f
過形成性変化　183
葛西手術　155
画像バイオマーカー　119, 134
回虫症　**199**
海綿状血管腫　15, 16, 27f, 46f, 57f, 182f, **256**, 258f, 259f
―― の血行動態　93
外傷性肝挫傷　200f
拡散強調像（DWI）　37, 42f, 43f
褐色細胞腫　35f
肝アミロイドーシス　174f

肝壊死　49, 60f, 61f, **201**
肝外門脈血栓（閉塞）症（EHO）　72, 82f, **159**
肝外門脈大循環短絡　3, 5f, 6f
肝芽腫　**242**, 243f
肝幹細胞　240
肝癌　**220**
―― の分子病理学的・遺伝子学的分類　240
肝吸虫症　**198**, 199f
肝形態異常　2
肝硬変　11f, 68f, 94, **140**, 142f, 145
――，Wilson病　173
―― による肝変形　4
肝細胞壊死　50, 62f
肝細胞癌（HCC）　23f, 24f, 28f, 33f, 41f, 44f, 77f, 88f, 91, 125f, 126f, **220**, 228f, 229f, 231f, 232f
――，硬化型　26f
――，高分化型　43f, 53f, 54f, 59f, 96f, 98f, 101f, 111f, 127f
――，出血　42f
――，中分化型　42f, 46f, 99f, 101f, 102f
――，低分化型　100f
――，銅沈着　59f
―― の亜分類　128f
肝細胞性結節性病変　76
肝細胞腺腫（HCA）　45f, 107f, 131f, **213**, 215f, 216f, 217f, 218f
―― の亜分類　213
―― の血行動態　93
肝細胞腺腫症　213
肝細胞相（HB phase）　41, 46f
肝細胞相信号強度　121, 123, 126f, 127f
肝細胞胆道系造影剤　40
肝サルコイドーシス　130f, 178f, 179f
肝紫斑病　**207**, 209f
肝十二指腸靱帯リンパ節腫大　151
肝静脈・下大静脈膜様閉塞（MOVC）　**164**
肝静脈血行障害　75, 162

肝静脈血栓閉塞　164f
肝静脈腫瘍塞栓　232f
肝静脈閉塞　75, 88f
肝腎コントラスト　144
肝線維化　124
　──の画像診断　146
肝臓生理機能　119
肝蛭症　197, 198f
肝動脈炎　158
肝動脈緩衝反応　71
肝動脈血行異常　158
肝動脈終末枝　63, 67f
肝動脈門脈短絡 → AP shunt
肝動脈瘤　191
肝内仮性動脈瘤　191f
肝内肝静脈　65
肝内肝静脈血栓症　163
肝内肝動脈　63
肝内血行障害　76
肝内結石症　148, 149f, 150f
肝内胆管癌（ICC）　7f, 28f, 29f, 31f, 58f, 69f, 106f, 114, 249, 251f, 252f, 253f
肝内胆管消失症候群　156
肝内胆管腺腫　244
肝内微細血管構造　66f
肝内脈管異常　3
肝内門脈　63
肝内門脈肝静脈短絡　6f
肝内門脈血栓症（PVT）　81f, 159
肝内門脈大循環短絡　3
肝肉芽腫　193
肝嚢胞感染性膿瘍　186f
肝膿瘍　14, 23f
肝被膜下血腫　80f
肝部下大静脈欠損　3, 7f
肝類洞　64
肝類洞血行障害　75
肝レンズ核変性症　172
乾酪壊死　50
間接ビリルビン血症　177
間葉性過誤腫　262, 263f
感染性肝肉芽腫　193
癌肝転移　276
癌関連遺伝子　240
癌臍　14, 28f, 255f
癌肉腫　268, 270f

き

奇形腫　268
奇静脈連結　3, 7f
機能イメージング　119
偽肝硬変　12f
偽脂肪腫　35f, 47
偽腫瘍　73, 181, 183, 185
偽小葉壊死　50, 61f
偽腺管型肝癌　228, 236f
偽腺管構造　33f
　──を伴う肝癌　235
偽腺管の増生　16
偽被膜　14, 91, 102f
偽病変　73, 85f, 87f, 181
偽リンパ腫　210, 211f
逆位相　37, 41f
急性うっ血肝　163f
急性化膿性胆管炎　148f
急性肝炎　116f, 138, 139f
急性期血腫　200
急性胆管炎　116f
虚血性肝炎　50
虚血性偽小葉壊死　61f, 202
境界病変　220
凝固壊死　23f, 49, 232
局所性鉄沈着　185
金属沈着　39

く

クッパー相　225
グラディエントエコー法（GRE）　36
グリソン鞘の異常　115
グルコース-6-ホスファターゼ（G6P）　132, 175
区域性濃染　65, 69f, 71, 80f, 81f, 181

け

憩室様突出　151
劇症肝炎　62f, 139
血管筋脂肪腫（AML）　48, 55f, 258, 261f, 262f
　──の血行動態　94
血管腫　256
血管新生　90
血管肉腫　266, 267f, 268f
血腫　39, 44f, 49, 60f, 200f
結核性肝膿瘍　193
結節性再生性過形成（NRH）　94, 147, 154, 160, 161f
　──様結節 → NRH 様結節
結節性多発動脈炎　79f, 159f
限局性結節性過形成（FNH）　15, 25f, 45f, 109f, 110f, 123, 130f, 203, 204f
　──の血行動態　93, 108f
　──様結節 → FNH 様結節
限局性脂肪肝　47, 52f, 53f, 71, 73, 74, 86f, 144, 183, 184f
原発性硬化性胆管炎（PSC）　9f, 116f, 140, 149, 150f
原発性胆汁性肝硬変　146
原発性胆汁性胆管炎（PBC）　4, 10f, 140, 146, 147f

こ

コメット状エコー　14, 22f
コレステロール結石　149, 150f
コロナ濃染　91, 181, 229
広範肝内門脈血栓症　159f
好酸球性肝壊死　203
好酸球性肝炎　50
好酸球増多症候群　61f
高信号肝癌　121, 122, 125f, 128f, 234, 240
高速スピンエコー法（FSE）　37, 41f
高度異型結節　96f, 97f
高非抱合型ビリルビン血症　177
高分化型肝癌　43f, 53f, 54f, 59f, 98f, 221, 227
　──の血行動態　91
高分子水和効果　38
高抱合型ビリルビン血症　177
硬化型肝癌　15, 26f, 228, 230, 234f
硬化性血管腫　256, 260f
硬化性胆管炎　148-152
硬化性門脈炎　148
硬変肝　65, 67f
骨髄移植　165
骨髄脂肪腫　264
混合型肝癌　254, 257f
混合結節性肝硬変　140

さ

サルコイドーシス 130f, **177**, 178f, 179f
再生結節周囲濃染 68f
細菌性肝膿瘍 23f, 193
細菌性門脈炎 81f
細胆管癌 30f, **253**, 255f
—— の血行動態 93
細胆管細胞癌(CoCC) **253**
細胞外液性造影剤 40
索状型肝癌 228

し

しだれ柳像 160
脂肪 47
脂肪肝 45f, 47, 51f, 71, 73, 74, 87f, **144**, 145, 172f, 173, 175, 180, 182f
脂肪肝内非脂肪化領域 **181**
脂肪腫 264
脂肪性肝炎 180
脂肪沈着 40, 41f, 45f, 47, 52f, 53f, 54f, 74, 144, 175, 184f, 227
—— を伴う肝癌 230, 233f
脂肪肉腫 268
脂肪抑制画像 37, 41f
自己免疫性肝炎(AIH) 11f, 62f, **140**
持続性濃染 16, 27f, 93, 95, 208, 256
磁気共鳴診断(MRI) 36
腫瘍塞栓 228
腫瘍内血腫 44f
腫瘤形成型肝内胆管癌 249, 250
—— の血行動態 92
腫瘤性病変 13
—— の血行動態 90
数珠状所見 151
充実型肝癌 228
充実性病変，MRI の信号強度 38
出血
—— を伴う肝癌 232
—— を伴う囊胞 39
出血性肝囊胞 186f
出血性単純性囊胞 19f
純コレステロール結石 149
小結節境界不明瞭型 221, 227f
小結節性肝硬変 140
小児肝血管内皮腫 **260**, 263f
上大静脈症候群 74, 85f
娘結節 92, 103f
常磁性効果 39
常染色体優性多囊胞肝(ADPLD) 153
常染色体優性多囊胞腎(ADPKD) 153
静脈管開存 3, 6f
心血管性うっ血性肝障害 **162**
神経原性腫瘍 264
神経線維腫 264
神経内分泌腫瘍(NET) **271**
浸潤型 26f, 228
真菌性肝膿瘍 **194**

す

ステロイド 180
スピンエコー法(SE) 37
スルホンアミド 179
水溶性ガドリニウム(Gd-DTPA) 40
膵癌肝転移 86f
膵十二指腸幽門静脈 73
膵神経内分泌腫瘍肝転移 184f
髄外造血 116, **212**

せ

成人型小児肝癌 **242**
星芒状中心瘢痕 204
石灰化 23f, 34f, 47, 50f
—— を伴う肝癌 235
先天性肝線維症(CHF) 4, 10f, **154**
先天性胆道拡張症 **155**, 156f
先天性胆道閉鎖症 12f
先天性門脈欠損(CAPV) 3, 5f
先天性門脈大循環短絡(CPS) **161**
剪定状所見 151
腺腫様過形成(AH) 220
線維成分 48
線維性隔壁 140
線毛性前腸性肝囊胞 14, **185**, 187f

そ

ソナゾイド® 119, 225
早期肝癌 96f, 98f, 101f, 127f, 220, 221, 223f, **227**
—— の概念 220
—— の肉眼病理像 227f
総胆管結石 116f
総胆管囊腫 **155**, 156f
造影 MRI 40
造影 US による評価 225
続発性胆汁性肝硬変(SBC) **147**

た

タモキシフェン 180
多血化 90
多結節癒合型 228, 229f
多段階発癌 90, 127f, **221**
多囊胞肝(PCLD) 19f, **153**
多囊胞性胆管過誤腫 **189**, 190f
多発性肝囊胞 153
多発性結節性脂肪沈着 52f
多包虫症 50f, 196, 197f
体質性黄疸 177
大結節性肝硬変 140
大再生結節(LRN) 94, 154
大腸癌肝転移 34f, 50f, 87f, 89f
—— の血行動態 104f, 105f
単純結節型 24f, 99f, 228
単純結節周囲増殖型 228f
単純性肝囊胞 17f, 42f, **185**
単包虫症 196
胆管壊死 20f, 78f
胆管炎 159f
胆管過誤腫 14
胆管過誤腫症 14, 22f, **154**, 155f
胆管癌 148
——, 左肝門部腫瘍 69f
胆管癌前癌病変 **245**
胆管細胞癌(CCC) 7f, 15, 28f, 31f, 58f, 106f, 114, **249**, 253f
胆管周囲血管叢(PBP) 64, 67f
胆管周囲囊胞 14, 16, 22f, 115, 145, **188**, 189f
胆管消失 158f
胆管上皮層内腫瘍(BilIN) 149, 245
胆管浸潤型肝内胆管癌 250, 251
胆管腺腫 244, 245f
胆管内腫瘍塞栓 278
胆管内乳頭状腫瘍(IPNB) 13, 18f, 245, 247f, 248f
—— の肉眼形態 247f
胆管内発育 15

胆管内発育
　　──, 肝細胞癌　29f, 238
　　──, 胆管癌　29f, 250, 251
胆管閉塞　114
胆管壁肥厚　151
胆汁うっ滞　114, 146, 149, 179
胆汁性囊胞
　　　　　13, 20f, 78f, 115, **186**, 188f
胆汁漏　**186**
胆道閉鎖症(BA)　**155**, 157f
胆囊虚脱　155
胆囊静脈還流　73, 85f
淡明細胞型肝炎　235
淡明細胞型肝癌　236f

ち

遅延性濃染　48, 56f, 95
中心性肥大　4, 72, 75, 82f, 88f, 147f
中心瘢痕　14, 15, 242
中毒性肝障害　179
中分化型肝癌　42f, 46f, 99f, 102f,
　　221, 223f, **227**, 235f
　　── の血行動態　90
超高速スピンエコー(SE)法　41f
超常磁性酸化鉄粒子(SPIO)　40
直接ビリルビン血症　177
直腸癌肝転移　182f
陳旧性肝内血腫　**201**

て

デオキシヘモグロビン(Fe^{2+})　39
低悪性度群悪性リンパ腫
　　(MALToma)　210, 272, 274, 276f
低酸素肝炎　**169**
低分化型肝癌　100f, 221, **227**, 233f
　　── の血行動態　91
鉄過剰症　**171**
鉄蓄積病　171
鉄沈着　39, 49, 175, 185
鉄沈着性再生結節　59f
転移性肝癌　**276**
　　──, S 状結腸癌　277f, 281f
　　──, 胃癌　117f, 184f
　　──, 食道癌　281f
　　──, 膵 IPMN　281f
　　──, 膵癌　86f, 280f
　　──, 膵神経内分泌腫瘍　280f

　　──, 大腸癌　34f, 50f, 87f, 89f,
　　104f, 105f, 279f, 280f, 281f
　　──, 直腸癌　182f, 279f
　　──, 乳癌　12f, 278f, 282f
　　── の血行動態　92
転移性肝腫瘍　276

と

糖原病　**175**
同位相　37, 41f
動脈　158
動脈血行障害　70
動脈優位相　40, 46f
銅結合蛋白(CBP)　49
銅沈着　39, 49, 172
　　── を伴う肝癌　59f, 235
特発性ヘモクロマトーシス　171
特発性門脈圧亢進症(IPH)
　　　　　　　　　　4, 9f, **160**

な・に

内臓幼虫移行症　**198**
ニクズク肝　75, 162, 165
ニトロフラントイン　180
二次性 Budd-Chiari 症候群　**165**
二次性肝内結石症　149
二次性硬化性胆管炎　152
日本住血吸虫症　**196**, 197f
肉芽腫　177, 191, 193
肉芽性肝膿瘍　**193**
肉腫様肝癌　239f
肉腫様変化を伴う肝癌　238f
乳癌肝転移　12f, 45f
妊娠　170

ね

熱中症　170f
粘液　49
粘液癌　34f, 253f
粘液性囊胞性腫瘍(MCN)
　　　　　13, 20f, 21f, **246**, 249f

の

膿瘍　191
囊胞性肝転移　278

囊胞性線維症　177
囊胞性病変　13
　　──, MRI の信号強度　39
囊胞内囊胞　14, 21f

は

バイオマーカー　134
パラコート　180
馬鈴薯肝　4, 11f, 139
胚細胞腫瘍　268
花筵様線維化　152
反応性リンパ増殖　210
晩発性皮膚ポルフィリン症
　　　　　　　　　　175, 176f

ひ

ビリルビンカルシウム結石　149
びまん性 AP shunt　158
びまん性肝萎縮　4
びまん性肝腫大　3
びまん性肝静脈血行異常　162
びまん性肝動脈血行異常　158
びまん性大細胞型 → DLBCL
びまん性肉芽腫　177
非アルコール性脂肪肝炎(NASH)
　　　　　53f, 141, 145, 146f
非アルコール性脂肪性肝疾患
　　(NAFLD)　**145**
非乾酪性類上皮肉芽腫　177
非硬変性門脈圧亢進症　**160**
非脂肪化域　71
非ホジキンリンパ腫(NHL)
　　　　　　　　　272, 274f
微小肝膿瘍　195f

ふ

フェニトイン　179
フェリチン(Fe^{3+})　39
プロトン密度強調像(PDWI)　37
不均一脂肪肝　144
副肝　2
副腎遺残腫瘍　**272**, 273f
副腎癌　80f
腹腔内遊離体　16, 35f, 47, 48
腹膜播種　16
　　──, 卵巣癌　34f

分子バイオマーカー 134

へ

ヘモクロマトーシス
　　　　　　44f, 49, **171**, 172f
ヘモジデリン(Fe^{3+}) 39, 49
ヘモジデリン沈着 44f
ヘモジデローシス **171**
平滑筋腫 264, 265f
平滑筋肉腫 268
平衡相 40
閉塞性黄疸 114
閉塞性胆汁うっ滞 114
壁在腫瘍 14, 18f

ほ

ホジキンリンパ腫(HL) 272, 274
ポルフィリン症 **174**
包虫症 **196**
放射線肝炎 **206**, 208f
放射線肝障害 **206**
放線菌症 **193**
乏血性境界病変 92
傍臍静脈(PM) 74, 85f
傍胆管静脈系(PVS) 72

ま

慢性うっ血肝 163f
慢性うっ血性肝硬変 4
慢性うっ血性肝障害の急性増悪
　　　　　　　　　　　10f
慢性肝炎 **140**
慢性肝膿瘍 **193**, 195f

み・め

未分化肉腫 **267**, 270f
メトトレキサート 180
メトヘモグロビン 39
綿花状濃染 256, 259f

も

モザイク構造
　　　　14, 24f, 33f, 126f, 235
網内系造影剤 40

門脈圧亢進症 147, 160
門脈域の異常 115
門脈-肝静脈短絡 **189**
門脈血行障害 71
門脈周囲血管叢(PPP) 64
門脈周囲高信号(PAI)
　　　　147, 148, 151, 154, 162
門脈周囲低吸収域 115, 116f, 138
門脈腫瘍塞栓 231f, 278, 281f
門脈低形成 6f
門脈内腫瘍塞栓 28f
門脈閉塞肝区域の画像所見 71
門脈優位相 40, 46f
門脈瘤 **190**, 191f

や・ゆ

薬物性肝障害 179
融解壊死 49

ら・り

螺旋状走行 141
リーデル葉 2
リンパ管腫 264, 265f
リンパ行性肝転移 117f

る

類上皮型血管筋脂肪腫 260, 262f
類上皮血管内皮腫
　　　　　　16, 34f, **266**, 269f
類上皮肉芽腫 177
類洞拡張 208, 210f
類洞血行障害 75
類洞置換型発育 238, 239f

欧文

A

Abernethy malformation 3
aberrant right gastric venous
　　drainage → 異所性右胃静脈還流
abscess 191
accessory liver lobe 2
acoustic shadow 47
acute hepatitis **138**
acute suppurative cholangitis **148**
ADC(apparent diffusion
　　coefficient) 38
ADC map 38, 42f, 43f
adenomatosis 213
ADPKD(autosomal dominant
　　polycystic kidney disease) 153
ADPLD(autosomal dominant
　　polycystic liver) 153
adrenal rest 272
adrenal rest tumor 16, **272**
adreno-hepatic fusion 272
AH(adenomatous hyperplasia)
　　　　　　　　　　　220
AIH(autoimmune hepatitis)
　　→ 自己免疫性肝炎
Alagille 症候群 156, 157f
alcoholic liver disease 145
ALK(anaplastic lymphoma kinase)
　　　　　　　　　　　199
alveolar hydatid disease → 多包虫症
AML(angiomyolipoma) → 血管筋
　　脂肪腫
amoebic liver abscess **193**
amyloidosis **173**
angiodysplastic lesions 169
angiosarcoma **266**
anoxic pseudolobular necrosis **202**
AP shunt(arterio-portal shunt)
　　　　70, 79f, 181, 230, 231f
appendix fibrosa hepatis 2, 5f
arterial dominant phase → 動脈優
　　位相
arteriosinus twigs 64
ascariasis **199**
ascending cholangitis 148
Aspergillus 194
atoll sign 214

atrophy-hypertrophy complex
　　4, 75, 141, 148, 151, 165

B

β-catenin activated HCA
　　131f, 213, 217f
β-catenin 変異　214, 240
B 型肝炎　140
b 値　37
BA → biliary atresia
band-like stricture　151
BCS → Budd-Chiari 症候群
beaded appearance　151
bile duct adenoma　244
bile ductular carcinoma → 細胆管癌
bile leakage　186
biliary atresia(BA)　155
biliary atresia splenic malformation syndrome　155
biliary fascioliasis　197
biliary hamartoma　14
biliary hamartomatosis → 胆管過誤腫症
BilIN(biliary intraepithelial neoplasia)　149, 245
BilIN-3　245
biloma → 胆汁性囊胞
blue liver　165
bright liver　144
Budd-Chiari 症候群(BCS)
　　8f, 75, 88f, 162, 164f, 166f, 167f
bull's eye sign　277, 278f

C

C 型肝炎　140
C 型肝硬変　142f
calcification → 石灰化
Candida　194
CAPV(congenital absence of portal vein)　3
carcinoid tumor　271
carcinosarcoma　268
Caroli 症候群　153, 154f
Caroli 病　14, 20f, 153
cavernous hemangioma → 海綿状血管腫

cavernous transformation
　　72, 82f, 160
──── of portal vein　159
CBP(copper binding protein)　49
CCC(cholangiocellular carcinoma) → 胆管細胞癌
central dot sign　14, 20f
central hypertrophy → 中心性肥大
central scar　14, 242
central stellate scar　204
cetral dot sign　154
chemical shift imaging
　　→ 化学シフト画像
CHF(congenital hepatic fibrosis)
　　→ 先天性肝線維症
Chiari 病　162
choledochal cyst　155
chronic abscess　193
chronic expanding hematoma　201
chronic hematoma　201
chronic hepatitis　140
ciliated foregut cyst　14, 16, 185
CK19(cytokeratin 19)　240
clear cell　235
clonorchiasis　198
cluster sign　192, 278
CoCC(cholangiolocellular carcinoma)　253
combined hepatocellular and cholangiocarcinoma　254
complicated cyst　185
confluent fibrosis　11f, 15, 151
confluent hepatic fibrosis　212
congenital biliary dilatation　155
congenital hyperbilirubinemia　177
congestive hepatopathy　162
corkscrew pattern　141
corona enhancement → コロナ濃染
CPS(congenital porto-systemic shunt)　161
Crigler-Najjar 症候群　177
Cryptococcus　194
cyst in cyst　14, 21f, 246
cystic fibrosis　177
cystic hydatid disease　196

D

deep attenuation　144

delayed enhancement → 遅延性濃染
diverticulum-like outpouching　151
DLBCL(diffuse large B-cell lymphoma)　32f, 272, 275f
DN(dysplastic nodule) → 異型結節
double-target sign　192
DPM(ductal plate malformation)
　　153
──── 関連囊胞性病変　189
dual energy CT　132
Dubin-Johnson 症候群　177
ductal plate　153
ductopenia　158f
DWI(diffusion weighted image) → 拡散強調像
dysplastic foci　221

E

early hepatocellular carcinoma
　　(HCC) → 早期肝癌
Echinococcus　196
ectopic liver　2
EHO(extrahepatic portal vein obstruction)　72, 82f, 159
embryonal sarcoma　267
Entamoeba histolytica　193
eosinophilic hepatic necrosis　203
EpCAM(epithelial cell adhesion molecule)　240
EPI(echo planar imaging)　37
epithelioid granuloma　177
epithelioid hemangioendothelioma
　　16, 266
Escherichia coli　148, 191
expanded gallbladder fossa sign
　　141
extramedullary hematopoiesis
　　116, 118f, 212

F

fascioliasis　197
fatty liver → 脂肪肝
Fe^{2+}(デオキシヘモグロビン)　39
Fe^{3+}
　──（フェリチン）　39
　──（ヘモジデリン）　49
fibrolamellar　242

fibrolamellar hepatocellular carcinoma　242
fibrosing necrotic nodule　202
fine "spider-web" network pattern　164
FNH（focal nodular hyperplasia）　15, 25f, 45f, 109f, 110f, 123, **203**
FNH 様結節（FNH-like lesion）　205, 206f
── の血行動態　94
focal fatty change/focal fatty liver → 限局性脂肪肝
focal iron deposition　185
focal ischemic necrosis　202
focal spared area　181
focal sparing　144, 181, 182f
FSE（fast spin echo）　37
fulminant hepatitis　139
functional imaging　119
fungal abscess　194

G

G6P（glucose-6-phosphate）　132, 175
Gaucher 病　176
Gd-DTPA　40
Gd-EOB-DTPA 造影 MRI　40, 46f, 120, 128f
──, 肝細胞相　146
── による肝細胞癌の診断　120
── による評価　225
Gd-EOB-DTPA 輸送機序　126f
germ cell tumors　268
Gilbert 症候群　177
glycogen storage disease　175
granuloma → 肉芽腫
GRE（gradient echo）　36
GS（glutamine synthetase）　204

H

halo　277
HB phase（hepatobiliary phase）　41, 46f
HCA（hepatocellular adenoma） → 肝細胞腺腫
HCC（hepatocellular carcinoma） → 肝細胞癌

HELLP 症候群　170, 171f
hematoma　200
hemochromatosis → ヘモクロマトーシス
hemosiderosis　171
hepatic arterial buffer response　71
hepatic artery aneurysm　191
hepatic fascioliasis　197
hepatic granuloma　193
hepatic infarction　201
hepatic vein thrombosis　163
hepatic venous outflow tract obstruction　162
hepatoblastoma　242
hepatolenticular degeneration　172
hepatolithiasis　148
HHT（hereditary hemorrhagic telangiectasia）　169
HL（Hodgkin lymphoma）　272, 274
HMS（hepatic microcirculatory subunit）　65, 68f
HNF（hepatocyte nuclear factor）1α inactivated HCA　47, 213, 215f, 216f, 218f
HNF4A　122
honeycomb pattern　59f, 173
hypereosinophilic syndrome　203
hyperplastic change　183
hypervascular focus　92
hypoxic hepatitis　169

I

ICC（intrahepatic cholangiocarcinoma） → 肝内胆管癌
ICG（indocyanine green）　120
IgG4 related sclerosing cholangitis（IgG4 関連硬化性胆管炎）　115, 117f, **152**
IgG4 関連自己免疫性肝炎　140
imaging biomarker　119
IMT（inflammatory myofibroblastic tumor）　199, 264
in phase　37, 41f
infantile hemangioendothelioma　260
infarcted regenerative nodules　202

inferior veins of Sappey　74
── 還流域　86f, 87f
inflammatory HCA　94, 213, 217f, 218
IPH（idiopathic portal hypertension） → 特発性門脈圧亢進症
IPMN（intraductal papillary mucinous neoplasm）　245, 281f
IPNB（intraductal papillary neoplasm of bile duct）　13, 18f, 245, 247f, 248f
── の肉眼形態　247f
iron storage disease　171
irregular fatty infiltration　144
ischemic hepatitis　169
isolated artery　64, 68f
ITP（inflammatory pseudotumor） → 炎症性偽腫瘍
IVIM（intravoxel incoherent motion）　38

K

Kaposi sarcoma　268
Kayser-Fleischer 輪　172
Ki-67　240
Klebsiella　191
Kupffer phase　225
Kupffer 細胞　40
Kupffer 細胞機能の評価　119

L

leiomyoma　264
lipoma　264
liver cirrhosis → 肝硬変
LRN（large regenerative nodule）　94, 154
lymphangioma　264

M

macrovesicular fat 沈着　175
malignant lymphoma → 悪性リンパ腫
MALToma（mucosa-associated lymphoid tissue lymphoma）　210, 272, 274, 276f

mature hepatocyte 系肝細胞癌 240
MCN（mucinous cystic neoplasm） 13, 20f, 21f, 246, 249f
mesenchymal hamartoma **262**
metastatic liver cancer **276**
microabscess 194
moderately differentiated HCC → 中分化型肝癌
monolobar Caroli's disease 154
MOVC（membranous obstruction of the inferior vena cava） **164**
MPDs（myeloproliferative diseases） 163
MR エラストグラフィ 38, 43f, 146
MRI 36
―― の撮像法 36
―― の信号強度による評価 222
MRP3 121
MRS（MRI spectroscopy） 132
multicystic biliary hamartoma **189**
multistep hepatocarcinogenesis → 多段階発癌
mural nodule 246
myelolipoma 264

N

NAFLD（nonalcoholic fatty liver disease） 145
NASH（nonalcoholic steatohepatitis） 53f, 141, 145, 146f
NET（neuroendocrine tumor） **271**
neurofibroma 264
NHL（non Hodgkin lymphoma） 272
nodule in nodule 像 227
NRH（nodular regenerative hyperplasia）→ 結節性再生性過形成
NRH 様結節（NRH-like lesion） 94, 168f, **205**, 207f

O

OATP 発現機序 129f
OATP1B3 120-123
―― 発現 125f, 126f, 127f
opposed phase 37, 41f

P

PAI（periportal abnormal intensity） 147, 148, 151, 154, 162
pancreatico-duodeno-pyloric vein 73, 83f
patent ductus venosus 162
PBC（primary biliary cholangitis） 4, 10f, 140, **146**
PBP（peribiliary vascular plexus） 64, 67f
PCLD（polycystic liver diseases） 19f, **153**
PDWI（proton density weighted image） 37
PEComa 258
peliosis hepatis 16, **207**
peliotic cavity 207
peliotic change を伴う肝癌 235, 237f
perfusion CT/MRI 132
peribiliary cyst → 胆管周囲嚢胞
perinodular vascular plexus 65, 67f, 68f
peripheral enhancement 256
periportal collar 10f, 115, 116f, 138, 148, 151, 154, 162, 163f
periportal halo sign 147
peritoneal loose body 16
peritoneal mouse 16
peritumoral spared area 74, 87f
peritumoral sparing 181, 182f
perivascular fatty infiltration 47
persistent patent ductus venosus 3
PET（positron emission tomography） 132
PM（paraumbilical vein） 85f
poorly differentiated HCC → 低分化型肝癌
porphyria **174**
portal dominant phase 46f
portal vein aneurysm **190**
porto-venous shunt **189**
post-vascular phase 225
potato liver → 馬鈴薯肝
PPP（periportal plexus） 64
premalignant lesion **245**

prolonged enhancement → 持続性濃染
pruned-tree appearance 151
PSC（primary sclerosing cholangitis） 9f, 116f, 140, **149**, 151f
pseudo washout 41, 258
pseudocapsule → 偽被膜
pseudocirrhosis 5, 12f
pseudolesion → 偽病変
pseudolipoma → 偽脂肪腫
pseudolymphoma **210**
pseudotumor → 偽腫瘍
PVS（parabiliary venous system） 72
PVT（portal vein thrombosis） **159**
pyogenic liver abscess **191**

R

radiation hepatitis **206**
radiogenomics 135
Rappaport の細葉 65
reactive lymphoid hyperplasia 210
Rendu-Osler-Weber 病 169
right posterior hepatic notch sign 141
Rotor 症候群 177

S

SAA（serum amyloid A） 94
SAA 陽性腫瘍 94, 145, 205, **218**
Sappey 静脈系 74, 85f
sarcoidosis 177
SBC（secondary biliary cirrhosis） 147
Scheuer 分類 147
schistosomiasis japonica **196**
schwannoma 264
sclerosed cavernous hemangioma 16
sclerosing cavernous hemangioma 256
SE（spin echo）法 37, 41f
secondary Budd-Chiari syndrome 165
secondary sclerosing cholangitis 152

segmental staining → 区域性濃染
sequestration　73, 74
shock liver　**169**
siderotic nodule　49
simple hepatic cyst → 単純性肝囊胞
sinusoidal capillarization　90, 96f
sinusoidal dilatation　208
solitary coagulative necrosis　202
solitary fibrous tumor　264
solitary necrotic nodule　**202**
SOS(sinusoidal obstruction syn-
　drome)　75, 89f, **165**, 167f, 180
spared area　144
SPIO(superparamagnetic iron
　oxide particles)　40
SPIO 造影 MRI　45f, 119
　──による評価　224
spork-wheel pattern　204
steatosis　47, 144
stem cell 系肝細胞癌　240
stemness　240
storiform fibrosis　152
superior veins of Sappey　74
suprahepatic　75
swirling fibrosis　152

T

T1 強調像　37, 41f

T2 強調像　37, 41f
T2*強調像　37
target pattern　277
target sign　266
telangiectatic FNH　204, 214
terminal arteriole　63
texture analysis　133
third inflow　72, 76, 83f, 181, 183
thread and streaks sign
　　　　　　　28f, 230, 232f
tissue elastography　132
TP53 変異　240
transient attenuation difference
　　　　　　　　　　　181
transitional phase　41, 46f
transplexal AP shunt　70
transsinusoidal AP shunt　70
transvasal AP shunt　70
triangular cord sign　155

U

undifferentiated sarcoma　**267**
unpaired artery　90, 96f, 97f

V

vanishing bile duct syndrome　**156**
vascular blurring　144

vascular scar　15, 140
VEGF(vascular endothelial growth
　factor)　90
veins of Sappey → Sappey 静脈系
vessel penetrating sign　274
visceral larva migrans　**198**
VOD(veno-occlusive disease)
　　　　　　　　　75, 162
von Gierke 病　175
von Meyenburg complex → 胆管過
　誤腫症

W

wash out　92
weeping willow branches　160
well differentiated HCC → 高分化
　型肝癌
Wilson 病　49, 59f, **172**

Y・Z

yolk sac tumor　268
Zahn 梗塞　69f, 71
zonal differentiation　72, 82f